JN327715

◆小児看護学◆
病態生理・疾病論

大阪大学名誉教授
氏家幸子 監修

大阪大学大学院医学系研究科保健学専攻教授 永井利三郎
大阪大学大学院医学系研究科保健学専攻教授 藤原千恵子
編集

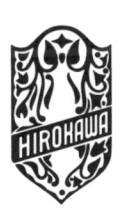

東京 廣川書店 発行

執筆者一覧 (50音順)

天羽 清子	大阪厚生年金病院小児科
位田 忍	大阪府立母子保健総合医療センター消化器・内分泌科
井戸口 理恵	大阪発達総合療育センター
岡本 伸彦	大阪府立母子保健総合医療センター企画調査部
荻野 敏	大阪大学大学院医学系研究科保健学専攻
小野 次朗	和歌山大学教育学部障害児教育学教室
河 敬世	大阪府立母子保健総合医療センター病院長
川原 央好	大阪府立母子保健総合医療センター小児外科
北 知子	大阪厚生年金病院小児科
黒飛 俊二	オリオノクリニック小児科
小垣 滋豊	大阪大学大学院医学系研究科小児科
酒井 規夫	大阪大学大学院医学系研究科小児科
指原 淳志	大阪大学大学院医学系研究科小児科
里村 憲一	大阪府立母子保健総合医療センター腎・代謝科
澤田 明久	大阪府立母子保健総合医療センター血液・腫瘍科
塩見 正司	大阪市立総合医療センター小児救急科
鈴木 保宏	大阪府立母子保健総合医療センター小児神経科
竹本 理	大阪府立母子保健総合医療センター脳神経外科
土居 悟	大阪府立呼吸器・アレルギー医療センター小児科
鳥邊 泰久	大阪府立母子保健総合医療センター小児神経科
永井 利三郎	大阪大学大学院医学系研究科保健学専攻
中島 滋郎	中島小児科診療院
橋井 佳子	大阪大学大学院医学系研究科小児科
初川 嘉一	大阪府立母子保健総合医療センター眼科
林原 智子	元大阪府立母子保健総合医療センター眼科
原 純一	大阪市立総合医療センター小児血液腫瘍科
廣島 和夫	国立病院機構 大阪医療センター名誉院長
藤原 千恵子	大阪大学大学院医学系研究科保健学専攻
松下 享	松下こどもクリニック
宮川 広実	大阪府立公衆衛生研究所感染症部
虫明 聡太郎	大阪大学大学院医学系研究科小児科
森本 一良	元大阪府立母子保健総合医療センター脳神経外科
大和谷 淑子	前箕面市立病院皮膚科
吉村 文一	吉村医院小児科
和田 和子	大阪大学大学院医学系研究科小児科
和田 紀久	近畿大学医学部小児科

監修のことば

　わが国の人口は少産・少子・高齢化が加速し，その影響は社会のあらゆる分野に及んでいます．特に，小児の健康にかかわる課題は政治の問題に大きく取りあげられるようになってきております．

　本"母子看護学"のシリーズでは，「小児看護学」「小児看護技術」の中で，小児の特徴を詳細にとらえた総論と小児を対象とした特色のある技術を網羅した内容を，2002年に発刊し多くの方々に活用いただいております．この中で，臨床場面でよく見る症状の原因・アセスメント・看護ケアについて述べ，また健康障害についての病態生理や治療の特徴・看護ケア，小児への具体的な看護技術を説明しております．

　しかし，臨床場面の疾病は多岐にわたり，特に実習の場である病院の患児の実態や，小児医療の進歩・高度化・専門化は，より専門的な小児看護が求められております．これらを勘案し，小児の「病態生理・疾病論」を発刊することにしました．幸い，医学教育と看護教育の両方を実施されており，研究のみならず臨床経験も豊かな大阪大学の永井利三郎先生と，小児看護学・小児看護技術の編者である同大学の藤原千恵子先生が，編集を引き受けてくださいました．

　執筆者は編者に一任し，また看護への活用の点でもお願いしたことも多々ありましたが，執筆者は臨床経験が豊かな先生方であり，看護教育に携わっておられる先生も多く，推敲を重ねた執筆をしていただきました．編者であり執筆者の永井先生には頁制限や推敲など，特にご苦労をおかけいたしました．

　あらためて，編者の先生方，執筆者の先生方に感謝し，お礼を申し上げます．

　現在，少産・少子，小児の成長発達や健康障害が，医療・福祉・経済・その他あらゆる分野の課題となっている中で，これからの看護の実践行動の基礎として，本書が活用されることを期待しております．

　読者の皆様からのご意見やご批判をいただき，再検討を重ねながら内容をより充実したいと存じます．

　稿を終わるに際し，常に暖かく見守りご協力頂いた廣川書店社長廣川節男氏，多くのご苦労をおかけした編集室長野呂嘉昭氏をはじめ関係者の方々に厚くお礼を申し上げます．

2006年1月

大阪大学名誉教授
氏　家　幸　子

まえがき

　小児は，心身ともに成長発達の著しい時期であり，心身の機能は，未成熟な段階から年齢とともにダイナミックに変化していく大きな特徴がある．小児の疾病は，成人に比べて進行が速く，短時間で重篤な状態になることも少なくない．また，小児は感染に対する抵抗力が弱く，感染症に罹患する危険性も高い．しかも，小児，特に乳幼児期は，苦痛や不快などの自覚症状をことばで適切に表現できない場合があり，異常の発見が遅れる可能性がある．

　小児の身近にいる看護師は，小児に生じている異常を早期に発見し，迅速で適切な対応を行うことが求められる．小児看護では，訴えることが十分できない小児に対する細やかな観察力，小児の発達段階に応じたコミュニケーション能力，親の訴えを傾聴することによって重要な情報を見いだす鋭い判断力が第一に重要である．そのために看護師は，小児期に生じやすい疾病や症状についての病態生理も含めた基礎知識に裏付けされた観察力と判断力を身につけ，常に磨く必要がある．

　また，看護師は現在生じている症状だけでなく，今後起こる可能性のある症状や状態の変化を予測し，見守ることも同時に行わなければならない．看護師の優れた観察力と判断力は，小児の異常を早期に発見し，適切な対応を迅速に行うことによって，小児の苦痛を軽減させ，疾病の回復を早めるばかりでなく，時には小児の将来に影響する問題の発生を未然に防ぐことに役立つ場合がある．

　しかし成人とは異なり，小児の疾病を理解するには，発生学や機能の発達など，成長発達段階にある小児特有の病態生理についての幅広い知識を必要とするが，小児看護を学ぶ学生のための小児の疾病・病態生理について，的確・簡潔に記述した教科書は少ないのが現状である．

　本書は，小児看護学の教材として，現在小児看護を学んでいる学生が，講義だけでなく実習で受け持つ小児の疾病を理解する時にも活用し，さらに小児看護を実践している看護師が小児の疾患や症状を理解するためにも役立ててほしいと考えている．そのため，各章ごとに，基礎知識と病態を分け，全体が理解しやすいように整理した．各疾患の記述は，学生にはやや専門的な内容も含めて構成しているが，図や表を多く用いてわかりやすく，理解しやすいように工夫している．

　執筆は，多岐にわたる小児疾患の専門分野での臨床経験の豊かな先生方にお願いし，表現や図解などの工夫によって，学生が理解しやすいように努力していただいている．

　稿を終わるに当たり，編集部の野呂嘉昭氏をはじめ，関係者の皆様に深謝申し上げる．

2006年　1月

編　　者

目　次

概　論 ……………………………………………………（藤原千恵子）*1*

1．小児の疾病と病態生理 …………………………………………… *2*
1）小児の病態生理の特徴　*2*
2）疾病の種類　*2*
3）病因と病変　*3*

2．小児看護と病態生理 ……………………………………………… *4*
1）病態生理の活用　*4*
2）看護過程における病態生理　*4*

3．小児への説明に活用される病態生理 …………………………… *6*

Ⅰ　小児保健 ………………………………………………（永井利三郎）*9*

1．少子化社会と健康政策 …………………………………………… *10*
1）少子化の現状と対策 ……………………………………………… *10*
2）子どもの死因 ……………………………………………………… *11*
3）子どもを守る法律 ………………………………………………… *11*
4）母子保健 …………………………………………………………… *12*

2．子育て支援 ………………………………………………………… *13*
1）育児不安 …………………………………………………………… *13*
2）生活習慣病 ………………………………………………………… *13*
3）子ども虐待 ………………………………………………………… *13*

3．予防接種 …………………………………………………………… *14*

4．学校保健 …………………………………………………………… *14*
1）学校保健活動 ……………………………………………………… *14*
2）不登校 ……………………………………………………………… *15*
3）特別支援教育 ……………………………………………………… *15*

II 小児救急 ……(永井利三郎) 17

1. 意識障害 … 18
2. けいれん重積 … 18
3. 溺水 … 20
4. 窒息 … 20
5. 異物誤嚥 … 21

III 呼吸機能の障害 ……(土居 悟) 23

1. 基礎知識 … 24
   1) 形態と機能 … 24
      (1) 発生と発達的特徴　24
      (2) 胸郭　24
      (3) 気道　25
      (4) 肺　25
      (5) 気道の免疫機構　26
   2) 主要症状と病態生理 … 26
      (1) 咳嗽　26
      (2) 喘鳴　27
      (3) 呼吸困難　27
   3) 検査 … 27
      (1) X線検査　27
      (2) 呼吸機能検査　27
      (3) オキシメーターによる酸素飽和度の測定　29
      (4) 血液学的検査　29
      (5) ツベルクリン反応（ツ反応）検査　29
      (6) 喀痰検査　30
      (7) アレルギー学的検査　30
      (8) ウイルス学的検査　30
      (9) 気管支鏡，気管支肺胞洗浄，肺生検　30

2. 主要疾患 … 30
   1) 上気道の先天性異常 … 30

2）上気道の炎症 ……………………………………………………………… 31
　　（1）急性鼻咽頭炎（普通感冒）　31
　　（2）急性咽頭炎・急性扁桃炎　32
　　（3）クループ　32
　　（4）急性喉頭蓋炎　33
3）気管支・肺および胸膜の疾患 …………………………………………… 33
　　（1）急性気管支炎　33
　　（2）急性細気管支炎　33
　　（3）肺炎　34
　　　　1　細菌性肺炎　34
　　　　2　ウイルス性肺炎　34
　　　　3　マイコプラズマ肺炎　35
　　　　4　他の肺炎　37
　　（4）気管支拡張症　38
　　（5）気胸　38
4）その他 …………………………………………………………………… 38
　　（1）異物　38
　　（2）過敏性肺臓炎　39
　　（3）過換気症候群　39

Ⅳ 循環機能の障害 …………………………………………………………… 41

1．基礎知識 ………………………………………………………………… 42

1）形態と機能 ………………………………………………（松下　享）42
　　（1）心臓の発生と発達的特徴　42
　　（2）心臓の形態　42
　　（3）心臓の機能　44
2）主要症状と病態生理 ……………………………………（松下　享）45
　　（1）多呼吸・陥没呼吸　45
　　（2）体重増加不良・哺乳障害　45
　　（3）不機嫌　45
　　（4）嗄声　45
　　（5）多汗・四肢冷感　45
　　（6）チアノーゼ　45
　　（7）低酸素発作　45
　　（8）その他　46
3）検査 ………………………………………………………（松下　享）46
　　（1）胸部Ｘ線検査　46
　　（2）心電図　46

（3）ホルター心電図　*47*
（4）運動負荷心電図　*47*
（5）心臓超音波検査（心エコー）　*47*
（6）心臓カテーテル検査　*48*
（7）核医学検査　*48*
（8）その他の画像検査　*48*

2．主要疾患　*49*

1）先天性心疾患　（北　知子）*49*
　（1）胎児・周生期循環と先天性心疾患　*49*
　（2）主要疾患　*50*
　　1　心室中隔欠損　*51*
　　2　心房中隔欠損　*52*
　　3　心内膜床欠損　*53*
　　4　動脈管開存　*54*
　　5　肺動脈（弁）狭窄　*55*
　　6　大動脈縮窄　*56*
　　7　ファロー四徴症　*57*
　　8　完全大血管転位　*58*
　　9　単心室　*59*
　（3）先天性心疾患の術後管理　*59*
2）後天性心疾患　（小垣滋豊）*60*
　（1）感染性心内膜炎　*60*
　（2）心膜炎　*61*
　（3）心筋症　*62*
　（4）その他　*64*
　　1　リウマチ熱，リウマチ性弁膜症　*64*
　　2　マルファン症候群　*64*
　　3　心臓腫瘍　*64*
3）不整脈　（黒飛俊二）*64*
　（1）房室ブロック　*64*
　（2）期外収縮　*65*
　（3）発作性心房性頻拍　*66*
　（4）心室頻拍　*67*
　（5）WPW症候群　*67*
　（6）QT延長症候群　*68*
4）循環不全　（松下　享）*68*
　（1）慢性心不全　*68*
　（2）ショック　*70*
　（3）起立性調節障害　*72*

5）川崎病（小児急性熱性皮膚粘膜リンパ節症候群） ……………………（松下　享）73
6）原発性肺高血圧症 …………………………………………………………（松下　享）75
7）高血圧症 ……………………………………………………………………（松下　享）76

Ⅴ 消化吸収機能の障害 ……………………………………………（虫明聡太郎）79

1．基礎知識 …………………………………………………………………………………80

1）形態と機能 …………………………………………………………………………………80
（1）発生と機能的発達の特徴　*80*
（2）形態と機能　*80*
　1　口腔・咽頭　*80*
　2　食道　*80*
　3　胃　*81*
　4　十二指腸　*81*
　5　小腸（空腸，回腸）　*82*
　6　大腸（結腸）　*82*
　7　肝臓，胆嚢　*82*
　8　膵臓　*84*

2）主要症状と病態生理 ………………………………………………………………………85
（1）嘔吐・吐血　*85*
（2）下痢・血便　*85*
（3）便秘　*86*
（4）腹痛　*86*
（5）黄疸　*87*

3）検査 …………………………………………………………………………………………87

2．主要疾患 …………………………………………………………………………………88

1）口腔疾患 ……………………………………………………………………………………88
（1）口内炎　*88*
（2）鵞口瘡　*88*

2）食道の疾患 …………………………………………………………………………………89
（1）異物　*89*

3）胃の疾患 ……………………………………………………………………………………89
（1）肥厚性幽門狭窄症　*89*
（2）胃十二指腸潰瘍（消化性潰瘍）　*89*
（3）急性胃腸炎　*90*

4）腸の疾患 ……………………………………………………………………………………92
（1）腸閉塞症（イレウス）　*92*
（2）急性乳児下痢症　*94*

（3）難治性下痢症　*94*
　　　（4）吸収不全症候群　*94*
　　　（5）蛋白漏出性胃腸症　*95*
　　　（6）潰瘍性大腸炎　*96*
　　　（7）クローン病　*97*
　　　（8）急性腹膜炎　*97*
　　　（9）メッケル憩室　*98*
　　　（10）反復性腹痛　*98*
　　5）肝臓・胆道・膵臓の疾患 ……………………………………………… *99*
　　　（1）新生児・乳児の胆汁うっ滞症　*99*
　　　（2）体質性黄疸　*99*
　　　（3）ウイルス肝炎　*100*
　　　（4）劇症肝炎（急性肝不全）　*101*
　　　（5）薬物性肝障害　*103*
　　　（6）肝硬変・慢性肝不全　*103*
　　　（7）胆嚢炎・胆管炎　*105*
　　　（8）膵炎　*105*
　　6）外科的疾患 ……………………………………（川原央好）*106*
　　　（1）鼠径ヘルニア　*106*
　　　（2）先天性横隔膜ヘルニア　*107*
　　　（3）胃食道逆流症　*108*
　　　（4）先天性食道閉鎖症　*109*
　　　（5）十二指腸閉鎖症　*111*
　　　（6）先天性胆道閉鎖症　*112*
　　　（7）腸重積症　*113*
　　　（8）ヒルシュスプルング病　*114*
　　　（9）直腸肛門奇形　*116*
　　　（10）虫垂炎　*118*
　　　（11）臓器移植　*118*

Ⅵ　泌尿・生殖機能の障害 ……………………………（中島滋郎）*121*

1．基礎知識 …………………………………………………… *122*
　　1）形態と機能 ………………………………………………… *122*
　　　（1）発生と発達的特徴　*122*
　　　（2）形態　*122*
　　　（3）糸球体　*124*
　　　（4）尿細管　*124*
　　　（5）代謝・内分泌機能　*124*

2）主要症状と病態生理 ・・・ *125*
　　（1）浮腫　*125*
　　（2）乏尿　*125*
　　（3）高血圧　*125*
　　（4）蛋白尿　*126*
　　（5）血尿　*127*
3）検査 ・・ *128*
　　（1）一般検尿　*128*
　　（2）血液検査　*128*
　　（3）糸球体ろ過　*128*
　　（4）尿化学検査　*129*
　　（5）画像検査　*129*
　　（6）腎生検　*129*

2．泌尿器の主要疾患 ・・ *130*

1）泌尿器の奇形 ・・ *130*
　　（1）水腎症　*130*
　　（2）膀胱尿管逆流　*130*
　　（3）多嚢腎　*130*
　　（4）嚢胞腎　*130*
　　（5）無形成，低形成腎　*130*
2）腎糸球体疾患 ・・ *131*
　　（1）無症候性蛋白尿　*131*
　　（2）微少血尿　*131*
　　（3）糸球体腎炎　*131*
　　　　1　急性糸球体腎炎　*131*
　　　　2　慢性糸球体腎炎　*132*
　　　　3　紫斑病性腎炎　*133*
　　　　4　家族性腎炎（アルポート症候群）　*133*
　　（4）ネフローゼ症候群　*134*
　　（5）溶血性尿毒症症候群　*136*
3）腎不全 ・・ *137*
　　（1）急性腎不全　*137*
　　（2）慢性腎不全　*138*
4）腎尿細管系疾患 ・・・ *139*
　　（1）腎性糖尿　*139*
　　（2）腎尿細管性アシドーシス　*139*
　　（3）ファンコニー症候群　*140*
　　（4）特発性尿細管性蛋白尿（デント病）　*140*
5）尿路結石 ・・ *141*

6）感染症 ··· 141

3．生殖器の主要疾患 ··· 142

（1）亀頭包皮炎　*142*
（2）陰門腟炎　*142*
（3）尿道下裂　*142*
（4）停留精巣・陰嚢水腫　*142*
（5）思春期早発症　*142*

Ⅶ　代謝機能の障害 ·· （酒井規夫）*145*

1．基礎知識 ··· 146

1）小児期の特徴 ·· 146
2）形態と機能 ·· 146
3）主要症状と病態生理 ·· 146
 （1）代謝性アシドーシス　*146*
 （2）ケトーシス　*147*
 （3）高アンモニア血症　*148*
 （4）高乳酸血症　*148*
4）検査 ·· 150
 （1）血液検査　*150*
 （2）画像検査　*151*

2．主要疾患 ··· 151

1）糖尿病 ··· 151
 （1）Ⅰ型糖尿病　*151*
 （2）Ⅱ型糖尿病　*152*
2）低血糖症 ·· 153
3）周期性嘔吐症 ··· 154
4）肥満 ·· 155
5）栄養障害 ·· 155
6）ビタミン欠乏症 ··· 156
7）くる病 ··· 157
8）先天代謝異常症 ··· 158
 アミノ酸代謝異常症　*158*
9）糖原病 ··· 160
10）ガラクトース血症 ··· 161
11）ウィルソン病 ·· 162
12）リソソーム病 ·· 163

13）新生児マススクリーニング（新生児の項） ・・ *164*

Ⅷ 内分泌機能の障害 ・・（位田　忍）*167*

1．基礎知識 ・・・（位田　忍）*168*

（1）形態と機能　*168*
（2）小児期の特徴　*168*

2．ホルモンの機能 ・・ *168*

1）ホルモンの種類 ・・ *168*
2）ホルモンの分泌 ・・ *169*
3）ホルモンの作用機構 ・・・ *169*

3．主要疾患 ・・・ *170*

1）下垂体疾患 ・・（位田　忍）*170*
（1）下垂体性尿崩症　*171*
（2）成長ホルモン分泌不全性低身長（下垂体性小人症）　*171*
（3）下垂体巨人症　*171*
2）性成熟の異常および性腺疾患 ・・・・・・・・・・・・・・・・・・・・・・・・・・・・・・・・・・・・・・・（位田　忍）*172*
（1）思春期早発症　*172*
（2）部分的思春期早発症　*172*
（3）性分化異常　*173*
3）副腎の疾患 ・・（吉村文一）*174*
（1）先天性副腎過形成（先天性副腎性器症候群）　*174*
（2）クッシング症候群　*176*
（3）その他の副腎疾患　*176*
4）甲状腺の疾患 ・・（吉村文一）*177*
（1）甲状腺機能低下症　*177*
（2）甲状腺機能亢進症　*178*
（3）その他の甲状腺疾患　*178*
5）副甲状腺の疾患 ・・（里村憲一）*178*
（1）副甲状腺機能低下症　*180*
（2）副甲状腺機能亢進症　*181*

Ⅸ 神経機能の障害 ・・（鈴木保宏）*183*

1．基礎知識 ・・（鈴木保宏）*184*

1）形態と機能 ・・・ *184*

　　　　（1）末梢神経　*184*
　　　　（2）中枢神経系　*184*
　　2）主要症状と病態生理 ························ *184*
　　　　（1）発達の遅れ　*184*
　　　　（2）けいれん　*186*
　　　　（3）運動麻痺　*186*
　　　　（4）頭痛　*186*
　　　　（5）不随意運動　*186*
　　　　（6）頭囲異常　*186*
　　　　（7）意識障害　*186*
　　3）検査 ·· *187*
　　　　（1）脳波　*187*
　　　　（2）CT/MRI検査　*187*
　　　　（3）髄液検査　*187*
　　　　（4）針筋電図　*188*
　　　　（5）神経伝導速度　*188*
　　　　（6）聴性脳幹反応　*188*
　　　　（7）SPECT　*188*
　　　　（8）MRS　*188*
　　　　（9）筋生検　*188*
　　　　（10）発達検査・知能検査　*188*

2．主要疾患 ·· *188*

　1）神経系の疾患 ························· （鈴木保宏）*188*
　2）神経皮膚症候群 ····················· （井戸口理恵）*189*
　3）中枢神経変性疾患 ··················· （鈴木保宏）*190*
　4）けいれん性疾患 ····················· （鳥邊泰久）*191*
　　　　（1）てんかん　*191*
　　　　（2）熱性けいれん　*192*
　　　　（3）憤怒けいれん（泣き入りひきつけ）　*192*
　5）脳炎および類似疾患 ················· （鈴木保宏）*194*
　　　　（1）髄膜炎　*194*
　　　　（2）ウイルス性脳炎　*194*
　　　　（3）急性脳症　*195*
　6）脳性麻痺 ······························ （鳥邊泰久）*195*
　　　　（1）脳性麻痺　*195*
　　　　（2）重症心身障害児　*196*
　7）言語障害 ······························ （鈴木保宏）*196*
　　　　（1）言語発達遅滞　*197*
　　　　（2）構音障害　*197*

- 8）神経筋疾患 ……………………………………………………（鈴木保宏）**198**
- 9）末梢性神経疾患 …………………………………………（鈴木保宏）**201**
  - （1）ギラン・バレー症候群　**201**
  - （2）フィッシャー症候群　**201**
- 10）脳神経外科疾患 ………………………………（竹本　理，森本一良）**201**
  - （1）水頭症　**201**
  - （2）外傷　**203**
  - （3）脳血管疾患　**205**
  - （4）小児にみられる先天奇形　**205**

Ⅹ 運動機能の障害 ……………………………………………（廣島和夫）**207**

1．基礎知識 ……………………………………………………………**208**

- 1）形態と機能 ………………………………………………………**208**
  - （1）奇形と変形　**208**
  - （2）機能障害　**208**
  - （3）麻痺　**210**
- 2）主要症状と病態生理 ……………………………………………**210**
  - （1）痛み　**210**
  - （2）歩容異常・歩行障害　**210**
  - （3）可動域障害　**211**
  - （4）筋力低下　**211**
  - （5）姿勢異常（斜頸・脊柱変形）　**211**
- 3）検査 ………………………………………………………………**212**
  - （1）外表計測　**212**
  - （2）徒手筋力テスト　**213**
  - （3）関節可動域測定　**213**
  - （4）X線検査などの画像検査　**213**
  - （5）血液検査　**213**
  - （6）その他　**213**

2．主要疾患 ……………………………………………………………**214**

- 1）先天性股関節脱臼・股関節開排制限 …………………………**214**
- 2）先天性内反足 ……………………………………………………**216**
- 3）斜頸位・寝癖 ……………………………………………………**218**
  - （1）寝癖　**218**
  - （2）筋性斜頸　**218**
  - （3）その他の斜頸　**219**
- 4）骨折 ………………………………………………………………**220**

5）炎症および骨端壊死（ペルテス病など）･････････････････････････････222
　　　　（1）化膿性関節炎　*222*
　　　　（2）化膿性骨髄炎　*222*
　　　　（3）単純性股関節炎　*222*
　　　　（4）ペルテス病　*223*
　　6）特発性脊柱側弯症･･･223
　　7）多発性関節拘縮症･･･225
　　8）骨系統疾患･･･225

XI 造血機能障害･･（原　純一）227

1．基礎知識･･･228
　　1）形態と機能･･･228
　　　　（1）赤血球　*228*
　　　　（2）白血球　*228*
　　　　（3）血小板　*228*
　　　　（4）小児期の特徴　*228*
　　2）主要症状と病態生理･･･228
　　　　（1）血球の疾患　*228*
　　　　（2）血漿成分の疾患　*229*
　　3）検査･･･229
　　　　（1）末梢血検査　*229*
　　　　（2）骨髄検査　*229*
　　　　（3）止血検査　*230*

2．主要疾患･･･230
　　1）貧血･･･230
　　　　（1）病態と症状　*230*
　　　　（2）乳児期生理的貧血　*230*
　　　　（3）鉄欠乏性貧血　*230*
　　　　（4）再生不良性貧血　*232*
　　　　（5）溶血性貧血　*233*
　　2）出血性疾患･･･235
　　　　（1）血友病　*235*
　　　　（2）特発性血小板減少性紫斑病　*235*
　　　　（3）血管性紫斑病　*237*
　　3）白血病･･･237
　　　　（1）白血病の概要　*237*
　　　　（2）急性リンパ性白血病　*239*

（3）急性骨髄性白血病　**240**
　4）造血幹細胞移植 …………………………………………………………… **241**
　5）播種性血管内凝固症候群 ………………………………………………… **245**

ⓧⅡ 悪性新生物 …………………………………（澤田明久，河　敬世）**249**

1．基礎知識 …………………………………………………………………… **250**
　1）形態と機能 ………………………………………………………………… **250**
　2）主要症状と病態生理 ……………………………………………………… **251**
　3）検査 ………………………………………………………………………… **252**
　4）治療 ………………………………………………………………………… **253**

2．主要疾患 …………………………………………………………………… **254**
　1）脳腫瘍 ……………………………………………………………………… **254**
　　　（1）低悪性度神経膠腫　**255**
　　　（2）高悪性度神経膠腫　**255**
　　　（3）特異な部位の神経膠腫　**255**
　　　（4）脳室上衣腫　**255**
　　　（5）髄芽腫／PNET　**255**
　　　（6）胚細胞性腫瘍　**256**
　2）網膜芽細胞腫 ……………………………………………………………… **256**
　3）縦隔の悪性新生物 ………………………………………………………… **256**
　4）肝臓の悪性新生物 ………………………………………………………… **257**
　5）神経芽腫 …………………………………………………………………… **257**
　6）腎芽腫 ……………………………………………………………………… **258**
　7）後腹膜奇形腫 ……………………………………………………………… **259**
　8）胚細胞性腫瘍 ……………………………………………………………… **260**
　9）骨肉腫 ……………………………………………………………………… **261**
　10）ユーイング肉腫 …………………………………………………………… **261**
　11）横紋筋肉腫 ………………………………………………………………… **262**
　12）悪性リンパ腫 ……………………………………………………………… **263**
　　　（1）非ホジキンリンパ腫　**263**
　　　（2）ホジキン病　**264**
　13）組織球増殖性疾患 ………………………………………………………… **264**
　　　（1）ランゲルハンス細胞組織球症　**264**
　　　（2）血球貪食性リンパ組織球症　**265**
　　　（3）悪性組織球症　**265**

XIII-1 免疫機能の障害 ……………………………………（橋井佳子）267

1．基礎知識 ………………………………………………………………268
1）形態と機能 ……………………………………………………………268
（1）リンパ球　268
（2）好中球　270
（3）単球，マクロファージ　270
（4）免疫系の発達　270
2）主要症状と病態生理 …………………………………………………270
3）検査 ……………………………………………………………………271

2．主要疾患 ………………………………………………………………271
1）複合免疫不全 …………………………………………………………271
2）液性免疫不全（抗体産生不全）………………………………………273
（1）X連鎖無ガンマグロブリン血症　273
（2）選択的免疫グロブリン欠損症　274
（3）分類不能型免疫不全症　275
（4）乳児一過性低ガンマグロブリン血症　275
3）その他の異常 …………………………………………………………276
（1）DiGeorge 症候群　276
（2）X連鎖リンパ増殖症候群　276
（3）Wiscott-Aldrich 症候群　277
（4）毛細血管拡張性失調症　277
（5）骨幹端軟骨異形成症　Mckusick 型　278
（6）高IgE症候群　278
4）貪食細胞の異常 ………………………………………………………278
（1）白血球接着不全症　279
（2）Chediak-Higashi 症候群　279
（3）Myeloperoxidase 欠損症　279
（4）慢性肉芽腫症　280
5）好中球減少症 …………………………………………………………280
6）補体欠損症 ……………………………………………………………282

XIII-2 アレルギー疾患 ……………………………………………283

1．基礎知識 ………………………………………………………………284
1）形態と機能 ……………………………………………………………284
2）アレルギーの分類と病態生理 ………………………………………284
（1）I型・アナフィラキシー（過敏症性）反応　284

（2）Ⅱ型・細胞毒性反応　*284*
　　　（3）Ⅲ型・免疫複合体反応　*285*
　　　（4）Ⅳ型・細胞性免疫反応　*286*
　3）検査 ･･･ *286*
　　　（1）好酸球値　*286*
　　　（2）IgE　*286*
　　　（3）IgE RAST　*286*
　　　（4）皮膚テスト　*286*
2．**主要疾患** ･･ *286*
　　　（1）気管支喘息　*286*
　　　（2）アトピー性皮膚炎　*290*
　　　（3）食物アレルギー　*292*
　　　（4）薬物アレルギー　*293*
　　　（5）アナフィラキシー　*294*

ⅩⅣ-1　ウイルス感染症 ･････････････････････････････････ *295*

1．**基礎知識** ･･･（宮川広実）*296*
　1）形態と機能 ･･･ *296*
　　　（1）ウイルスの形態　*296*
　　　（2）ウイルスの複製　*296*
　　　（3）ウイルスの生体への感染　*296*
　　　（4）小児のウイルス感染症の特徴　*299*
　2）主要症状と病態生理 ･･･ *300*
　　　（1）ウイルス感染と感染症　*300*
　　　（2）ウイルス感染に対する宿主の反応　*300*
　3）検査 ･･･ *301*
　　　（1）ウイルス分離同定　*301*
　　　（2）ウイルス抗原の迅速検査　*301*
　　　（3）血清診断　*302*
2．**主要疾患** ･･ *302*
　　　（1）麻疹　　　（宮川広実）*302*
　　　（2）風疹　　　（宮川広実）*303*
　　　（3）突発性発疹　　　（宮川広実）*304*
　　　（4）水痘　　　（宮川広実）*305*
　　　（5）手足口病　　　（指原淳志）*305*
　　　（6）流行性耳下腺炎（おたふく風邪，ムンプス）　　　（指原淳志）*306*
　　　（7）急性灰白髄炎（ポリオ）　　　（指原淳志）*306*

（8）ＥＢウイルス感染症　　　（指原淳志）*307*
　　　（9）サイトメガロウイルス感染症　　　（指原淳志）*307*
　　　（10）インフルエンザ　　　（宮川広実）*308*
　　　（11）遅発性ウイルス感染症　　　（指原淳志）*309*
　　　（12）後天性免疫不全症候群　　　（指原淳志）*310*

ⅩⅣ-2　小児細菌感染症　　　（天羽清子，塩見正司）*313*

1．基礎知識 ……………………………………………… *314*
　1）小児の細菌感染症の主な原因菌 …………………… *314*
　2）小児における耐性菌と抗菌薬の適正使用 ………… *314*
　3）症状 ………………………………………………… *314*
　4）検査 ………………………………………………… *316*

2．主要疾患 ……………………………………………… *316*
　1）百日咳 ……………………………………………… *316*
　2）ジフテリア ………………………………………… *317*
　3）ブドウ球菌感染症 ………………………………… *318*
　　　（1）病態の特徴　*318*
　　　（2）各種病型の症状と治療　*319*
　4）溶血連鎖球菌 ……………………………………… *321*
　　　（1）A群溶血性連鎖球菌　*322*
　　　（2）B群溶血性連鎖球菌　*322*
　5）細菌性赤痢 ………………………………………… *322*
　6）腸チフス …………………………………………… *323*
　7）下痢原性大腸菌 …………………………………… *323*
　　　（1）腸管出血性大腸菌感染症（EHEC）　*323*
　　　（2）腸管毒素原性大腸菌（ETEC）　*324*
　8）破傷風 ……………………………………………… *325*
　9）髄膜炎菌感染症 …………………………………… *326*
　10）結核 ………………………………………………… *327*
　11）敗血症 ……………………………………………… *328*
　12）リケッチア感染症 ………………………………… *330*
　　　（1）恙虫（ツツガムシ）病　*330*
　　　（2）日本紅斑熱　*330*
　　　（3）Q熱　*331*
　13）スピロヘータ感染症 ……………………………… *331*
　　　（1）梅毒　*331*
　　　（2）ライム病　*332*

（3）レプトスピラ－ワイル病　*333*
14）原虫感染症 ･･･*333*
　　　（1）赤痢アメーバ　*333*
　　　（2）カリニ肺炎　*333*
　　　（3）マラリア　*334*
　　　（4）トキソプラズマ感染症　*334*
15）真菌感染症 ･･*335*
　　　（1）カンジダ症　*335*
　　　（2）アスペルギルス　*336*
　　　（3）クリプトコッカス　*336*
16）寄生虫 ･･*336*
　　　（1）回虫症　*337*
　　　（2）広東住血線虫症　*337*
　　　（3）蟯虫症　*337*
　　　（4）アニサキス　*337*
　　　（5）条虫症　*337*
　　　（6）エヒノコッカス症　*337*

ⅩⅤ　精神機能の障害 ･････････････････････････････････（小野次朗）*339*

1．基礎知識 ･･*340*

1）形態と機能 ･･･*340*
2）精神機能の発達的特徴 ･･*340*
3）主要症状と診断基準 ･･*341*
4）検査 ･･*341*

2．主要疾患 ･･*342*

1）発達障害 ･･*342*
　　　（1）知的障害（精神遅滞）　*342*
　　　（2）学習障害　*343*
　　　（3）広汎性発達障害（自閉症）　*343*
　　　（4）注意欠陥／多動性障害　*345*
2）社会行動の異常 ･･･*347*
　　　（1）反抗挑戦性障害　*347*
　　　（2）行為障害　*348*
　　　（3）神経症性障害　*349*
　　　（4）排泄障害（遺糞症，遺尿症）　*352*
　　　（5）夜驚症，夢中遊行　*353*
　　　（6）緘黙症　*353*

3）精神病性障害 ··· 354
　（1）児童期統合失調症（精神分裂病）　354
4）情緒障害 ·· 354

ⅩⅥ-1　感覚機能の障害［1］視覚機能 ········（林原智子，初川嘉一）357

1．基礎知識 ··· 358

1）形態と機能 ·· 358
　（1）視覚の発達　358
　（2）眼球　358
　（3）眼球内容物　359
　（4）眼球付属組織　360
2）主要症状と病態生理 ··· 361
　（1）視力障害　361
　（2）充血　362
　（3）眼脂　362
　（4）流涙　362
　（5）白色瞳孔　362
　（6）複視　362
　（7）斜視　363
3）検査 ··· 363
　（1）細隙灯顕微鏡検査　363
　（2）眼底検査　363
　（3）屈折検査　363
　（4）視力検査　364
　（5）眼圧検査　364
　（6）電気生理学的検査　364
　（7）色覚検査　365
　（8）視野検査　365
　（9）斜視検査　365

2．主要疾患 ··· 365

1）屈折異常 ··· 365
　（1）近視　365
　（2）遠視　366
　（3）乱視　366
　（4）不同視　367
　（5）屈折異常により起こる病態：弱視　367
2）眼球運動異常 ·· 367

3）色覚異常 ……………………………………………………………… 368
　　4）先天異常 ……………………………………………………………… 369
　　　（1）眼球・眼瞼・涙道疾患　369
　　　（2）角膜疾患　370
　　　（3）水晶体疾患　370
　　　（4）緑内障　370
　　　（5）ぶどう膜疾患　371
　　　（6）網膜疾患　371
　　　（7）視神経疾患　372

ⓧⅥ-2　感覚機能の障害［2］耳鼻咽喉科疾患………… （荻野　敏）375

1．基礎知識 ……………………………………………………………… 376
　1）形態と機能 …………………………………………………………… 376
　　　（1）小児期の発達的特徴　376
　　　（2）耳（聴覚）　376
　　　（3）鼻　377
　　　（4）口腔，咽喉頭　378
　2）主要症状と病態生理 ………………………………………………… 380
　　　（1）耳（聴覚）　380
　　　（2）鼻　380
　　　（3）口腔，咽喉頭　381
　3）検査 …………………………………………………………………… 382
　　　（1）耳（聴覚）　382
　　　（2）鼻，口腔，咽喉　383

2．主要疾患 ……………………………………………………………… 383
　1）耳（聴覚）疾患 ……………………………………………………… 383
　　　（1）先天異常（奇形）　383
　　　（2）感染症　384
　　　（3）難聴　384
　　　（4）めまい　385
　2）鼻疾患 ………………………………………………………………… 385
　　　（1）先天異常（奇形）　385
　　　（2）感染症　385
　　　（3）アレルギー性鼻炎　386
　　　（4）鼻出血　386
　　　（5）鼻腔異物　386
　3）口腔，咽喉頭疾患など ……………………………………………… 386

- （1）先天異常（奇形） *386*
- （2）感染症 *387*
- （3）アデノイド（腺様増殖症） *387*
- （4）気道，食道異物 *387*

XVII 皮膚機能の障害 ……………………………………（大和谷淑子）*389*

1．基礎知識 …………………………………………………………… *390*

- 1）形態と機能 ……………………………………………………… *390*
  - （1）皮膚の構造 *390*
  - （2）小児の皮膚の特徴 *391*
  - （3）主要症状と病態生理 *391*
  - （4）検査 *392*

2．主要疾患 …………………………………………………………… *392*

- 1）湿疹・皮膚炎 …………………………………………………… *392*
  - （1）おむつ皮膚炎 *392*
  - （2）乳児脂漏性皮膚炎 *393*
- 2）紅色汗疹：あせも ……………………………………………… *393*
- 3）虫刺症：虫さされ ……………………………………………… *393*
- 4）伝染性軟属腫：みずいぼ ……………………………………… *394*
- 5）母斑：あざ ……………………………………………………… *394*
  - （1）蒙古斑 *394*
  - （2）苺状血管腫 *394*
  - （3）その他 *395*

XVIII 出生前の疾患 ………………………………………（岡本伸彦）*397*

1．基礎知識 …………………………………………………………… *398*

- 1）遺伝について …………………………………………………… *398*
- 2）先天異常 ………………………………………………………… *399*
- 3）先天異常の原因別分類 ………………………………………… *400*
  - （1）単一遺伝子病 *400*
    - 1 常染色体性優性遺伝 *400*
    - 2 常染色体性劣性遺伝 *401*
    - 3 X連鎖性（伴性劣性）遺伝 *401*
  - （2）多因子遺伝病 *403*
  - （3）染色体異常 *403*

（4）外因性　***403***
　　（5）出生前診断　***404***
　　　　1　超音波診断　***404***
　　　　2　羊水診断　***405***
　　　　3　絨毛診断　***405***
　　　　4　母体血清マーカーテスト　***405***
　　（6）新生児マススクリーニング　***406***
　　（7）遺伝子診断　***406***
　　（8）遺伝カウンセリング　***408***

2．主要疾患　***408***

　　（1）染色体異常症　***408***
　　　　1　ダウン症候群　***408***
　　　　2　13トリソミーと18トリソミー　***410***
　　　　3　ターナー症候群（ターナー女性）　***410***
　　　　4　クラインフェルター症候群　***411***
　　　　5　4p⁻症候群　***411***
　　　　6　5p⁻症候群　***411***
　　（2）先天異常症候群　***411***
　　　　1　プラダー・ウィリ症候群　***412***
　　　　2　22q11.2欠失症候群　***412***
　　　　3　ウィリアムス症候群　***413***
　　　　4　ルービンスタイン・テイビ症候群　***413***
　　　　5　ソトス症候群　***413***
　　　　6　歌舞伎症候群　***413***
　　　　7　ピエールロバン症候群　***414***

XIX　新生児の異常　（和田和子）***415***

1．基礎知識　***416***

1）形態と機能　***416***

2）主要症状と病態生理　***416***

　　（1）何となくおかしい，元気がない　***416***
　　（2）呼吸障害　***417***
　　（3）チアノーゼ　***417***
　　（4）吐血・下血　***417***
　　（5）けいれん　***417***
　　（6）黄疸　***418***

3）検査　***418***

（1）採血法　*418*
　　　（2）アプトテスト　*418*
　　　（3）頭部エコー　*418*
2．主要疾患　*418*
　　　（1）新生児仮死　*418*
　　　（2）合併症　*421*
　　　（3）脳性麻痺　*422*
　　　（4）分娩外傷　*422*
　　　　1　頭血腫　*422*
　　　　2　頭蓋内出血　*422*
　　　　3　骨折　*422*
　　　　4　分娩麻痺　*422*
　　　（5）黄疸　*422*
　　　（6）感染症　*425*
　　　　1　胎内の感染症　*425*
　　　　2　母子感染　*425*
　　　　3　生後の感染症　*426*
　　　（7）呼吸循環障害　*426*
　　　　1　胎便吸引症候群　*426*
　　　　2　新生児一過性多呼吸　*427*
　　　　3　先天性心疾患　*428*
　　　　4　遷延性肺高血圧症　*428*
　　　（8）その他　*428*
　　　　1　嘔吐　*428*
　　　　2　貧血　*429*
　　　　3　多血　*429*
　　　　4　けいれん　*429*
　　　　5　低血糖　*429*
　　　　6　低カルシウム血症　*430*

ⓍⓍ　低出生体重児の疾患　（和田紀久）　*433*

1．基礎知識　*434*
　1）低出生体重児の出生数と予後　*434*
　2）低出生体重児の分類と定義　*434*
　3）主要症状と病態生理　*435*
　　　（1）呼吸窮迫症状　*435*
　　　　1　多呼吸　*435*

　　　　2　陥没呼吸　*435*
　　　　3　呻吟　*435*
　　　　4　鼻翼呼吸　*436*
　　（2）チアノーゼ　*436*
　　（3）黄疸　*437*
　　（4）低血糖　*437*
4）検査 ………………………………………………………… *437*
　　（1）足底採血　*437*
　　（2）血糖　*438*
　　（3）血液ガス　*438*
　　（4）ステイブルマイクロバブルテスト　*438*
　　（5）超音波診断　*438*

2．主要疾患 ………………………………………………………… *439*

　　（1）呼吸窮迫症候群　*439*
　　（2）新生児慢性肺疾患　*440*
　　（3）脳室内出血　*442*
　　（4）未熟児網膜症　*444*
　　（5）未熟児無呼吸発作　*444*
　　（6）未熟児動脈管開存症　*445*
　　（7）light-for-dates, small-for-dates　*447*

索　引 ………………………………………………………… *449*

概論

1. 小児の疾病と病態生理
2. 小児看護と病態生理
3. 小児への説明に活用される病態生理

本章の概論では，小児の病態生理・疾病論を，小児看護の計画・実践のための重要な基礎知識と位置づけたうえで，病態生理の基礎的な概念，小児の病態生理の特徴，病態生理の小児看護への活用について概説している．

① 小児の疾病と病態生理

1 小児の病態生理の特徴

人体のさまざまな器官は巧みに機能しており，それらの働きは精妙に調整されている．生理学（physiology）は，人の生体が正常に活動しているときの機能を明らかにする学問分野である．病理学（pathology）は，疾病の本態を明らかにする学問分野である．一方，病態生理学（pathological physiology）は，人体に異常が生じたときに，生理学的あるいは生化学的など，生体の機能の面から病態をあつかう学問分野である[1]．

小児は成長発達の過程にあることが影響し，病態生理は種々の点で成人とは異なった生理機能が働いている．小児が何らかの病的な因子によって障害を受け疾患に罹った際も，その障害の起こり方や反応態度には，成人と異なったところがはなはだ多くみられる[2]．また，臨床における病態生理学的知識は，小児と成人の違いから，以下のような重要性があると指摘されている．小児は身体も小さく，かつ検査においてしばしば非協力的でさえあり，成人と比べていろいろな検査に制限を伴う．そのなかで，制約のある状況で得られた臨床検査情報を最大限有効に利用するためには，十分な病態生理学的知識に裏付けられた臨床アセスメント能力が必須であることが示されている[3]．

2 疾病の種類

疾病（disease）は，疾患ともいわれ，生体の全部あるいは一部の構造，機能が正常性を失った状態を示している．疾病は，重症度，進行の程度，合併症の有無などによって，多種多様の異なった病態生理がある．

疾病の分類は，国民衛生の動向分析に用いられているICD（International Classification of Diseases）が用いられることが多い．この分類は，大分類，中分類，小分類に分けられている．大分類は，Ⅰ．感染症および寄生虫症，Ⅱ．新生物，Ⅲ．血液および造血器の疾患ならびに免疫機構の障害，Ⅳ．内分泌，栄養および代謝疾患，Ⅴ．精神および行動の障害，Ⅵ．神経系の疾患，Ⅶ．眼および附属器の疾患，Ⅷ．耳および附属器の疾患，Ⅸ．循環器系の疾患，Ⅹ．呼吸器系の疾患，Ⅺ．消化器系の疾患，Ⅻ．皮膚および皮下組織の疾患，ⅩⅢ．筋骨格系および結合組織の疾患，ⅩⅣ．尿路性器系の疾患，ⅩⅤ．妊娠，分娩および産褥，ⅩⅥ．周産期に発生した病態，ⅩⅦ．先天奇形，変形および染色体異常などの分類であり，形態的分類が主で，さらに原因的分類や機能的分類が加えられた混合的分類がされている[4]．

3 病因と病変

(1) 病因

　病因は，疾病の原因をいい，外因と内因がある．外因は原因が体外から作用し，体内に進入することによって疾病が生じる場合であり，内因は原因がはじめから体内に存在する場合をいう．

　内因としては，素因，遺伝，免疫の異常，心理的状態などがあげられる．素因は，疾病に対する感受性が高い傾向，あるいは疾病にかかりやすい体質を指している．異常が生じるメカニズムは，遺伝学や免疫学の進歩によって次第に明らかにされてきている．外因は，機械的外力や温度などのような物理的障害，重金属やアルコールなどのような化学的障害，感染，栄養障害などから生体に異常が生じることである．

　疾病は，内因のみ，外因のみによって発病することもあるが，内因と外因が絡み合うことで生じる場合，または複数の病因が存在することがある．発病に不可欠な原因は主因といわれ，他の原因を副因と分けることもある．

(2) 病変

　病変は，器質的（organic）と機能的（functional），経過による見方として一時的（transient）と持続的（persistent），急性（acute）と慢性（chronic），性質による区分として悪性（malignant）と良性（benign）に分けられる[5]．病理学的には，循環障害，進行性病変，退行性病変，炎症，腫瘍，先天異常などに分けられる．

　循環障害には，局所の貧血状態の虚血（ischemia），局所に流入する血液が増加する充血（hyperemia），血液の流れが停滞するうっ血（congestion），血液成分が血管外に流出する出血（hemorrhage），血管内で血液が固まった状態の血栓症（thrombosis），血管内外から血管内に流入した異物によって閉塞状態になった塞栓症（embolism），血管の高度の狭窄や閉塞によって血流が障害され，血管の流域が壊死状態に陥った梗塞（infarction）などがある．

　進行性病変には，個々の細胞の大きさが増す肥大（hypertrophy），細胞の数が増加する過形成あるいは増殖（hyperplasia），細胞や組織が元の状態に回復する再生（regeneration）などがある．

　退行性病変には，正常に発達していた組織が小さくなった萎縮（atrophy），細胞や細胞間質にある物質が異常に出現している状態の変性（degeneration），生体内で起こった組織の部分的な死である壊死（necrosis）などがある．

　炎症は，何らかの刺激・侵襲に対して生体が示す一般的な反応をいう．炎症の主徴候は，発赤，腫脹，発熱，疼痛と機能障害があげられる．炎症反応は単一な病変ではなく，微小循環器系を中心として，ある一定の反応経路が順を追って連鎖反応的に展開され，血液から動員される血漿成分，白血球，血小板，組織局所に存在するマクロファージや肥満細胞などが関与する．

　腫瘍は，身体の細胞が無秩序，無目的，無制限に増殖してできた組織の塊である．腫瘍には，上皮性腫瘍，非上皮性腫瘍，混合腫瘍があり，性質から悪性腫瘍（malignant tumor）と良性腫瘍（benign tumor）に分けられる．良性腫瘍は，多くの場合発育が遅く，大きさにも限度があるが，悪性腫瘍は，発生した局所にとどまらず，周囲組織や他の部位に進展または転移（metastasis）し，切除などで除去しても再発（recurrence）しやすい．

先天異常は，何らかの原因で受精から出生までに，体の形態，機能および代謝の異常としてかたよりが大きく認められる場合をいう．先天異常を起こす原因は，遺伝的要因，環境的要因および両者の相互作用があげられる．

② 小児看護と病態生理

1 病態生理の活用

医師は，疾患や健康のレベルに関する情報によって，医学的に診断し，治療・検査を決定し，予後を判断する．臨床においては，それらを図1のように臨床症候，臨床検査，治療を病態生理（病因）と相互に関連し合うものとし，その疾患の診断・予後（経過判定）を相互作用の結果として把握するとしている[6]．

症状の予防・軽減・解決にかかわることは，医師のみの役割ではなく，看護師にとっても重要である．このことは，小児看護や成人看護にかかわらず看護全体においても，看護の守備範囲にあたる．看護が独自に行う看護診断領域でも，医師とともに主体的にかかわる共同問題としてあげられている．看護では，「対象の理解」が第一歩であり，身体機能的側面，心理社会的側面から，対象に関連する情報を収集し，アセスメントされる．身体機能的側面のアセスメントでは，疾患の種類や健康のレベルをみることが重要な意味をもつ．

小児看護では，対象の身体的な理解において，成人とは異なる成長発達という観点を加味することが重要である．看護師が小児の病態を正しく理解することは，以下のような点で重要であると考えられる．小児看護では，急変しやすいという特徴がある小児を対象にしていることから，特に生命の安全にかかわる症状はできるだけ早期に発見されなければならない．苦痛や不快感を適切に表現できない年少児では，変化にいち早く気づくような観察と判断が重要な意味をもっている．そうした観察や判断の基盤としては，病態を正しく理解すること，つまり病態生理学的知識をもつことがより重要になる．また，病態に対する把握は，現在小児に生じている病状の把握だけでなく，今後生じるかもしれない症状や予後を予測するうえでも有効な情報となる．治療によって起こる症状や影響を予測することは，出現しやすい随伴症状に目を向け，二次的な問題を予防するうえでも有効である．成長発達の時期にある小児の看護援助においては，現在の生活にどのように影響するかを把握し，生活への影響を少なくするだけでは十分とはいえない．小児の看護援助では，今後生じるかもしれない症状や予後を予測することによって，将来の小児の生活への影響，つまり成長発達していくうえでの影響を最小限にするように努めるため，今何をなすべきかを検討するうえで活用されなければならない．

2 看護過程における病態生理

看護援助を実施するうえでは，対象に対してどのような目標をもって働きかけるかが必要であり，その働きかけを導く目標として「看護目標」が重要な要素としてあげられる．看護目標を達成するための「看護活動」の方法論として，「看護過程（nursing process）」がある[7]．また，看

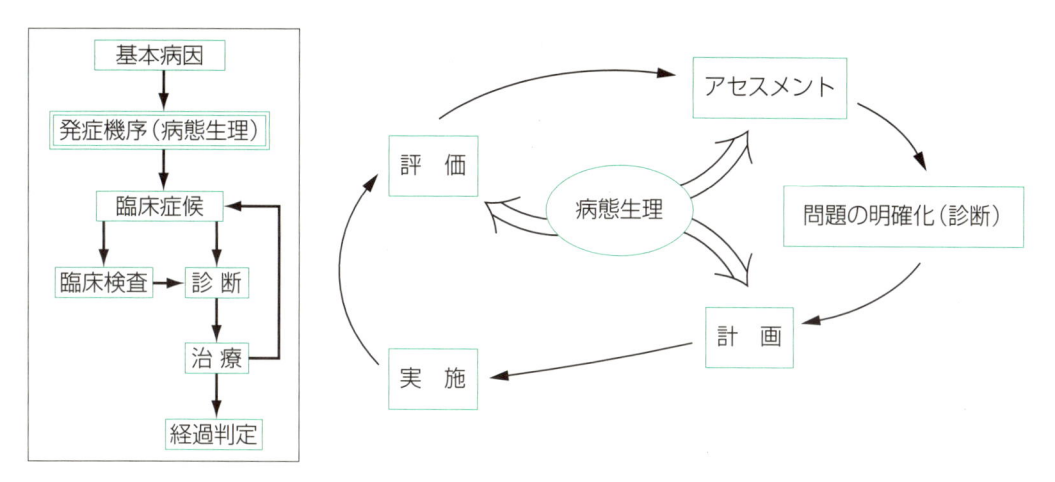

図1　病態生理と治療過程との関連
（文献6）より引用）

図2　看護過程に活用される病態生理

護実践では，ケアの選択・効果の評価において，ケアが経験的根拠によって実践されるのではなく，そのケアがエビデンスに基づいているものか検討・評価を行うことが重要であるとされている．

　看護過程は，人々の健康にかかわる個別な問題を解決するために用いられる系統的な問題解決技法である．看護過程では，図2のようにまず情報のアセスメントから始まり，問題の明確化（看護診断），計画の立案，実施，評価という一連の流れが目標に到達するまで繰り返される．看護過程は，看護師が何を行い，なぜ行うかという根拠を結びつけ，専門的知識に裏付けられた判断とそれに基づいた行動を必要とする[7]．

　対象の病態についての知識や理解は，健康問題をもつ対象に対する看護過程において，情報のアセスメント，ケアの実施時期の判断，ケアの評価の過程で活用される．看護過程で活用される病態生理は，それぞれの症状の発生・悪化のメカニズム，各症状が悪化したときに生じやすい二次的問題とそのメカニズム，各症状に対する治療や検査の意義という観点での病態生理学的理解である．それは，それぞれの疾患において，なぜこのような症状が出現するか，なぜこの検査が必要でありそれによって何が判明するか，治療によって症状はどのように変化するのかを具体的に理解することを意味する．

　小児看護を実践するにあたって，生活面での疾患や治療の影響のみならず，成長発達に対する疾患や治療の影響をできるかぎり最小限になるように努めなければならない．そのためには，現在生じている症状や今後予測される症状を十分考慮したうえで，小児の発達段階に応じた生活上の注意点や工夫を，小児の理解力に応じて十分理解し，実施につながるように具体的な説明や指導が必要となる．看護師は，小児の家族，特に生活面での世話や関わりをする役割をもつことが多い母親に対しても，小児の生活での実施につながるように具体的に指導し，継続した実践ができるように支援する必要がある．

③ 小児への説明に活用される病態生理

　インフォームド・コンセント（informed consent）は，直訳すると「知らされたうえでの同意」で，つまり患者が検査や治療の目的・方法，内容・効果などについて十分な説明を受け，理解し納得したうえで治療内容を決定する自己選択権である．しかし，小児の場合は，年齢や発達段階によって理解できる能力が異なり，自分の意思の表出や自己決定できる能力に限界が生じる場合がある．また，小児看護の対象となる小児の年齢は一般的には15歳未満であり，法律的には保護者の同意が必要な場合がある．このために，小児におけるインフォームド・コンセントは限界があると思われる．

　小児に対する説明と同意は，インフォームド・コンセントよりも，インフォームド・アセント（informed assent）が推奨されている．アメリカ小児医学会（American Academy of Pediatrics）の生命倫理委員会（1995年）では，インフォームド・アセントについて，①病気の状況や状態について，その小児の発達に応じた適切な気づきと知ることを助ける，②検査や処置や治療上で何が起こるかを話す，③小児が状況をどのように理解しているか，処置や治療を受け入れるために不適切な圧力を小児にかけてはならない，④最終的に小児自ら受けたいという気持ちを引き出すことを，最低要素としてあげている[8]．小児領域のインフォームド・コンセントは，このインフォームド・アセントと両親（保護者）の許可の両方で構成されている[9]．

　小児に対する説明は，小児自身が自分の病気の状態や必要な治療について理解することから始まる．小児がそれらを十分に理解できるためには，病態生理学の観点からのわかりやすい説明が必要となることが多い．

　医師は，小児の家族に説明すると同時に，小児自身に対してもその理解力に応じて，わかりやすい内容や方法で説明し，疾患に対する理解を促す役割を担っている．看護師は，医師から説明された症状，治療や検査，生活上の注意点を小児がどの程度理解できたかを把握したうえで，病態生理学の知識を用いて，そのメカニズムや必要性の根拠の理解を促し，小児が十分に納得したうえで治療に臨み，生活するうえで必要な注意点を認識できるように働きかける必要がある．また，看護師は，家族に対しても小児と同様に家族の理解の程度に応じて，疾患に対する理解，治療や検査，生活上の注意点を理解して必要な注意やケアが実行できるように働きかけることが大切である．

　最近では，身体のしくみや機能，症状の原因や関連，治療や検査の意味などの専門的知識について，小児が理解しやすいように，具体的でやさしい言葉で表現された文献[10]が出版されている．こうした文献は，病気の小児のみならず，その家族，学校の先生や友達，地域の人たちなどの小児の周囲を取り巻く人たちに対しても，疾患に対する正しい理解と適切な対応を促すために活用できる．

引用文献

1）岩田隆子，恒吉正澄，宮原晋一（2000）わかりやすい病理学，南江堂
2）吉田　久，馬場一雄（1970）小児の病態生理，中外医学社

3）『小児内科』『小児外科』編集委員会共編（1996）小児疾患診療のための病態生理1，小児内科28，9-11
4）厚生統計協会（2003）国民衛生の動向50，481-482
5）氏家幸子監修，日野原茂雄他編（2002）成人看護学病態生理・疾病論Ⅰ，4-6
6）前掲書3，（2002）34，9-10
7）見藤隆子，児玉香津子，菱沼典子編（2003）看護学事典，日本看護協会出版会
8）Committee on Bioethics：Informed consent, parental permission, and assent in pediatric practice. Pediatrics 95, 314-317, 1995
9）藤井裕治，本郷輝明（2004）子どもたちへのインフォームド・アセント，臨床検査48，695-699
10）山城雄一郎，茂木俊彦監修（2001）難病の子どもを知る本（全8巻），大月書店

I

小児保健

1 少子化社会と健康政策

(1) 少子化の現状と対策

　日本の総人口は，2001年10月で1億2,590万人であるが，これは国立社会保障・人口問題研究所の予測では，2007年にピークに達し，その後減少に転じると予測されている．その中で，子どもの人口は，1947年から1949年の第1次ベビーブーム以来，減少しつづけている．出生数はピークの1949年には2,696,638人，合計特殊出生率[*1]は4.32であった（図Ⅰ-1）．1973年の第2次ベビーブームでは，出生数は2,091,983人，合計特殊出生率が2.14，2003年には出生数1,123,828人と半分以下に減少し，合計特殊出生率は1.29に減少してきている．これは婚姻率の低下（1970年が10.0，2001年が6.4）に加えて，子どもをもたない世帯の増加，一世帯構成人員の減少などの要因があるが，この原因として，育児不安や核家族化，女性の勤労意欲の向上と，これらに対する育児支援が乏しいなど，多くの問題点が指摘されてきた．これに対し現在多くの地域で，若い世代に対する育児環境の整備や育児不安への支援，育児サークルの取り組みなどが取り組まれはじめてきている．

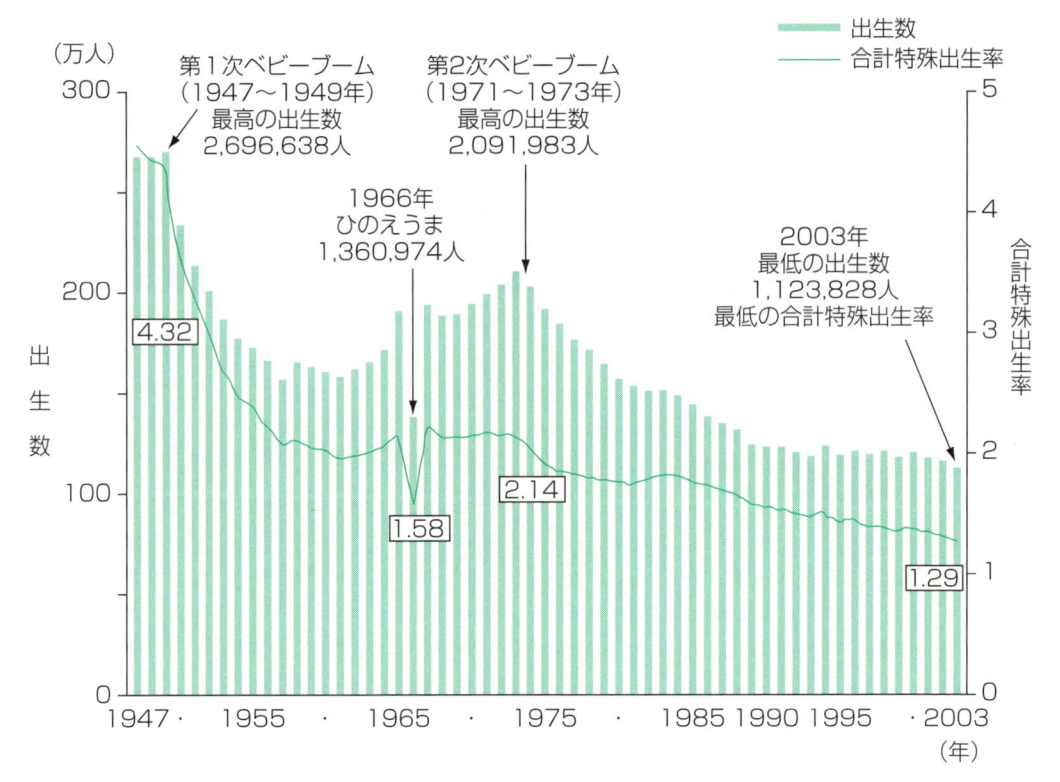

図Ⅰ-1　出生数および合計特殊出生率の年次推移
（2003年厚生労働省人口動態・保健統計より）

　少子化や育児不安に対して，厚生労働省は，エンゼルプラン（1994年），新エンゼルプラン（1999年），健やか親子21（2000年）を提起し，これをもとにさまざまな施策が打ち出されている．

[*1]　合計特殊出生率：出産可能な年齢（15歳〜49歳）の，母の各年齢別の（出生数÷女子の人口）を合計したもので，1人の女性が一生に何人子どもを産むことになるかを示す指標．

健やか親子21は21世紀初頭（2001〜2010年）のわが国の母子保健の行動計画として提起された．この中の4つの主要課題は，①思春期の保健対策の強化と健康教育の推進，②妊娠・出産の安全性と快適さの確保と不妊への支援，③小児保健医療水準を維持・向上させるための環境整備，④子どもの心の安らかな発達の促進と育児不安の軽減であり，その具体的な目標が設定されている．

(2) 子どもの死因

子どもの死因の1位から5位までを年代別に分けて表Ⅰ-1（厚生労働省報告2003年）に示した．全年代での死因の第1位は悪性新生物であり，第2位に心疾患，第3位に脳血管疾患と三大疾患が並んでいる．これに対し，1歳以上14歳以下の小児の死因の第1位は不慮の事故，第2位が悪性新生物である．その他10位以内には，先天奇形や心疾患，肺炎，インフルエンザなどがあがっている．一方，1歳未満の小児（乳児）の死因の第1位は奇形異常であり，第2位は呼吸障害，第3位は突然死症候群となっている．このように，乳児期の死因は年長児と大きく異なっており，子どもの事故防止対策の重要性が注目されている．

表Ⅰ-1　年齢別の主な死因（2003年）

	全年代	0歳	1〜4歳	5〜9歳	10〜14歳
第1位	悪性新生物	先天奇形等	不慮の事故	不慮の事故	不慮の事故
第2位	心疾患	呼吸障害等	先天奇形等	悪性新生物	悪性新生物
第3位	脳血管疾患	乳幼児突然死症候群	悪性新生物	その他の新生物	自殺
第4位	肺炎	出血性障害等	心疾患	心疾患	心疾患
第5位	不慮の事故	不慮の事故	肺炎	先天奇形等	その他の新生物，先天奇形等

（厚生労働省人口動態・保健統計2003より著者構成）

(3) 子どもを守る法律

子どもの権利が，歴史的に明確に打ち出されたのは，1924年に国際連盟が制定した「児童の権利に関するジュネーヴ宣言」が最初である．この宣言には，当時世界各地で勃発した戦争下における子どもの権利の保護が強く示され，その前文で「すべての国の男女は，人類が子どもに対して最善のものを与える義務を負う」と述べられている．

わが国では，戦後新しく制定された憲法の前文の中で，子どもの権利についても明確に示され，これに基づいて児童憲章が1951年に制定され（表Ⅰ-2），小児保健施策の基本となる児童福祉法[*2]は1947年に制定された．これをもとに保育所や児童福祉施設，児童相談所などが運営されており，児童福祉における重要な法体系である．1989年には国際連合で「子どもの権利に関する条約」が決議され，日本においても1994年4月に国会で批准された．この条約内容の実現は，これからの課題である．

[*2]　児童福祉法における"児童"は18歳未満のものをすべて示す．また乳児は満1歳に満たないもの，幼児は満1歳から小学校入学の始期に達するまでのものを指し，それ以後から満18歳に達するまでのものはすべて"少年"という．

（4）母子保健

　母子保健は児童福祉法の中で取り組まれてきていたが，乳児死亡率の低下を目指すため，1965年に母子保健法が制定され，保健指導や妊産婦指導，新生児訪問，乳幼児健康診査などが実施され，わが国の母子保健の充実に重要な役割を果たしてきた．その国の衛生状態の指標とされる乳児死亡率（出生1000対）は，1950年には60.1であったが，2001年には3.1となり，これは諸外国の中でも最も低い値である（表Ⅰ-3）．このように日本の乳児死亡率[*3]が低下した要因には，わが国の衛生環境の向上，高い就学率にともなう国民の保健意識の向上，医療制度の充実に加え，母子保健に対する根気強い取り組みなどの成果がある．

表Ⅰ-2　児童憲章（昭和26年5月5日制定）

　われらは，日本国憲法の精神にしたがい，児童に対する正しい観念を確立し，すべての児童の幸福をはかるために，この憲章を定める．
　児童は，人として尊ばれる．
　児童は，社会の一員として重んぜられる．
　児童は，よい環境の中で育てられる．
1．すべての児童は，心身ともに健やかにうまれ，育てられ，その生活を保障される．
2．すべての児童は，家庭で，正しい愛情と知識と技術をもつて育てられ，家庭に恵まれない児童には，これにかわる環境が与えられる．
3．すべての児童は，適当な栄養と住居と被服が与えられ，また，疾病と災害からまもられる．
4．すべての児童は，個性と能力に応じて教育され，社会の一員としての責任を自主的に果たすように，みちびかれる．
5．すべての児童は，自然を愛し，科学と芸術を尊ぶように，みちびかれ，また，道徳的心情がつちかわれる．
6．すべての児童は，就学のみちを確保され，また，十分に整つた教育の施設を用意される．
7．すべての児童は，職業指導を受ける機会が与えられる．
8．すべての児童は，その労働において，心身の発育が阻害されず，教育を受ける機会が失われず，また，児童としての生活がさまたげられないように，十分に保護される．
9．すべての児童は，よい遊び場と文化財を用意され，悪い環境からまもられる．
10．すべての児童は，虐待・酷使・放任その他不当な取扱からまもられる．あやまちをおかした児童は，適切に保護指導される．
11．すべての児童は，身体が不自由な場合，または精神の機能が不充分な場合に，適切な治療と教育と保護が与えられる．
12．すべての児童は，愛とまことによつて結ばれ，よい国民として人類の平和と文化に貢献するように，みちびかれる．

表Ⅰ-3　乳児死亡率の国際比較

	1950年	1970年	2001年
日本	60.1	13.1	3.1
カナダ	41.3	18.8	5.5
アメリカ合衆国	29.2	20.1	7.2
フランス	47.1	15.1	4.8
ドイツ	55.5	23.6	4.5
スウェーデン	21.0	11.0	3.4
ポーランド	108.0	33.2	8.9

（参考文献[4]より改変）

＊3　乳児死亡率：1年間の生後1歳未満の死亡数÷1年間の出生数

> **小児期の区分**
>
> 出生前：胚芽期　受精から2カ月の終わり（受精卵が胚葉になるまで）
> 　　　　胎児期　3カ月から出生まで
> 新生児期：出生から1カ月の終わりまで（早期新生児期：生後1週間）
> 乳児期：満1カ月から1歳の終わりまで
> 幼児期：2歳から6歳（小学校入学）まで
> 学童期：小学校入学以後から終了まで
> 思春期：青年期前期（第2次性徴出現から完了まで：個人差があるが12歳から15, 6歳ころまで）
> 青年期：思春期終了から19歳の終わりまで
> 　　　　（詳細については，本書の姉妹版である「小児看護学Ⅲ，子どもの健康生活と看護」参照）

2 子育て支援

(1) 育児不安

　核家族化の進行により，育児の世代間伝達がなされにくくなっており，平成13年の全国統計では，家庭の約75％が核家族であり，これは都市部と地方でも差がなく，家族の孤立化が進んでいる．また，学童のいない家庭も約75％であり，学童が地域で遊び仲間を探しにくい現状がある．したがって，若い親にとっては育児上の些細な事柄についても相談相手を見つけることができにくい状況がある．これに対して，現在全国で育児教室や育児サークルの取り組みが始まっている．また若い世代は，その成長の過程で，幼児と遊んだり，育児を見たり体験したりすることなく大人になることが多く，育児の世代間伝達が行われにくくなっている．若い世代への育児体験の機会を多くつくっていくことも，これからの育児不安対策として重要である．

(2) 生活習慣病

　現代社会の子どもの生活は，夜型中心の親の生活，塾や習い事などによる子どもの生活の不規則化，外食産業の発達，テレビゲーム中心の子どもの遊びの変化などから，栄養の偏りや運動不足となり，肥満・糖尿病・高血圧・心臓病などの生活習慣病が問題となってきている．これには生活環境の改善とともに，家族や子ども自身への健康教育が大きな役割を果たすものであり，今後の小児保健における重要な課題である．

(3) 子ども虐待

　子ども虐待は，養育者が18歳未満の子ども（児童）に対して行う行為で，虐待の内容により，①身体的虐待（たたく，つねる，タバコの火をつける，頭部外傷など），②性的虐待（児童にわいせつな行為をする，させる，見せるなど），③ネグレクト（食事を与えない，清潔な衣服を与えない），④精神的・心理的虐待（脅す，罵声を浴びせる，無視する），の4つに分けられる．虐待を発見した場合の受け皿は，児童相談所や，保健所，福祉事務所，保健センターなどである．2000（平成12）年に「児童虐待の防止に関する法律」が制定され，医療従事者をはじめ，学校の教職員，その他児童の福祉に関係する者には，虐待の早期発見に努めなければならないことが第5条に，また児童虐待を受けた児童を発見した者は，速やかに通告しなければならないことが第6条に明記された．その後，児童相談所や福祉事務所への，子ども虐待に関する通報件数は年々増加して

おり，2000年には，全国で17,725件に達している．一方，これに対応する児童相談所職員や保健所職員や乳児院への負担が大きくなっており，行政的な取り組みによる社会資源の充実が急がれている．

虐待を受けた子どもは深刻なPTSD（心的外傷ストレス症候群）を受けるといわれており，将来その子自身が良い親子関係を築くことができるようにするため，その子どもに対するしっかりとした心のケアの取り組みが重要である．一方，子ども虐待には世代間伝達の問題がある．虐待をする両親には，その生育歴において被虐待者であったり，その親との関係が良好でなかった過去をもっているといわれている．虐待を発見した場合，子どもの保護だけでなく，親自身の心の問題に取り組む必要がある．また，虐待問題に取り組む現場の職員の心理的ストレスも大きく，子ども虐待に関与するスタッフへの心のケアを含めた援助も必要である．

3 予防接種

予防接種は，子どもの健康を守るうえで大きな役割を果たしてきた．予防接種には生ワクチン（ポリオ，麻疹，風疹，ムンプス，水痘，BCG），不活化ワクチン（日本脳炎，インフルエンザ，狂犬病，B型肝炎，A型肝炎，百日咳），トキソイド（ジフテリア，破傷風）などがある．このうち定期予防接種の対象はジフテリア，百日咳，破傷風，ポリオ，麻疹，風疹，日本脳炎，結核（BCG），インフルエンザ（高齢者）であり，B型肝炎ワクチンは母子感染予防のために，B型肝炎の母から生まれる新生児を対象に実施されている．平成14年の予防接種法の改正により，BCGの接種スケジュールが大きく変更された（表Ⅰ-4）．これまで乳児期に加えて実施されていた，学童期のツベルクリンおよびBCG接種が平成15年度から廃止された．これは，結核予防対策事業が，発見された結核患者を中心に予防対策を行う方針に変更されたことによるものである．定期予防接種のスケジュールを表Ⅰ-4に示す．予防接種の実施は，平成11年の予防接種法の改正により，集団ワクチンから個別接種に変更されてきた．わが国の麻疹ワクチンの実施率は，他の先進国に比較してわが国は低く，諸外国から麻疹輸出国と指摘されることがある．実際，2002年の米国の患者数は116人であったが，麻疹患者発生数は28.6万人と推定された．その後麻疹ワクチンの実施率の向上に向けて努力がなされ，2003年の麻疹発生数は6万人と推定されており，患者発生数は減少の兆しがある．

予防接種後の副反応を減少させるため，アレルギー反応の主たる原因と考えられた含有ゼラチンは排除され，副反応の減少への努力がなされている．ごく稀に発生する重篤な副反応（ショックやケロイド，神経合併症など）に対しては，結核予防法，予防接種法に基づく国の救済制度により，支援が行われている．

4 学校保健

(1) 学校保健活動

学校保健は，教育基本法，学校教育法，学校保健法，児童福祉法などに基づいて実施されている．学校保健の対象組織は，幼稚園から大学まで含まれ，園児，児童，生徒，学生とともに職員も含まれる．その活動には，保健管理，保健教育，学校保健組織活動，学校安全の四つの分野が

表Ⅰ-4　予防接種ガイドラインで示されている任意予防接種のスケジュール

ワクチン	接種回数	対象年齢（標準的な時期）
3種混合ワクチン ジフテリア 百日咳 破傷風	Ⅰ期初回（3回） Ⅱ期追加（1回） Ⅲ期（1回）	生後3〜90カ月（生後3〜12カ月） Ⅰ期初回終了後6カ月以上あけて（通常18カ月までに） 11歳以上13歳未満（11歳）
ポリオ	2回接種	生後3〜90カ月未満（生後3〜18カ月）
麻疹	1回	生後12〜90カ月未満（生後12〜15カ月）
風疹	1回	生後12〜90カ月未満（生後12〜36カ月）
日本脳炎	Ⅰ期初回 Ⅰ期追加 Ⅱ期 Ⅲ期	生後6〜90カ月（3歳） Ⅰ期初回終了後1年あけて（4歳） 9〜13歳未満（小学4年：9歳） 14, 15歳（中学2年：14歳）
BCG	1回	乳児期（6カ月未満）

注）2005年には日脳ワクチンのⅢ期の定期接種が見直され，希望者への接種のみに変更された．

（予防接種ガイドライン等検討委員会，2005改訂版）

ある．学校保健活動は，校長，保健主事，担任教師，養護教諭，学校医・歯科医師・薬剤師が主体となって実施される．

　保健管理には，健康診断・健康観察・疾病予防とともに，環境衛生や学校生活の管理まで含まれる．学校で実施すべき健康教育の内容は，学習指導要領の中に明記されている．健康教育は，ヘルスプロモーションの立場に立って，人々が自分で自分の健康を守れるように，健康管理したり知識を学ぶことを援助することにある．タバコの害やAIDSに対する性教育など，その必要性はますます高くなってきている．インフルエンザなどの感染性疾患の流行時に，児童の登校を制限したりする処置（学級閉鎖や学校閉鎖）を行うことがあり，重要な判断を行わなければならないことがある．出席停止の基準は学校保健法の中で定められている（表Ⅰ-5）．

（2）不登校

　不登校は，「家庭の事情や健康上の問題といった理由が無いにもかかわらず，種々の要因により，児童生徒が登校しない，あるいはしたくてもできない状態」とされ，通常30日以上の欠席者が不登校と判断されている．厚生労働省の統計によれば，平成3年度の不登校児童生徒数は，全国で66,817人だったのが，平成13年度は138,696人と倍増しており，これに対する対応に苦慮しているのが現状である．不登校の原因は単一ではなく，人間関係や心理的未熟性，学習意欲の欠如などに加えて，学習障害をともなっていたり，精神疾患の初期症状の場合もある．不登校への対策は，子どもの状況を早期発見し，初期対応を的確に行うこと，対応にあたっては時間をかけてじっくり行うこと，家族や専門機関と密接に協力して行うことなどである．

（3）特別支援教育

　2005年4月に発達障害支援法が制定され，学習障害（LD）児や注意欠陥多動性障害（ADHD）

表 I-5　学校で予防すべき伝染病の種類と出席停止の期間の基準[2]

分類	疾病	出席停止の期間
第1種	エボラ出血熱，クリミア・コンゴ出血熱，ペスト，マールブルグ病，ラッサ熱，急性灰白髄炎，コレラ，細菌性赤痢，ジフテリア，腸チフス，パラチフス	治癒するまで
第2種	インフルエンザ 百日咳 麻疹 流行性耳下腺炎 風疹 水痘 咽頭結膜熱 結核	解熱した後2日を経過するまで 特有の咳が消失するまで 解熱した後3日を経過するまで 耳下腺の腫脹が消失するまで 発疹が消失するまで すべての発疹が痂皮化するまで 主要症状が消退した後2日を経過するまで 伝染のおそれがなくなるまで
第3種	腸管出血性大腸菌感染症 流行性角結膜炎 急性出血性結膜炎 その他の伝染病	伝染のおそれがなくなるまで

児，広汎性発達障害（PDD）児への支援が動き出した．学校においては，特別支援教育の方針（今後の特別支援教育の在り方について（最終報告），2003年3月）が出され，コーディネーターを配置しての発達障害児への取り組みが始まっている．

参考文献

1）恩賜財団母子愛育会，日本子ども家庭総合研究所編（2004）日本子ども資料年鑑2004，KTC中央出版
2）高石昌弘，出井美智子編（2001）学校保健マニュアル第5版，南山堂
3）江口篤寿編（1996）学校保健，医歯薬出版
4）財団法人母子衛生研究会編（2004）わが国の母子保健（平成16年），母子保健事業団

II

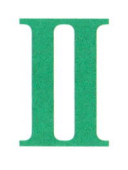

小児救急

小児は，緊急の病的状況において，病態の進行が早いため，緊急の対応が必要とされることが多い．小児においては事故の遭遇が多く，小児の死因の中で事故が重要な位置を占めることは先に述べた（第Ⅰ章1-2）．死亡事故の原因を表Ⅱ-1に示す．死亡事故の背景には，死亡例を1とすると，病院に入院する事故が35〜160倍，さらに外来受診のみの事故が1,200〜9,400倍とピラミッド上に，多数の事故が起こっていることが指摘されている．これらの事故対策としては，第一に，事故の要因を分析し，事故の原因を排除することにある．しかし，事故を完全に防止することは困難であり，起こってしまった事故に適切な対応を行うことが重要となる．医療従事者は，蘇生法をはじめとした基本的な救急対処法がいつでも実施できるように，習得しておく必要がある．以下に代表的な緊急対応について概説する．

表Ⅱ-1 年齢別の事故の原因

順位	0歳	1歳	2歳	3歳	4歳	5歳
第1位	転倒	転倒	転倒	転倒	転倒	転倒
第2位	転落	転落	転落	転落	転落	転落
第3位	衝突	衝突	衝突	衝突	衝突	衝突
第4位	熱傷	熱傷	熱傷	熱傷	熱傷	熱傷
第5位	誤飲	誤飲	誤飲	はさむ事故	はさむ事故	はさむ事故
第6位	交通事故	はさむ事故	はさむ事故	交通事故	交通事故	交通事故
第7位	その他	その他	その他	その他	その他	その他

(2001年[2])

1 意識障害

意識障害は，さまざまな原因で発生し，ほとんどが緊急対応を要する疾患である（表Ⅱ-2）．意識障害の患者に対しては，まずバイタル（呼吸，脈拍，体温，血圧）をチェックし，バイタルの程度に応じて，気道の確保（Air way），呼吸の補助（Breathing），循環の補助（Circulation）をはじめとした全身管理を行う．次いで意識レベルの評価を行う（表Ⅱ-3）．意識障害が急に起こったのか（急性），ゆっくり進んできたのか（慢性），改善と悪化を繰り返しているのか（間欠性）を考慮する．緊急状態においては，治療と鑑別診断を同時進行で行う．表Ⅱ-4に示すような検査を行いながら進め，脳浮腫に対する治療やけいれん・感染などの合併症の治療，栄養水分管理を厳重に行う．状態の改善にともない，リハビリテーションを早期から行う．

2 けいれん重積

小児の10％が，何らかの原因で起こるけいれんを経験するといわれ，成人に比してけいれんの頻度が高い．また日本人の小児は，欧米人に比して熱性けいれんの頻度が高く（約5〜7％），わが国の小児救急診療では，けいれんに遭遇する頻度がきわめて高い．けいれんの原因疾患は多岐にわたるが，熱性けいれんが最も多い．

表Ⅱ-2　意識障害を来たす疾患

1. 中枢神経系に起因するもの
   脳血管障害，脳腫瘍，頭部外傷，脳炎・脳症，髄膜炎，脳膿瘍急性散在性脳脊髄炎，血管炎，けいれん，水頭症
2. 代謝性疾患にともなうもの
   低血糖・高血糖，電解質異常（Na, Ca, Mg），水中毒，脱水，酸塩基平衡障害（アシドーシス），肝性昏睡，ライ症候群，尿毒症，高アンモニア血症，内分泌疾患（副腎，甲状腺），ミトコンドリア脳筋症
3. 低酸素性障害
   不整脈，心筋梗塞，心不全，肺炎，溺水，新生児仮死，憤怒けいれん
4. 高血圧性脳症
5. 中毒
   睡眠薬・抗神経薬・麻薬，鉛，砒素，トルエン，エタノール
6. 精神状態　ヒステリー，詐病，精神病

(参考文献[1]より改変)

表Ⅱ-3　Japan coma scale（乳児用*）[1]

Ⅲ　刺激をしても覚醒しない状態	
3．痛み刺激に反応しない	300
2．痛み刺激で少し手足を動かしたり顔をしかめたりする	200
1．痛み刺激に対して払い除けるようなしぐさをする	100
Ⅱ　刺激をすると覚醒する状態（刺激を止めると眠る）	
3．呼び掛けをくり返すとかろうじて開眼する	30
2．簡単な命令に応ずる．握手など	20
*呼び掛けると開眼して目を向ける	
1．合目的な運動（右手を握れ，離せ）をするし言葉もでるが間違いが多い	10
Ⅰ　刺激しないでも覚醒している状態	
3．自分の名前，生年月日が言えない	3
*母親と視線があわない	
2．見当識障害がある	2
*あやしても笑わないが視線はあう	
1．意識清明とは言えない	1
*あやすと笑う．ただし不十分で，声を出して笑わない	

表Ⅱ-4　意識障害時の検査

1. 血液検査
   血算，CRP，血糖，肝機能（AST, ALT, NH3, ビリルビン），電解質（Na, K, Cl），尿素窒素，血液ガス
2. 尿検査
   蛋白，糖，潜血，ケトン体，沈渣，量
3. 頭部CT, MRI
4. 胸部X線
5. 心電図

(参考文献[1]より改変)

けいれんに対してはまず初期対応とともに，長く続く場合はすみやかに止けいを図る必要がある．初期対応の原則は，①呼吸が楽になる姿勢をとらせて，バイタルを見ながら，刺激せずにそっとしておくこと，②症状をよく観察すること，③時間を計り5分以上続くときは止けいのための処置を開始する．家庭においては，けいれんが5分以上続くときは救急隊に連絡することを指導する．舌をかむのを防止するために口の中に物を入れるのは，してはいけない．これは患者の口腔内や，介護者の手をケガさせること，患者の呼吸が苦しくなること，生命をおびやかすような舌の外傷を来たすことはないことが理由である．まずバイタルの確認や酸素投与などを行いながら止けいを図り，それから鑑別診断を進める．

3 溺水

小児の事故の中の原因として，溺水は各年代で高位にあり，1～4歳の事故の中では交通事故に次いで2位である（表Ⅱ-5）．これは歩行を開始し，行動範囲が急に広くなる時期であることによる．溺水の後遺症の発現は，いかにすみやかに初期対応を行ったかに大きく依存する．まず現場で，口腔内異物を確認してから心肺蘇生を開始し，次いで2次あるいは3次救急にすみやかな搬送を図る．確実な蘇生とその後の呼吸・循環の管理を的確に行うことが重要である．初期対応が遅れると，助かっても重篤な後遺症を残すリスクが高い．

表Ⅱ-5 年齢階級別，不慮の事故の死因別割合（2001年）

死因＼年齢	0歳	1～4歳	5～9歳	10～14歳	15～19歳
総数	100.0	100.0	100.0	100.0	100.0
交通事故	11.8	37.5	56.5	57.3	80.4
転倒・転落	6.1	7.5	2.0	4.9	4.2
不慮の溺死および溺水	5.2	26.0	22.6	21.0	8.3
不慮の窒息	70.8	13.6	4.4	5.6	1.6
煙，火および火災への曝露	1.9	8.8	9.7	7.0	1.8
その他	4.2	6.6	4.8	4.2	3.7

（厚生労働省「人口動態統計」）

4 窒息

0歳代の乳児の事故の第1位は転倒による窒息であり，これに対応する予防策は緊急を要する．
その内訳は，ベッド内の不慮の事故が最も多く，次いで胃内容物の誤嚥，気道閉塞をともなう食物誤嚥などが大部分を占めている[3]．

気道に異物が入った場合は，激しい咳込みがある．閉塞により窒息を来たした場合は，緊急に異物を取り除く必要がある．意識がある場合は，子どもをうつ伏せにして頭部を低くし，肩甲骨間を平手でしっかり叩く（叩打法）か，仰臥位にして，胸骨下半部を素早く圧迫する．意識がない場合は気道を確保しながら異物を取り除く．

5 異物誤嚥

　異物誤嚥は，それが口腔内であるか，気道内であるかによって，初期対応が大きく異なる．気道内であれば，窒息と同様に緊急対応を要する．食道への誤嚥の場合は，おもちゃなどの吸収されないものは，自然の排泄を待つ．化学薬品や有機物などの吸収されるものは，それぞれの性質に応じた対応を要する．東京や大阪に中毒情報センター*があり，24時間の電話対応を行っており，その対応の方法について情報を提供している．

参考文献
1) 矢田純一，柳澤正義，山口規容子，大関武彦編（2000）今日の小児治療指針，医学書院
2) 財団法人母子衛生研究会編（2003）わが国の母子保健（平成15年），母子保健事業団
3) 田中哲郎（2003）新・子どもの事故防止マニュアル（改訂第3版），診断と治療社

* （財）日本中毒情報センターの中毒110番・電話サービス：化学物質，医薬品，動植物の毒などによって起こる急性中毒の情報提供．
　　　　大阪中毒110番（365日　24時間対応　有料）　0990-50-2499
　　　　つくば中毒110番（365日　9-21時対応　有料）　0990-52-9899

III

呼吸機能の障害

1. 基礎知識
2. 主要疾患

① 基礎知識

1 形態と機能

（1）発生と発達的特徴

　呼吸器系は，胎生4週頃に，内胚葉と周囲の間葉から発生が開始し，原始咽頭の尾側に咽頭気管溝が形成される．原始肺胞が発生し，出生児の肺胞数は成人の6分の1くらいであり，8歳頃までに数が増加していく．肺胞はサーファクタント（表面活性物質）で被われることにより十分な拡張が可能である．サーファクタントは，胎生30週頃から発現がみられる．乳児期の気道は細く，クループなどで，容易に呼吸困難に陥りやすい．呼吸数は，出生児は40～60回/分と早く，年齢とともに成人に近づく．新生児で60回/分以上は多呼吸と判断する．

（2）胸郭

　呼吸器の略図を図Ⅲ-1に示す．乳児の胸郭は相対的には横幅が広く上下には短くなっているが，幼児から学童期にかけて横幅は相対的には大きくならず，上下に長くなる．胸部X線写真では，乳児の胸郭は図Ⅲ-7（p.37）のように上が狭く下が広いのが特徴的である．

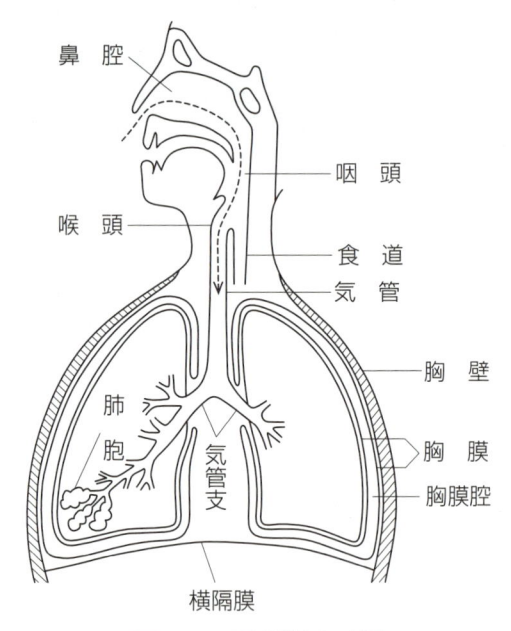

図Ⅲ-1　呼吸器の略図

（小林登他編（1982）新小児医学大系　第9巻A，小児呼吸器病学Ⅰ，p.80，図51，中山書店）

（3）気道

　気道は上気道と下気道に分かれる．上気道は鼻腔から喉頭まで，下気道は図Ⅲ-2に示すように気管にはじまり平均23回分岐して肺胞嚢に終わる．乳児では気管支，細気管支腔が成人に比べて細く，また細気管支壁の構造も弱いので，乳児の細気管支は虚脱を来たしやすい．そのため，乳児の急性細気管支炎では急速に呼吸困難を来たす．肺胞の総数は出生時に約20×10^6であるが8歳には300×10^6とほぼ成人と同じ数になる．

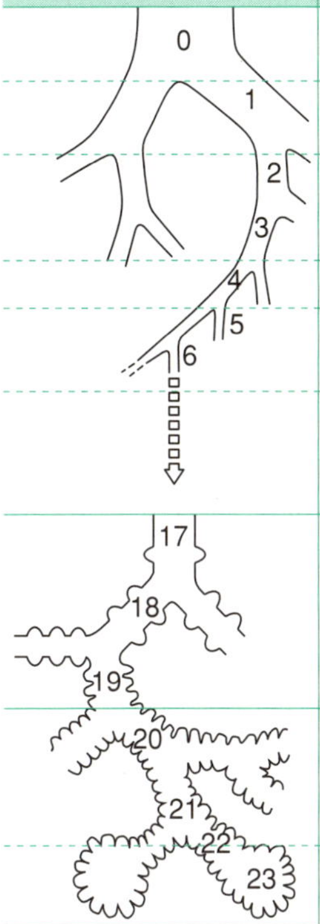

模形図	名　称		平均分岐次数	数	平均直径(mm)
0	気管	導入気道	0	1	18
1	主気管支		1	2	13
2〜3	肺葉気管支		2〜3	4〜8	7〜5
4	区域気管支		4	16	4
5〜6	小気管支		5〜11	32〜2,000	3〜1
	細気管支		12	4,000	1
	終末細気管支		16	65,000	0.5
17〜19	呼吸細気管支	移行帯	17〜19	130,000〜500,000	0.5
20〜22	肺胞管	呼吸気道	20〜22	1,000,000〜4,000,000	0.3
23	肺胞嚢		23	8,000,000	0.3

図Ⅲ-2　下気道の成り立ち
（小林登他編（1982）新小児医学大系　第9巻A，小児呼吸器病学Ⅰ，p.80，図52，中山書店）

（4）肺

　肺の生体防御機構としてはまず気道の機械的清浄作用があげられる．吸入した直径5〜10μmの粒子は鼻毛，鼻咽頭の粘膜に沈着する．2〜5μmの粒子は気管分岐に達するが，粘膜線毛系により気道粘液とともに痰として排出される．2μm以下の粒子は肺胞腔まで到達する．このことは異物の除去とは逆に，薬剤の吸入療法において薬物の肺内沈着率を高めるためにも重要なことがらである．したがって，気管支喘息発作時の気管支拡張剤の吸入などの薬物吸入療法では，エアゾルの粒子径を考えて適切な吸入器具を使用する必要がある．

　粘膜線毛系の作用として，粘液が気管の杯細胞などから産生され，線毛運動により気管上方に排出されている．気管支拡張症では気道粘膜線毛系が障害されるので，分泌物が多くなり，感染

が起こりやすくなる．肺胞腔は主にⅠ型肺胞上皮細胞により被覆されており，Ⅱ型肺胞上皮細胞からはサーファクタントが分泌され，肺の表面張力を高め虚脱を防いでいる．新生児の呼吸窮迫症候群では，肺の未熟性があり，このサーファクタントが不足するため肺胞の拡張不全が起こる．

(5) 気道の免疫機構

肺には肺胞マクロファージが存在する．肺胞マクロファージは下気道に沈着した粒子や細菌を貪食し，また活性酸素などを産生して殺菌する．さらに肺胞マクロファージは走化因子や各種可溶性炎症性メディエーターを放出することによって，下気道の免疫担当細胞としての役割を果たしている．

肺内に入った細菌などはマクロファージの抗原提示細胞としての働きにより，T細胞に抗原が提示され，T細胞から各種のサイトカインが分泌され，B細胞から免疫グロブリンのIgG，IgA，IgMが産生される．免疫グロブリンによって抗原特異免疫による生体防御機構が担われる．さまざまな先天性免疫不全症では，その原因によって病態は異なるが，生体防御機構の先天的な不全により，容易に肺炎などの下気道感染症に罹患する．

2 主要症状と病態生理

(1) 咳嗽 (cough)

咳嗽は主に気道壁に存在する咳受容体から伝えられた刺激により，延髄の咳中枢が興奮することによって生じる気道の防御反応の1つである．多くは反射的に起こるが，意識的に行うこともできる．咳嗽は肺からの強い空気の排出であり，このことにより気道内の分泌物や異物を排出する．

咳嗽の性質については，乾性か湿性かに注意する．痰が存在すれば湿性の咳嗽となり，痰をともなわないときは乾性の咳嗽になる．次に，急性か慢性かにも注意をはらう．急性の湿性咳嗽は気管支炎など，慢性の乾性咳嗽はマイコプラズマ肺炎など，慢性の湿性咳嗽は気管支拡張症などを疑う．

発症のきっかけとして，突然の発症は誤嚥，異物も疑う．イヌ・ネコとの接触，ソバガラ枕の使用との関係はアトピー性疾患が考えられる．運動後の咳嗽には運動誘発性喘息によるものもあり，小児で頻度の高い気管支喘息の存在を見落とさないようにする．保育園や幼稚園に通い出して1年以内はウイルス感染による咳嗽を繰り返しやすいので，家庭生活の変化にも注意する．

激しい発作性のスタッカート (staccato) 様咳嗽にヒューという吸気音 (whoop) をともない，これらを繰り返せば百日咳を疑う．イヌ吠様の咳嗽はクループを疑う．夜間の咳嗽発作には気管支喘息やその周辺疾患の咳喘息，アトピー咳嗽などがある．就寝による消失には心因性の咳嗽も考える．

家族歴としては，気管支喘息，アレルギー性鼻炎などのアレルギー疾患の有無を尋ねる．現在の兄弟の感染症の有無にも注意をはらう．理学的所見としては視診により，チアノーゼの有無，胸郭の形，起座呼吸の有無，皮膚の湿疹病変，ばち状指 (気管支拡張症)，咽頭発赤，後鼻漏 (副鼻腔炎，アレルギー性鼻炎)，鼓膜の発赤，外耳の状態などをみる．聴診により，ラ音などの副雑音の有無，呼気延長の有無，左右差，呼吸音の低下などをみる．

(2) 喘鳴 (wheezing)

　喘鳴は気道の狭窄によって起こる呼吸にともなう雑音（ゼロゼロ，ヒューヒュー）で聴診器なしで聞こえる．気道狭窄が胸腔外の気道より上部では，吸気時に喘鳴を聴取する．気管に病変があるときは吸気性および呼気性喘鳴が聞かれる．一方，気道狭窄が胸腔内の気道より末梢であれば，呼気時に喘鳴が出現する．
　鼻性喘鳴は，鼻咽頭炎，扁桃・アデノイド肥大などによって起こる．吸気性喘鳴を起こす疾患には，先天性喉頭喘鳴，クループなどがある．呼気性喘鳴を起こす疾患には気管支異物，気管支狭窄，急性細気管支炎，気管支喘息などがある．

(3) 呼吸困難 (dyspnea)

　呼吸困難は努力または苦痛をともなった呼吸で，息切れなどの不快感がある．呼吸困難はその程度と起こり方をみる．突発性のものには気道異物，自然気胸などがある．発現時期，呼吸相（呼気か吸気か），体位が関係するかにも気をつける．起座呼吸は，気管支喘息や心不全でみられる．乳児の百日咳では呼吸が停止することがある．随伴症状として，喘鳴，感染兆候，腹部膨満にも注意する．重症筋無力症などの神経・筋疾患による呼吸筋障害も呼吸困難を来たす．心因性のものとしては，過換気症候群やヒステリー発作などがある．換気能力が正常であるのに呼吸努力を要する場合も呼吸困難を来たし，循環器疾患による低酸素や血液疾患による貧血がある．代謝性アシドーシスや高度の肥満などの代謝性疾患も呼吸困難を来たす．

３ 検査

(1) X線検査

　胸部X線検査は基本的な検査であり，胸部聴診所見がある場合，重症感がある場合，咳嗽が遷延する場合などは，肺炎などを鑑別するために必要である．年少児では撮影時の協力が困難なために，吸気相でなく呼気相の撮影となってしまうことがあり，読影時に注意が必要である．読影では，肺門部リンパ節腫脹，肺門周囲陰影，縦隔異常陰影，肺野の陰影，肺野の明るさなどをみる．
　副鼻腔の病変の診断には副鼻腔撮影を行うが，3歳以下の乳幼児では，副鼻腔の含気が少なく診断にあたっては注意が必要である．さらに精密な検査としては胸部X線CT（computed tomography）検査があり，腫瘍性病変，気管支拡張症，血管異常などの診断に有用であるが，小児では呼吸停止できないと鮮明が画像が得られない．胸部MRI（magnetic resonance imaging）検査は，組織間のコントラストが高い，放射線に被曝しないなどの利点があるが，スキャン時間が長いという短所もある．

(2) 呼吸機能検査

　呼吸機能検査については機器としてオートスパイロメーターが普及している．最大吸気位から最大呼気位まで強制呼吸をして得られた，最大呼気流量曲線であるフローボリューム曲線と努力性呼出曲線が解析に利用される．幼児では利用が困難なこと，検査には患者の協力が必要なことが問題となる．肺の容量については努力性肺活量をみるが，過敏性肺臓炎などの拘束性障害では

努力性肺活量が減少する．単位時間にどれだけの量を呼出できるかどうかは，最初の1秒間の呼気量である1秒量でみる．1秒量を努力性肺活量で割り，百分率で表すと1秒率になる．どれだけ速い呼気流量を得られるかはピークフロー（最大呼気流量）でみる．気管支喘息や肺気腫などの閉塞性障害では1秒率の低下とピークフローの低下を来たす（図Ⅲ-3〜Ⅲ-5）．また，簡易にピークフローをみるためのピークフローメーターが考案されており，気管支喘息患者の日常管理

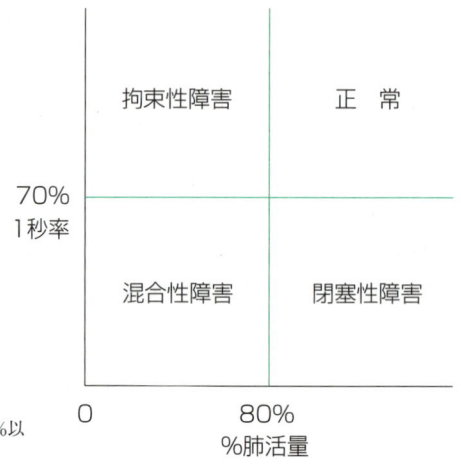

ただし，小児では1秒率が80%以下で閉塞性障害と考えてよい．

図Ⅲ-3　換気障害の型

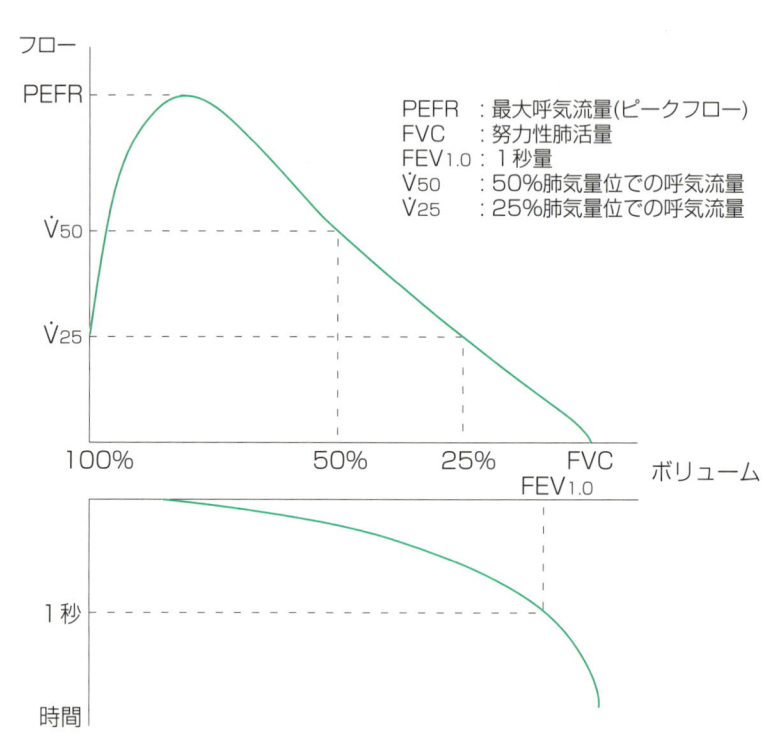

図Ⅲ-4　フローボリューム曲線（上）と努力性呼出曲線（下）
（公害健康被害補償予防協会（1997）ピークフロー活用のすすめ，p.8，図1）

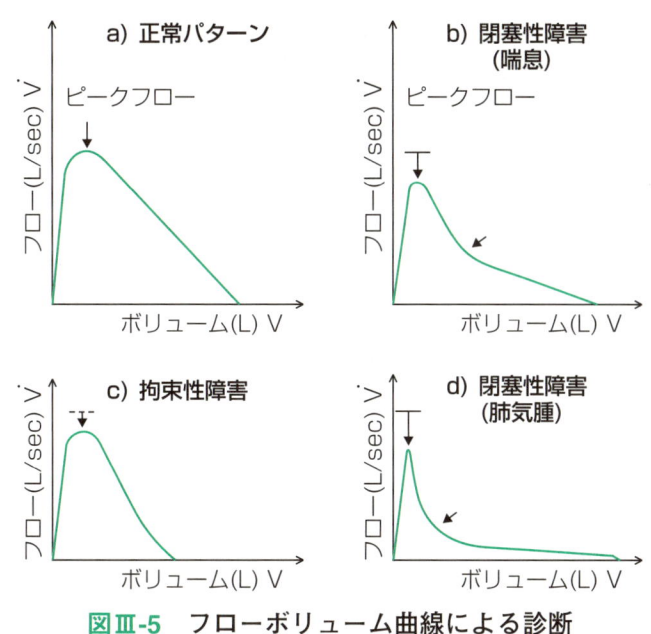

図Ⅲ-5　フローボリューム曲線による診断
（月岡一治（1995）喘息の診断とピークフロー "日本人のピークフロー値"
（月岡一治監修）協和企画通信，p.43-48，図1）

に利用されている．

　負荷呼吸機能検査としては，気道過敏性検査がある．実際の手技は，アセチルコリンによる気道過敏性検査では，低濃度のアセチルコリンから順にアセチルコリンの濃度を上げていき，吸入後の1秒量が基準値の20％以上低下した濃度を閾値とし，気道過敏性の指標とする．また，運動誘発性喘息の検査は，決められた運動の前後で1秒量を測定することにより行い，運動後に1秒量が一定以上低下するかどうかで運動誘発性喘息の有無を判定する．

(3) オキシメーターによる酸素飽和度の測定

　近年，オキシメーターが普及し，酸素飽和度の測定が簡単に行えるようになった．酸素飽和度の測定は酸素投与の基準とするためにも頻用される．より詳細には血液ガス分析を行い，組織への酸素供給状態をみるための酸素分圧，換気状態をみるための二酸化炭素分圧，酸塩基平衡をみるためのpHなどを測定する．

(4) 血液学的検査

　赤沈，CRP，白血球数，血液像で炎症反応をみる．百日咳では白血球数の増加，リンパ球数の増加が特徴的である．寒冷凝集反応は肺炎マイコプラズマ感染で上昇する．感染を繰り返すときは免疫グロブリンIgG，IgA，IgMの測定やT細胞数，B細胞数の測定も考える．$α_1$アンチトリプシンの測定は肺気腫との関連で考える．

(5) ツベルクリン反応（ツ反応）検査

　結核は，わが国ではまだ忘れ去ってはいけない疾患である．ツ反応で結核菌感染の有無を診断

する．結核の初感染後ツ反応陽転化には2カ月を要するので，感染早期のツ反応陰性は2カ月後に再検する．BCGの既往があれば，ツ反応陽性であっても，結核菌の感染かBCG陽転かの判断は困難である．結核菌排菌患者との接触の有無，ツ反応の発赤径，胸部X線などを参考にする．胃液，喀痰の結核菌塗抹，培養，PCR（polymerase chain reaction）検査も行う．

結核を発病していなくても，結核菌の感染が明らかで，発病の可能性が高いときはINH（イソニアジド）による化学予防の適応を考慮する．特に，結核患者家族の，BCG未接種の乳幼児には十分な配慮が必要である．

（6）喀痰検査

喀痰細菌培養検査は呼吸器感染症の起炎菌同定に必要で，薬剤感受性検査の結果が抗生物質選択の根拠になる．喀痰好酸球はアレルギー疾患でみられる．

（7）アレルギー学的検査

好酸球数や血清総IgE値はアレルギー疾患で上昇する．RAST（radioallergosorbent test）による特異IgE抗体の測定やプリック検査によるアレルゲンの検索はアレルギー疾患のアレルゲンの特定に利用する．

（8）ウイルス学的検査

肺炎マイコプラズマ抗体価，肺炎クラミジア抗体価などの血清中抗体価をおのおのの疾患の確定診断に利用する．RSウイルス，インフルエンザウイルス，アデノウイルスなどは鼻腔粘液などを検体として用いた迅速診断が可能である．

（9）気管支鏡，気管支肺胞洗浄，肺生検

気管支鏡は気道を直接観察できるという利点があるが，年少児には全身麻酔が必要である．気道異物の摘出は気管支鏡を用いて行う．気管支肺胞洗浄液は気管支鏡を用いて，下気道に生理食塩水を注入吸引することにより得られる．原因が明確でない肺疾患などで，局所の病態をみるためのさまざまな検査に利用される．肺生検は特発性間質性肺炎などの診断に適応となるが，専門施設で熟練した術者が行うべきである．

② 主要疾患

1 上気道の先天性異常

先天性喉頭喘鳴は，喉頭周辺の先天的な異常のため，主として吸気性喘鳴を来たす疾患の総称である．原因となる疾患のうち最も頻度が高い喉頭軟化症は喉頭壁の構成部分が軟弱なため，吸気性の喘鳴を来たす．腹臥位で軽快する．多くの場合，吸気陰圧が増大してくる生後2～4週頃から喘鳴が出現してくる．喉頭ファイバーで，喉頭蓋が吸気時に声門方向に引きこまれるのが確認できる．一般的に予後は良好で1，2歳で軽快することが多い．他に原因となる疾患としては

後鼻腔閉鎖，声門下狭窄，先天性嚢腫，喉頭横隔膜，先天性小顎症，巨舌症，声帯麻痺，血管輪などがある．

2 上気道の炎症

(1) 急性鼻咽頭炎（acute nasopharyngitis）（普通感冒（common cold））

a. 病因・病態

小児で最もありふれた感染症であり，特に乳幼児では年間6回以上罹患するといわれている．原因としてはほとんどがウイルスであり，ライノウイルス，コロナウイルス，アデノウイルス，パラインフルエンザウイルス，インフルエンザウイルス，RSウイルス，コクサッキーウイルス，エコーウイルスなどがあげられる（表III-1）．ライノウイルス感染は，初秋と晩春に多いという季節性がある．インフルエンザは冬季に流行する．一方，コクサッキーウイルス，エコーウイルスは夏に流行する．

表III-1 急性非細菌性気道感染症の病因

病因	鼻咽頭炎	咽頭炎	クループ	気管支炎	細気管支炎	気管支肺炎
ライノウイルス	++++	+		++	+	+
コロナウイルス	+++	+				+
レオウイルス	+	+	+			
アデノウイルス	+	++++	+	+++	+	++
パラインフルエンザウイルス　1	+++	++	++++	++	+	+
2	+++	++	++	++	+	+
3	+++	++	++	+++	++	+++
インフルエンザウイルス　A	+	+++	++	+++	+	+++
B	+	+++	+	++	+	++
C	+	+		+	+	+
RSウイルス	++	++	+	+++	++++	+++
コクサッキーウイルス　A, B	+	++++		+	+	+
エコーウイルス	+	++++		+	+	+
単純ヘルペスウイルス　1		+++	+	+		+
EBウイルス		+++				+
麻疹ウイルス		++	++	+++	+	+++
ロタウイルス		+				
肺炎マイコプラズマ	++	++	+	+++	+	++++
クラミジア		++		+		+++

+～++は各病原体の関与の程度を示す．++++はその病型の主因であることを示す．

（目黒英典；日本医師会雑誌臨時増刊　感染症の現況と対策　1993；110：237）

b. 症状・診断

鼻汁，鼻閉，くしゃみなどの鼻症状，咳嗽などの呼吸器症状が主症状であるが嘔吐，下痢や発熱を来たすこともある．年長児では発熱は軽度のことが多いが，乳幼児では38～40℃の発熱で発症することがある．合併症として細菌の二次感染による中耳炎，副鼻腔炎，リンパ節炎などがある．二次感染の原因菌としてはインフルエンザ菌，肺炎球菌などがある．近年，インフルエンザは鼻腔粘液を検体として迅速診断が可能になった．

c. 治療

治療は対症的に行い，安静，保温，水分の補給が大切である．通常は1週間程度で軽快する．インフルエンザに対する薬物療法として，近年有効な抗ウイルス薬が使用可能となった．

（2）急性咽頭炎（acute pharyngitis）・急性扁桃炎（acute tonsilitis）

a. 病因・病態

急性咽頭炎は口蓋扁桃を含む咽頭の急性の炎症であるが，特に口蓋扁桃の炎症が強いときには急性扁桃炎とも呼ばれる．原因の大部分はアデノウイルス，コクサッキーウイルス，パラインフルエンザウイルス，EBウイルス，RSウイルスなどのウイルスであるが，A群β溶連菌などの細菌によるものもある．

b. 症状・診断

症状としては，咽頭痛，咳嗽，鼻汁，頸部リンパ節腫脹，発熱などを来たす．理学所見として，A群β溶連菌感染症では苺舌，皮疹に注意する．EBウイルス感染では肝脾腫に注意する．主にコクサッキーウイルスによって起こる夏風邪の代表的疾患のヘルパンギーナでは，口蓋に小水疱，小潰瘍を形成する．検査所見は，A群β溶連菌感染症では迅速診断や培養検査が可能であり，ASO（antistreptolysin O）なども高値となる．

c. 治療

治療は原因がウイルスであれば対症的に行うが，A群β溶連菌感染症ではリウマチ熱，腎炎の予防を目的としてペニシリン系などの抗生物質を10日間投与する．

（3）クループ（croup）

a. 病因・病態

クループとは，喉頭を中心とした，気道の閉塞性の呼吸困難を来たす急性疾患を総称する．

分類 従来真性クループ（喉頭ジフテリア）と仮性クループに分けられている．

① 真性クループ（喉頭ジフテリア）：現在わが国ではほとんどみられなくなった
② 仮性クループ：急性喉頭気管気管支炎，けい性クループ，急性喉頭蓋炎とタイプにより区別している．急性喉頭蓋炎は別に記載する

急性喉頭気管気管支炎，けい性クループは，生後3カ月から3歳に好発し，ほとんどはウイルス感染による．特にパラインフルエンザウイルスが多いが，アデノウイルス，インフルエンザウイルス，RSウイルスなどが原因のこともある．

b. 症状・診断

夜間急にイヌ吠様の咳嗽，嗄声，吸気性呼吸困難を来たすことが特徴である．

c. 治療

対症的な治療のうえに，症状の程度により，酸素投与，エピネフリンの吸入，ステロイドの投

（4）急性喉頭蓋炎（acute epiglottitis）

a. 病因・病態

急性喉頭蓋炎は，3歳から7歳に多い救急対応が必要な疾患である．細菌が原因であり，インフルエンザ菌が最も多い．

b. 症状・診断

急に高熱と呼吸困難を来たす．喉頭蓋の発赤，腫脹があり，急激に病状が進行し窒息死の可能性がある．

c. 治療

気道確保が大切でただちに挿管の用意が必要である．気道確保のうえ，インフルエンザ菌などに有効な抗生物質の投与を行う．

③ 気管支・肺および胸膜の疾患

（1）急性気管支炎（acute bronchitis）

a. 病因・病態

急性の気管支壁の炎症であり，急性鼻咽頭炎（普通感冒），急性咽頭炎・急性扁桃炎などの上気道炎に引き続き起こることが多い．原因としてはウイルスが多いが，細菌によることもある．ウイルスとしてはインフルエンザウイルス，パラインフルエンザウイルス，アデノウイルス，RSウイルスなどがあげられる．

b. 症状・診断

症状としては咳嗽が乾性から湿性となる．発熱，炎症反応の亢進（CRP陽性など）をともなう．聴診では湿性ラ音を聴取するが，胸部X線の所見では，浸潤像を認めない．

c. 治療

治療はウイルス性のものは対症的に行うが，細菌感染によるものは抗生物質の投与を行う．

〔喘息様気管支炎〕

乳幼児，特に3歳までに喘鳴があるが呼吸困難がはっきりしない急性気管支炎を喘息様気管支炎と呼ぶことがある．このような3歳までに喘鳴を来たした小児の予後については多様であり，一般的に気管支喘息に移行することは少ないと考えられているが，どのようなときに気管支喘息に移行するのか，また気管支喘息との鑑別をどうするのかについては定説がなく議論が多いところである．

（2）急性細気管支炎（acute bronchiolitis）

a. 病因・病態

2歳以下の乳幼児，特に6カ月以下の乳児に起こる細気管支のウイルス感染症である．季節では冬季に多く，多くはRSウイルスによる．

b. 症状

症状としては，咳，喘鳴，呼吸困難，多呼吸を来たす．もともと乳幼児では細い細気管支に粘膜浮腫が起こるので，急速に呼吸困難を来たし注意が必要である．重症化するとかえって喘鳴，聴診でのラ音が聴取しにくくなる．

c. 検査・診断

気管支喘息の初発発作と鑑別が困難なことがある．胸部X線上過膨張肺を認める．RSウイルスの迅速診断が診断上有用である．

d. 治療

治療は酸素投与，輸液を行うが，重症の場合は気管内挿管のうえ人工呼吸管理が必要となることもある．β_2刺激剤の吸入，ステロイドホルモンの全身投与については，効果に議論のあるところである．アレルギー素因をもつ患者では，急性細気管支炎に罹患することが気管支喘息発症の危険因子となることが多いと報告されている．

(3) 肺炎 (pneumonia)

a. 病因・病態

細菌性肺炎，ウイルス性肺炎は乳幼児に多く，マイコプラズマ肺炎は幼児から学童に多い（図Ⅲ-6）．細菌性肺炎，ウイルス性肺炎，マイコプラズマ肺炎の対比を表Ⅲ-2に示した．

b. 症状

全身症状として発熱，呼吸器症状として咳嗽，痰，胸痛，呼吸困難などがみられる．胸部X線撮影で，肺野に異常陰影を認めると診断はほぼ確定する．血液検査で白血球数，CRPなどの炎症反応をみる．喀痰細菌培養検査などで原因の病原体を検索する．

1) 細菌性肺炎 (bacterial pneumonia)

a. 病因・病態

肺炎球菌，ブドウ球菌，インフルエンザ菌，連鎖球菌による肺炎が多い．肺炎球菌性肺炎が最も頻度が高く，2歳以下に多い．ブドウ球菌性肺炎はそれほど頻度は高くないが1歳以下に多く進行が早く，重篤になることがある．

b. 症状・診断

病状の早い進展と胸部X線上腫瘤状陰影に空洞を認めたら，ブドウ球菌性肺炎を疑う．気胸，膿胸，気瘤腫を認めることがある（図Ⅲ-7）．細菌性肺炎の血液検査では白血球増加，CRP強陽性と強い炎症反応を来たす．

c. 治療

感受性のある抗生物質を用いて治療する．

2) ウイルス性肺炎 (viral pneumonia)

a. 病因・病態

小児の肺炎の多くはウイルス性であり，頻度は細菌性より多い．原因のウイルスとしてはRSウイルス，パラインフルエンザウイルス，インフルエンザウイルス，アデノウイルス，麻疹ウイルス，サイトメガロウイルスなどがある．

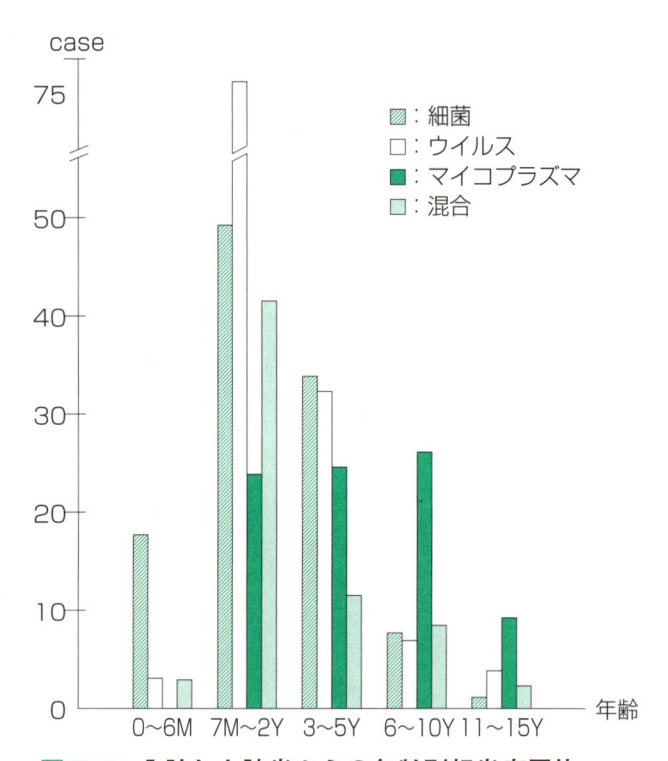

図Ⅲ-6　入院した肺炎からの年齢別起炎病原体
（石和田稔彦ほか：小児肺炎の現況，第1報，起炎病原体検出状況，感染症学雑誌，67（7）p.644, Fig 1.1995, 日本感染症学会）

b. 症状・診断

　ウイルス性肺炎は検査上炎症反応は比較的弱く，胸部X線上間質に浮腫を来たす．ウイルス性肺炎は一般的には軽症である．しかし，アデノウイルスによる肺炎は頻度が少ないものの，アデノウイルス3，7，21型によるものでは乳幼児に致命的な肺炎を引き起こすことがある．また，気管支拡張症，閉塞性細気管支炎などの後遺症を残すこともある．インフルエンザウイルスは肺炎を起こすことがあり，同時に細菌による二次感染をまねくことが多い．

c. 治療

　治療は対症的である．アデノウイルスによる重症肺炎ではステロイドパルス療法を行うことがある．

3）マイコプラズマ肺炎（mycoplasmal pneumonia）

a. 病因・病態

　マイコプラズマは細菌の1グループとされるが，一般細菌と異なり細胞壁をもっていないのが特徴である．マイコプラズマ肺炎は肺炎マイコプラズマの感染によって起こり，幼児から学童に多い．

表Ⅲ-2　小児肺炎の代表的3型の対比

	ウイルス性肺炎	肺炎球菌性気管支肺炎	マイコプラズマ肺炎
肺病変型	間質性	気管支肺炎（→大葉性）	間質性または気管支肺炎
好発年齢	乳幼児	乳幼児	学齢児，青年
好発季節	秋・冬	冬・早春，散発性	秋冬，2～4年おきに流行
潜伏期	3日～3週	上気道炎に引き続き	1～3週
発病	緩徐	急	緩徐
体温	37～40℃（細菌性より低い）	38.5～40℃の高熱	軽度
咳	乾性，刺激性	比較的軽い	しだいに強くなり，持続 夜間・明け方に多し
呼吸困難	比較的軽いこと多し，多呼吸	多呼吸，しばしば呼吸困難	なし
頭痛	しばしば，重い		ときに
全身違和	軽度～中等度	著明な脱力	軽度
胸部所見	軽微または欠如することあり 散在性不定ラ音 聴診所見は短時日のうちに変わる	散在性ラ音，ときに呼吸音減弱	乏しい，ラ音ないことしばしば，あっても少ない
その他の症状		嘔吐，下痢，メニンギスムしばしば	ときに発疹，胃腸炎など
予後	良好	ほぼよし	良好
検査所見			
WBC	不定	中等度増多，好中球増多 12,000～30,000	著変なし，ときに好酸球増多
赤沈	促進～正常	促進	中等度促進
CRP	軽度	高度	中等度
X線像	間質性肺炎，臨床所見に相応しない明瞭な陰影	斑状浸潤像（→大葉性浸潤）	著明な浸潤像
寒冷凝集反応	（－）	（－）	1：64以上

（中山健太郎（1989）小児日常診療マニュアル，文光堂）

b. 症状・検査

2～3週間の潜伏期の後，症状としては発熱，乾性の咳嗽を認め，全身状態は重篤感に乏しい．X線では間質性病変に無気肺をともなうことが多い．白血球数は正常範囲内のことが多い．寒冷凝集反応が上昇する．

c. 診断

マイコプラズマ抗体価が上昇すれば診断がつく．

d. 治療

マイコプラズマ感染症は放置しておいても治癒する可能性があるが，咳嗽が遷延するので，有効な抗生物質で治療する．ペニシリン系とセフェム系抗生物質はどちらも無効で，マクロライド系，テトラサイクリン系抗生物質が有効である．

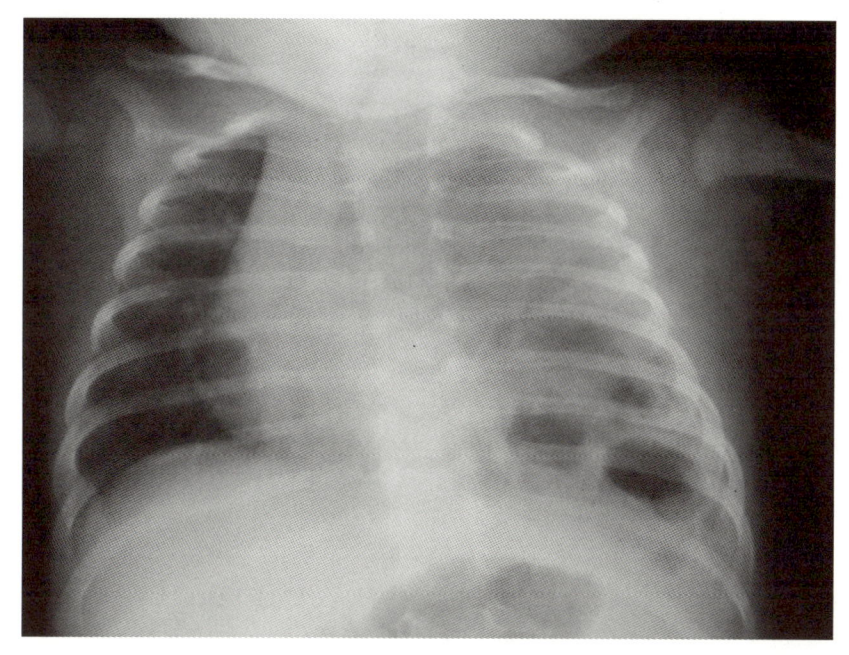

図Ⅲ-7 ブドウ球菌性肺炎（2カ月女児）
左下肺野に気瘤腫がみられる

4）他の肺炎
①クラミジア

クラミジア（Chlamydia：C）は細菌の一種であるがマイコプラズマと同様に細胞壁を欠く．ヒトに病原性があるのは*C. trachomatis*，*C. pneumoniae*，*C. psittaci* である．*C. trachomatis* は性行為感染症の1つで，成人の尿道炎や子宮頸管炎の原因となっている．*C. trachomatis* の子宮頸管炎に感染している母親から母子感染で主として産道で感染することによって，新生児や乳児に*C. trachomatis* による封入体結膜炎や肺炎を引き起こす．*C. pneumoniae* は成人の抗体保有率が60％であり，感染により不顕性感染から肺炎までさまざまな症状がみられる．近年*C. pneumoniae* の持続感染と動脈硬化などの慢性疾患との関係が注目されている．*C. psittaci* による肺炎は*C. psittaci* に感染しているインコ，オウム，ハトなどの鳥類の排泄物を吸入して感染，発病する．クラミジア感染に対しては，マクロライド系，テトラサイクリン系抗生物質が有効である．

②嚥下性肺炎

嚥下性肺炎は誤飲により口腔内の細菌などを肺内に吸引することによって起こる．痙攣など意識障害，嚥下障害を来たす神経筋疾患，口蓋裂などの解剖学的な異常がある場合や胃食道逆流現象がある場合に危険性が高くなる．抗生物質などによる肺炎の治療と，嚥下性肺炎の危険性を高めている原因に対する対策を行う．

③日和見感染

環境中に常在するカンジダ属やアスペルギールス属などの真菌やニューモシスチスカリニ（*Pneumocystis carinii*）が，悪性腫瘍の化学療法中などで免疫力の低下した患者に日和見感染として真菌性肺炎やニューモシスチスカリニ肺炎を引き起こすことがある．白血病など免疫抑制剤などで治療中の患者は，ニューモシスチスカリニ肺炎の予防のためスルファメトキサゾール・トリ

メトプリム合剤（ST合剤）の内服を行う．

（4）気管支拡張症（bronchiectasis）
a. 病因・病態

気管支壁が破壊され，気管支内腔が拡張し，気道粘膜線毛系が障害されるので，分泌物が多くなり，感染が起こりやすくなる．先天的なものには気道粘膜線毛系の線毛に異常がある immotile-cilia 症候群などがある．後天的なものとしては肺炎，百日咳，結核などに続発することがある．年長児に多い．

b. 症状・診断

症状としては慢性湿性の咳嗽と痰のほか，胸部不快感，血痰，胸痛，発熱を来たす．重症になると，労作時の息切れ，呼吸困難，低酸素血症，ばち状指なども来たす．下気道感染を反復する．胸部X線上で気管支拡張像，棒状陰影を認める．ハイレゾルーション（high resolution）CTが診断に有用で気管支拡張像，気管支壁の肥厚をみる．

c. 治療

治療は体位ドレナージ，去痰剤などである．同一部位の感染を繰り返し，残存肺の機能が正常であれば罹患部位の切除をすることがある．

（5）気胸（pneumothorax）
a. 病因・病態

気胸は新生児では，出産時の外傷や陽圧人工換気時にみられ，また新生児や年長児で自然にも起こる．自然気胸では，肺胸膜直下の気腫性嚢胞の破綻が原因であることが多い．陰圧である胸膜腔に空気が流入するために，胸膜腔が拡張して肺を圧迫する．

b. 症状・診断

症状は胸腔内の空気の量によるが，胸痛，呼吸困難などを来たす．理学所見では患側の呼吸音が減弱する．胸部X線で虚脱した肺と肺の外側のX線の透過性亢進をみる．

c. 治療

治療は軽度のものは保存的に自然吸収を待ち，高度のものは持続脱気を行う．再発し，気腫性嚢胞が原因であれば，手術で切除する．

4 その他

（1）異物（foreign body）
a. 病因・病態

小児の救急疾患として重要である．乳幼児に多い．誤飲のエピソードの有無を尋ねるがエピソードがない場合もある．ピーナッツなど豆類が多い．

b. 症状・診断

異物を吸引すると，症状としては激しい咳嗽発作，喘鳴，呼吸困難を来たすが，時間がたち異物がいずれかの気管支に固定すると，症状は一時沈静化する．ピーナッツに含まれるアラキドン酸は炎症を起こして，肺炎を来たしやすい．気管支異物では，異物が入った側の呼吸音が低下す

る．X線透過性異物の方が頻度が高い．喉頭部も撮影に含める．気管支異物では吸気時撮影に加えて呼気時撮影を行うと，呼気で縦隔が健側に移動することにより，異物の入った気管支の閉塞によるエアートラッピングが確認できる．

c. 治療

治療は，ただちに小児の気管支鏡が可能な施設に入院のうえ，全身麻酔下に気管支鏡で異物の摘出を行う．

（2）過敏性肺臓炎（hypersensitivity pneumonitis）

a. 病因・病態

過敏性肺臓炎は，気道から吸入された抗原に対してアレルギー的な機序で発症するびまん性の間質性肺炎である．原因抗原としては真菌や動物性異種蛋白などがある．夏型過敏性肺臓炎はわが国に多く，クリプトコッカス・ネオフォルマンスやトリコスポロン・クタネウスによって起こる．夏型過敏性肺臓炎は，夏期（4〜10月）に高温多湿の住宅で起こり，入院による症状の軽快と自宅外泊による悪化がきわめて特徴的である．

b. 症状・診断

症状としては，咳嗽，息切れ，発熱を来たす．聴診所見では捻髪音ないし小水疱性ラ音を聴取し，X線像で，びまん性散布性粒状陰影を認める．呼吸機能では拘束性障害を示す．

c. 治療

治療は原因となる抗原を避けることであり，症状の強いときにはステロイドホルモンを投与する．

（3）過換気症候群（hyperventilation syndrome）

a. 病因・病態

過換気症候群は，精神的な因子が影響して発作性に過換気を繰り返す症候群と考えられている．思春期前後の女児に多い．疲労，不安，緊張，焦燥，興奮，怒りなどが誘因となる．過呼吸のため肺より二酸化炭素が過剰に排泄され血液の二酸化炭素分圧が低下し，pHが上昇して呼吸性アルカローシスを来たす．

b. 症状・診断

症状としては呼吸困難，胸部絞扼感，胸痛，腹部膨満，テタニー発作，不安感，意識喪失などがある．

c. 治療

治療は二酸化炭素不足を補うために紙袋をかぶせて呼気中の二酸化炭素を再呼吸させる方法がよく用いられている．精神安定剤を用いることもある．発作予防としては，心理，社会的な対応が必要とされる．

IV 循環機能の障害

1. 基礎知識
2. 主要疾患

基礎知識

1 形態と機能

(1) 心臓の発生と発達的特徴

心臓の発生は，胎生20日頃に原始心筒と呼ばれる管状構造物が現れることから始まる．同時に不規則な拍動も認められ，徐々にリズミカルな拍動が生じるようになる．その後，この管状構造物に4つの「くびれ」と5つの「膨大部」が生じ，それぞれ将来の「房室弁」や「心室中隔」など心臓の主要部分を形成していく．この原始心筒が急速に成長すると，通常は右方向に屈曲した形となるが，稀に左方向に屈曲する場合がある．この場合は，左右が逆転した内臓逆位や完全大血管転位などの心臓が発生することになる．先天性心疾患の中でも形態に異常を有する疾患では，このような心臓の発生過程の異常が原因であることが多く，これら発生のメカニズムを解析することが疾患の治療や予防を考えるうえで重要となる．胎生6週前後には心臓の基本的な形態が完成されると考えられている．発生初期の心筋（未熟心筋）は，成熟心筋に比較して，①低酸素状態に対して抵抗性を有している，②張力や収縮速度が低下している，③強心剤（isoproterenol, digitalis）による強心作用は認めない，などの特徴を有する．これらの特徴は，成熟心筋へと発達していくにつれ徐々に変化していくものと考えられる．

一方，心臓という臓器だけでなく循環動態も成長に応じて変化していく．特に，胎児期の循環動態は出生により大きく変化する（新生児の項参照）．強く収縮していた肺血管は，肺で呼吸が始まると同時に拡張を始め，結果的に胎児循環の特徴として存在していた静脈管・動脈管・卵円孔の3つの短絡部は順次閉鎖していくことになる．動脈管や卵円孔の開存が生命維持に必要な疾患（肺動脈閉鎖や三尖弁閉鎖など）では，これらの閉鎖により重篤な状態となる．また心室中隔欠損や動脈管開存などの短絡性疾患では，肺血管の拡張（肺血管抵抗の低下）に応じて肺血流が増大することから心不全症状が顕著になってくることがあり（各論参照），出生時に症状がない場合でも注意が必要である．後天性心疾患の発症時期にも特徴的なものがある．川崎病は4歳以下の幼児期に多く，心筋症や原発性肺高血圧症は学童期以降に発見されることが多い．このように小児の循環器疾患を診る場合，成長にともなう循環動態の変化や年齢が，各心疾患の症状発現時期と密接に関係していることを認識することが重要である．

(2) 心臓の形態

1) 位置と外観

心臓は年齢にかかわらず，ほぼ本人の手拳大の大きさであり，胸郭内のほぼ中央に位置する．その下面は横隔膜と接し，前方下端は左側方向に向かって心尖を形成する．よって心臓の軸は右上後方（心底部）から左前下方（心尖部）に向かう．心臓の壁は内腔側から心内膜・心筋・心外膜の3層からなっている．

2）心臓の内腔（図Ⅳ-1）

心臓の内腔は，心房中隔と心室中隔および左右の房室弁により4つの内腔に分けられる．

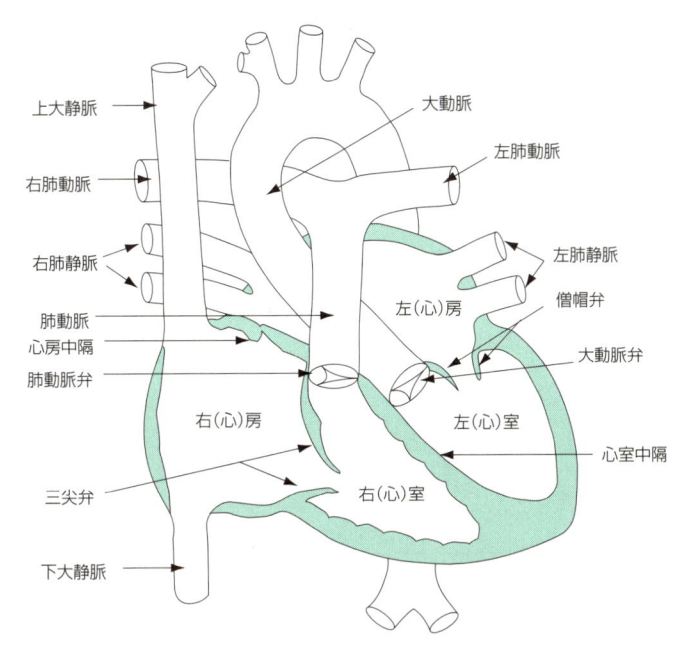

図Ⅳ-1　正常な心臓の内腔

① 心房（atrium）

右（心）房には上大静脈・下大静脈・冠状静脈洞が，左（心）房には左右肺静脈が開口する．左右の心房上方には心耳（筋線維が網状に交錯した袋状の突起物）を認める．左右の心耳は形態的に異なる特徴を有する．

② 心室（ventricle）

心室中隔により左（心）室と右（心）室に分けられる．左室壁は右室壁より厚い．心室内腔表面は筋層が網状に交錯した肉柱構造を呈し，一部は房室弁につながる乳頭筋を形成する．肉柱構造は右室の方が左室より粗い．

③ 心臓の弁（valve）

右房と右室の間には三尖構造の三尖弁，左房と左室の間には二尖構造の僧帽弁がある．これら2つの房室弁は，腱索を介して心室内の乳頭筋に付着している．房室弁と心室の関係は常に一定であり（三尖弁—右室，僧帽弁—左室），三尖弁の心室中隔に付着する位置は僧帽弁に比べて心尖部側にある．右室と肺動脈，左室と大動脈の間にはそれぞれ肺動脈弁と大動脈弁が存在する．これらの弁は血液が逆流するのを防いでいる．

④ 冠（状）動脈（coronary artery）

心臓を養う血管を冠動脈という．冠動脈は通常左右1本ずつあり，大動脈弁直上から起始している．左冠動脈はすぐに左前下行枝と左回旋枝に分かれ，左室全体と右室の一部を灌流したあと，冠静脈洞から右房に流れ込む．右冠動脈は主に右室を灌流したあと，大部分は右房に直接開口する．

⑤刺激伝導系(図Ⅳ-2)
　一定部位に起こる電気的興奮を速やかに心臓全体に伝えるため,心内膜下に特殊心筋線維が走行している.この刺激伝導系は右房上方にある洞結節から始まり,左右房内に分布したあとに冠静脈洞開口部あたりにある房室結節に入る.さらにヒス束となって心室中隔上縁に達し,左脚と右脚に分かれたあとにプルキンエ線維となり左右室内に達する.

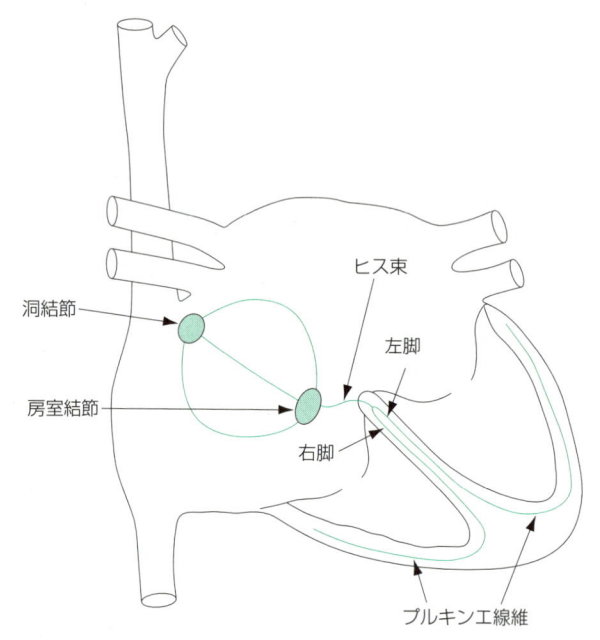

図Ⅳ-2　刺激伝導系

(3) 心臓の機能
1) 心臓のポンプ機能
　心臓の最も重要な機能は,ポンプとしての機能である.つまり全身からの静脈血を肺に送り込み,肺で酸素化された動脈血を全身の臓器に送り出す仕事を行っている.1分間に左室から血液を送り出す量(心拍出量)は心機能を表す指標の1つであり,成人でおよそ5L/分である.小児では体格が小さいことから,心拍出量を体表面積で除した値(心拍出係数)を用いる.

2) 心臓の神経支配
　心臓は交感神経と副交感神経の支配を受けて活動する.前者は心拍数を上昇させるが後者は減少させる.これら2つの神経がバランスを保ちながら働くことにより心臓の仕事量を調節している.

② 主要症状と病態生理

小児では症状を自分で訴えることができず，また症状も年齢により異なることが特徴である．ここでは主に乳幼児期の特徴的な症状につき述べる．

（1） 多呼吸・陥没呼吸
肺への短絡血量が多い疾患（心室中隔欠損など）では，乳児期早期から認める．肺血流の増加にともなう肺動脈の拡大が脆弱な気管・気管支レベルを圧迫することや肺うっ血にて生じる．著しい低酸素血症でも認める．

（2） 体重増加不良・哺乳障害
上記呼吸器症状のために休みながら哺乳する．このため1回の哺乳時間が長くなり哺乳量も少なくなることから授乳と不機嫌を繰り返す．摂取カロリーが少ないうえに，呼吸・循環器系での消費カロリーが多く体重増加不良を来たす．

（3） 不機嫌
乳児期心不全を表す症状の1つである．哺乳が十分にできないための空腹感と呼吸苦なども原因の1つである．

（4） 嗄声
肺血流の増加にともなう肺動脈の拡張が反回神経を圧迫することにより生じる．泣き声が小さくかすれていることで気づかれる．

（5） 多汗・四肢冷感
心不全症状の1つである．特に哺乳時の発汗は著しい．四肢先端の冷感は低心拍出状態の徴候の1つである．

（6） チアノーゼ（cyanosis）
皮膚・粘膜色が暗紫青色調となる状態をいう．血中還元ヘモグロビンが5 g/dL以上と定義される．先天性心疾患では静脈血が全身に流れ込むような肺血流減少型の心疾患群で認めることが多い．呼吸器疾患によるチアノーゼとの鑑別が重要となる．

（7） 低酸素発作（anoxic spell）
激しい啼泣後や運動時に突然不機嫌になり，チアノーゼと呼吸困難の増強を認め死亡することもある．ファロー四徴症のような疾患で認め，発作的に右室流出路狭窄が増強し肺血流が減少するために起こる．

（8）その他

小児特有の一般症状には以下のものがあり，注意が必要である．
①発熱：心筋炎や川崎病，心内膜炎などの感染症で認める
②頭痛：チアノーゼ性心疾患による多血症や高血圧症で認める
③胸痛：川崎病後の狭心症や心筋梗塞で認めることがある
④関節痛：リウマチ性疾患やチアノーゼ性心疾患にともなう痛風（腎障害による）などで認める
⑤意識消失：徐脈性不整脈やＱＴ延長症候群で認める

3 検査

（1）胸部X線検査

心臓の大きさ，形，肺血管陰影などを評価する．乳幼児では心陰影の大きさは撮影条件（啼泣や臥位）により影響を受けやすい．肺血管陰影の増減の評価は，肺血流増加性および減少性心疾患の診断に重要である．

（2）心電図（図Ⅳ-3）

心臓の活動電位を体表面から記録したものである．安静仰臥位にて四肢誘導（Ⅰ，Ⅱ，Ⅲ，aV$_R$，aV$_L$，aV$_F$）と胸部誘導（V1～V6）の計12誘導の波形を記録する．不整脈，心肥大，虚血性心疾患等の診断に有用である．波形の各部にはそれぞれアルファベットによる以下の名称がつけられている．

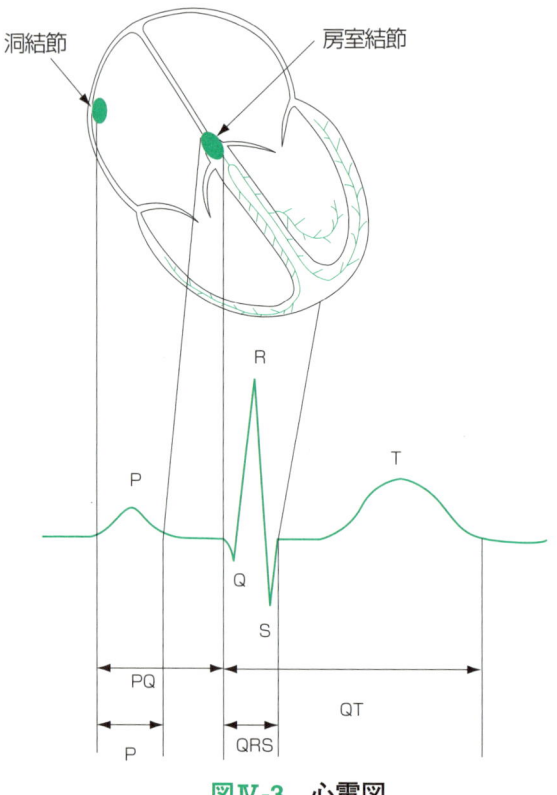

図Ⅳ-3　心電図

①P波：心房の興奮（脱分極）期
②QRS群：心室の興奮（脱分極）期
③T波：心室の再分極（興奮した心室の心筋細胞が元の状態に戻ること）
④PQ（PR）間隔：電気的刺激が房室結節を通過する時間（房室伝導時間）
⑤ST間隔：心室全体が興奮（脱分極）した状態
⑥QT間隔：心室の興奮（脱分極）開始から再分極終了までの時間

　小児では心電図が発育にともない変化することから，その診断においては注意を要する．

（3）ホルター心電図

　24時間連続して心電図を記録する検査である．不整脈の検出やその頻度，心筋虚血の診断に有用である．

（4）運動負荷心電図

　運動負荷を行いながら心電図検査を行う検査である．運動負荷の方法には，マスター法（2段の階段の昇降），自転車エルゴメーター法（座位または臥位で自転車をこぐ），トレッドミル法（ベルトコンベアーの上を歩く）がある．同時に呼気ガス分析を行うことにより，総合的な心肺予備力も評価できる．

（5）心臓超音波検査（心エコー）

　心臓の形態や心機能ばかりでなく重症度も評価できる非侵襲的検査である．先天性心疾患領域の診断には有用かつ必須である．心内構造の異常は言うまでもなく，ドプラ法を用いて弁や血管の狭窄の程度（圧較差）も評価できる．カラードプラ法は逆流の程度や欠損孔の位置の評価に有用である．近年では3次元エコーも可能となってきた．

(6) 心臓カテーテル検査（図Ⅳ-4）

　カテーテルという細い管を血管から心臓内まで到達させ，各部位の血液ガス分析や血圧測定を行う検査で，心血管造影検査も同時に行う．疾患の重症度判定や手術を含めた治療方針の決定などには最も正確で詳細な情報を与えてくれる検査として位置づけられている．通常，小児では鎮静下または全身麻酔下にて行う．本検査では心機能以外に短絡量，肺や全身の血管抵抗値なども求められる．心血管造影検査では欠損孔の位置や大きさ，冠動脈を含む血管の狭窄や拡大，弁逆流の程度などが評価できる．治療的手技も可能で，カテーテルを用いた欠損孔の閉鎖・交通孔の拡大・弁や血管狭窄部の拡大・異常血管の閉塞なども行われる（カテーテルインターベンション）．

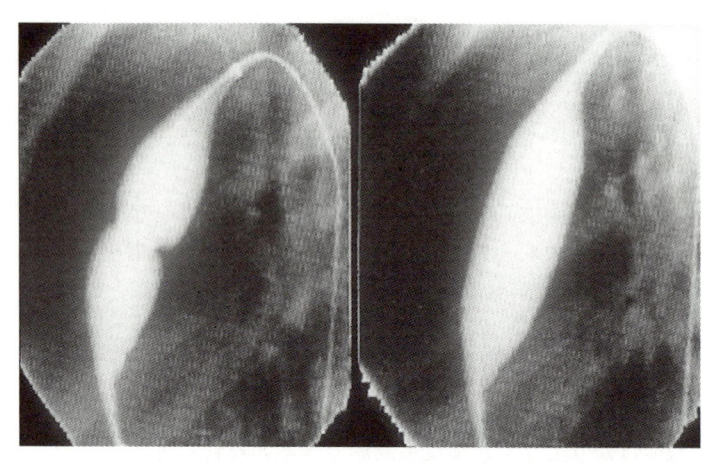

図Ⅳ-4　バルーンを用いた肺動脈弁拡大術
左：弁狭窄部によりバルーンに「くびれ」が生じている．
右：バルーン拡大により「くびれ」は消失した．

(7) 核医学検査

　心筋内に取り込まれる放射性同位元素標識化合物を投与することにより，心筋内の血流分布，脂肪酸代謝（BMIPP）や交感神経機能（MIBG）の状態が評価できる．虚血性心疾患や心筋症に行われるが，小児では川崎病や先天性心疾患術後の心機能評価に有用である．

(8) その他の画像検査

　近年，MRI検査やCT検査の時間的・空間的分解能が向上し，小児への応用も可能となってきた．心臓や血管の形態的評価だけでなく心機能の評価にも応用されている．

② 主要疾患

1 先天性心疾患

わが国における生産児での先天性心疾患の頻度は約0.8～1％である．その成因のほとんどは，遺伝因子と環境因子の相互作用によるものと考えられている．重篤な先天性心疾患は新生児～乳児期早期に治療を要することが多く，的確な血行動態（病態生理）の把握とそれに応じた適切な治療が要求される．また周生期特有の循環動態の変化が重症心疾患の血行動態にも強く影響を及ぼすことも理解しておく必要がある．

（1）胎児・周生期循環と先天性心疾患
1）胎児循環と出生後の変化

胎児期には肺血管は強く収縮し，肺血管抵抗と血圧は高く肺血流は少ない．出生後まもなく肺血管は拡張しはじめ，肺血管抵抗と血圧は低下し肺血流は増大していく．このような肺循環の生理的変化は，種々の先天性心疾患の循環動態に影響を及ぼすことになる．

2）動脈管依存性心疾患と術前管理（図Ⅳ-5）

肺動脈閉鎖などでは動脈管により肺循環が維持されている（動脈管依存性心疾患）．このような疾患群では動脈管の閉鎖は致命的となることから，動脈管の開存を維持するためにプロスタグランディンE₁製剤が用いられる．また肺循環の生理的変化が全身の血流量に直接影響を及ぼすことから，肺循環のコントロールが重要となる．

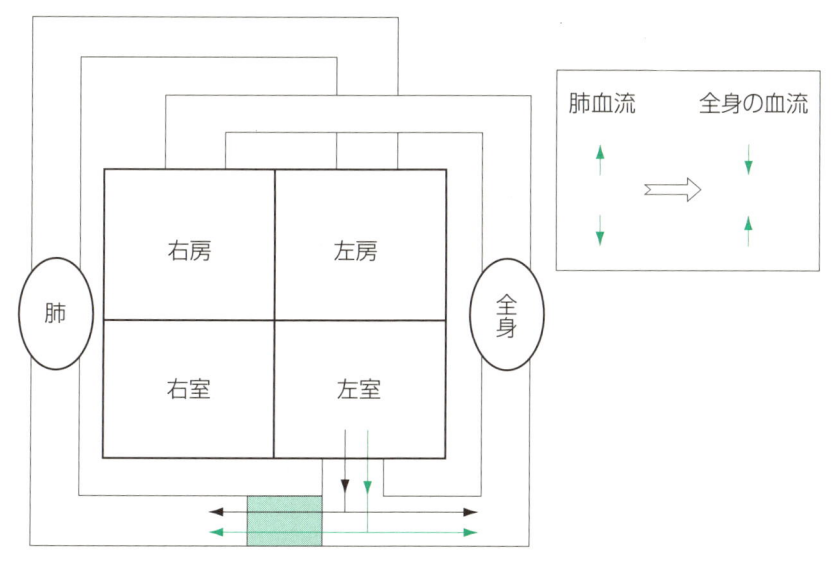

図Ⅳ-5 動脈管依存性心疾患のシェーマ
肺血流量と全身の血流量は相反する動きをする．

（2）主要疾患（表Ⅳ-1）

表Ⅳ-1　生産児における先天性心疾患の病型別頻度

疾　患	%
心室中隔欠損（VSD）	56.0
肺動脈狭窄（PS）	9.6
心房中隔欠損	5.3
ファロー四徴症	4.5
VSD＋他の左―右短絡	4.0
動脈管開存	3.6
大動脈縮窄・離断	2.7
完全大血管転位	2.2
心内膜床欠損	1.8
両大血管右室起始	1.3
総肺静脈環流異常	1.2
VSD＋PS	0.8
単心室	0.6

1）心室中隔欠損（ventricular septal defect : VSD）（図Ⅳ-6）
a. 病因・病態
　心室中隔部位に欠損孔が生じる疾患であり，先天性心疾患の中では最も多い．膜様部の欠損が最も多い．肺動脈弁直下の欠損例では遠隔期に大動脈弁の変形から大動脈弁閉鎖不全を来たすこともある．肺の血管抵抗（肺の血圧）が低いことから，欠損孔を介して左→右短絡が生じ肺への血流量が増加する．多量の肺血流は左心房・左心室への負荷となる．肺血流の増大が持続すれば肺血管の機能が破綻し肺高血圧となる．

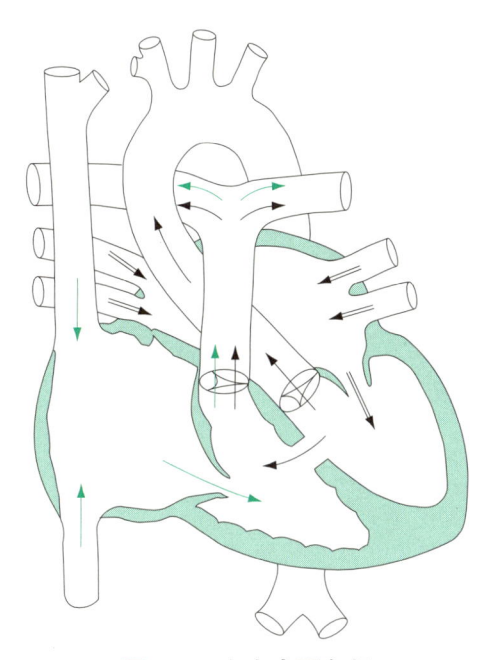

図Ⅳ-6　心室中隔欠損

b. 症状
　短絡量が少なければ無症状である．欠損孔が大きく短絡量が多ければ，多呼吸・陥没呼吸，体重増加不良，哺乳障害，発汗，四肢冷感などの症状を呈する．

c. 診断
　収縮期雑音が特徴だが，出生直後は肺血管抵抗が高く心雑音は聴取されにくいこともある．胸部X線，心電図，心エコー検査にて診断される．肺血流の増多と肺高血圧の存在により手術適応を決定する．

d. 治療
　小さな欠損孔では定期的検診のみでよい．膜様部や筋性部の欠損では自然閉鎖もありうる．心不全症状をともなう場合は利尿剤や強心剤などの内科的治療が行われ，外科的治療も必要となる．

2）心房中隔欠損（atrial septal defect：ASD）（図Ⅳ-7）
a. 病因・病態
　心房中隔の一部が欠損したものをいう．発生過程から一次孔欠損と二次孔欠損に分けられ，大半は後者である．欠損孔を通じて左房から右房への血液短絡が生じる．心室中隔欠損に比べ肺高血圧への進展は少ない．

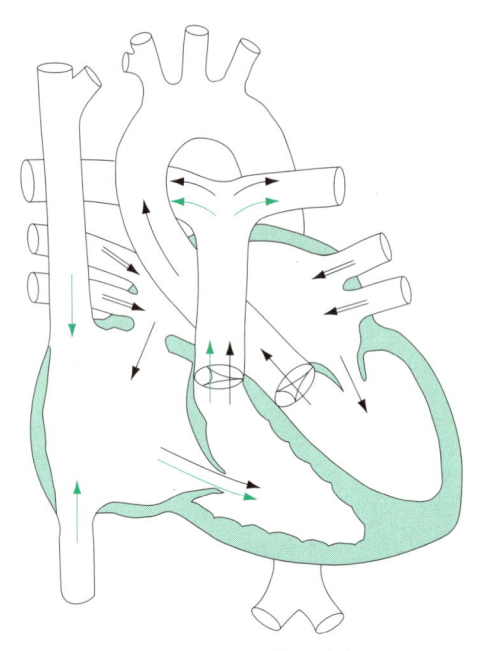

図Ⅳ-7　心房中隔欠損

b. 症状
　無症状であることが多い．加齢とともに軽度の易疲労感や運動時の息切れなどの症状が現れる．特徴的な心音・心雑音（Ⅱ音の固定性分裂，駆出性収縮期雑音）を聴取する．
c. 診断
　胸部X線では左第2弓の突出，心電図では右軸偏位・不完全右脚ブロックが特徴である．心エコー検査で確定診断できる．
d. 治療
　肺血流が多い場合は，自覚症状がなくても手術適応とされる．最近ではカテーテルによる治療も試みられている．

3）心内膜床欠損（endocardial cushion defect : ECD）（図Ⅳ-8）
（atrioventricular septal defect : AVSD）

a. 病因・病態

心房中隔の下部，三尖弁，僧帽弁，そして心室中隔の一部の形成障害を認める．

左右の房室弁が一体化し共通房室弁となったものを完全型，房室弁がそれぞれの形態を残し心室中隔欠損をほとんど認めないものを不完全型という．

完全型はダウン症候群に高率に合併し，肺高血圧に進展しやすい．完全型では左右短絡量が多く，乳児期早期から肺血流増加とそれにともなう肺高血圧を認める．不完全型の場合は心房中隔欠損と同様の血行動態を呈する．

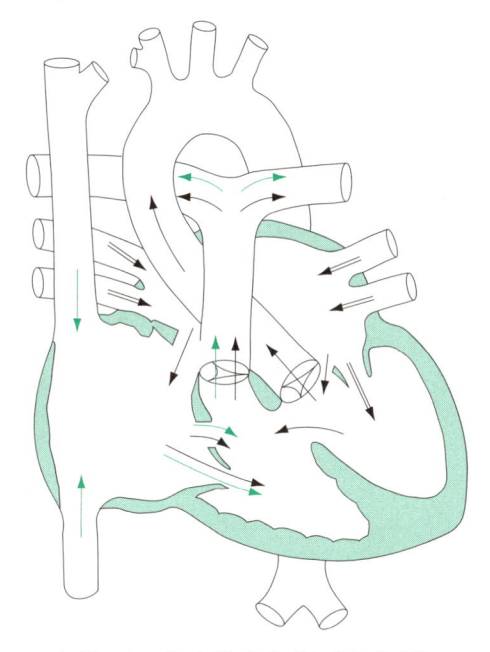

図Ⅳ-8　心内膜床欠損（完全型）

b. 症状

完全型では乳児期早期から多呼吸，体重増加不良，哺乳障害などの症状が出現する．不完全型では早期には無症状が多い．

c. 診断

心電図上，刺激伝導系の走行異常から左軸偏位を認めることが多い．心エコー検査にて弁の形態異常や肺高血圧の程度を評価する．

d. 治療

完全型では乳児期に心不全症状を来たすものが多く外科的治療を要す．ダウン症児では肺高血圧への進展が早く，早期の手術が必要である．

4）動脈管開存（patent ductus arteriosus：PDA）（図Ⅳ-9）

a. 病因・病態

動脈管は出生後数時間から数日以内に自然閉鎖するが，その閉鎖機序が働かない場合をいう．未熟児では自然閉鎖機序が未熟であり本症を合併する確率が高い．動脈管を通じて肺への血流が増加し，重症例では肺高血圧の合併を認める．

肺動脈へは収縮期だけでなく拡張期にも血液が流れ込むために体血圧の拡張期圧は低下する．

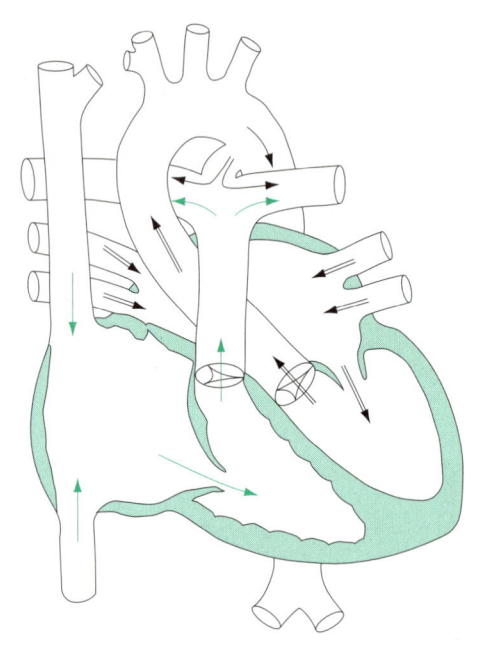

図Ⅳ-9 動脈管開存

b. 症状

短絡量が少量の場合は症状をともなわない．短絡量の増加とともに哺乳不良，体重増加不良，呼吸不全などの症状を認める．未熟児では呼吸窮迫症候群（RDS）との合併が高率で，心不全に陥りやすい．

c. 診断

連続性心雑音が特徴的．拡張期血圧が低下することで脈が触れやすくなる（bounding pulse）．心エコー検査にて診断は容易である．

d. 治療

未熟児の場合はインドメタシンの投与によって閉鎖が期待できる．乳児期から心不全症状を認める症例では手術が望ましい．カテーテルによるコイル塞栓術も行われている．

5) 肺動脈(弁)狭窄 (pulmonary (valve) stenosis : PS)(図Ⅳ-10)

a. 病因・病態

肺動脈弁または弁上や弁下が狭い状態である．弁は単純に肥厚した程度から三尖が癒合した状態までさまざまである．狭窄の程度に応じて右室圧は上昇する．重症例では右室の機能不全や心拍出量の減少も認める．

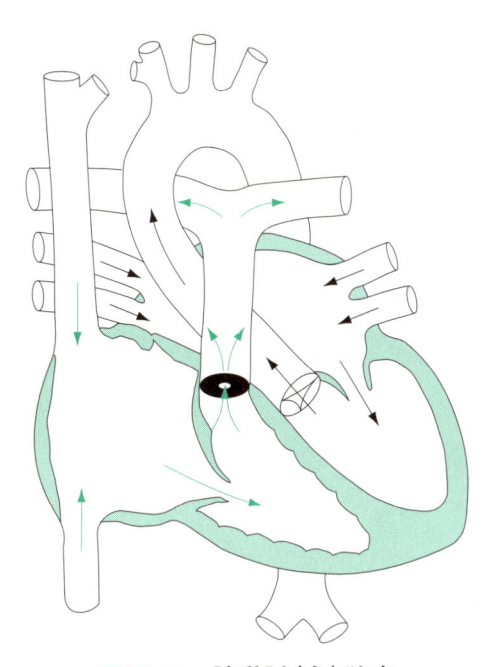

図Ⅳ-10 肺動脈(弁)狭窄

b. 症状

通常，症状を伴わない．重度になると運動時の呼吸困難や易疲労感を認める．聴診上，背部へ放散する収縮期雑音を聴取する．

c. 診断

胸部X線では左第2弓（肺動脈）の突出（狭窄後拡張：post-stenotic dilatation）を認める．心エコー検査で圧較差が評価できる．

d. 治療

軽症の場合は特に治療を要しない．右室と肺動脈の収縮期圧較差が50 mmHgを超えるようになると治療を要する．バルーンカテーテルを用いた拡大術が第一選択となりつつある．

6）大動脈縮窄（coarctation of aorta：CoA）（図Ⅳ-11）

a. 病因・病態

大動脈峡部と下行大動脈の移行部に生じる限局性狭窄．心室中隔欠損をともなう複合型（大動脈縮窄複合）とともなわない単純型とがある．単純型では下行大動脈への血流低下が生じる．複合型の場合，動脈管が開存していれば，収縮期に肺動脈から下行大動脈に血液が送られる．

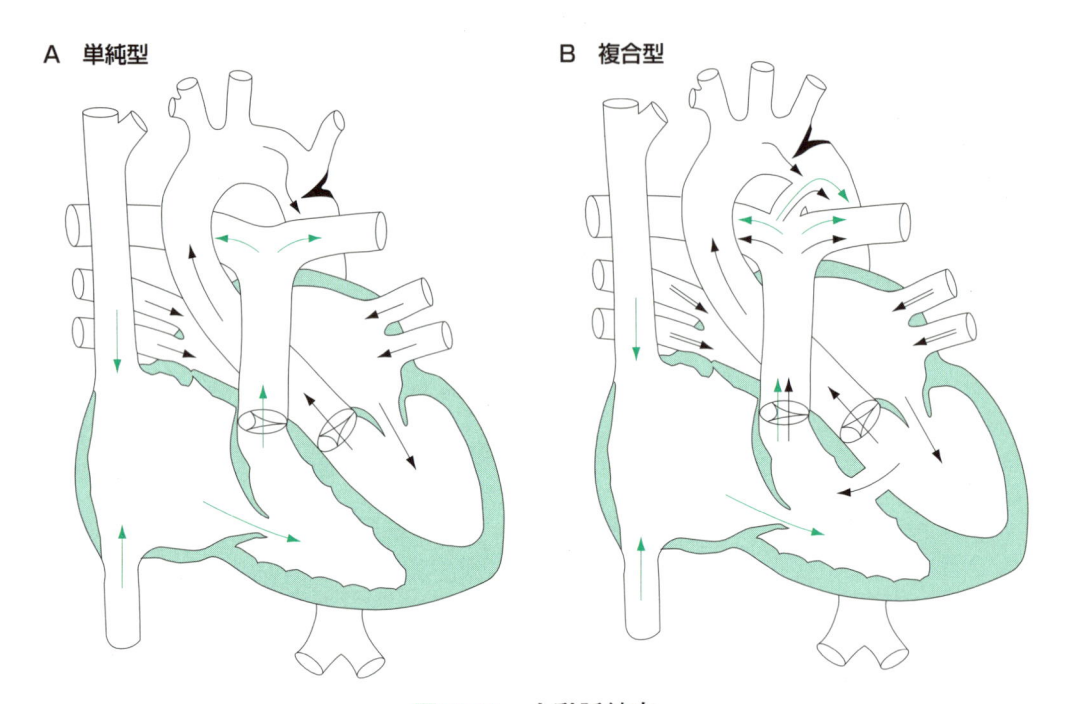

図Ⅳ-11　大動脈縮窄
A　単純型
B　複合型

b. 症状

単純型では下肢の脈が触れにくく，下肢の血圧が低いことが特徴的である．複合型では下肢のみにチアノーゼを認めることがある．狭窄が重度な場合，尿量低下や肝機能障害など下半身の循環不全を認める．

c. 診断

上下肢の血圧差は診断に有用である．心エコー検査にて診断できるが，新生児では橈骨動脈からの逆行性大動脈造影も行われる．

d. 治療

外科的治療が主である．動脈管の閉鎖により急激に重症化することもあり，時期を逸さないことが重要である．

7) ファロー四徴症（tetralogy of Fallot：TF）（図Ⅳ-12）

a. 病因・病態

チアノーゼを有する先天性心疾患の代表的疾患で，①心室中隔欠損，②大動脈の心室中隔への騎乗，③右室流出路狭窄（肺動脈狭窄），④右室肥大，の特徴を有する．肺動脈閉鎖をともなうこともある（極型ファロー）．染色体22番の部分欠失症（CATCH 22）に合併することが多い．

肺血流は減少し，心室中隔欠損孔での右→左短絡が生じる．啼泣時や運動時・入浴時には，右室流出路狭窄の増強と全身の血管抵抗の低下が重なり右→左短絡が増強する．

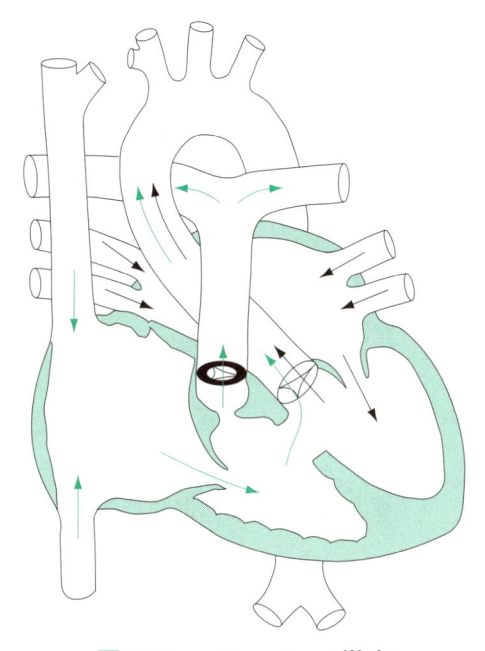

図Ⅳ-12 ファロー四徴症

b. 症状

生後まもなくから進行性のチアノーゼを認める．啼泣や運動の後に突然のチアノーゼ発作と意識消失を認めることもある（無酸素発作：anoxic spell）．年長児では運動時に急にしゃがむ姿勢をとることもあり（蹲踞：squatting），本症に特徴的とされる．

c. 診断

出生直後から収縮期雑音が聴取される．胸部X線では心陰影が木靴型を呈する．心エコー検査により確定診断される．心臓カテーテル検査は，肺動脈の低形成や単一冠動脈の有無など合併疾患の評価に有用である．

d. 治療

右室流出路狭窄が強く無酸素発作を認める例にはβ遮断剤が投与される．乳幼児期に一期的修復術（心室中隔欠損閉鎖術および右室流出路狭窄解除術）も行われるようになってきた．肺動脈低形成例や乳児例では，姑息術（大動脈—肺動脈短絡術（Blalock—Taussig手術））を行ったあとに根治手術が行われる．

8）完全大血管転位（transposition of the great arteries : TGA）（図Ⅳ-13）

a. 病因・病態
大動脈が右室から肺動脈が左室から起始する疾患．肺循環と体循環が完全に分離してしまうため，両者の循環の間に何らかの交通（心房・心室中隔欠損や動脈管開存など）が生命維持に不可欠である．

（分類）
通常，以下の3型に分類される．

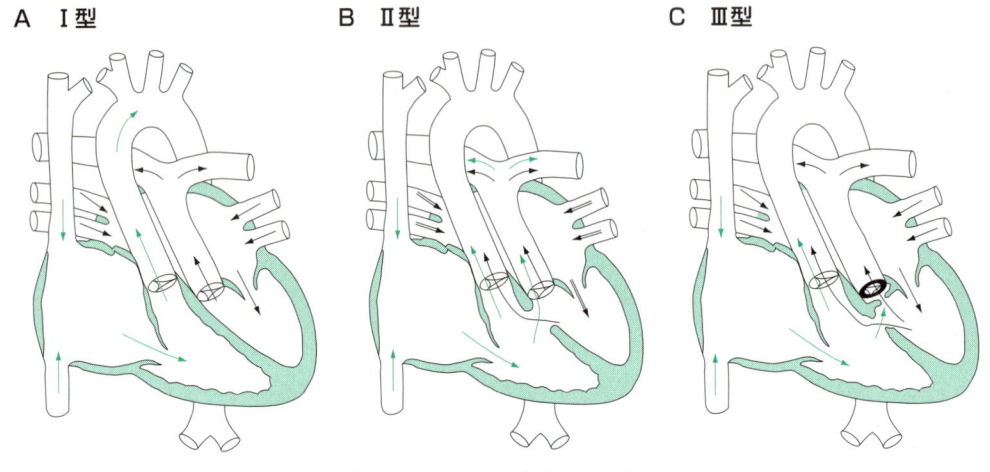

A Ⅰ型　　**B Ⅱ型**　　**C Ⅲ型**

図Ⅳ-13　完全大血管転位

Ⅰ型：心室中隔欠損がないもの
　　　出生直後から強いチアノーゼを生じる．緊急的処置が必要となる．
Ⅱ型：心室中隔欠損をともなうもの
　　　肺血流の増加により早期から心不全症状を呈する．
Ⅲ型：心室中隔欠損および肺動脈狭窄をともなうもの
　　　Ⅱ型に比べチアノーゼは強いが心不全症状は軽い．

b. 症状
出生直後から全身性チアノーゼを認める．多呼吸，頻脈，哺乳障害などを認める．

c. 診断
胸部X線では大きな卵型の心陰影が特徴．心エコー検査にて確定診断が可能である．

d. 治療
肺循環と体循環の交通を維持するために，プロスタグランディンE₁製剤の持続静注（動脈管開存を維持する）やバルーンカテーテルによる卵円孔裂開術（balloon atrioseptostomy：BAS）が行われる．手術は大動脈と肺動脈を付け替える手術（Jatene手術）や心房での血流転換術（Senning手術やMustard手術）などが行われる．

9）単心室（single ventricle：SV）（図Ⅳ-14）

a. 病因・病態

近年の外科技術の進歩にともない，単心室のような複雑心奇形も救命できるようになってきた．脾臓のない"無脾症候群"や複数個の脾臓を有する"多脾症候群"に本疾患を合併することが多い．

本疾患では，一側の房室弁閉鎖や肺動脈狭窄・閉鎖など種々の病変が合併している．肺動脈狭窄や閉鎖があればチアノーゼが問題となるが，それらがなければ肺血流の増加にともなう心不全を来たす．肺血流をいかにコントロールするかが重要となる．

A　単心室（肺血流増加群）

B　フォンタン型手術
上・下大静脈の血液は直接肺動脈内に流れ込む．本手術によりチアノーゼは消失する（機能性根治術）

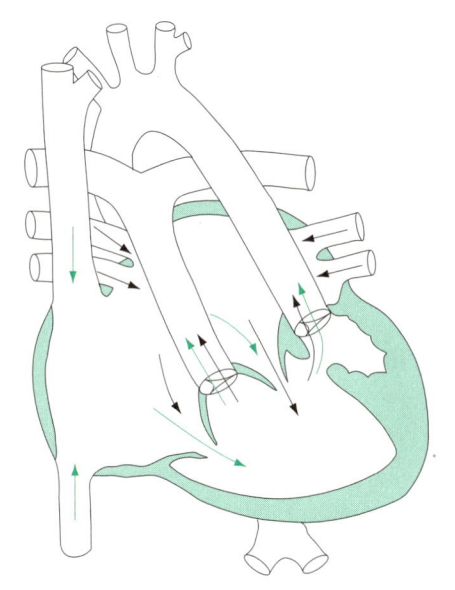

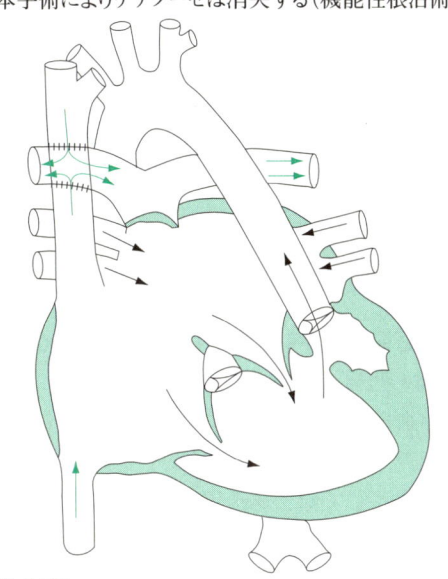

図Ⅳ-14　単心室

b. 症状

出生直後から全身性チアノーゼを認める．肺血流が増加する病態では多呼吸，頻脈，哺乳障害など心不全症状を認める．

c. 診断

右胸心など内臓逆位を合併することも多く，胸部X線での確認を要する．心エコー検査で詳細な診断が可能である．

d. 治療

肺血流減少群では大動脈―肺動脈短絡術（Blalock―Taussig術）が，肺血流増加群では肺動脈絞扼術（PA banding）などの姑息術が必要となる．さらに両方向性グレン手術（上大静脈と肺動脈の吻合）を必要とする場合もある．最終的にはフォンタン型手術（Fontan型手術）が行われる．

（3）先天性心疾患の術後管理

先天性心疾患の手術には，根治手術と姑息手術がある．前者は一期的に心内修復術を行うもの

であり，術後管理においても血行動態の安定が図りやすい．しかしながら後者ではチアノーゼや短絡が存続した状態で術後管理を行うことから，個々の患児の病態を十分に理解したうえで術後管理を行わなければならない．

1）肺高血圧クリーゼ

術前に著しい肺高血圧を認めた場合，術後急性期に肺高血圧の急激な増悪を認めることがある．覚醒時や人工呼吸器離脱時に認めることも多い．このため術後は深い鎮静下で管理し時間をかけて抜管することもある．発作時には肺血管拡張作用を有する一酸化窒素（nitric oxide：NO）の投与も行われる．

2）体─肺動脈短絡術後の管理 （図Ⅳ-5 参照）

姑息術として大動脈から肺動脈へのバイパス手術が行われた場合，大動脈の血液が全身と肺に分配されることになる（体循環と肺循環は並列）．この場合，全身にたくさんの血液が流れると肺血流が減少し，肺血流が増加すれば全身の血流が減少することになる．術後管理においては人工呼吸器の設定や酸素濃度，昇圧剤の使用により時々刻々と血行動態が変化するので，病態を把握した管理が求められる．

2 後天性心疾患

（1）感染性心内膜炎 （infective endocarditis：IE）

a. 病因・病態

短絡血流や弁逆流などによる心内膜損傷部に流血中の病原微生物が付着・増殖して炎症を起こし，疣贅（vegetation）の形成や弁膜の破壊を来たしたものをいう．

原因菌として緑色連鎖球菌，黄色ブドウ球菌，腸球菌などがある．これらの微生物は口腔内や腸管内に常在しており，外科的処置などにより血中に入り本症を引き起こす（表Ⅳ-2）．

表Ⅳ-2　感染性心内膜炎予防が勧められる処置

歯科処置（抜歯，歯石除去，歯周病治療，インプラント植え込み，根の治療，手術など）
扁桃摘出術・アデノイド摘出術
逆行性胆管造影
呼吸器・胆道系・消化管・泌尿器・前立腺の手術

b. 症状

①感染症状：発熱，悪寒戦慄，全身倦怠感，関節痛など
②心症状：心雑音の変化，うっ血性心不全症状（頻脈，呼吸困難など）
③塞栓症状：疣贅の一部が塞栓となると脳梗塞，腎梗塞などを引き起こす

眼球結膜，爪床に点状出血をみたり，手足の指先に有痛性結節（Osler結節）を生じたりすることがある．

c. 診断

心疾患児の原因不明の発熱時に疑う．血液検査で炎症反応を認め，心エコー検査にて弁膜や奇

形部位に感染巣（疣贅）や組織破壊所見を認める．血液培養で原因菌を検索することが重要である．
d. 治療と予防
　血液培養で同定された細菌に対して適切な抗生物質を選択し，十分な期間（4〜6週間あるいはそれ以上）投与する．本症を発症しやすい患者では，口腔衛生の日常的ケアや予防的抗生物質の投与が大切である（表Ⅳ-3）．

表Ⅳ-3　感染性心内膜炎予防が必要な疾患

人工弁置換手術後
体肺短絡手術や心外導管を用いた手術後
チアノーゼ性心疾患（ファロー四徴症など）
心内膜炎の既往があるもの
短絡のある先天性心疾患（心室中隔欠損，動脈管開存など）
弁疾患（大動脈弁狭窄・閉鎖不全，僧帽弁閉鎖不全をともなう僧帽弁逸脱症など）
肥大型心筋症

（2）心膜炎（pericarditis）
a. 病因・病態
　心外膜の炎症により心臓の外側を包む膜の間（心膜腔）に液体の貯留する疾患を総称して心膜炎という．原因として最も多いのはウイルスによるものである（表Ⅳ-4）．心膜腔貯留液が少ない間はほとんど血行動態に影響を与えない．多量の液貯留が進むと心臓は拡張できなくなり，静脈還流が障害されて心拍出量が減少し頻脈を呈するようになる．さらに進むと血圧が低下しショック状態となる（心タンポナーデ）．

表Ⅳ-4　小児の心膜炎の原因

感染によるもの	ウイルス，細菌，マイコプラズマ，真菌，その他
膠原病によるもの	若年性関節リウマチ，全身性エリテマトーデス，リウマチ熱など
川崎病	
内分泌・代謝疾患によるもの	甲状腺機能低下症
その他	尿毒症，悪性腫瘍，心膜切開後症候群など

c. 症状
　発熱などの感染症の症状に加えて，胸痛，咳嗽，腹痛，嘔吐などがみられる．心タンポナーデでは頻脈，奇脈（吸気と呼気により脈の強さが異なる），多呼吸，肝腫大，頸静脈怒張などが現れる．
d. 診断
　聴診上，心膜摩擦音（心周期に一致するひっかくような高調性の音）を聴くことがある．胸部X線では心拡大，心電図ではすべての誘導で認める低電位が特徴である．心エコー検査にて心膜

腔内の液貯留を認める．

e. 治療

多くは安静および対症療法で治療可能であるが，心タンポナーデの状態に陥れば心膜腔ドレナージを考慮する．細菌性の場合は適切な抗生物質投与が必要である．

(3) 心筋症 (cardiomyopathy)

1) 概要と分類 (表Ⅳ-5, 図Ⅳ-15)

心筋症とは「心機能障害をともなう心筋疾患」と定義される．通常，肥大型・拡張型・拘束

表Ⅳ-5　心筋症の分類 (1995, WHO/ISFC)

拡張型心筋症
肥大型心筋症
拘束型心筋症
催不整脈性右室心筋症
分類不能の心筋症
特定心筋症：虚血性心筋症
弁疾患にともなう心筋症
高血圧性心筋症
炎症性心筋症
代謝性心筋症
全身系統疾患にともなう心筋症
筋ジストロフィー
神経筋疾患にともなう心筋症
アルコール性心筋症
薬剤性（中毒性）心筋症

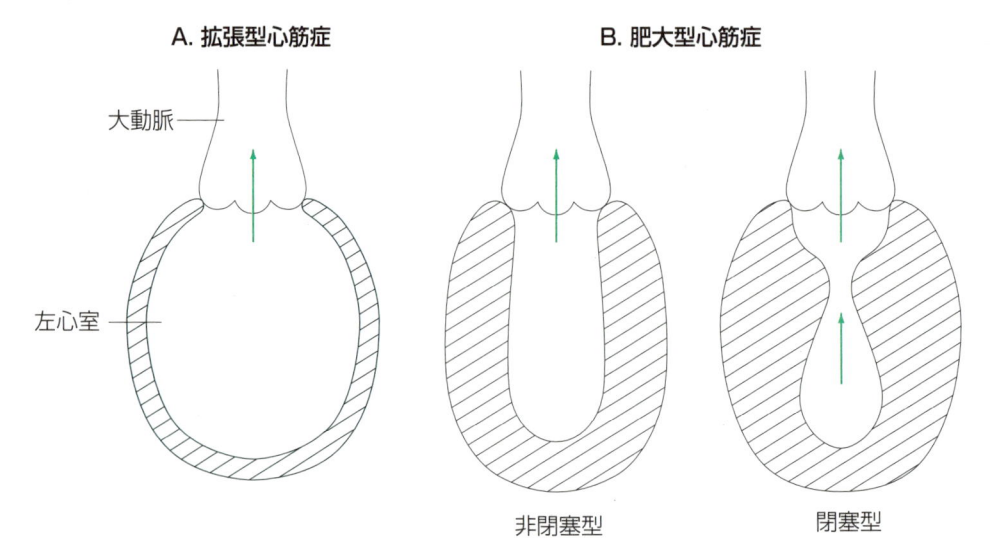

図Ⅳ-15　代表的心筋症のシェーマ

A. 拡張型心筋症　　B. 肥大型心筋症
大動脈
左心室
非閉塞型　　閉塞型

型・催不整脈性右室心筋症・分類不能に分類され，原因の明らかなものや全身性疾患に随伴する心筋症は特定心筋症（二次性心筋症）として区別される．小児では鑑別すべき二次性心筋症も多い．

2) 肥大型心筋症（hypertrophic cardiomyopathy：HCM）

a．病因・病態
　左心室（時に両心室）の異常肥大を示す心筋疾患で，約半数に家族性発症を認める．左室流出路の狭窄の有無により閉塞性と非閉塞性に分けられる．病態の基本は，異常な心筋肥大により左心室が十分拡張できないことにある（拡張機能不全）．このため，肺うっ血を来たし心拍出量の低下や心筋虚血が現れる．経過中に心室壁が減厚し拡張型心筋症様になる群がある（拡張相肥大型心筋症）．

b．症状
　自覚症状をともなわないことも多く，学校検診あるいは家族歴からの精査で見つかることも多い．症状として胸痛，めまい，運動時易疲労，動悸などがあるが，無症状の児が突然死することもある．収縮期雑音を聴取することが多い．

c．診断
　心電図では左室肥大，ST・T波の異常を認めることがある．心エコー検査にて，心室壁の肥厚の状態や左室流出路狭窄の有無などを確認する．心臓カテーテル検査時の心内膜心筋生検は確定診断に有用である．

d．治療・予後
　小児期発症例は予後不良と考えられている．突然死を予防するための運動制限が必要である．閉塞性ではβ遮断剤や抗不整脈剤が用いられることもあるが，外科的治療も考慮される．

3) 拡張型心筋症（dilated cardiomyopathy：DCM）

a．病因・病態
　左室の著明な拡大を示す心筋疾患で，左室が十分収縮できないこと（収縮機能不全）から低心拍出の状態にあり，うっ血性心不全を呈す．

b．症状
　易疲労・息切れ，四肢冷感，食欲不振・腹痛，乳児であれば不機嫌，哺乳不良を認める．心音でⅢ音，Ⅳ音を聴取し奔馬調律（ギャロップリズム）となる．心不全が進めば，多呼吸，喘鳴，浮腫，肝腫大などを認める．

c．診断
　胸部X線で心拡大があり，心エコー検査にて左房・左室の著明な拡大と心室収縮能の低下を認める．血中hANP，BNP値の上昇が心不全重症度と関連するといわれている．

d．治療・予後
　利尿剤や血管拡張剤などの薬物療法と不整脈の管理が基本となる．一般的に予後は悪く，心臓移植の適応疾患となる．

4）拘束型心筋症（restrictive cardiomyopathy：RCM）

　左室壁の肥厚は認めないが，左室の拡張障害を認める原因不明の稀な心筋疾患である．左室の収縮機能は保たれている．うっ血性心不全の症状を呈す．心エコーにて左室拡大や壁肥厚は認めないが，左房の著明な拡大を認める．心不全の薬物治療と不整脈の管理が基本となる．

（4）その他
1）リウマチ熱，リウマチ性弁膜症（rheumatic fever, rheumatic valvular disease）

　A群β型溶血性連鎖球菌による咽頭扁桃炎の2～3週間後に，関節・皮膚・心臓・神経などの多器官に障害がみられる炎症性疾患．抗生物質の普及により近年減少している．心炎は弁膜炎が中心で，僧帽弁・大動脈弁が侵されることが多く，急性炎症後の後遺症として弁膜症が形成される．

2）マルファン症候群（Marfan症候群）

　全身の結合組織に存在する微細な繊維を構成するfibrillinの異常により生じる全身性疾患．骨格症状（高身長，長い指），眼症状（水晶体亜脱臼）に加え，心血管病変として僧帽弁閉鎖不全，大動脈基部拡大，大動脈弁閉鎖不全，解離性大動脈瘤がみられる．

3）心臓腫瘍

　心臓に原発する腫瘍の総称で，年少時では横紋筋腫が最も多い．心臓内での血流障害や心筋障害を認める場合は心不全症状を呈することもある．心室内伝導障害や不整脈を来たすこともあり，突然死の原因ともなりうる．横紋筋腫以外では，線維腫や粘液腫も認める．

❸ 不整脈

（1）房室ブロック（Atrioventricular block）（図Ⅳ-16）

　洞結節からの興奮が心房までは到達するが，房室結節において興奮の伝わりが障害され緩徐または途絶するために，心室への興奮の伝わりが遅延したり途絶したりする興奮伝達異常である．Ⅰ度，Ⅱ度，Ⅲ度房室ブロックとして分類される．

1）Ⅰ度房室ブロック（図Ⅳ-16・A）

　洞結節からの興奮が房室結節を通過するまでの時間（PQ（PR）時間）が0.2秒を超えて延長する．心筋炎や川崎病などで認められるが，生理的な状態でも認められることが多く，臨床的に問題になることはほとんどない．

2）Ⅱ度房室ブロック

　洞結節からの興奮が房室結節で途絶する．興奮伝導の途絶に先行するPQ（PR）時間の変化から2つの型に分けられる．

a．ウェンケバッハ型（Wenckebach）（図Ⅳ-16・B-1）

　モビッツⅠ型（Mobitz Ⅰ）とも呼ばれる．数心拍かけてPQ（PR）時間が徐々に延長し，ついに洞結節から心室への興奮が途絶する．病的意味は乏しい．

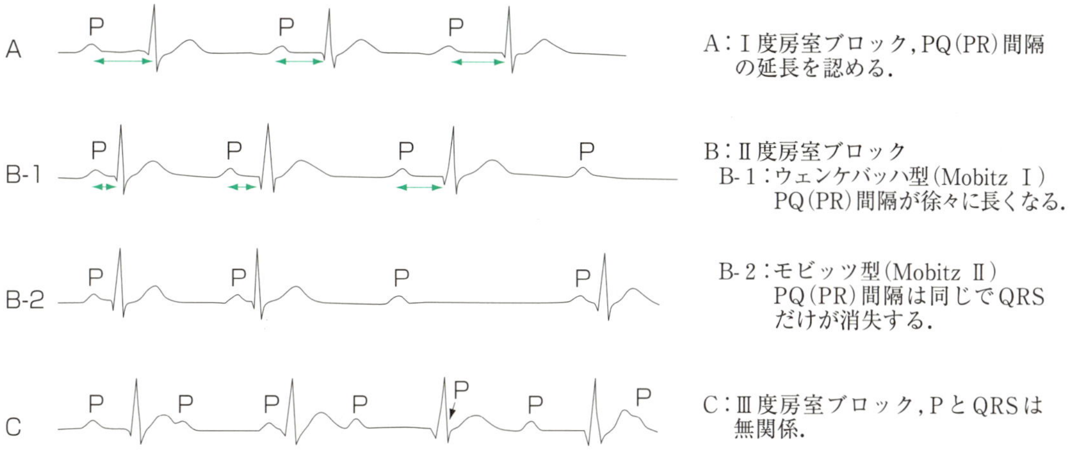

A: I度房室ブロック，PQ(PR)間隔の延長を認める．

B: II度房室ブロック
B-1: ウェンケバッハ型(Mobitz I)
PQ(PR)間隔が徐々に長くなる．

B-2: モビッツ型(Mobitz II)
PQ(PR)間隔は同じでQRSだけが消失する．

C: III度房室ブロック，PとQRSは無関係．

図IV-16　房室ブロック

b．モビッツ型またはモビッツII型（Mobitz II）（図IV-16・B-2）

PQ（PR）時間の変動をともなわずに突然に房室伝導が途絶してしまう．洞結節の興奮が2拍以上続けて伝わらない場合には高度房室ブロックと呼ぶ．III度房室ブロックへ進行する危険性があり経過観察を行う必要がある．高度房室ブロックが出現する場合にはペースメーカー植え込みの適応となることがある．

3）III度房室ブロック（図IV-16・C）

洞結節からの興奮が全く心室へ伝導されない．心房と心室の興奮が独自のリズムで行われ，心電図上ではP波とQRS波は全く無関係に出現する．先天性心疾患や新生児ループス症候群に合併することがある．また心筋炎や心臓手術後に出現することがある．

（2）期外収縮（premature beat）

心房を起源とする心房性期外収縮，房室結節あるいはその付近を起源とする房室接合部性期外収縮，心室を起源とする心室性期外収縮がある．心房性期外収縮と房室接合部性期外収縮を合わせて上室性期外収縮という．

1）上室性期外収縮（supraventricular premature beat）

P波の形は興奮部位により異なる．QRS波形の前後またはQRS波形に重なり記録されないこともある．心室伝導は洞性伝導と同様に行われるため，通常のQRS波形と同じであることがほとんどである．生理的状態でも認められ病的意義は少ないが，心房負荷をともなっている例や心房内手術を行った術後では注意が必要である．

2）心室性期外収縮（ventricular premature beat）

心室から異所性興奮が生じたものであり，QRS波形は幅広く，T波はQRS波形と反対方向に転ずる．先行するP波はない．生理的状態でも認められ病的意義は少ないが，多源性や連発する例，心室負荷をともなっている例，心臓手術を行った例，運動により増悪する場合は注意が必要である．

（3）発作性心房性頻拍（paroxysmal atrial tachycardia）（図Ⅳ-17）

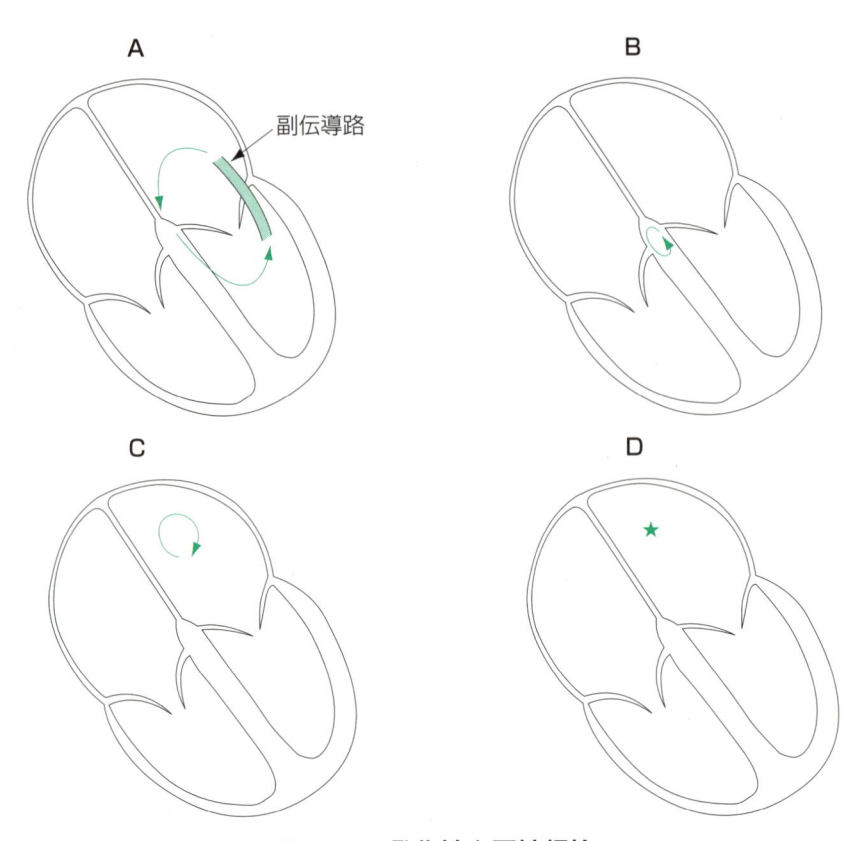

図Ⅳ-17　発作性心房性頻拍

A：房室回帰性頻拍
　房室結節と副伝導路の間でリエントリーする．
　矢印は電気的興奮の方向を示す．
B：房室結節回帰性頻拍
　房室結節内に2つの伝導路（速伝導路と遅伝導路）が存在し，この間でリエントリーする．
C：心房性頻拍
　心房内でリエントリーする．
D：心房内に頻回に電気的興奮を起こす部位がある（自動能亢進）．
　★印は自動能亢進部位を表す．

　発作性上室性頻拍とも呼ばれ，房室回帰性頻拍，房室結節回帰性頻拍，心房性頻拍が存在するが，前二者がその大部分を占める．

1）房室回帰性頻拍（atrioventricular tachycardia）（図Ⅳ-17-A）
　WPW症候群（後述）にともなう頻拍発作として出現する．副伝導路が存在し，これと房室結節との間で電気的興奮が回旋する（リエントリー）ことにより生じる頻脈である．

2) 房室結節回帰性頻拍（atrioventricular nodal tachycardia）（図Ⅳ-17-B）

房室結節内に2つの伝導路が存在し，これら2つの伝導路の間でリエントリーすることにより生じる．

3) 心房性頻拍（atrial tachycardia）（図Ⅳ-17-C, D）

心房内でリエントリーする伝導路が存在する場合，または心房内での電気的興奮の発生亢進が原因となる．

（4）心室頻拍（ventricular tachycardia）

心室性期外収縮が3拍以上連続するものを心室頻拍といい，30秒以内に消失する（非持続型），それ以上持続する（持続型）に大別される．無症状からショック症状まで幅広く，発作中の心拍数が症状に関係している．心拍数が少なく自覚症状のない例では治療対象にならないこともあるが，自覚症状を有する例や心拍数が多い例では抗不整脈剤の投与などが必要となる．

（5）WPW症候群（WPW syndrome）（図Ⅳ-18）

Wolff-Parkinson-White（WPW）症候群では，心房心室伝導において正常な房室結節以外に副伝導路（ケント束）が存在する．心房からの興奮は房室結節を通過するより早期にケント束を通して心室へ伝えられる．その結果，PQ（PR）間隔は短縮し，早期の心室興奮に相当するデルタ波が生じる．頻拍発作を起こさなければ自覚症状はなく，学校検診で偶然に発見される場合も珍しくない．頻拍発作は抗不整脈剤でコントロールされることが多いが，ケント束を焼灼するカテーテルアブレーション治療も行われる．

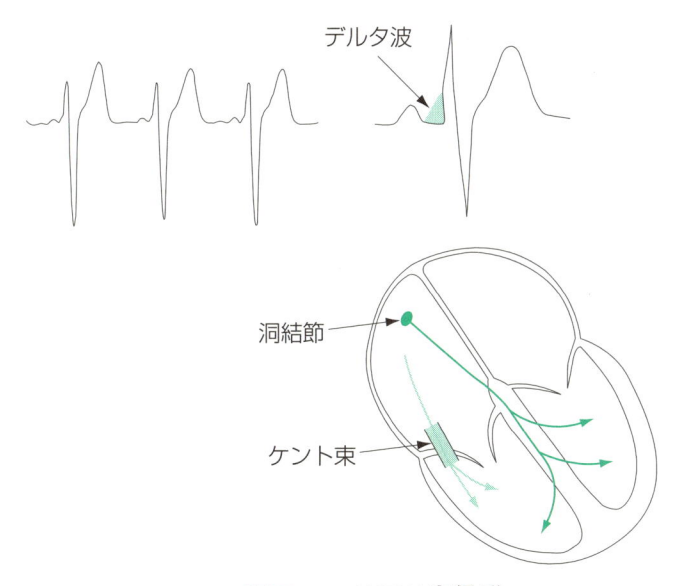

図Ⅳ-18 WPW症候群

上段：WPW症候群の心電図とデルタ波を示す．
下段：電気的興奮は通常の興奮伝導よりも早期にケント束を介して心室へ興奮が伝わるために，デルタ波が形成される．

(6) QT延長症候群 (long QT syndrome)（図Ⅳ-19）

心電図上QT間隔の延長を認める疾患で，運動を契機に多形心室頻拍（torsade de pointes）を起こす危険があり，突然死の原因となる．通常，バゼットの式 {QTc=（QT間隔）/（RR間隔の平方根）} からQTcを計算し，0.45秒以上を本症とする．運動負荷テストによる心拍数の増加にともない，QTがさらに延長，T波の逆転，U波が出現することがあり，診断的価値が高い．家族内発症もあり，先天性聾をともなうもの（Jervell-Lange-Nielsen症候群）とともなわないもの（Romano-Ward症候群）がある．原因として細胞膜表面に存在しナトリウム，カリウムやカルシウムイオンの細胞内外への移動に関係するイオンチャネルの異常が報告されている．また本疾患の遺伝子異常も報告されている．運動制限を行うと同時に，抗不整脈剤（メキシレチン，β遮断剤など）を投与する．

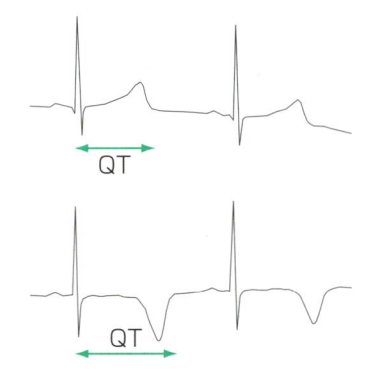

図Ⅳ-19　ＱＴ延長症候群の心電図
上段：安静時心電図（5歳，男児），QTc=0.45秒．
下段：運動負荷によりＱＴ間隔が延長し，T波が陰転化している．QTc=0.58秒．

4 循環不全

(1) 慢性心不全 (chronic heart failure：CHF)

a. 概要

心不全とは"正常の心臓に比べ適切な量の血液を全身に送り出せない状態（低心拍出状態）"といえる．急激な経過でこのような状態に陥ったものを急性心不全（ショックの項参照），長期にわたり心機能障害が続いている状態を慢性心不全という．成人と異なり小児では先天性心疾患に合併する心不全が多く，その原因も多彩で発症時期も疾患により異なる（表Ⅳ-6）．

b. 病因・病態

心臓のポンプ機能の低下による慢性心不全の病態生理（代償機構）を図に示す（図Ⅳ-20）．しかしながら先天性心疾患の場合，短絡量の多い心室中隔欠損や重度の大動脈弁狭窄のように心臓のポンプとしての機能は維持されているにもかかわらず全身に送り出される血液量が減少する場合もあり，原疾患の病態を十分に理解することが必要となる．

c. 症状

以下の3つの病態による症状が認められる．

①低心拍出による徴候

頻脈・多汗・四肢冷感・尿量減少・嗄声・体重増加不良等を認める．体重増加不良は乳児期心不全の特徴である．

表Ⅳ-6 心不全の発症時期と主な疾患

時　期	主な疾患
胎児期	不整脈（徐脈・頻脈），房室弁逆流
新生児期	（右心系疾患）肺動脈閉鎖，エプスタイン奇形 （左心系疾患）大動脈縮窄，左心低形成 （徐脈性疾患）完全房室ブロック
乳幼児期	（短絡性疾患）心室中隔欠損，動脈管開存 （狭窄・逆流性疾患）大動脈弁狭窄，逆流
学童・成人期	拡張型心筋症，虚血性心疾患

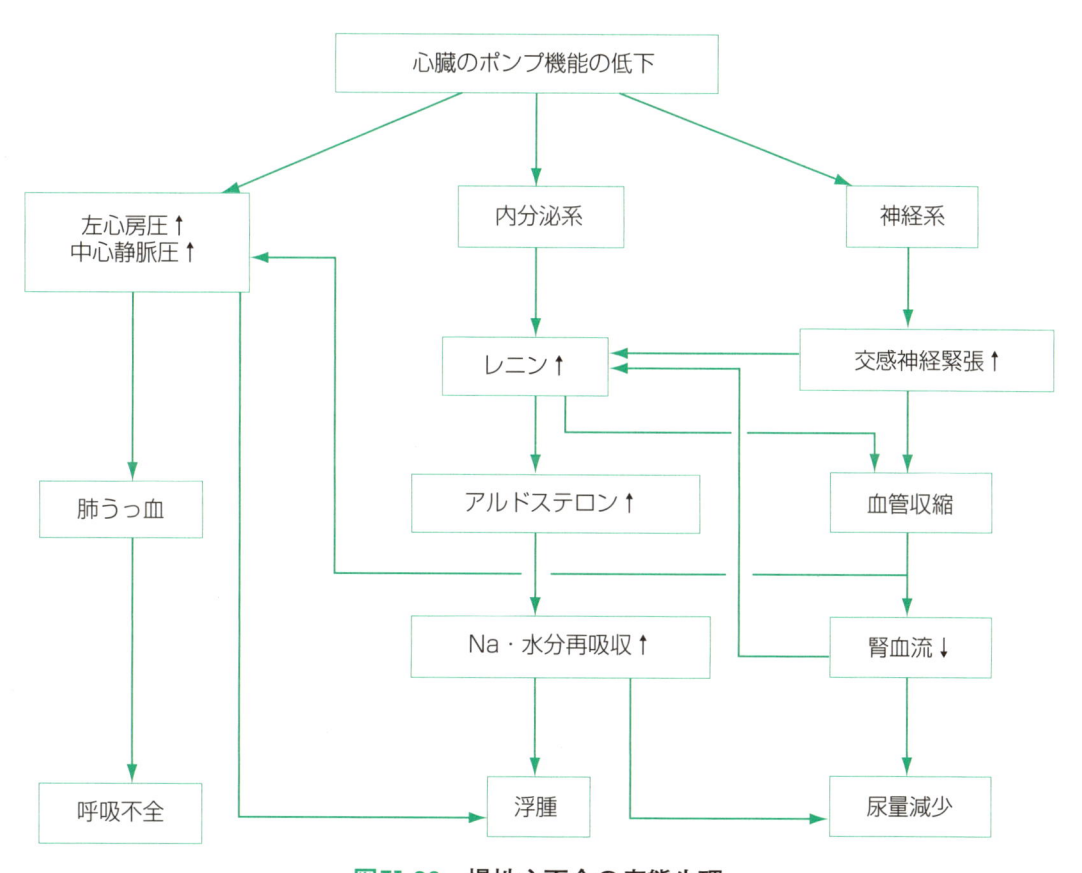

図Ⅳ-20 慢性心不全の病態生理

②肺うっ血による徴候
　多呼吸・陥没呼吸・咳嗽・喘鳴等を認める.
③体うっ血による徴候
　浮腫・肝腫大・頸静脈怒張・大泉門膨隆・嘔吐・下痢等を認める. 消化器症状は消化管粘膜のうっ血により生じる.

d. 診断
上記症状を見逃さないこと，心不全を来たす原因とその程度を把握することが重要である.

e. 治療
先天性心疾患が心不全の原因であれば手術を含めた治療が必要となる. ポンプ機能の低下による慢性心不全に対しては，安静や水分・塩分制限を行い，利尿剤・強心剤・血管拡張剤などの薬物治療を行う. β遮断剤の効果については，小児での使用経験が少なく今後の研究成果が待たれる.

(2) ショック (shock)

a. 概要
ショックとは，急性の循環不全状態のことをいい，①心原性，②出血性，③神経性，④細菌性，⑤アレルギー性など種々の原因で発症する. 早期に適切な治療を行わないと死に至る重篤な状態である.

b. 病因・病態 (図Ⅳ-21, Ⅳ-22)
急激な心機能の低下（心原性）や大量出血（出血性）は心拍出量を減少させる. また脳や脊髄の損傷（神経性），細菌感染（細菌性）やアレルギー反応（アレルギー性）による急激な末梢血管抵抗の低下は動脈圧や心拍出量を低下させる. 動脈圧の低下に対して，生体では負のフィードバック機構が働きショック状態から回復しようとするが，逆に正のフィードバック機構が働けば悪循環となり不可逆性ショックとなる.

c. 症状
急激な血圧低下，頻脈，四肢冷感，口渇，呼吸促拍，不穏状態などが特徴的.

d. 治療
早期診断とそれに続く適切な治療が要求される. 集中的な呼吸・循環管理が必要である.

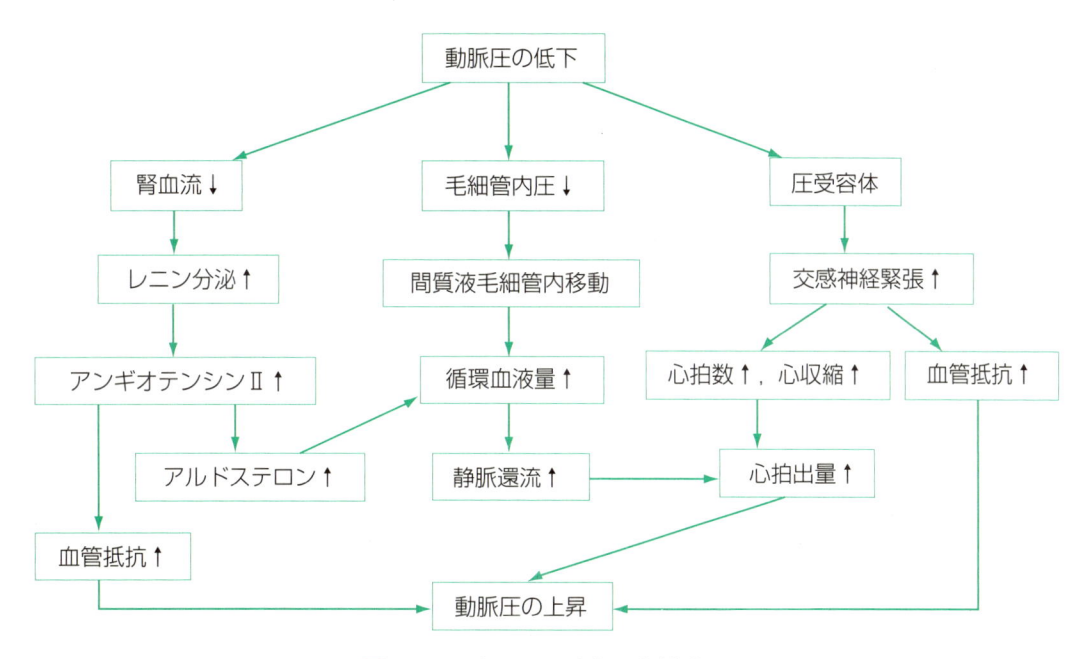

図Ⅳ-21　ショック時の病態生理

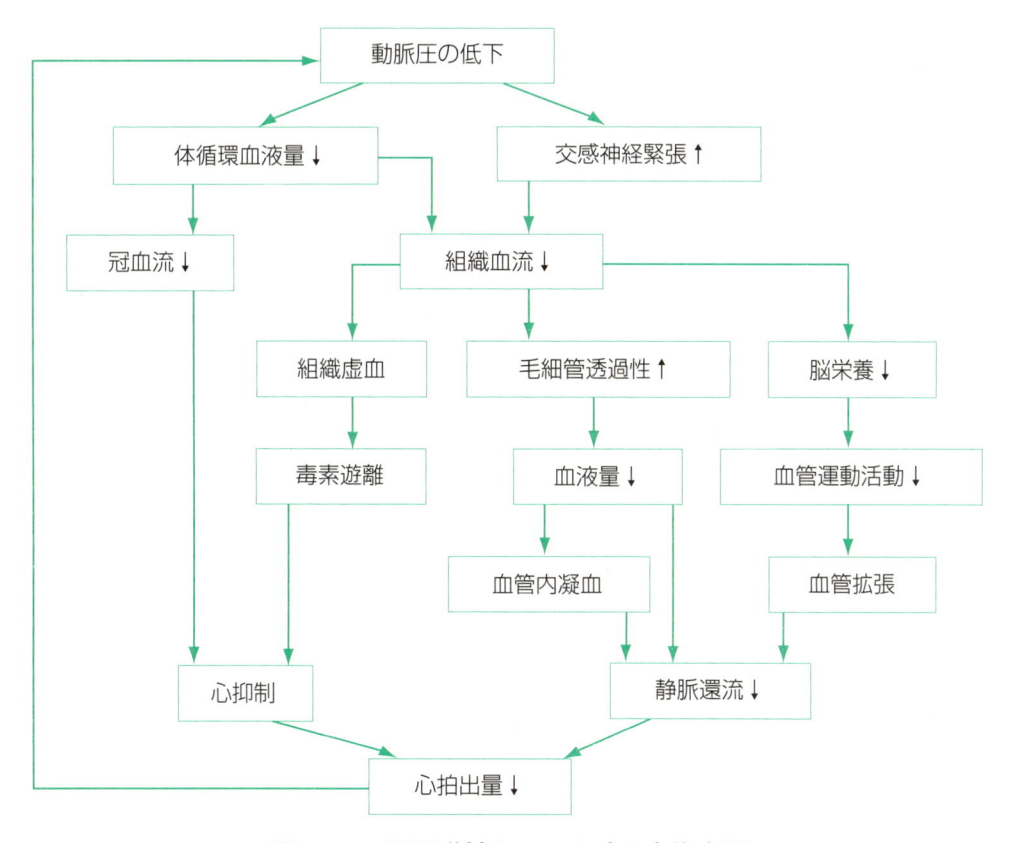

図Ⅳ-22　不可逆性ショック時の病態生理

（3）起立性調節障害（orthostatic dysregulation：OD）
a. 概要
　起立時の循環調節が十分でないことから起立位を維持することが困難な状態をいう．単なる「立ちくらみ」で放置されている軽症例から日常生活に支障を来たすほどの重症例までさまざまである．思春期に多い．起立負荷に対する自律神経機能の障害が主因と考えられていたが，遺伝的素因の関与も指摘されるなど複数の病因が考えられている．

b. 病因・病態（図Ⅳ-23）

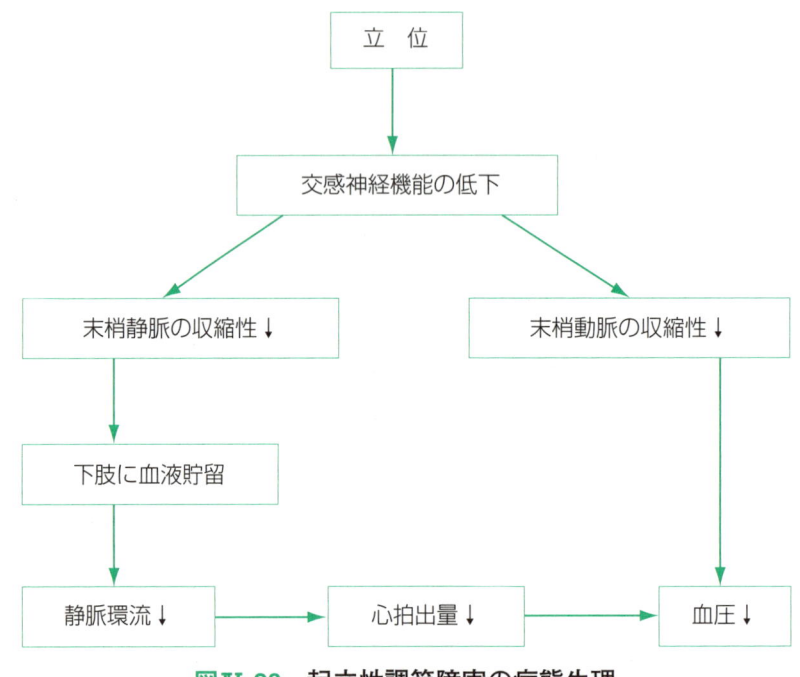

```
                     立 位
                       ↓
              交感神経機能の低下
              ↙              ↘
     末梢静脈の収縮性↓      末梢動脈の収縮性↓
           ↓
     下肢に血液貯留
           ↓
     静脈環流↓ → 心拍出量↓ → 血圧↓
```

図Ⅳ-23　起立性調節障害の病態生理

　基本的には，起立時に起こりうる正常な循環反応が障害されていることが原因である．以下の4つのサブタイプが考えられている．
　①起立直後性低血圧：起立直後の血圧低下が著しい場合
　②遷延性起立性低血圧：起立後10分以降に血圧低下を認める場合
　③体位性頻脈症候群：血圧低下は認めずに心拍増加が著しい場合
　④神経調節性失神：突然の血圧低下と起立失調症状を認める場合

c. 症状・診断
　起立時に立ちくらみや失神発作を認める場合は本症を疑う．またふだんから全身倦怠感，頭痛，食欲不振，睡眠障害などを訴えることも多く，心身症的な症状を呈することもある．
　診断には「OD診断基準」を用いる（表Ⅳ-7）．起立試験では，安静臥床の後に立位をとらせ立位前後および立位後定時的に脈拍と血圧を測定する．

d. 治療
　規則正しい生活を指導し，非改善例では昇圧剤を投与する．成人期にはほとんど改善するが，女性では成人期以降も症状が持続する場合が多い．

表Ⅳ-7　OD診断基準（OD研究班）

大症状
　A．立ちくらみ，あるいはめまいを起こしやすい
　B．立っていると気持ちが悪くなる，ひどくなると倒れる
　C．入浴時あるいは嫌なことを見聞きすると気持ちが悪くなる
　D．少し動くと動悸あるいは息切れがする
　E．朝なかなか起きられず，午前中調子が悪い

小症状
　a．顔色が悪い
　b．食欲不振
　c．腰疝痛をときどき訴える
　d．倦怠あるいは疲れやすい
　e．頭痛
　f．乗り物に酔いやすい
　g．起立試験脈圧狭小化16mmHg以下
　h．同　収縮期血圧低下21mmHg以下
　i．同　脈拍数増加1分間21以上
　j．同　立位心電図のT$_{Ⅱ}$の0.2mV以上の減高その他の変化

判定
　1．大症状3つ以上
　2．大症状2，小症状1以上
　3．大症状1，小症状3以上
基礎疾患を除外する．

5 川崎病（小児急性熱性皮膚粘膜リンパ節症候群）(mucocutaneous lymphnode syndrome：MCLS)

a. 概要

　1967年に川崎富作博士により初めて報告された原因不明の熱性疾患である．4歳以下の乳幼児に好発し，男児に多い．再発例や同胞の発症例も認める．病理学的には全身の血管炎を主体とした疾患であるが，冠動脈病変の合併など心臓後遺症が問題となる．地域的・時間的な流行を認めるなど，その疫学的特徴は感染症を示唆するものであるが未だ原因の確定には至っていない．最近では，原因が1つではなく複数の要因が関与している可能性や，発症に関係する遺伝子の存在も報告されている．

b. 症状・診断

　診断は，特徴的な症状により行う（表Ⅳ-8）．①発熱，②両側眼球結膜の充血，③口唇・口腔の発赤，④発疹，⑤手足の硬性浮腫・膜様落屑，⑥頸部リンパ節腫脹，の6主要症状のうちの5つ以上があれば診断できる．また主要症状が4つでも冠動脈の拡大や瘤が確認され，他の疾患が除外されれば本症と診断する．血小板増多やBCG接種部位の発赤は，本症に特徴的な所見として診断に有用である．

表Ⅳ-8　川崎病（MCLS，小児急性熱性皮膚粘膜リンパ節症候群）診断の手引き
〈厚生労働省川崎病研究班作成　2002年2月改訂5版〉

本症は，主として4歳以下の乳幼児に好発する原因不明の疾患で，その症候は以下の主要症状と参考条項とに分けられる．

A．主要症状
1. 5日以上続く発熱（ただし，治療により5日未満で解熱した場合も含む）
2. 両側眼球結膜の充血
3. 口唇・口腔所見：口唇の紅潮，いちご舌，口腔咽頭粘膜のびまん性発赤
4. 不定形発疹
5. 四肢末端の変化：（急性期）手足の硬性浮腫，掌蹠ないし指趾先端の紅斑
　　　　　　　　　（回復期）指先からの膜様落屑
6. 急性期における非化膿性頸部リンパ節腫脹

　6つの主要症状のうち5つ以上の症状をともなうものを本症とする．ただし，上記6主要症状のうち，4つの症状しか認められなくても，経過中に断層心エコー法もしくは心血管造影法で，冠動脈瘤（いわゆる拡大を含む）が確認され，他の疾患が除外されれば本症とする．

B．参考条項
以下の症候および所見は，本症の臨床上，留意すべきものである．
1. 心血管：聴診所見（心雑音，奔馬調律，微弱心音），心電図の変化（PR，QTの延長，異常Q波，低電位差，ST-Tの変化，不整脈），胸部X線所見（心陰影拡大），断層心エコー図所見（心膜液貯留，冠動脈瘤），狭心症状，末梢動脈瘤（腋窩など）
2. 消化器：下痢，嘔吐，腹痛，胆嚢腫大，麻痺性イレウス，軽度の黄疸，血清トランスアミナーゼ値上昇
3. 血液：核左方移動をともなう白血球増多，血小板増多，紅沈値の促進，CRP陽性，低アルブミン血症，α_2グロブリンの増多，軽度貧血
4. 尿：蛋白尿，沈渣の白血球増多
5. 皮膚：BCG接種部位の発赤・痂皮形成，小膿疱，爪の横溝
6. 呼吸器：咳嗽，鼻汁，肺野の異常陰影
7. 関節：疼痛，腫脹
8. 神経：髄液の単核球増多，けいれん，意識障害，顔面神経麻痺，四肢麻痺

備考
1. 主要症状Aの5は，回復期所見が重要視される．
2. 急性期における非化膿性頸部リンパ節腫脹は他の主要症状に比べて発現頻度が低い（約65％）．
3. 本症の性比は，1.3〜1.5：1で男児に多く，年齢分布は4歳以下が80〜85％を占め，致命率は0.1％前後である．
4. 再発例は2〜3％に，同胞例は1〜2％にみられる．
5. 主要症状を満たさなくても，他の疾患が否定され本症が疑われる容疑例が約10％存在する．この中には冠動脈瘤（いわゆる拡大を含む）が確認される例がある．

c. 心臓後遺症（図Ⅳ-24）

本症における最も重大な合併症は冠動脈瘤の形成である．冠動脈血管壁に炎症が進行し，血管壁が脆弱化することにより血管拡大・瘤形成が生じる．急性期に一過性に拡大した後に正常化する場合もあるが，約10％の症例では瘤が残存する．瘤の退縮にともなう内膜肥厚や血栓形成による狭窄性病変から心筋梗塞や突然死を来すことがある．心筋梗塞等による突然死は0.05〜0.1％に認める．他に心筋炎や弁膜炎などを合併することもある．

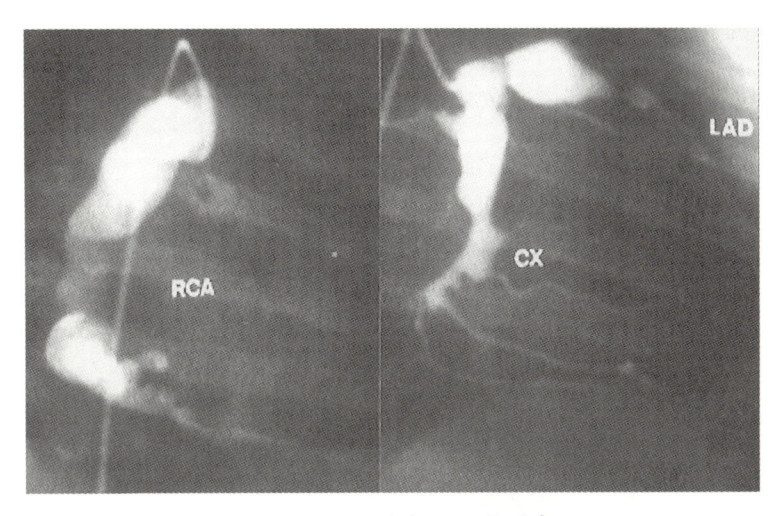

図Ⅳ-24 川崎病の冠動脈瘤
左：右冠動脈造影像，巨大冠動脈瘤を認める．
右：左冠動脈造影像，前下行枝（LAD）と回旋枝（CX）にも巨大瘤を認める．

d. 治療

ガンマグロブリンの大量静注とアスピリンの内服が一般的である．ガンマグロブリンは発症後早期に使用することにより冠動脈瘤形成の頻度を低下させる．アスピリンは血栓形成を抑制する目的で使用する．冠動脈狭窄が進行した場合には冠動脈バイパス手術が行われる．

⑥ 原発性肺高血圧症（primary pulmonary hypertension：PPH）

a. 概要

原因不明の肺高血圧症（安静時の平均肺動脈圧が25 mmHg以上）を呈する疾患である．発症頻度は1〜2人／100万人／年，小児例では年間15人前後が発症し女性に多い（男／女＝1.4）．発症のピークは8〜14歳であり，成人に比し進行が速く生存期間が短いとされている（平均3年）．一部に家族内発症を認める．

b. 病因・病態

病理学的には，筋性肺動脈の中膜〜内膜肥厚と線維化が進行し血管の閉塞性病変を認める．肺高血圧の進行にともない右心不全が増強する．遺伝子異常とそれにともなう細胞内情報伝達系の障害など種々の原因が考えられている．

c. 症状

疲労倦怠，息切れ，失神，胸痛などが主であるが，学校心臓検診にて無症状で発見されることも多い．肺高血圧が進行するに従い心拍出量が低下し，疲労倦怠感の増悪，四肢冷感，脈拍微弱を認める．また浮腫や肝腫大も認める．喀血を来たすこともある．

d. 診断

他の肺高血圧症を来たす原因を除外することが必要である．胸部X線では，肺動脈の著しい拡大を認める（図IV-25）．心電図では右軸偏位と右室肥大を認め，心エコー検査では三尖弁や肺動脈弁の逆流を認めることも多い．

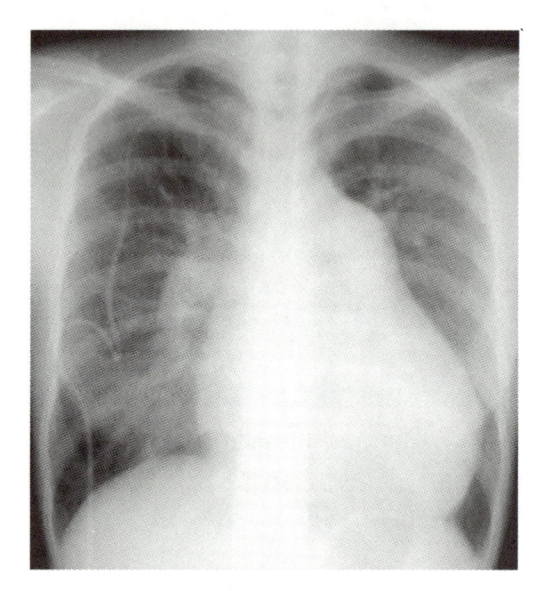

図IV-25　原発性肺高血圧症の胸部レントゲン写真
心拡大および肺動脈の拡大を認める．

e. 治療

経口の血管拡張剤の他に，心不全治療として強心剤や利尿剤なども使用される．抗凝固薬は予後を改善させる．進行すれば強力な肺血管拡張作用を有するプロスタグランディン I_2 剤の持続静注療法や在宅酸素療法も行われるが根本治療ではない．現時点で残された選択は肺移植である．わが国においては生体肺葉移植の症例が増えつつある．

7 高血圧症（hypertension）

a. 概要

血圧とは，血液が血管壁を押し拡げようとする力のことであり，心臓から血液が駆出されるときの血圧を収縮期血圧（最大血圧または最高血圧），心臓が拡張し血液が駆出されないときの血圧を拡張期血圧（最小血圧または最低血圧）と呼び，この差を脈圧という．小児の正常血圧は性や年齢によっても異なることから，高血圧の規準も成人のように一様ではなく種々の定義がみられ

表Ⅳ-9　小児の高血圧判定基準

年齢	定義
〜生後1週	収縮期血圧　>100mmHg
〜生後1月	収縮期血圧　>110mmHg
〜2歳	収縮期血圧　>124mmHg，拡張期血圧　>74mmHg
〜12歳	収縮期血圧　>130mmHg，拡張期血圧　>86mmHg
〜18歳	収縮期血圧　>144mmHg，拡張期血圧　>90mmHg

表Ⅳ-10　病因からみた高血圧の分類

病型	原因（臨床診断と病変）
一次性（本態性）	動脈壁の遺伝子異常
二次性（環境性）	環境因子（肥満・運動不足・ストレス等）
（基礎疾患性）	基礎疾患（内分泌性・腎性・神経性・薬剤性等）

る．年齢別の高血圧規準の代表例を示す（表Ⅳ-9）．

b. 病因・病態

小児期高血圧の原因にも一次性（遺伝因子）と二次性（環境因子・基礎疾患）のものが考えられる（表Ⅳ-10）．また乳幼児期から発症するものの中には血管の先天異常によるものが多い．

c. 症状・診断

成人同様にほとんどは無症状で検診等で偶然に発見されることが多い．急性増悪時には頭痛・動悸・嘔気等の症状を認めることがある．診断には安静時血圧を正確に測ることが重要である．体格に応じてマンシェットの大きさが異なることから注意を要する．また四肢の血圧測定は，大動脈縮窄や他の血管病変を検索するうえでも重要である．

d. 治療

基礎疾患に対する治療を行う．基礎疾患がなく肥満度の強い症例には，食事制限や運動療法などが行われる．また血管拡張剤なども用いられるが，体格に応じた適切な量の設定が重要である．

参考文献

1) 高尾篤良，門間和夫，中澤　誠，中西敏雄編（2001）臨床発達心臓病学，中外医学社
2) Allen H.D., Clark E.B., Gutgesell H.P., Driscoll D.J. (eds) (2001) Heart diseases in infants, children, and adolescents. Lippincott Williams and Wilkins.
3) 古河太郎，本田良行編（1994）現代の生理学，金原出版
4) Dajani A., Taubert K., Wilson W., *et al.* (1997) Prevention of bacterial endocarditis. Circulation ; **96** : 358-366.
5) 小林　登，多田哲也，薮内百治編（1985）新小児医学大系・小児循環器病学，中山書店
6) Richardson P., McKenna W., Bristow M., *et al.* Report of the 1995 World Health Organization / International Society and Federation of Cardiology task force on the definition and classification of cardiomyopathies. Circulation 1996 ; **93** : 841-842.

7) Anderson R. (ed)（2002）Pediatric cardiology. Churchill Livingstone.
8) 川崎富作，重松逸造，濱島義博，柳川　洋，加藤裕久編（1988）川崎病，南江堂
9) Behrman R.E., Kliegman R.M., Jenson H.B.（eds）(2000)．Nelson textbook of pediatrics, Saunders.

V

消化吸収機能の障害

1. 基礎知識
2. 主要疾患

基礎知識

1 形態と機能

（1）発生と機能的発達の特徴

　消化器系には，食物の摂取・排泄に関与する，口腔から腸管，および栄養の消化吸収を行う肝臓・胆嚢・膵臓が含まれる．消化器系の発生の過程において，原腸から前腸，中腸，後腸に分かれ，前腸から口腔，食道，胃，十二指腸，胆嚢，中腸から十二指腸，小腸，横行結腸，後腸から大腸，直腸が発生する．

　胎児は胎内にいるときから羊水の嚥下を行っているが，早産児で嚥下が可能となるのは32〜34週頃からである．

　消化管の機能的な発達は，小児の身体発達，運動発達に密接に関連しており，消化管の機能的な発達を考えるうえで，身体の機能的な発達と関連づけて考えることは重要である．

（2）形態と機能

1）口腔・咽頭（oral cavity, pharynx）

機能

　味覚により食物を適切に選択し，それを保持・咀嚼して唾液と混ぜることによって以下の消化を容易にし，嚥下する．

2）食道（esophagus）

a．形態

　食道入口部は咽頭の下部，気管へ続く喉頭と梨状陥凹の後方に開口する．

　食道は，①頸部食道（入口部から胸腔に入るまで），②胸部食道（上部・中部・下部に分ける），③腹部食道（横隔膜を貫いて胃に入るまで）に区分される．

　食道は胸部縦隔の後部中央を走り横隔膜裂孔を通って胃の噴門部につながる．その走行は周囲臓器の存在によって生理的に細くなっている部分（生理的狭窄部：①入口部直下（喉頭下部），②気管分岐部，③横隔膜貫通部）がある．また，胸腔内は呼吸にともなって吸気時に陰圧になるために，陽圧である腹腔内から食道へ胃内容物が逆流しないよう食道下部には括約筋構造（下部食道括約筋）があり逆流防止弁として働いている．

b．機能

　嚥下した食物や液体を蠕動運動によって胃へ運ぶ．咽頭で起こる嚥下運動に協調して蠕動波が下部へ伝わり，さらにこれと協調して下部食道括約筋が弛緩して内容物が胃へ運び込まれる．粘膜には食道腺が分布して常に内部を潤している．

c．小児の特異性

　乳幼児，特に新生児・乳児では下部食道括約筋の緊張が緩く，また下部食道の胃への入口角

(ヒス角)が浅いため，年長児や成人に比べて胃内圧の上昇に対して容易に逆流・嘔吐を来たしやすい．

3) 胃 (stomach)
a. 形態

噴門部，胃上部（穹窿部），胃体部，胃角部，幽門前庭部，幽門輪の各部に分けられる．胃粘膜には胃腺（噴門腺，体部腺，幽門腺）が分布しており，胃酸と消化液であるペプシンは主として体部腺から分泌される．胃壁は内表面から順に粘膜上皮層，粘膜筋板，粘膜下層，固有筋層，漿膜下層，および漿膜の6つの層からなる．

b. 機能

塩酸，ペプシンなどを分泌してこれを食物と攪拌して蛋白消化を進め，一部の病原微生物を殺菌する．食物が十分こなれると胃はこれを適当量ずつ幽門を通して十二指腸に送り出す．そのほか，ガストリンやソマトスタチンなどの消化管ホルモンを分泌する．

c. 小児の特異性

新生児・乳児では胃体部より幽門前庭部が容量的に未発達である．また，新生児・乳児早期には軽度の長軸捻転が残っており，年長児や成人に比べて生理的にも嘔吐しやすい理由となっている．

4) 十二指腸 (duodenum)
a. 形態（図V-1）

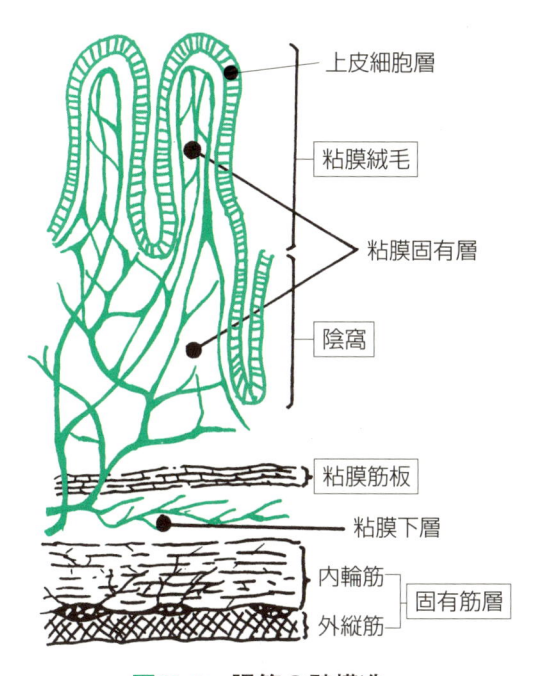

図V-1 腸管の壁構造

十二指腸以下の腸管（小腸，大腸）の壁構造は内表面から粘膜上皮細胞層，粘膜固有層，粘膜筋板，粘膜下層，固有筋層（内輪筋層，外縦筋層の二層）および漿膜層で基本的に構成される．腸管には脊髄に匹敵する数の神経節細胞が分布している．それらは網目のように張りめぐらされており，粘膜下層ではマイスナー（Meissner）神経叢，固有筋層間ではアウエルバッハ（Auerbach）神経叢と呼ばれる．

十二指腸は第1部（球部），第2部（下行脚），第3部（水平脚），第4部（上行脚）に区分され，トライツ（Treitz）靱帯が付着して固定されている十二指腸空腸曲で空腸に移行する．下行脚には胆管と膵管が合流してファーター（Vater）乳頭と呼ばれる部分に開口している．壁の基本構造は小腸と同様であるが，十二指腸の粘膜筋板下にはブルンナー（Brunner）腺と呼ばれる粘液分泌腺が分布している．

b. 機能
胃から送り出される酸性の食物を中和し，蛋白や脂肪を消化する酵素を含む膵液や胆汁と混和し，さらに一部を吸収しつつ小腸へ送り出す．

5）小腸（small intestine）（空腸：jejumum，回腸：ileum）
a. 形態
十二指腸に続き盲腸までの小腸のうち口側2/5を空腸と呼ぶ．空腸での食物の移動は速く，遺体を解剖する際に小腸前半部が常に空虚であることからこの名がある．肛門側5/3を回腸と呼ぶが，空腸と回腸の間に明確な境界はない．回腸末端部ではリンパ組織（リンパ小胞）が発達している．回腸から大腸（盲腸）に移行する部分には回盲弁（バウヒン（Bauhin）弁）があり，小腸と大腸の圧格差を保持して栄養素の小腸通過時間を調節し，また大腸内の細菌が小腸に逆流するのを防いでいる．

b. 機能
各種栄養素の消化と吸収．ほとんどの栄養素は小腸から吸収される．特に胆汁酸，脂溶性ビタミン（ビタミンA, D, E, K），およびビタミンB_{12}は回腸後半部で吸収される．

c. 小児の特異性
乳糖分解酵素活性は新生児期に高く，一方多糖類を分解するアミラーゼの産生は低く，2〜3歳頃に成人レベルに達し，このことは乳児期の栄養として乳糖が適している背景になっている．

6）大腸（large intestine）（結腸：colon）
a. 形態
回盲弁を通過した小腸内容物は結腸に入る．その下端は盲端（盲腸：cecum）となっており，ここに虫様突起（虫垂：appendix）が開口している．結腸は口側から上行結腸（ascending colon），横行結腸（transverse colon），下行結腸（descending colon），S状結腸（sigmoid colon），および直腸（rectum）に区分され，上行結腸と下行結腸は後腹壁に固定されている．

b. 機能
主に水分を吸収するとともに，便を貯留し適切に排便をコントロールする．腸内細菌は食物繊維を分解し便の性状を整えるほか，ビタミンKの産生などの働きをもっている．

c. 小児の特異性
幼小児では後腹壁への固定がゆるやかである．このことは回盲部に腸重積を起こしたり，虫垂炎の際に圧痛点が頭側に移動したりする原因となる．

7）肝臓（liver），胆嚢（gallbladder）
a. 形態（図V-2）

V 消化吸収機能の障害　83

　肝臓は，腹部で最も大きな実質臓器で，右の横隔膜下から正中にかけて存在し，腹部のほぼ正中で左葉と右葉に区切られる．体積は右葉が大きく，左の5～6倍の大きさがある．乳幼児では正常でも辺縁を触れることがあるが，年長幼児以降では肝臓は肋骨弓の裏側におさまって，通常触診ではその辺縁を触れなくなる．

　肝臓に入る血管には2系統ある．1つは肝動脈で，腹部大動脈から出る腹腔動脈から分岐して肝下面の肝門部から肝内へ入る．もう1つは（肝）門脈で，腸管から吸収した栄養素を運ぶ腸間膜静脈と脾臓からの脾静脈が合流して肝門部から肝内へ入る．肝内では肝動脈と門脈は併走して枝分かれし，それぞれ主として酸素，栄養素を実質肝細胞に供給する．その後血液は中心静脈へと流れ，その枝が集まって横隔膜の付近から下大静脈に潅流する．

　一方，肝細胞実質では胆汁が産生される．肝細胞で作られた胆汁は肝細胞の間の毛細胆管を通って肝内の小葉間胆管に集められる．小葉間胆管は肝動脈や門脈と寄り添って走り，胆汁は血液と逆方向に流れて肝門部の太い胆管（総肝管）へと集められる．この小葉間胆管と肝動脈，門脈の3つの管が集まって流れている部分をグリソン鞘と呼ぶ．また，数個のグリソン鞘から肝細胞実質を通って一本の中心静脈へと血液が流れ込むという組織学的な単位を肝小葉と呼び，肝臓はこの肝小葉が無数に集まって構成されている．

　胆囊は，肝臓の下面に付着して存在する袋状の器官である．胆汁は総肝管を通って胆囊に一旦

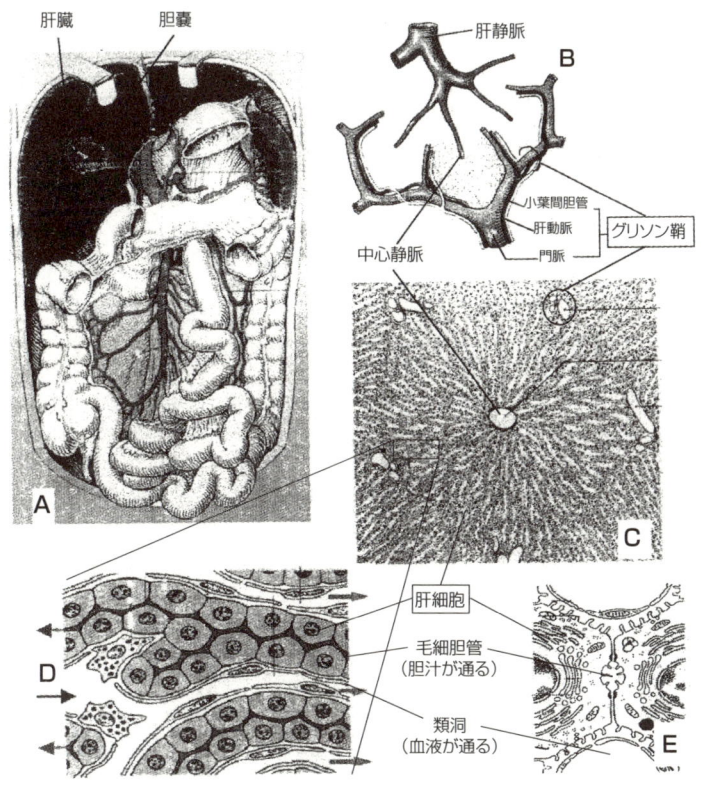

図V-2　肝臓の形態としくみ

A：肉眼像，B：ルーペ拡大，C：顕微鏡像（低倍率），D：顕微鏡像（高倍率），E：電子顕微鏡像
（越智淳三訳，人体解剖図説Ⅱ，文光堂より一部改変して引用）

蓄えられてから総胆管へ排出され，十二指腸下降脚に開口するファーター乳頭を通って腸管内に分泌される．

b. 機能

栄養分の貯蔵と物質代謝：腸管で消化吸収されたブドウ糖をグリコーゲンとして貯える．グリコーゲンは必要に応じてブドウ糖に再分解されて，血液中の血糖として供給される．摂取した蛋白質は小腸でアミノ酸に分解，吸収される．吸収されたアミノ酸は門脈を通って肝臓に運ばれ，体に必要な蛋白質や酵素が合成される．腸管から吸収された脂肪は一部はコレステロール合成に利用され，一部は貯蔵されてグリコーゲンに次いでエネルギー源として利用される．また，血液中に放出されたコレステロールの一部は再び肝臓に戻って分解処理され，バランスが維持される．

胆汁の生成：肝細胞で生成される胆汁は，胆嚢に貯えられて十二指腸に分泌される．胆汁中の胆汁酸は脂肪の乳化に働く．

解毒作用：食物や細菌の作る有害な物質を酸化・還元・分解などの作用により無毒化する．

尿素の合成：タンパク質やアミノ酸が分解されたときに生じる有害なアンモニアを，オルニチン回路の反応で毒性の少ない尿素に変える．

血液成分の生成と血球の破壊：血液中に含まれるアルブミン・フィブリノーゲン・プロトロンビンやヘパリンなどを合成する．胎児期には赤血球を合成し，生体になると古くなった赤血球を破壊する．

ビタミンの貯蔵：小腸で吸収されたビタミンのうち，ビタミンAとDを集めて貯蔵する．

胆嚢の機能：肝臓で作られた胆汁をいったん貯蔵し，食物が胃から腸を通過する際にコレチストキニン（CCK）などの腸管作動ホルモンの作用によって収縮し，胆汁を十二指腸に分泌する．

c. 小児の特異性

肝臓は体内で最大のグリコーゲンの貯蔵場所である．グリコーゲンは肝臓とともに筋肉にも貯蔵され生体エネルギーとしてのATPの産生源として利用されるが，小児ではその用量が小さく枯渇しやすい．グリコーゲンが不足すると，肝細胞では脂肪代謝（酸化）を亢進させてATPとケトン合成を進める．ケトン体は小児において中枢神経で利用される重要なエネルギー源であるが，血中に過剰になるとアシドーシスを起こし，低血糖傾向とともに気分不良や嘔吐（ケトン血性嘔吐症）の原因となる．小児では学童期の前半ぐらいまでこのような病態に陥りやすい．

8）膵臓（pancreas）

a. 形態

膵臓は後腹膜に固定された実質臓器で横たわったくさび形をしており，頭部は正中右寄りで十二指腸下降脚の裏側に位置し，尾部は左後腹膜に位置する．栄養素の消化液を分泌する外分泌腺を主体とした構造の中に，血糖調節のためのインスリンやグルカゴンなどのホルモンを分泌する内分泌腺細胞からなるランゲルハンス島（膵島）が散在している．消化液を運ぶ膵管は膵頭部を出ていったん胆管と併走，合流して十二指腸下降脚のファーター乳頭に開口する．

b. 機能

膵外分泌腺から分泌される消化液には，蛋白をペプチドに分解するトリプシン，キモトリプシン，澱粉をデキストリン・麦芽糖に分解するアミラーゼ，および麦芽糖をブドウ糖に分解するマ

ルターゼ，脂肪を脂肪酸・グリセロールに分解するリパーゼが含まれている．これらの消化液は膵内の導管（膵管）に集められ食物の摂取にともなってファーター乳頭から十二指腸内へ分泌される．一方，内分泌腺（ランゲルハンス島）には複数の種類の細胞が集まっており，α細胞からは主にグルカゴン（血糖を上昇させる作用），β細胞からはインスリン（血糖を下げる作用），δ細胞からはソマトスタチンなどのホルモンが分泌される．これらのホルモンは膵内を走る血管に浸み出し，膵静脈からの血流に乗って全身へ運ばれる．

2 主要症状と病態生理

1）嘔吐（vomiting）・吐血（hematemesis）

嘔吐は，胃の内容物が口から吐き出される状態で，延髄にある嘔吐中枢の興奮によって起こる症状で，病態生理としては下記の3つに分類される．

①主に上部消化管の末梢神経から嘔吐中枢を直接刺激して起こる嘔吐反射
②化学受容体トリガー領域（chemoreceptor trigger zone：CTZ）の刺激による嘔吐
③視覚や臭いが誘因となって大脳からの刺激により来たす嘔吐

幼小児は年長児や成人よりはるかに嘔吐しやすい．特に新生児にみられる嘔吐の9割は生理的なもので特別な治療を要さない．しかし残る1割に重篤な疾患や内臓奇形が関与し緊急手術が必要な場合もあるので，これらについては迅速な判断が要求される．また，小児では貯蔵グリコーゲン量が不足して容易に脂肪代謝に傾くために10歳ぐらいまではケトン性嘔吐（自家中毒）を起こしやすい．

胃腸炎や食中毒，薬剤の誤嚥などによるものや胃・食道の形態異常，消化管の運動機能異常や通過障害が原因となる．胆汁を含む嘔吐（胆汁性嘔吐）は通過障害が十二指腸乳頭部よりも肛門側にあることを示唆する．また，脳圧亢進や髄膜炎などの中枢神経障害においても嘔吐は重要な症候の1つである．

吐物に血液の混入がみられる場合，食道や胃・十二指腸に急性の粘膜病変や潰瘍病変があることが多い．新生児ではビタミンK欠乏などの血液凝固能異常などで吐血がみられる場合（真性メレナ）があるが，母体血を嚥下した場合にも血性吐物を呈する（仮性メレナ）ため，鑑別を要する．

評価のポイント

嘔吐の頻度，吐物の性状などを把握する．脱水や全身状態，腹部の状態，腸蠕動音，呼吸音（喘鳴の有無），髄膜刺激徴候や神経症状の有無など．尿ケトンのチェックが診断に有用である．

2）下痢（diarrhea）・血便（hematochezia）

下痢とは，便に大量の水をともなって電解質などの成分の喪失を生じる状態をいい，病態生理としては下記の4つに分類される．

①糖分や電解質などの腸粘膜での消化吸収が障害されて腸内容物の浸透圧が上昇して起こる浸透圧性下痢
②腸粘膜上皮の正常な物質輸送が障害されて大量の電解質が分泌される結果起こる分泌性下痢
③潰瘍性大腸炎や放射線被曝などで腸粘膜が炎症性の強い障害を受けることによって起こる粘膜障害性下痢

④腸管の神経—平滑筋活動が異常な刺激を受けて蠕動が亢進することによって起こる機能性（刺激性）下痢

　小児では下痢はよくみられる症状で，急性に経過していずれ治癒するものがほとんどである．しかし，2週間以上続いて栄養状態が悪化したり，病原菌の毒素により溶血性尿毒症症候群（HUS）などの重篤な合併症を来たすこともある．

　赤痢や病原性大腸菌，キャンピロバクター腸炎などでは血便を呈しうるが，一般的な腸炎で血便をみることは少ない．血便をみた場合には，腸重積，メッケル憩室などを考える必要がある．また，乳児早期に鮮血を混じた便がみられることがあり，これは母乳栄養児に多い．このほか，乳児で経口抗生剤のセフジニル（セフゾン®）の内服により便が赤く着色して血便と間違えられることがある．

評価のポイント

　年齢，栄養法（母乳，人工乳），アレルギー歴，家庭内や学校での流行，摂取食品，渡航歴，ペット・動物との接触などについて問診を行う．下痢回数，性状を把握し，できる限り観便する．脱水や体重増加不良の有無に留意する．

3）便秘（constipation）

　排便回数が減少した状態，あるいは便が出ないことによって苦痛をともなう状態をいう．新生児では通常1日に2〜7回と多く，生後1年から2年でほぼ成人と同様1日1〜2回から週3〜4回程度になる．乳児期では一般に母乳栄養児は人工栄養児に比べて排便回数が多い傾向がある．便回数は小児でも個人差は大きいが，上記の回数以下であれば一応便秘といってよい．多くの場合便秘は腸管運動量や自律神経機能の個体差による特発性（体質性）のものか，食事やミルク，排便習慣などによる習慣性のものである．しかし，新生時期にはヒルシュスプルング（Hirschsprung）病，消化管狭窄，肛門奇形や脊椎奇形，年長児では甲状腺機能低下症や中枢神経障害などの疾患が原因となりうるので，これらの鑑別は重要である．

4）腹痛（abdominal pain）

　腹痛はさまざまな疾患で生ずる非特異的，かつありふれた症状であるが，その中に緊急性の高い疾患が含まれるので注意を要する．特に低年齢の小児では腹痛の部位や程度などを正確に伝えることができないことが多い．下痢をともなう場合は判断に困ることは少ないといえるが，下痢のない場合は診断は必ずしも容易でない．下痢がない場合，浣腸を行うことは観便での情報を得ると同時に停滞していた腸内容物の移動と減圧による腹痛軽減という治療的効果が得られることが多い．しかし，機械的な腸閉塞あるいは下記の緊急を要する病態おいては浣腸は腸管穿孔の誘因となることがあるので，これを否定すべく注意深い観察と適切な判断が必要である．

　緊急を要する病態とは，①全身状態が不良，②激腹痛，③腹部触診にて腹膜刺激徴候（筋性防御や反跳痛（Blumberg徴候））を呈するとき，④激しい嘔吐（特に胆汁性や血性の嘔吐）をともなうとき，などである．

評価のポイント

　①年齢，②いつからの痛みか，③どの程度か（遊ぶことができる程度か，食事をとれるか，などから客観的に判断する），④部位はどのあたりか，⑤食事中か前後か，⑥痛みに間歇や増減があ

5）黄疸（jaundice）

　黄疸とは血液中のビリルビンが増加し，血管外の組織に沈着することによって眼球結膜や皮膚が黄染する状態を指す．年長児や成人では血中総ビリルビン値が 2 mg/dL 以上になると眼球が黄染するが，新生児は皮下組織が薄い時に多血傾向であることから総ビリルビン値は 5 mg/dL 以下では皮膚の黄染はわかりにくい．

　ビリルビンは古くなって壊れた赤血球から出るヘモグロビン由来のヘム色素が分解して産生され（非抱合型（間接型）ビリルビン），肝細胞でグルクロン酸抱合を受けて抱合型（直接型）ビリルビンとなって胆汁中に排泄される．

　高ビリルビン血症は，血中に非抱合型ビリルビンが増加する間接型と，抱合型ビリルビンが増加する直接型に分けられる．間接型高ビリルビン血症を来たす病態としては，新生児黄疸，母乳性黄疸，溶血性黄疸のほか，ビリルビンの代謝異常症である Crigler-Najjar 症候群や体質性黄疸の Gilbert 症候群がある．血中の直接型ビリルビンが 2.0 mg/dL 以上の場合は胆汁うっ滞を疑う．成人では胆石，急性肝炎や胆道系腫瘍でみられる．新生児では胆道閉鎖症や新生児肝炎で胆汁うっ滞が生じる．そのほか Alagille 症候群や体質性黄疸では Dubin-Johnson 症候群，Rotor 症候群などで直接ビリルビン値が上昇する．

③ 検査

　小児の消化器疾患診療における初期スクリーニングとしては，一般状態や脱水の評価，栄養状態の評価が必要であり，それらに加えて各種の原因検索のための検査を行う．

①一般状態・脱水の評価：末梢血算・血液像，検尿（一般検尿，尿ケトン，尿比重），血性電解質，尿素窒素（BUN），クレアチニン，血清蛋白，アルブミン（A/G 比），肝機能（AST, ALT, γGTP, ALP, LDH, T.Bil, Bil 分画），血糖，CRP

②栄養状態の評価：コリンエステラーゼ，総コレステロール，トリグリセライド，止血能（プロトロンビン時間，ヘパプラスチンテスト，フィブリノーゲン），トランスフェリン，プレアルブミン，レチノール結合蛋白，血清鉄，鉄結合能（TIBC, UIBC），血清亜鉛など（上記に加えて）

③便検査：便潜血反応*，便ヘモグロビン*，pH，培養，虫卵，便中ロタウイルス抗原，便クリニテスト（便中の糖の検出），便ズダンⅢ染色（脂肪の検出），便中 α_1 アンチトリプシン（蛋白の検出），便上清の電解質，重炭酸イオン

④胃食道逆流症の評価：24 時間食道・胃 pH モニタリング

⑤消化吸収試験：経口糖質吸収負荷テスト（乳糖負荷，蔗糖負荷，D-キシロース負荷など），経口脂肪吸収負荷テスト（マーガリン負荷）

* 便潜血反応：便中の鉄分を検出するものであるため，鼻血や口腔内の出血から肛門付近の出血まで消化管全領域の出血をスクリーニングするものである．一方，便ヘモグロビンは便中のヘモグロビンを検出するもので，上部消化管からの出血ではこれが小腸から吸収されてしまうために，回腸末端部から肛門までの下部消化管の出血でのみ陽性となる．

⑥肝機能および胆汁排泄能検査：ICG（インドシアニングリーン色素）排泄試験，便シュミット反応，十二指腸液採取（グメリン反応），肝・胆道排出シンチグラム
⑦画像検査：腹部X線（臥位，立位），消化管X線透視検査（上部消化管造影，小腸造影，下部消化管造影），腹部超音波検査，腹部CT，MRI
⑧内視鏡検査：上部消化管内視鏡，大腸内視鏡

　年少の小児では画像検査に際して適切に鎮静を行わなければストレスを与えるばかりで十分な情報が得られないことも少なくない．特に内視鏡検査では歯牙の破損や粘膜擦過による出血，時には穿孔を起こすこともあるので，スムーズに検査できないときは無理をせず，必要に応じて全身麻酔下での検査を行うことを考慮すべきである．

② 主要疾患

1 口腔疾患

（1）口内炎（stomatitis）
　小児ではウイルス感染にともなうもののほか，原因不明の再発性のものがみられる．ウイルス感染にともなうものとしては次の3つがよくみられる．
①ヘルペス性歯肉口内炎：単純ヘルペス1型ウイルスの初感染時に乳幼児にみられやすい．歯肉炎をともない発赤や出血を来たす
②ヘルパンギーナ：コクサッキーウイルス，エコーウイルス属の感染による夏風邪の代表疾患で，咽頭部に小水疱や小潰瘍を形成し高熱をともなう
④手足口病：エンテロ71ウイルス，CA-10，CA-16ウイルスなどの感染によるもので，手足，膝，臀部および口内に丘疹性，小水疱性の発疹を来たす

　再発性アフタの原因は明らかでなく，栄養状態やストレス，遺伝的要因などの関与が考えられる．クローン病やベーチェット病，全身性エリテマトーデス（SLE）の一症状である場合があるので，他の随伴症状に留意すべきである．

（2）鵞口瘡（thrush）
　真菌であるカンジダ（*C. albicans*）の繁殖によって口腔内に形成される白色点状あるいは帯状の白苔病変である．*C. albicans*はヒトの口腔や消化管に常在する真菌であり，新生児や乳児ではありふれた疾患であるが，HIVや移植，悪性疾患の治療にともなう免疫抑制状態では全身感染の一部として現れ，増殖が著明となる．

2 食道の疾患

(1) 異物 (foreign body)
a. 病因・病態
　異物の誤飲としては，硬貨，おもちゃの部品，ヘアピン，ボタン電池などが多い．異物は一定の大きさがあると食道の生理的狭窄部にとどまることが多い．

b. 診断・治療
　異物が長時間とどまっていると潰瘍を形成して穿孔を起こすこともあるので，必ず摘出するか，または胃内に落として排出させる．硬貨など辺縁の丸いものはバルーンカテーテルを用いたり，針や画鋲などの鋭利なものは磁石を使って摘出できることもあるが，これらの方法で摘出困難な場合は入院させて内視鏡下に摘出を行うのがよい．

3 胃の疾患

(1) 肥厚性幽門狭窄症 (hypertrophic pyloric stenosis)
a. 病因・病態
　胃幽門部の筋層，特に輪層筋の肥厚によって幽門の通過障害を起こす疾患で，ほとんどが乳児期早期に発症する．わが国では1,000～1,500出生に1人の頻度で発生し，第一子，男児に多い．

b. 症状
　生後2～8週目に白色（無胆汁性）の嘔吐で始まることが多い．嘔吐は回数，量ともに次第に増加し，いわゆる噴水状となる．初期には比較的元気で嘔吐後にすぐ哺乳したがる．嘔吐が続くと脱水，体重増加不良，さらに体重減少を来たす．また，嘔吐による胃酸喪失にともなって低クロール性アルカローシスがみられる．

c. 診断
　触診で，幽門輪の肥厚によるオリーブの実ほどの大きさの腫瘤を上腹部の正中かやや右寄りに触知する．超音波検査が有用で，肥厚した幽門の筋層が横断面ではドーナツ状に描出される．

d. 治療
　幽門輪筋を切開するRamstedt手術を行うのが一般的である．ほとんどの症例で数日以内に嘔吐は消失する．症例によっては硫酸アトロピンの静注および経口投与による内科的治療が試みられる場合もある．

(2) 胃十二指腸潰瘍（消化性潰瘍）(peptic ulcer)
a. 病因・病態
　消化性潰瘍とは，酸やペプシンによって粘膜が傷害されて粘膜の層構造が部分的あるいは全層にわたって欠損した状態を指す．確定診断は内視鏡検査によってなされる．本症はその経過から急性潰瘍と慢性潰瘍に分類される．小児ではステロイド，非ステロイド性抗炎症剤などの薬剤投与や，やけどや感染症によるストレスにともなって起こる急性潰瘍の比率が高い．こうした急性潰瘍は多発性であることが多く，原因が除去されれば比較的短期間で治癒しうる．一方，慢性潰瘍は年長児に多く，胃よりも十二指腸潰瘍が多い．多くの症例でヘリコバクター・ピロリ菌の感

染が証明され，家族歴がみられることも多い．
b. 症状
心窩部，上腹部痛を高頻度に呈し，嘔気，嘔吐をともなうこともある．便潜血反応陽性で貧血があり，吐血や下血を呈することもある．慢性潰瘍では適切な原因治療が行われない場合には再発し，出血，穿孔，瘢痕狭窄にともなう通過障害などが起こりうる．
c. 診断
ヘリコバクター・ピロリ感染の診断には粘膜生検による培養検査のほか，この菌による尿素分解作用を利用したウレアーゼテスト，尿素呼気テストなどが有用である．このほか，クローン病でも胃・十二指腸に潰瘍病変を呈することがある．
d. 治療
ヒスタミン受容体拮抗剤やプロトンポンプ阻害剤といった制酸剤と粘膜保護剤を併用する．ヘリコバクター・ピロリ感染に対してはアモキシシリンとクラリスロマイシンなどを用いた除菌を行う．

(3) 急性胃腸炎 (acute enterocolitis)
急性胃腸炎のほとんどはウイルス，あるいは細菌の感染による．

1) ウイルス性胃腸炎 (viral enterocolitis)
a. 病因・病態
感染様式は，主に経口的にウイルスが侵入する糞口感染である．発症後少なくとも1週間はウイルスが排出されるため集団内で感染が拡大しやすい．

原因ウイルスは，①腸管から血行性に他の臓器に移行してさらに増殖してさまざまな症状を引き起こすタイプと，②腸管に感染してそのまま増殖して胃腸炎を起こすものとに分けることができる．

①の代表はエンテロウイルス群で，ポリオウイルス，コクサッキーウイルス，エコーウイルスなどがこれに属する．

②にはロタウイルス，アデノウイルス，カリシウイルスなどがある．カリシウイルス属にはいわゆる小形球状ウイルス (small round structured virus : SRSV) の大部分を含む．このうち最も検出頻度が高く，急性の乳児下痢症の原因として重要なものはロタウイルスで，続いてカリシウイルス属の頻度が高く，嘔吐・下痢の程度も重症である．ロタウイルス胃腸炎は罹患年齢が低く，冬から春にかけての季節性の流行を示す傾向が強い．一方，カリシウイルス胃腸炎はあらゆる年齢にみられ，流行の季節性も乏しい．
b. 症状
ウイルス性胃腸炎の主要症状は，嘔吐，下痢，発熱，腹痛で，血便を呈することは少ない．病初期に発熱と嘔吐を呈することが多く，2日目以降には嘔吐がおさまり下痢が始まる．ロタウイルス感染では特に初期の嘔吐が強く，下痢は数回～十数回に及び，水様白色で「米のとぎ汁様」と表現される．
c. 診断
強い臨床症状に比べて，炎症所見は通常強くない．細菌感染などを除外診断する．ロタウイル

表V-1 各種の経口電解質補液と清涼飲料水の主な組成

品名	糖質	Na	K	浸透圧(mOsm)
WHO-ORS	111 (G)	90	20	310
アクアライト	278 (G,F,S)	30	20	290
アクアサーナ	222	32	20	285
ソリタT2顆粒	122 (G,S)	60	20	205
ソリタT3顆粒	128 (S)	35	20	167
ポカリスエット	369 (G,F,S)	23	5	370
アクエリアス	339 (G,S)	10	5	307
コーラ	700 (F,G)	2	0.1	750
リンゴジュース	690 (F,G,S)	3	32	730
番茶	0	0	5	

G：ブドウ糖　F：果糖　S：蔗糖
一般に市販されている飲料水は，スポーツ飲料も含めて糖分が多く電解質成分が薄いために厳密には脱水の補正には適さない．

ス，アデノウイルスでは，便中のウイルス抗原の迅速診断が可能である．

d. 治療

適切な補液を行い脱水が補正されれば自然治癒し，予後は良好である．嘔吐がおさまっていれば電解質補液や野菜スープなどで水分を摂らせ，徐々に普通食に戻していく．脱水が強い場合には輸液が必要である（経口補液の種類と組成については表V-1参照）．

食事療法

急性のウイルス性腸炎にともなう下痢症に対しては，以前は厳密な食事摂取制限による腸管安静が薦められていたが，臨床的な検討から，現在では，厳密な食事摂取制限は行わない．

2）細菌性胃腸炎（bacterial enterocolitis）

a. 病因・病態

細菌性胃腸炎（食中毒）は，病原菌に汚染された食品や飲料水，家畜やペット，海外渡航者からの感染でもたらされる．細菌性食中毒の病型は以下の3つに分類される．

①毒素型：細菌が食物に付着した状態で増殖して毒素を産生し，これを食べることによって短時間で発症するタイプ．黄色ブドウ球菌，ボツリヌス菌，セレウス菌が代表的である．ボツリヌス菌はその芽胞が瓶詰めや真空パックといった嫌気的条件下で増殖して神経毒を産生する．

②感染型：摂取した食物に付着していた細菌が腸管に感染増殖し，腸炎症状を引き起こすもの．人畜共通感染症であるサルモネラ，キャンピロバクター，エルシニアなどのほか，腸炎ビブリオ，腸チフス，パラチフス菌がこのタイプに属する．

③生体内毒素型：腸管内で増殖した細菌が産生する毒素によって起こるもので，コレラ，赤痢，およびベロ毒素（verotoxin）を産生する腸管出血性大腸菌（O-157など）が代表的．ベロ毒素産生株はO-157以外の血清型にも存在する．ほかに，嫌気性菌であるクロストリジウム・ディフィシル（*Clostridium difficile*）菌は抗生物質使用にともなう菌交代現象によって大腸内で異常増殖し，これが産生する菌体外毒素によって偽膜性大腸炎を起こす．

b. 症状

細菌性胃腸炎の症状は一般にウイルス性のものより重篤で，高熱が続いたり血液や膿，粘膜を多量に排出したりする．

〔ブドウ球菌性胃腸炎〕

潜伏期間が1～6時間と最も短く，悪心・嘔吐が強い．ボツリヌス中毒では視覚異常や嚥下障害，呼吸筋麻痺などを来たす．

〔キャンピロバクター感染症〕

下痢と粘血便がみられ，新生児では敗血症や髄膜炎，年長児ではギラン・バレー症候群を発症することがある．

〔サルモネラ感染症〕

乳幼児で重篤化する危険性が高く，関節炎，骨髄炎，胆嚢炎などの化膿性病巣を呈したり，急速な脱水により腎不全に陥ることもある．

〔腸管出血性大腸菌感染〕

合併症として溶血性尿毒症症候群（HUS）や脳症を来たすことがある．HUSは腸炎の発症から数日後に発症し，溶血性貧血や血尿，乏尿から腎不全に至り，痙攣や意識障害といった中枢神経症状を来たす．

c. 診断

一般症状や，便の性状，血液検査上の強い炎症所見から推測し，便の細菌培養で原因菌の確定を行う．

d. 治療

まず適切な補液による脱水の補正が必要である．止痢剤としては，抗生物質耐性乳酸菌製剤（ビオフェルミン®，エンテロノン®，ラックビー，ビオラクチスなど）を中心とした処方とする．塩酸ロペラマイドやロートエキス，リン酸コデインといった腸管運動抑制作用のある止痢剤の使用は病原菌の排出を妨げ，毒素産生量をむしろ増加させるため禁忌である．抗菌剤の使用に先だって必ず菌同定のための検体を提出しておく．原因菌の抗生物質感受性検査の結果に基づいて薬剤を選択することが望ましいが，病状によっては結果を待たずに治療に踏み切る．

4 腸の疾患

（1）腸閉塞症（イレウス）(ileus)

a. 病因・病態

腸閉塞症とは，何らかの理由によって腸管の内容物が正常に通過できなくなった状態を指し，物理的な内腔の閉塞にともなう「機械的腸閉塞症（イレウス）」と，腸管の蠕動運動機能が障害さ

表V-2 腸閉塞症の原因疾患

機械的腸閉塞症	機能的腸閉塞症
先天性十二指腸閉鎖 先天性小腸閉鎖，小腸狭窄 腸回転異常症 胎生期臍腸管遺残 腸重積症 　メッケル憩室，急性虫垂炎 腫瘤性・腫瘍性病変 　クローン病， 　ポリープ，ポリポージス， 　悪性リンパ腫， 　その他の腹腔内腫瘍 術後・癒着性腸閉塞 炎症性 　虚血性大腸炎 　腸結核	Hirschsprung 病 Hirschsprung 病類縁疾患 　腸管神経節細胞減少症（oligoganglionosis） 　胎便性腸閉塞症（meconium ileus） 　胎便栓症候群（meconium plug syndrome） 　膵嚢胞線維症（cystic fibrosis） 　慢性仮性腸閉塞症（chronic intestinal pseudo-obstruction syndrome：CIPS） 　巨大膀胱狭小結腸性腸管蠕動低下症候群 　　（megacystis-microcolon-intestinal hypoperistalsis syndrome：MMIHS） 麻痺性腸閉塞症 　腸炎後麻痺性腸閉塞 　神経・代謝疾患にともなう腸管蠕動麻痺

れて起こる「機能的腸閉塞症，あるいは麻痺性腸閉塞（イレウス）」とに分けられる（表V-2参照）．

b. 症状

　腹部膨満と嘔吐，腹痛を呈する．器質的・機械的閉塞では閉塞部を中心に腸管蠕動が亢進するため腹部聴診音は亢進し，拡張した腸内で音が響くため金属的な高い音が聴取される．一方，機能性あるいは麻痺性閉塞では腹部聴診音は減弱している．

　腹部レントゲンでは，部分的に拡張した腸管内に腸液が停滞して溜まるため，水面の上に半球状にガスが溜まってできるニボー（niveau）が形成される．腸閉塞症では通過障害部分の再開通が起こるか，効果的な減圧治療が施されない場合，腸管内で細菌が増殖して粘膜面から炎症と浮腫を起こし，過剰な内圧の上昇のために穿孔を来たす．その過程で体液の腸管内への漏出が高度となり，嘔吐などの脱水と相まってショック状態に陥る．

　穿孔した場合には炎症は腹膜に広がって感染徴候の重篤化からDICに至ることもある．腹部レントゲン（立位）では腸管内から腹腔に漏れ出した遊離ガス（free air）が横隔膜下に認められる．

c. 治療

　初期治療としては，絶食して輸液による脱水の補正を行い，X線透視下にイレウスチューブを経鼻挿入して腸管の減圧を図る．浣腸は腸重積の際などには診断のためにも必要なことがあるが，穿孔が疑われるような機械的閉塞では状態を悪化させる恐れがあるためにむしろ禁忌である．一方，麻痺性イレウスの場合は腹部を保温し，積極的に浣腸や肛門ブジー（ガス抜き）を行って反射による蠕動運動の誘発を図る．いずれの場合においても穿孔したり，穿孔の危険性が高いと判断される場合には緊急的に開腹術を行わなければならない．

(2) 急性乳児下痢症

急性胃腸炎の項を参照.

(3) 難治性下痢症 (intractable diarrhea of infancy)

a. 病因・病態

難治性下痢症の定義は，①生後3カ月以内に発症し，②2週間以上下痢が遷延し，③便培養などで病原菌が検出されない，の3つの条件を満たし，さらに狭義にはその他の原因が特定されないもの，とされる．しかし，近年は病因論や診断技術の進歩により原因診断が可能なものも増えてきたため，通常の治療に抵抗して2週間以上下痢が遷延する場合これを広義に難治性下痢と呼ぶ場合もある.

狭義の難治性下痢と考えられていた疾患の中には，先天性微絨毛萎縮症や各種の吸収不全症候群（次項参照）が含まれている．その他の原因としては，新生時期腸管の消化吸収能の未熟性と，異種蛋白に対する防御機構の未熟性が関与していると考えられている．こうした問題は児の成熟とともに自然に軽快する場合もある一方，二糖類，蛋白質，脂肪，胆汁酸などの吸収不全が遷延すると栄養不良状態に陥ったり感染症を併発し，その結果，腸粘膜の回復が遅れて悪循環に入る可能性も高い．その他，牛乳蛋白に対するアレルギーにより下痢や嘔吐が遷延する場合もある.

b. 診断

下痢の種類としては，①栄養素の吸収不全にともなって腸管内容の浸透圧が上昇し便中の水分が増加する「浸透圧性下痢」と，②腸粘膜の上皮細胞で起こる物質の能動輸送が障害されて便中に多量の電解質が分泌されて起こる「分泌性下痢」がある．1～3日間の絶食によって下痢が止まり，便中のNaが70mEq/L以下であれば，浸透圧性下痢を疑う．絶食でも下痢が止まらず便中のNaが70mEq/L以上であれば分泌性下痢と考えられる．検査としては，便上清の電解質やpHのほか，便中の糖（還元糖）の検出にはクリニテスト，脂肪の検出にはズダンⅢ染色を行う.

c. 治療

乳児の難治性下痢の治療の基本は栄養状態の改善によって悪循環を断ち，腸粘膜の修復と成熟を促すことにある．吸収不全や電解質の漏出が重篤な症例では中心静脈ルートを確保して高カロリー輸液を行う必要があるが，最近では各種の治療乳（表Ⅴ-3）が充実してきたため，これらの中から病態に応じたものを選択することにより改善が得られることも多い.

(4) 吸収不全症候群 (malabsorption syndrome)

a. 病因・病態

吸収不全症候群とは腸管粘膜で消化・吸収されるべき栄養素の一部が正常に吸収されないためにその欠乏症状を起こすものと定義することができる．この病態には多様な疾患が含まれ，ある種の栄養素の選択的吸収障害に基づくものや，栄養全体の量的な吸収低下を示すものがある．主な疾患とその原因には，下記のようなものがある.

①**全栄養素の吸収不全**：短腸症候群，難治性下痢症，二次性（腸炎後）乳糖不耐症，先天性微絨毛萎縮症，囊胞線維症，セリアック病

②**糖質吸収不全症**：先天性スクラーゼ・イソマルターゼ欠損症，先天性ラクターゼ欠損症，先天性ブドウ糖・ガラクトース吸収不全症

表V-3 乳児期の難治性下痢症に用いられる主な治療乳

分 類	品 名	タンパク源	糖 質
成分栄養剤	エレンタールP	アミノ酸	デキストリン
	エンテルード	オリゴペプチド	デキストリン
	エレメンタールフォーミュラ	アミノ酸	デキストリン
半消化態栄養剤	エンシュアリキッド	カゼイン・大豆	デキストリン
	ラコール	カゼイン・大豆	デキストリン
	ハーモニック	カゼイン・大豆	デキストリン
	ツインライン	カゼイン・大豆	デキストリン
	クリニミール	カゼイン・大豆	デキストリン
牛乳蛋白アレルギー用ミルク	エピトレス	加水分解物	デキストリン
	ペプディエット	加水分解物	デキストリン
	MA-1	加水分解物	デキストリン
	のびやか	加水分解物	デキストリン
その他	ボンラクト	大豆乳（乳糖不耐症用）	
	ソーヤミール	大豆乳（乳糖不耐症，牛乳蛋白アレルギー用）	
	ラクトレス	乳糖除去乳（乳糖不耐症用）	
	ノンラクト	乳糖除去乳（乳糖不耐症用）	

③**アミノ酸吸収不全症**：先天性エンテロキナーゼ欠損症，メチオニン吸収不全症
④**脂肪吸収不全症**：先天性膵リパーゼ欠損症，無β-リポ蛋白血症
⑤**電解質・ビタミン吸収不全症**：先天性クロール下痢症，先天性ナトリウム下痢症，メンケス病（銅の吸収障害），ビタミンB_{12}吸収不全症

選択的吸収障害によるものの大部分は先天的な消化酵素やトランスポーターの遺伝子異常によるもので，近年では一部の疾患でその原因遺伝子が解明されている．

b. 症状

吸収不全症候群では，吸収不良を起こす栄養素の種類とその程度により症状が異なる．糖質や電解質の吸収が障害されると水様の下痢となり，脂肪の吸収障害では脂肪便，あるいは脂肪性下痢となる．程度が強くなると脱水や体重減少，成長障害を来たす．また，脂肪の吸収障害ではビタミンA，D，E，Kといった脂溶性ビタミンの欠乏症を起こすなど，欠乏する栄養素に応じた症状がみられる．

（5）蛋白漏出性胃腸症（protein loosing enteropathy）

a. 病因・病態

蛋白漏出性胃腸症とは消化管粘膜から多量の血漿蛋白（特にアルブミン）が消化管腔内へ漏出

するために低蛋白血症を来たす症候群である．本症候群の原因はさまざまで，病態的には，①消化管粘膜の異常によるもの，②リンパ管の異常拡張あるいはうっ滞をともなうもの，③原因不明，に分けることができる．①の原因としては，食物アレルギー性胃腸症，好酸球性胃腸炎，炎症性腸疾患（クローン病や潰瘍性大腸炎など），メニトリエ病，アレルギー性紫斑病などがあげられる．②の原因としては，原発性腸管リンパ管拡張症，小腸軸捻転，心臓手術（特にFontan術）後などがある．

b. 症状

消化管からの蛋白の漏出はすべての成分に起こりうるが，半減期の長いアルブミンやグロブリンに影響が出やすいほか，リンパ管病変をともなう場合末梢血中のリンパ球の喪失も起こりうる．このため浮腫を初発症状とすることが多い一方，γグロブリンの低下やリンパ球数の低下により免疫量の低下がみられる場合もある．このほか，成長発育障害を来たしうる．

c. 診断・治療

診断にあたり鑑別すべき病態として，蛋白摂取不足，消化吸収障害，肝機能不全，慢性感染症，および腎，肺，皮膚（重症アトピーなど）などの他臓器からの漏出を念頭に置くべきである．

①便中$α_1$アンチトリプシン定量（あるいは3日間蓄便による$α_1$アンチトリプシンクリアランステスト），②^{99m}Tc標識アルブミンを用いた消化管漏出シンチグラフィ，③消化管造影検査，および，④消化管内視鏡・粘膜生検などを行う．

d. 治療

原因によって異なるが，食事療法はいずれの場合にも試みるべきである．基本は高蛋白低脂肪食である．リンパ管への負荷を低減するために脂肪はできるだけ中鎖脂肪酸（MCT）を中心としたものにする．食事アレルギーにも配慮が必要である．薬物療法としては，ステロイド投与が有効な場合がある．腸管に限局性の病変がある場合には外科的切除の適応となりうる．

（6）潰瘍性大腸炎（ulcerative colitis）

a. 病因・病態

潰瘍性大腸炎と次項に述べるクローン病は，ともに難治性の腸管の慢性炎症を来たす疾患で，炎症性腸疾患と総称される．両疾患とも詳細な原因は未だ不明であるが，感染を原因とせずに何らかの免疫反応が異常に活性化されて消化管の粘膜や壁に持続性の炎症が起こることによって発症する．いずれも20歳代を中心とする若年成人に多いが，成人に比べると小児期の発症は少ない．

b. 症状

潰瘍性大腸炎では大腸粘膜にびらん（ただれ）や潰瘍を生じ，下痢，腹痛，下血を主症状とする．発熱や貧血，体重減少などをしばしばともなう．クローン病の病態との違いは，潰瘍性大腸炎における炎症が大腸の粘膜と粘膜下層内（粘膜筋板より浅い層）に面状に広がり，肛門側から口側に連続性の病変を形成することである．

c. 診断

下部消化管造影検査，大腸内視鏡検査を行い，病変部粘膜の生検を行って診断する．

d. 治療

サラゾピリンやメサラジンを主に使用し，重症度によってステロイドや免疫抑制剤を使用する．ステロイド治療に抵抗性を示す，あるいは成長障害などの副作用が強く使用を継続できない場合

は外科的に病変部腸管の切除が行われる．温存病変からの発がんも問題となる．

(7) クローン病（Crohn's disease）
a. 病因・病態
　潰瘍性大腸炎の病変が粘膜筋板より表層に面状に広がるのに対して，クローン病の病変は粘膜筋板を越えて筋層や漿膜層に及び，不連続性に小結節性ないし腫瘤状に形成される．また，潰瘍性大腸炎とは異なってクローン病の病変は大腸にとどまらず小腸や胃，十二指腸に現れることがあり，そのほか，しばしば口腔内にアフタや肛門部に痔瘻を形成する．
b. 症状
　腹痛，発熱，体重減少が主で小児では成長障害（身長体重増加不良）でみつかる場合もある．下痢や下血はみられないことも多い．本症で病変の悪化が進むと炎症が腸管外表面に及んで癒着，穿孔，内瘻形成が起こる．
c. 診断
　潰瘍性大腸炎と同様，消化管造影検査，内視鏡および生検を行って診断する．
d. 治療
　治療はメサラジンや重症度によりステロイドが使用されるが，わが国では経腸成分栄養剤（エレンタール，エンテルード，ツインラインなど）による低抗原，高カロリー，低脂肪，低残渣を目指した栄養療法が積極的に行われている．最近では本症の炎症を増悪させるサイトカインを選択的に抑えるモノクローナル抗体療法が行われるようになっている．腸管の通過障害や穿孔を起こした症例では外科的切除が必要となるが，吻合部からの再発も少なくない．

(8) 急性腹膜炎（acute peritonitis）
a. 病因・病態
　腸管内は食物を消化するためのいわば体外環境の1つといえるが，その腸管や他の腹部臓器を保持する腹腔内は本来完全に無菌的に保たれている．腹膜とは，この腹腔内の内面すべてを覆う内臓漿膜のことである．何らかの原因で腹腔内に細菌などの病原体や刺激性の物質が入り込むと，それらは容易に炎症を引き起こす．この状態を腹膜炎と呼び，炎症が局所にとどまっている状態を限局性腹膜炎，腹腔全体に広がった状態を汎発性腹膜炎と呼ぶ．その主な原因は消化管の穿孔（急性虫垂炎，消化性潰瘍，さまざまな先天性腸疾患や外傷），生殖器の炎症，および開腹手術後である．膵疾患による膵液の漏出や胆嚢・胆管の穿孔による胆汁の漏出では化学的刺激による腹膜炎を起こす．
b. 症状・診断
　背景となる疾患や過去の手術歴に留意する．強い腹痛と炎症の病巣付近に圧痛を訴え，同部の腹膜刺激による筋性防御や反跳痛，腸雑音の減弱が認められる．小児では症状の訴えが不明瞭であることが多く，容易に汎発性腹膜炎に進展し，急速にショック状態に陥り対応が遅れると生命にかかわる危険性が高いので迅速な判断が要求される．
c. 治療
　速やかに絶食，安静とし，輸液および抗生剤投与を開始する．初期から外科的治療の必要性について検討し，状態によってはショックに対する治療を行う．

(9) メッケル憩室 (Meckel's diverticulum)
a. 病因・病態
　胎生期の卵黄腸管の回腸付着部が憩室（腸のポケットのような小腔）として遺残したもので，回腸末端部から数十cm口側の回腸にみられる．腸間膜付着部の反対側に位置し，健常者の1～2％に存在するといわれる．

b. 症状
　下記のいずれかの合併症を起こしてはじめて気づかれ，治療の対象となる．
　①出血：憩室の粘膜には異所性の胃粘膜，十二指腸粘膜や膵組織が含まれることが多い．そのうち胃粘膜は最も多く，ここから分泌された胃酸によって回腸粘膜が潰瘍を起こして出血する．幼児期に多く，前ぶれや腹痛もなく突然多量の下血がみられる．
　②憩室炎：憩室内に感染を起こした場合で，急性虫垂炎と似た臨床像を呈する．圧痛点が虫垂炎よりやや臍よりである．
　③腸閉塞：憩室から臍につながる索状物が遺残し，これによって腸の屈曲や捻転を起こす．
　④腸重積：憩室自体が回腸の肛門側へもぐり込むような形で取り込まれ回腸から盲腸部の腸管が重積を起こすことがある．

c. 診断
　出血でメッケル憩室が疑われる場合には胃粘膜に取り込まれるRI（^{99m}テクネシウム）を用いたシンチグラフィで診断がつく．

d. 治療
　治療は外科的切除．出血に対しては制酸剤の投与を行う．

(10) 反復性腹痛 (recurrent abdominal pain)
a. 病因・病態
　反復性腹痛とは，器質的なものも機能的なものも含めてその原因はさまざまであるが，「間欠的な腹痛が月に1回以上あり，これが3カ月以上継続する結果日常生活に支障を来たすもの」と定義される．小児においては器質的な疾患のない機能的腹痛の割合が多く，家庭や学校，習い事などの日常生活の中に原因が隠されている場合が少なくない．機能性の反復性腹痛は，起立性調節障害や情動変化，抑うつ，アレルギーなどさまざまな要因が腸管を支配する自律神経に影響を与えることによって起こると考えられる．機能性腸疾患である過敏性腸症候群はこの機能性の反復性腹痛とほぼ同じ概念である．

b. 診断
　診断においては，まず器質的疾患を鑑別しておくことが重要である．「器質的疾患ではなさそうである」という医療者の判断は患児やその家族を安心させるために必要である一方，過度の検査や複雑な説明はかえって不安を助長することもある．初期に行うべき検査として，貧血や感染，炎症所見の有無をスクリーニングするための一般血液尿検査に加えて，便潜血反応のチェック，腹部単純X線検査を行う．必要に応じて腹部超音波やCTなどの画像検査を追加する．これらで異常が認められる場合はより詳しい検査に進む．これらの初期検査と並行して腹痛の性状や家族歴，生活状況などについて正確かつ詳細に聴取する．

c. 治療

機能的なものと診断された場合には，原因となる要因の解決を目指す．ストレスが強い場合には入院による日常からの隔離が有効であることも多い．状況に応じて臨床心理士と協力して心理カウンセリングを行う．薬物としては過敏性腸症候群に適応のある薬剤を併用する．うつ病が考えられる場合は精神科を併診させるべきである．

5 肝臓・胆道・膵臓の疾患

（1）新生児・乳児の胆汁うっ滞症（neonatal / infantile cholestasis）
a. 病因・病態

新生時期あるいは乳児期早期に閉塞性黄疸，灰白色便，肝腫大などの症状で気づかれる疾患群で，病因・病態はさまざまである．胆汁のうっ滞には，肝細胞あるいは小葉間胆管といった肝臓内で起こるもの（肝内胆汁うっ滞）と，肝臓を出てからの組織すなわち肝外胆道の閉塞で起こるもの（肝外胆汁うっ滞）がある．後者は胆道閉鎖症で，出生前後に胆道が完全に閉塞するため早期に診断し手術を行わなければならない．それ以外の肝内胆汁うっ滞は基本的に内科的診断と治療の対象である．以下に肝内胆汁うっ滞を来たす疾患をあげる．

〔新生児肝炎（neonatal hepatitis）〕

新生時期に発症し，生後2カ月頃までに発見される肝内胆汁うっ滞症で，現在のところ原因が明らかでないものを総称して新生児肝炎と呼んでいる．病理組織像としては巨細胞性肝炎の像をみることが多い．ほとんどの症例は数カ月以内に胆汁うっ滞，肝機能異常ともに自然軽快する．未知の代謝異常かウイルスの関与が推測されている．

〔シトリン欠損にともなう新生児肝内胆汁うっ滞症（neonatal intrahepatic cholestasis caused by citrin deficiency：NICCD）〕

尿素サイクル異常症の1つである成人発症II型シトリン血症と同一の遺伝子異常に基づく疾患．本症もほとんどの例が数カ月～2年ぐらいまでに自然軽快し，臨床像としては最近まで新生児肝炎の一型として扱われてきた．肝組織で強い脂肪変性がみられる点で巨細胞性肝炎とは異なる．

〔アラジール症候群（Allagile syndrome）〕

肝内胆管の減少あるいは形成不全による慢性胆汁うっ滞に，心血管系（特に肺動脈狭窄），眼球，脊椎，腎などに異常をともなう症候群．特徴の顔貌を呈する．

〔進行性家族性肝内胆汁うっ滞症（バイラー病）（Byler disease）〕

乳児期に発症し，高度の慢性肝内胆汁うっ滞を呈して進行性・致死性の経過をとる遺伝性疾患で，肝細胞における胆汁酸排泄機構の異常による．進行性の黄疸のほか，高胆汁酸血症による著明な皮膚搔痒，成長障害などがみられる．

（2）体質性黄疸（constitutional jaundice）
a. 病因・病態

体質性黄疸とは，肝細胞におけるビリルビン代謝あるいは輸送の先天的な異常によって高ビリ

ルビン血症を呈する疾患の総称である．血中に増加するビリルビンの優位性によって，①非抱合型（間接型）高ビリルビン血症と，②抱合型（直接型）高ビリルビン血症に分かれる．①にはクリグラー・ナジャール（Crigler-Najjar）症候群のⅠ型とⅡ型，ジルベール（Gilbert）症候群があり，②にはデュビン・ジョンソン（Dubin-Johnson）症候群とロトール（Rotor）症候群がある．これらのうち，Crigler-Najjar症候群はビリルビンUDP-グルクロン酸転移酵素の欠損によるもので，Ⅰ型はこれが完全に欠損しているタイプで新生時期から高度の高間接ビリルビン血症を呈するため核黄疸（重篤な後遺症を残す黄疸による神経学的合併症）に至る危険性が高い．

b. 治療

上記のうちCrigler-Najjar症候群Ⅰ型に対しては頻回の光線療法を行い，急激な間接ビリルビンの上昇に対して交換輸血を行う必要がある．肝移植の適応疾患の1つでもある．その他はいずれも一般的に予後は良好で，特に治療を必要としない．

（3）ウイルス肝炎（viral hepatitis）

病因・病態

いわゆる肝炎ウイルスとして病原性が確定的なものとしては，A型（HAV）～E型（HEV）までの5種類が知られている．これらの診断・治療に関する詳細については内科の成書にゆずる．小児診療において最も重要なことは，感染様式，特に肝炎ウイルスの母子感染（子宮内感染や産道感染），水平感染（家族内や施設内での感染）についての知識をもっておくことにある．

〔A型肝炎〕

汚染された水や食品を介して経口感染する．潜伏期は2～6週間．急性肝炎を起こすが，慢性化や劇症化することはない．

〔B型肝炎〕

血液が主な感染源である．母がウイルス保因者（キャリアー[*1]）である場合，児に対して適切な予防措置がとられなければ約90％の児がキャリアー化する．母がHBe抗体陽性のキャリアーである場合，児がキャリアーとなることは稀であるが，約10％の児が急性感染（急性肝炎や劇症肝炎）を起こす．1986年から開始されたB型肝炎母子感染防止対策が普及し，現在日本の小児のキャリアー率は0.04％以下と推定されている．

予防対策の要点は，ウイルスキャリアー（HBs抗原陽性）の母から生まれた児に対して，
① 生後早期の抗HBウイルス免疫グロブリン（HBIG）の投与（出生直後と生後1～2カ月時の2回）
② HBワクチンの接種（生後2，3，5カ月の計3回）
③ ワクチン接種後のHBs抗原・抗体のフォロー（必要に応じてワクチンを追加接種）である．

水平感染については，過去には輸血，鍼灸，薬物濫用などが原因となることが多かったが，献血血液のスクリーニングやディスポ製品の普及にともなって激減した．しかし，感染者の血液が傷や粘膜に触れるような場面で感染が成立することがあるので，家族内や保育所などの施設内ではこのようなことを避けるよう正しい知識をもって対応すべきである．

[*1] 保因者（キャリアー）：ウイルスに感染し保有しているが発症していない，あるいは発症を免れている状態．

〔C型肝炎〕

　血液によって非経口的に感染する．B型肝炎に比べてウイルス自体の感染力は非常に弱く，感染のほとんどは輸血や針刺し事故などの医療行為によって成立する．1989年以降は輸血による感染はほぼ完全になくなったが，日本では200万人以上のHCVキャリアーがいるといわれている．今後重要視されるべき感染経路として母子感染があるが，その頻度はHCV-RNA陽性妊婦から出生した児では10％前後と考えられている．現在のところ母子感染に対する積極的な予防対策はない．

〔D型肝炎〕

　B型肝炎感染者にのみ重感染する不完全ウイルスで，先行するB型肝炎が重症化することがある．欧米に比して日本では稀．

〔E型肝炎〕

　インド，バングラデシュ，メキシコなどの国で急性肝炎を起こすウイルスとして知られてきたが，最近では日本でも報告されるようになっている．A型肝炎と同様に便中に排泄され，水などを介して経口感染する．

〔その他のウイルスによる肝炎〕

　上述した肝炎ウイルス以外でも小児期には肝機能障害の原因となるウイルスが存在する．サイトメガロウイルス（CMV），エプスタイン・バーウイルス（EBV），単純ヘルペスウイルス（HSV），ヒトヘルペスウイルス6型，7型（HHV 6，HHV 7）などのいわゆるヘルペス属ウイルスのほか，TTウイルス（TTV），エンテロウイルス，ロタウイルス，パルボウイルス，アデノウイルスなどがある．これらのウイルスは乳幼児期ないし小児期に初感染を受けるものが多く，発熱・上気道炎（風邪）症状・下痢などの症候をもたらす一方で，時に肝機能障害を来たす．その程度は，軽度で一過性であることがほとんどであるが，時に重症化して急性肝不全に至ることもある．

（4）劇症肝炎（fulminant hepatitis）・急性肝不全（acute hepatic failure）

a. 病因・病態

　肝臓はある程度の障害があっても機能的に耐えるだけの予備能と復元する再生力を備えた臓器である．しかし，一定期間に70％以上の肝細胞に機能的異常を来たすような状態に陥ると，肝不全になる．不全状態で現れる症候としては，①高度の黄疸（高ビリルビン血症），②各種合成能の低下による低タンパク血症，血液凝固能低下，低コレステロール血症，低血糖，易感染性，③解毒能の低下による高アンモニア血症，意識障害（肝性脳症，肝性昏睡），④他臓器への影響（呼吸・循環・腎機能不全）が現れる．これらの症候の一部が短期間に現れ，悪化していく状態を急性肝不全と呼ぶ．小児では肝不全の原因は多彩であるが，大きく分けて，①ウイルス感染によるもの，②薬剤性，③代謝異常症によるもの，が急性肝不全の経過をとりうる．

　このような急性肝不全の病態下で血液凝固障害の進行を呈するものを「急性肝不全重症型」と呼び，さらに意識障害の進行（Ⅱ度以上の肝性昏睡）をともなうものが「劇症肝炎」と定義される．

b. 検査・診断

　意識障害をともなわない急性肝不全重症型では，的確な管理・治療によって救命できる確率が高い．一方，劇症肝炎はきわめて致命率の高い病態であるため，急性肝不全が疑われる場合には全身管理と治療を集中的に行うと同時に原因診断を急ぎ，的確に予後を予測しつつ次の治療戦略

を立てなければならない．そのため意識レベル（昏睡度）の正確な評価はきわめて重要である．しかし乳幼児ではその評価は容易ではないため，表V-4のような肝性昏睡の指標が用いられる．

検査：AST，ALT，LDH値は肝細胞の壊死や変性を反映するが，必ずしも重症度と相関せず，劇症肝炎では上昇の後むしろ低下してくる．肝予備能・解毒能の指標としては，プロトロンビン時間（PT）またはヘパプラスチンテスト（HT），血清アルブミン，総コレステロール，コリンエステラーゼ，および血漿アンモニア値の経時的変化が重要である．総ビリルビンに占める間接ビリルビン比率の上昇，BUNと尿酸値の低下は肝細胞機能の著しい低下を意味する．肝性昏睡が疑われる場合には脳波検査を行う．

表V-4 小児における肝性昏睡度の指標

昏睡度	成人（犬山分類）	小児
Ⅰ度	睡眠－覚醒の逆転や精神状態の変調がみられる．	いつもより元気がない（両親，特に母親しか異常に気づかないことも多い）．
Ⅱ度	傾眠傾向ではあるが普通の呼びかけには開眼する．脳波はδ波が優位．	傾眠傾向でおとなしい．乳幼児では母親があやしても興味を示さない．
Ⅲ度	繰り返して呼びかけるとかろうじて開眼する．簡単な命令にしか応じられない．	大きな声で名前を呼ぶとなんとか開眼したり，うなずいたりする．
Ⅳ度	痛み刺激でも覚醒しないが，顔をしかめたり払いのけようとする．	左に同じ．
Ⅴ度	痛み刺激に反応しない．	左に同じ．

c. 治療

栄養管理が基本である．肝細胞のアミノ酸利用力や糖代謝力が低下しているため，低タンパク食としたうえで肝不全用アミノ酸輸液と糖・電解質の管理を行う．高アンモニア血症に対しては腸内細菌によるアンモニア産生を抑えるためにカナマイシンなどの抗生物質投与，浣腸の反復，ラクツロースの投与を行う．脳症に対してはマンニトールの点滴による脳浮腫の予防，人工換気による高CO_2血症の回避を行う．このほか，尿量の管理，消化管出血の予防，感染対策など多岐にわたる全身管理が必要である．

〔人工肝補助療法（血液浄化療法）〕

①血漿交換・交換輸血：血液凝固能の著しい低下に対して，凝固因子補充の目的で適用される．体格の小さい乳幼児では交換輸血が行われる．

②血液濾過透析療法：原因物質の除去，アンモニアなどの神経毒やサイトカインの排除を目的として，脳症の発現時，あるいは発現が予測される時点で血漿交換と併用して適用される．

〔肝移植〕

劇症化，あるいは劇症化が予測される時点で救命的肝移植術の適応を考慮して治療を進めるべきである．

(5) 薬剤性肝障害 (drug induced hepatitis)
a. 病因・病態
　薬剤が直接あるいは間接的に影響して起こる肝障害である．薬剤性肝障害は，
①薬剤あるいはその中間代謝産物の性質自体に肝障害性があるもの
②体質的に特定の薬剤の代謝・解毒が行えないことによるもの
③薬剤やその代謝産物，あるいはそれらに蛋白が結合したものなどに対してアレルギー
　反応が起こり免疫学的な肝障害を来たすもの
の3つに分類することができる．
　①には多くの薬剤があるが，小児科で比較的よく用いられるという点で重要なものには，バルプロ酸やフェニトインなどの抗けいれん剤，イソニアジド（抗結核薬），エリスロマイシン，ミノサイクリンなどの抗生物質，アスピリン，アセトアミノフェンがあげられる．特にアセトアミノフェンは最も一般的に使用される鎮痛解熱剤であるが，高容量（通常量の5〜10倍量）を誤って服用すると重篤な肝細胞壊死を来たし，救命には肝移植が必要となる．②や③は体質的なものであり，また③は薬剤の量や投与回数に一定の条件なく出現することがあるため，肝障害の発現を予測することが困難である．

b. 診断
　感染症や代謝異常症などの診断の鑑別を行うとともに，詳細な病歴聴取に基づいて原因薬剤を推定し，偶然の再投与を避ける．投与の反復によりさらに悪化し，時に重篤化する場合があるので，チャレンジテストは一般には勧められない．免疫学的機序が関与している場合，薬剤誘発性リンパ球刺激試験（DLST）が陽性を示し診断に有用なことがある．

c. 治療
　軽症例では被疑薬剤を中止し，経過観察を行う．重症例，遷延例では適宜入院のうえ安静とし，ビタミン剤や強力ネオミノファーゲンCなどの肝庇護剤の投与を行う．肝不全への進行がみられる場合には劇症肝炎に準じた治療を行う．

(6) 肝硬変 (liver cirrhosis)・慢性肝不全 (chronic hepatic failure)
a. 病因・病態
　肝硬変とは，さまざまな原因による慢性肝疾患の最終段階で，病理学的には肝細胞障害とともに進行した組織の線維化によって肝の小葉構造の改変に至った状態を指す．成人では肝炎やアルコールなどの後天的要因によるものが大部分を占めるが，小児では先天的な原因による肝硬変が多く，最も多い疾患は胆道閉鎖症である（表Ⅴ-5参照）．

b. 症状
　肝硬変では肝内の血管床の抵抗が高まって，腸管や脾臓から肝臓に流入する門脈の血管抵抗が上昇する（門脈圧亢進）．これにより腹壁や腹腔内に側副血行路が形成され，食道・胃を中心に静脈瘤が発生しやすくなる．また，脾臓が腫大することにより血小板や白血球の破壊が亢進し，血小板減少，白血球減少を来たす．その他の毛細血管も拡張するために指先が丸く膨らんだり（ばち状指），肺内に動静脈シャントを生じてチアノーゼや呼吸困難を生じることがある．
　肝予備能の面から肝硬変は，臨床的代償期と非代償期に分けられる．蛋白合成能や栄養保持力

表 V-5 小児期に肝硬変・慢性肝不全を来たしうる疾患

代謝異常症	ガラクトース血症, 高チロシン血症, 糖原病IV型, Wilson病, 新生児ヘモクロマトーシス, α_1-アンチトリプシン欠損症, 進行性家族性肝内胆汁うっ滞症（PFIC）など
胆道系の異常	胆道閉鎖症, Alagille 症候群, Caroli 病, 先天性肝線維症
自己免疫系疾患	自己免疫性肝炎, 原発性硬化性胆管炎
薬剤・毒物	肝障害性薬剤, キノコ毒, 有機溶剤
栄養異常	長期の完全静脈栄養, ビタミンA過剰症
血管系の異常	Budd-Chiari 症候群, 肝静脈閉塞症, うっ血性心不全

が保たれている時期を代償期といい，門脈圧亢進に基づく合併症以外の症状はない．これに対して非代償期になると，低蛋白血症による成長障害，筋力低下，腹水の出現や血液凝固能の低下，消化管出血（吐血，下血）や肝性脳症が出現する．また，年長男児では肝でのホルモン代謝の遅延のために女性化乳房を来たすことがある．

c. 診断

実際の線維化の程度評価には肝生検が必要であるが，上記の症状に加えて，血液検査と画像検査により肝硬変の程度を判断できる．代償期であるか否かの判断にはアルブミンやコリンエステラーゼ，PT値などの蛋白合成能のほか，アンモニアの上昇，コレステロール値の低下などが指標となる．特に総コレステロールは代償期には胆汁うっ滞のために高値を示すが，非代償期になると合成低下のために低値をとるようになる．栄養の評価では，血中アミノ酸分析が重要である．肝不全では分枝鎖アミノ酸（バリン，ロイシン，イソロイシン）の比率（フィッシャー比：分枝鎖アミノ酸の総和をチロシン，フェニルアラニンの合計で割って求めた比）が低下する．また，慢性肝不全では血清亜鉛が低下する．亜鉛は多くの酵素反応に必要とされるミネラルの1つで，欠乏すると粘膜障害や脱毛，高アンモニアの原因の1つとなる．

腹部CTやエコーでは脾腫，腹水がみられる．超音波ドップラー法では門脈血流速度が低下し，さらに進行すると門脈血流が正常（求肝性）とは逆の遠肝性に流れるようになる．

d. 治療

やはり栄養療法が重要であるが，急性肝不全では蛋白負荷を避けるのに対して，慢性肝不全，特に小児では成長障害を来たさぬよう高蛋白，高カロリーを基本とする．胆汁うっ滞の強い場合には脂肪吸収障害があるため低脂肪食とし，脂溶性ビタミンの投与を行う．腸管を介して門脈血流に負荷をかけないよう少量頻回食を勧める．消化管出血を来たしやすいため，刺激物やステロイド，非ステロイド系消炎鎮痛剤の投与をできるだけ避ける．肝脾腫のある児には腹部に負荷のかかるスポーツをしないよう指導する．非代償期に至ると高アンモニア血症に対する治療が必要となる．

腹水に対しては水分・塩分制限を行い，消退しない場合は利尿剤を投与しアルブミンの点滴静注を行う．門脈圧亢進による食道・胃静脈瘤に対しては定期的に内視鏡検査を行い，必要に応じて瘤の硬化療法や結紮療法などを行って出血を未然に防ぐよう努める．

非代償期に至った肝硬変を根本的に治療する方法はない．したがって，こうした慢性の肝障害と合併症のためにQOLが著しく損なわれたり，正常な成長を遂げることが困難と予測される小児に対しては肝移植の適応を考慮すべきである．

（7）胆嚢炎（cholecystitis）・胆管炎（cholangitis）
a. 病因・病態
総胆管拡張症，膵胆管合流異常症などの胆道奇形，胆石のほか，腸チフスやサルモネラ菌感染症で起こりうる．胆管炎は胆道閉鎖症の術後患児にしばしばみられる．発熱，黄疸，白色便，腹痛を呈する．
b. 診断
血液検査にて白血球増多，CRP，血沈の亢進，肝機能異常，高ビリルビン血症がみられる．
c. 治療
培養検査に基づいて抗生物質による治療を行い，奇形や走行異常によるものに対しては外科的治療を行う．

（8）膵炎（pancreatitis）
1）急性膵炎（acute pancreatitis）
a. 病因・病態
膵内で何らかの原因により蛋白分解酵素が活性化されて膵の自己消化を起こし，融解・壊死に至る疾患．成人ではアルコールや胆石が原因であるものが多いが，小児では膵胆管合流異常症，胆道拡張症や腹部外傷のほか，ムンプスや麻疹，風疹などのウイルス感染症，川崎病，アレルギー性紫斑病などの合併として発症するものが多い．強い腹痛，発熱，悪心・嘔吐を呈し，胆道系の異常に合併する場合には黄疸をともなう．重症例では腹水や胸水の出現を認め，DIC（播種性血管内凝固症候群），ショック状態，さらに多臓器不全に陥ることがある．
b. 診断
白血球増多，血中膵アミラーゼ，リパーゼ値の上昇を認める．腹部単純X線，腹部超音波，CTで膵腫大や膵臓周辺部の病変の広がりについて検索することは，重症度の把握に不可欠である．
c. 治療
急性膵炎が疑われた場合はただちに絶食とし，十分な輸液を行う．膵酵素による組織融解を阻止するために，初期からメシル酸ガベキサート（FOY）やメシル酸ナファモスタット（フサン），ウリナスタチン（ミラクリッド）などの蛋白分解酵素阻害剤を投与する．保存的治療に反応しない場合は外科的ドレナージや膵切除術を考慮する．

2）慢性膵炎（chronic pancreatitis）
a. 病因・病態
種々の原因により膵実質細胞の減少をともなう進行性の線維化を主体とする疾患で，再発性急性膵炎とは異なる病態を指す．SLE，ヘモクロマトーシスなどに合併することがあるが，小児ではほとんどが家族性か，膵管胆管の先天的形成異常が原因である．繰り返す腹痛，背部痛を主症状とし，脂肪摂取により増悪する．

b. 診断
　急性膵炎と異なり，疼痛の出現時にもアミラーゼなどの上昇が明らかでないこともあり，特異的所見に乏しい．超音波やCTで画像検査にて膵石を，また内視鏡的あるいはMRIによる逆行性膵胆管造影（ERCP，MRCP）にて膵管の蛇行や不整を認めることがある．
c. 治療
　急性増悪時の治療は急性膵炎に準ずる．膵管胆管の形態異常があれば手術適応となる．

6 外科的疾患
（1）鼠径ヘルニア（inguinal hernia）
a. 病因・病態
　ヘルニアとは，「先天性あるいは後天性に生じた裂隙を通じて，臓器が本来位置する腔から外部に脱出する状態」と定義される．鼠径ヘルニアは，鼠径管内ないしその遠位まで開存した腹膜鞘状突起内に，一時的ないし恒常的に腹腔内臓器（腸管，大網，卵巣など）が陥入する状態をいう．ヘルニア門は内鼠径輪で，ヘルニア囊は腹膜鞘状突起になるが，男児ではヘルニア囊が鼠径管だけではなく陰嚢内の精巣付近まで到達することがある．腹膜鞘状突起は胎生3カ月に腹膜の一部が内鼠径輪へと突出して発生し，男児では胎生7カ月に精巣の下降にともなって陰嚢内に伸展する．腹膜鞘状突起の遠位端は精巣固有鞘膜となり残存し，近位側は閉鎖し腹腔内との交通はなくなる．しかし，この腹膜鞘状突起の閉鎖が起こらないと，その開存の状況により図V-3に示すような鼠径ヘルニア，精索水腫，陰嚢水腫になると考えられる．
b. 症状
　腹圧が加わったときに鼠径部の軟らかい膨隆として発見されることが多いが（図V-4），女児で卵巣が脱出しているときは弾性のある腫瘤が触知される（sliding hernia）．脱出した臓器が自然に腹腔内に還納しない場合（嵌頓ヘルニア），早期に適切な処置が必要である．用手的に還納されない場合は緊急手術の適応となり，時期を逸すると脱出臓器の血行障害や壊死に至ることもあるが，同時に脱出臓器に精索動脈が圧迫されて精巣の血行障害を来たすこともある．
c. 診断・検査
　診察時にヘルニアを認めない場合，肥厚したヘルニア囊と精索がこすれる感触（silk sign）が診断の助けとなるといわれているが，silk signの触診には経験を要する．超音波検査によって腹膜鞘状突起が鼠径管内に開存していることを確認することは診断の補助になるが，腹腔内臓器が脱出した既往があるかどうかの診断は困難である．
d. 治療
　ヘルニア囊があるかぎり自然治癒する可能性は低く，診断がつき次第手術をするのが治療の原則である．成人と異なり鼠径管の補強をせず，鼠径管の一部を切開しヘルニア囊を腹壁前脂肪組織付近で結紮する（高位結紮）手術が一般に行われている（ポッツ法）．術後再発は稀であるが，手術をしていない対側再発は10％前後にみられる．近年，腹腔鏡下に腹腔から内鼠径輪を閉鎖する手術が導入されつつある．

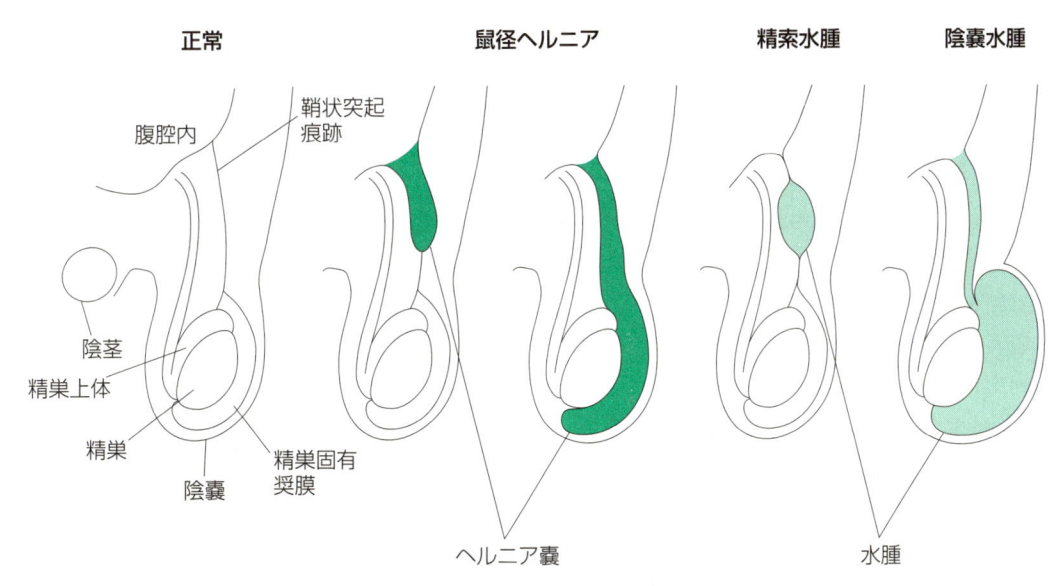

図V-3 鼠径ヘルニア，精索水腫，陰嚢水腫の構造図

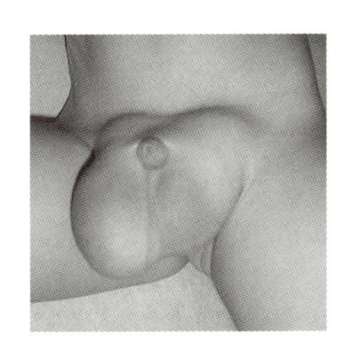

図V-4 男児の両側鼠径ヘルニア
両側の陰嚢がヘルニアのために腫大している．
左側はヘルニア嚢が陰嚢内に下降，右側は陰茎の右側でやや高位にあるのがわかる．

(2) 先天性横隔膜ヘルニア (congenital diaphragmatic hernia)

a. 病因・病態
　横隔膜の先天的な欠損により腹腔内臓器が胸腔に脱出する疾患で，横隔膜の後側方裂孔を通じるBochdalek孔ヘルニアが代表的であるが，稀に傍胸骨裂孔を通じるMorgagni孔ヘルニアもみられる．Bochdalek孔ヘルニアは胎生8～10週頃に胸腹膜裂孔の閉鎖不全によって発生し，85％が左側である．大半の症例は無嚢性のヘルニアで，小腸，結腸，胃，肝，脾などの臓器が直接胸腔内に陥入している．

b. 症状
　Bochdalek孔ヘルニアでは，胎児期に腹部臓器が胸腔内に陥入することによって肺が圧迫され，肺の形成が障害される．その結果，患児は出生直後に換気障害と新生児遷延性肺高血圧症による重篤な呼吸循環障害を呈する．肺低形成による肺血管床の減少や肺血管のれん縮などにより肺高

血圧症が招来された結果，動脈管や卵円孔を介した右左シャントとなり（胎児循環遺残症，persistent fetal circulation：PFC），高度の心不全状態が起こる．肺低形成が軽度である場合，乳児期以降に腸閉塞症状で発症する症例もみられる．

c. 診断・検査

超音波検査などによる胎児診断技術の向上により，現在では半数以上のBochdalek孔ヘルニアは出生前診断され，周産期からの治療が可能となってきている．羊水過多が出生前診断のきっかけとなり，心臓の偏位や胸腔内への軟部組織の陥入などが超音波検査，CT，MRIなどで認められる．出生前診断されていない症例では，出生直後に呼吸障害を呈してから胸部レントゲン写真で心臓や縦隔の偏位をともなう胸腔内の腸管ガス像にて診断される（図V-5）．鑑別すべき疾患として先天性嚢胞腺腫様形成異常[*2]があげられる．

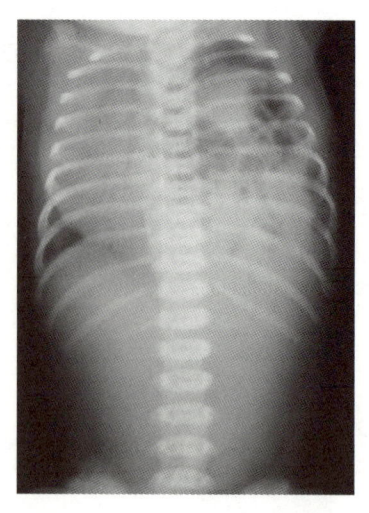

図V-5 横隔膜ヘルニアの術前胸部単純レントゲン

d. 治療

出生前診断された症例では，計画分娩により出生直後から患児の呼吸循環管理を始めることが可能である．現在では，高頻度換気や一酸化窒素の吸入療法などの呼吸管理や種々の強心剤や肺血管圧を低下させる薬剤を用いた循環管理により，高度の肺高血圧状態から脱してから手術を行われることが多い．手術は開腹によって胸腔内に陥入した臓器を腹腔内に還納してから，横隔膜の欠損部を直接縫合閉鎖するか，ゴアテックスなどの人工布パッチを用いて閉鎖する．重症例では，術後も術前と同様の呼吸循環管理を長期間要することもある．近年，本症に対する胎児治療が米国で開始されており，経子宮的内視鏡操作により胎児の気管を結紮して肺内に液が貯留して肺容積の増加を期待する方法が試みられており，救命例が報告されている．

(3) 胃食道逆流症 (gastroesophageal reflux)

a. 病因・病態

胃食道逆流症とは，液体ないし半固形の胃内容物が不随意的に食道内に逆流し，多様な症状を来たす疾患である．その病因として，食道裂孔ヘルニアなどの噴門付近の解剖学的異常による場合と消化管自律神経系の機能異常による場合とがある．

b. 症状

従来，小児の胃食道逆流症は噴門に存在する下部食道括約筋の未熟性による収縮圧が低いために胃の内圧の上昇による胃食道逆流を防止できないことが原因と考えられていた．現在では，胃の伸展刺激などにより噴門が一時的に開いてしまうことにより多くの胃食道逆流が起こると考えられているが，その基盤となる自律神経系の障害については明らかにされていない．胃食道逆流症によって消化器や呼吸器に関連した症状とともに非特異的な症状を呈することがある．

[*2] 先天性嚢胞腺腫様形成異常（congenital cystic adenomatoid malformation：CCAM）：肺の分化過程の停止によって，気道と交通した多数の嚢胞が形成される疾患．

消化器症状：嘔吐，吐血，経口摂取障害，反芻運動
呼吸器症状：喘鳴，咳嗽発作，反復性呼吸器感染
非特異的症状：胸痛，腹痛，貧血，蛋白栄養障害，体重増加不良，易興奮性

c. 診断・検査

上部消化管造影で胃食道逆流が起こることを観察するとともに（図V-6），食道裂孔ヘルニアなどの上部消化管の解剖学的異常の検索が重要である．食道内のpHを持続的に測定する食道pHモニタリングで食道内pHが4.0未満となっている時間率が増加していることや（＞4％），食道内視鏡検査によって食道炎を診断することも有用な検査法である．臨床症状とともにこれらの検査結果を総合的に検討して，胃食道逆流症の診断をつける．

d. 治療

1歳未満の乳児では，上体挙上や頻回少量哺乳などにより成長とともに症状の改善がみられることがある．しかし，高度の食道裂孔ヘルニア患児，重症心身障害児，食道閉鎖症や心奇形を有する患児では胃食道逆流症が遷延し，外科治療を要することがある．Nissen噴門形成術が最も一般的な術式であるが，最近では腹腔鏡を用いた噴門形成術が普及しつつある．

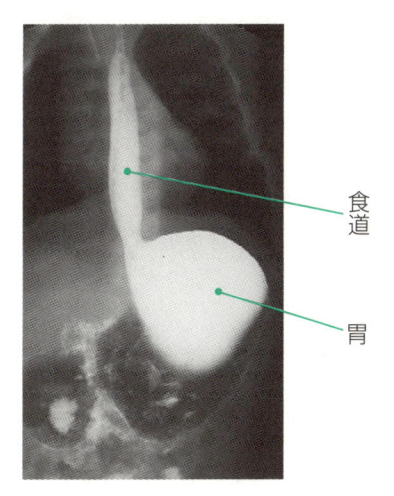

図V-6 上部消化管造影時の胃食道逆流
胃の中の造影剤が，食道内に逆流している．

（4）先天性食道閉鎖症（esophageal atresia）

a. 病因・病態

先天的に食道が閉鎖している，ないし食道と気管との間に瘻孔を有する疾患で，先天性気管食道瘻（tracheo-esophageal fistula：TEF）とも呼ばれる．本症は，胎生5～7週の前腸から気管原基と食道原基が分離する頃の異常と考えられている．これは種々の器管が形成される時期でもあるため，脊椎，四肢，直腸肛門，腎尿路系，心大血管系の奇形をともなうこともあり，一連の合併奇形群をVertebral, Anal, Cardiac, Tracheo-Esophageal, Renal ないしRadial limb dysplasiaの頭文字をとりVACTER association（心大血管奇形がなければVATER association）と呼ばれている．

b. 頻度

本症の発生頻度は1,300〜4,500例に1人と報告されており，やや男児に多い．気管食道瘻と食道の閉鎖部との位置関係によるGrossの分類（図V-7）が汎用されている．下部食道と気管分岐部付近に瘻孔があるGross C型が全食道閉鎖症症例数の80〜90％と最も多い．上下の食道が盲端になっているGross A型は5〜10％を占めるが，上下食道間のgapが長いことが多い．

c. 症状

口腔や鼻腔から泡沫状の唾液の流出が，Gross E型以外の食道閉鎖症によくみられる初発症状である．哺乳を開始すれば，むせて口や鼻からミルクが噴出し，チアノーゼを呈したり，時には肺炎になる．Gross C型は瘻孔を通じて胃内容が気管に流入することがある

d. 診断・検査

ネラトンカテーテルを鼻から挿入し，数cmのところでつかえたら，さらに奥に進めて胸部レントゲン写真をとると食道妄端で反転したカテーテルが写る（coil-up sign）．その際に，腸管ガス像がなければGross A型（airless abdomen），あればGross C型のことが多い．胎児超音波検査で羊水過多と胃胞を同定できないことで本症が疑われるが，胎児の嚥下運動を確認し，頸部に嚥下にともない囊腫状に拡張する上部食道盲端が描出されるとほぼ確診がつく．Gross E型食道閉鎖症の場合，哺乳時のチアノーゼや反復性肺炎を呈し，気管内視鏡検査によって瘻孔の開存を確認すれば診断がつく．

e. 合併奇形

本症の場合，他の合併奇形をともなうことが少なくないため，心大血管奇形，腎尿路系奇形，全身骨異常などの精査が必要であるが，消化管奇形として十二指腸閉鎖症や直腸肛門奇形を合併する症例もみられる．

f. 治療

患者の予後を示す指標として，肺合併症の有無・出生体重・合併奇形の有無が重要な因子とされ，これらの因子を用いたリスク分類がよく知られている（Waterstonの分類）．現在は，出生体重が1,500g未満であることと重症心血管奇形の合併という因子が治療成績によく合致している．Gross C型の場合，重症心血管奇形をともなわず低出生体重児でなければ，一期的に気管食道瘻の結紮切離と食道食道吻合が行われることが多い．重症心血管奇形の合併症例や低出生体重児では，まず胃瘻が造設され，時期をみて根治術が行われる．一方，Gross A型食道閉鎖症では上下の食道間に3椎体以上のgapがあることが多いので，まず胃瘻が造設され，そこからのミルクの注入により成育される．口からネラトンカテーテルを挿入して上部食道を押して食道を延長したり，食道瘻を作って段階的に胸腔外で食道延長を行う方法が行われた後に，多くは1歳頃までに食道食道吻合術が行われる．本症の根治術後に，吻合部狭窄のために固形食物の通過障害が起こり嘔吐がみられることがある．その際，吻合部狭窄を治療するためにバルーン拡張術が有効である．

g. 合併症

胃食道逆流症，先天性食道狭窄症，気管気管支軟化症，気管気管支分岐異常などの合併による消化器症状，呼吸器症状や成長障害がみられることがあるので，これらの病態を念頭においたフォローアップが必要である．

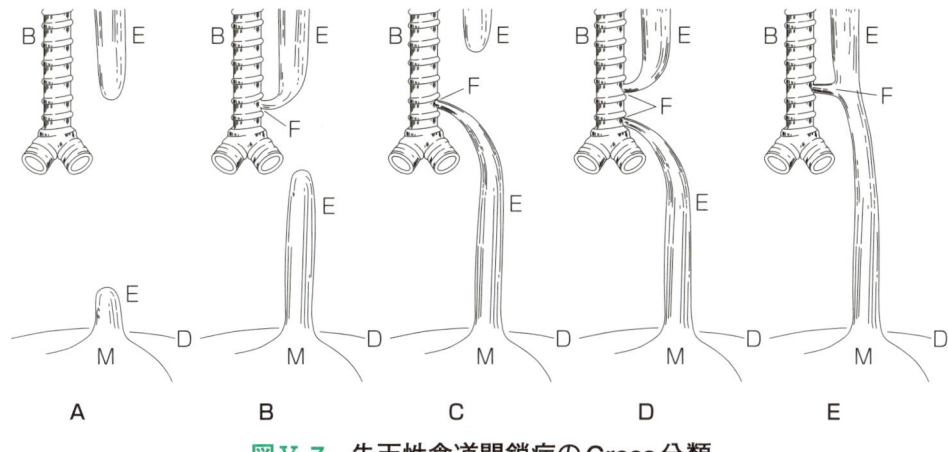

図V-7 先天性食道閉鎖症のGross分類
E：食道　B：気管　F：瘻孔　M：胃　D：横隔膜

（5）十二指腸閉鎖症（duodenal atresia）

a. 病因・病態

　十二指腸の一部が先天的に閉鎖ないし狭窄を呈する疾患で，先天性消化管閉鎖の約半数を占める．外因性要因として腸回転異常のLaddじん帯による圧迫や上腸間膜動脈による圧迫の結果として十二指腸の通過障害を来たすこともあるが，ここでは内因性のものについて述べる．閉鎖の形態として膜様型，離断型，索状型に分類されるが，膜様型が最多である．膜様閉鎖の特殊型として，膜様物が付着部から吹き流し状に肛門側に突出したwind sock型がある．閉鎖部は十二指腸乳頭部付近が最も多い．

b. 症状

　胎児期に羊水過多を示すことが多く，生後数時間で嘔吐や上腹部に限局した膨満がみられる．閉鎖部と乳頭との位置関係により，嘔吐内容に胆汁を含む場合と含まない場合がある．間接型ビリルビン優位の高ビリルビン血症をともなうことが多い．約半数に合併奇形がみられ，ダウン症，胆道系異常，心大血管異常，食道閉鎖症，直腸肛門奇形などが報告されている．

c. 検査

　羊水過多により消化管閉塞が疑われ，胎児超音波検査で囊胞状に拡張した胃と十二指腸が確認されれば出生前診断される．生後の立位の腹部単純写真で，double bubble signと呼ばれる胃と十二指腸の2つの鏡面形成像が認められれば診断がつく（図V-8）．十二指腸より肛側腸管にガスが認められなければ十二指腸閉鎖症と診断されるが，ガスが認められる場合でも狭窄症ではなく閉鎖症のこともある．それは，閉鎖部の口側と肛側の両方に開口している胆管を通じて空気が肛側腸管に入るためと考えられている．

d. 治療

　全身状態の改善を図ったうえで手術治療を行う．術前に脱水，電解質異常，黄疸などに適切に対処することが重要である．手術は，原則的に十二指腸十二指腸吻合術が行われるが，乳児期以降の膜様狭窄症例に対しては膜様物の切除が行われる．本症自体の長期予後は良好であるが，合併奇形のある症例の予後はそれに左右される．

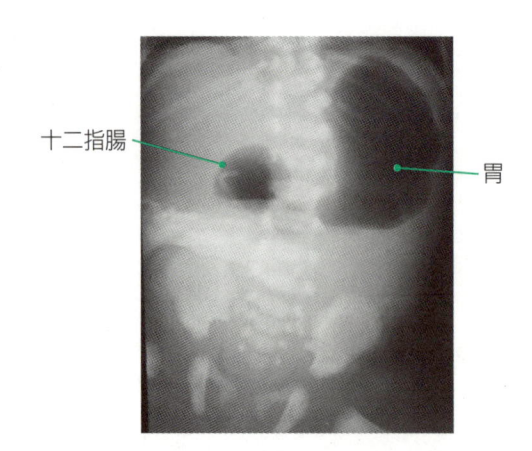

図 V-8　十二指腸閉鎖症の単純レントゲン（double bubble sign）

（6） 先天性胆道閉鎖症（biliary atresia）

a. 病因・病態

　肝外胆管が先天性に閉塞して黄疸を呈する疾患で，放置すれば胆汁性肝硬変のために1～2歳で死亡する．肝外胆管の閉塞部位によってさまざまな病型に分類される（図V-9）．出生10,000人に1人程度に発生し，遺伝性はない．原因として胎児後期から周産期にかけてのウイルス感染，胆管炎，アポトーシスの障害などが考えられている．

b. 症状

　胆汁排出不全による黄疸，肝腫大，灰白色便が主症状である．胆道系の胆汁排出が得られないことにより，胆汁性肝硬変と肝機能障害が徐々に進行していく．新生児期には新生児黄疸とあいまって黄疸は目立たず，生後1カ月以降に黄疸の遷延で異常に気づかれることもある．肝腫大は日齢とともに増強し，肝の硬さは増し，辺縁も鈍となる．新生児期には必ずしも灰白色便ではなく，乳児期早期に便の白さに気づかれることもあり，尿は濃褐色となってくる．治療が遅れた症例では，栄養障害，貧血，低蛋白血症による浮腫や腹水，脂溶性ビタミン欠乏症による出血傾向やくる病などを呈することもある．

c. 検査・診断

　灰白色便で本症が疑われることが多く，血液検査で直接ビリルビン優位の高ビリルビン血症，γ-GTP，胆汁酸，膠質反応の異常がみられるが，これらの所見からでは新生児肝炎や肝内胆管形成不全症などとの鑑別は難しい．十二指腸内に経鼻的にチューブを留置し，持続的に十二指腸液を採取し，その中の胆汁成分の有無を検査する十二指腸液検査は診断率が高い方法である．超音波検査は，胆嚢の萎縮の程度や肝内胆管および肝門部の形態の評価に有用である．^{99m}Tcを用いた胆道シンチグラフィは同位元素の肝への取り込みと胆道系への排出を調べる検査であるが，^{99m}Tc静注後24時間経過しても排出は全くみられない場合は本症が強く疑われるが，新生児肝炎でも排出されないこともある．

d. 治療

　生後できるだけ早い時期（60日以内）に手術を行うことが治療成績の向上につながる．術前に脂溶性ビタミン，特にビタミンKの補給や低蛋白血症の補正が重要である．外科治療は肝門部腸

吻合術（葛西手術）が標準術式で，これは閉塞索状胆管を切除後，肝門部の結合織切除面に消化管を縫合する方法である．術後早期からステロイドのなどの利胆剤の投与と胆管炎を防止するための抗生物質の投与が必要である．初回手術で適切な利胆が得られない場合は，肝門部を再切離する手術が行われることもある．肝門部腸吻合術によって胆汁の排出が得られない症例や診断時に非代償性肝硬変になっている症例は肝移植の適応となり，わが国ではこれらの症例に対する生体肝移植が普及しつつある．

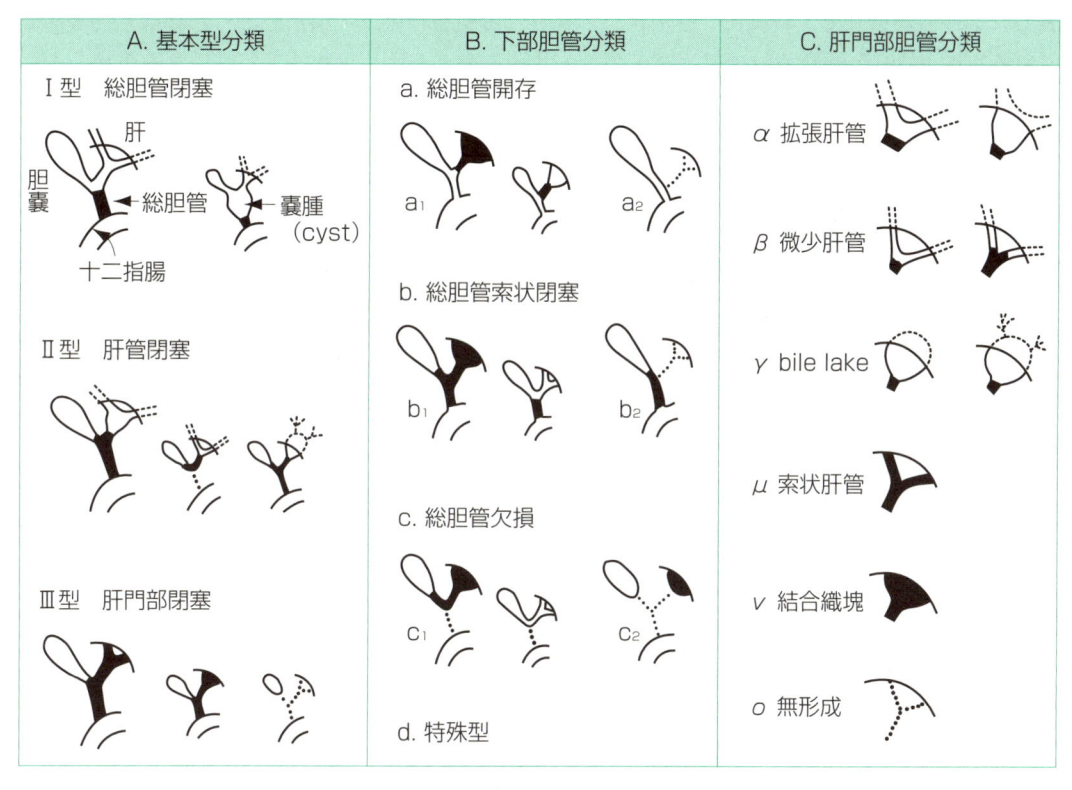

図 V-9　胆道閉鎖症の病型分類

（7）腸重積症（intussusception）

a. 病因・病態

乳児期における代表的腹部救急疾患で，腸管の一部が肛門側腸管内腔に陥入して発症する．陥入腸管は血行障害になり，重積が長時間になると腸管壊死に至ることもありうる．腸管内腔の閉塞のためにイレウスを呈することもある．原因としてアデノウイルスなどによる感染で回腸のパイエル板が肥厚し先進部となって腸重積を起こす特発性腸重積症が最も多い．

3歳以上では，メッケル憩室，ポリープ，腸管重複症などが原因となる二次性腸重積の頻度が増し，成人では半数以上が二次性といわれている．

発生頻度は1,000人に2〜4人で，男児に多い．年齢的には6カ月前後に最も多く，90％以上の症例が2歳未満である．

b. 症状

腹痛，嘔吐，血便が3主徴とされているが，「イチゴゼリー様」と称される血便が典型的で高率にみられる．嘔吐は腹痛や腹膜刺激など初期から起こることが多いが，イレウスの進行にともなって胆汁性嘔吐となる．腸管の陥入の部位により，回腸結腸型，回腸回腸結腸型，回腸回腸型などに分類されるが，回腸末端の一部が回盲弁を越えて結腸内に入り込む回腸結腸型が最も多い．

c. 診断・検査

先行する風邪症状などの病歴，腹痛と嘔吐などの臨床症状とともに典型的な血便により本症が疑われる．注腸検査で，結腸に「蟹爪状」と称される腫瘤様陰影欠損が認められれば本症と診断される（図Ⅴ-10）．超音波検査で，ターゲットサインやドーナッツサインと呼ばれる重積した腸管の腫瘤様陰影も特徴的所見である．

d. 治療

注腸検査は本症の診断で有効であるばかりではなく，同時に造影剤を用いた高圧浣腸法により90％以上の症例が整復される．腸管が穿孔する危険性があるため吸収性の造影剤（ガストログラフィン）を生理食塩水で希釈した液を1m水柱の圧で徐々に肛門から注入すれば，重積部位が徐々に口側に移動し，重積が解除されれば造影剤が小腸内で急速に口側に進むのが観察される．超音波観察下に生理食塩水を徐々に注入して整復する方法も行われている．高圧浣腸法により整復されない場合，緊急手術により整復を行う必要がある．開腹して，重積している腸管を用手的に整復し（ハッチンソン手技），メッケル憩室などが見つかれば同時に切除術を行う．最近は腹腔鏡を用いた整復手術も行われている．

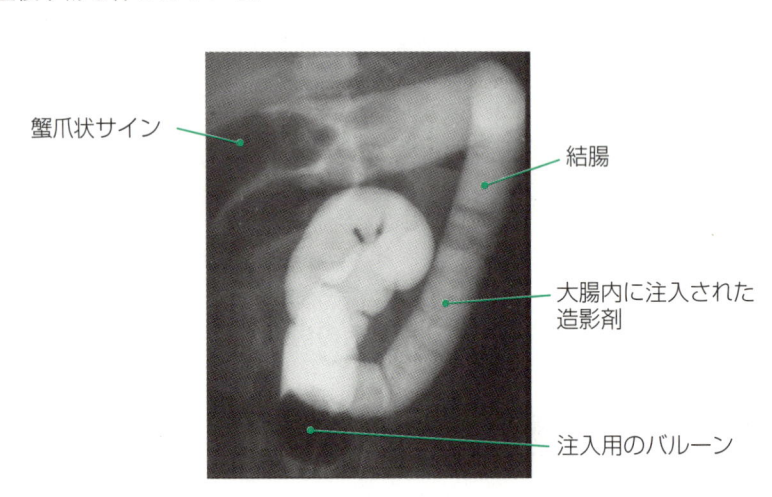

図Ⅴ-10　腸重積症の注腸

（8）ヒルシュスプルング病（Hirschsprung disease）

a. 病因・病態

先天性巨大結腸症とも呼ばれ，ヒルシュスプルング（Hirschsprung）が最初に報告したのでヒルシュスプルング病と呼ばれる．肛門側腸管の腸壁内神経節細胞が先天的に欠如（aganglionosis）しており，無神経節腸管は正常の蠕動運動が欠如しているため機能的腸閉塞を起こし，その結果として腸炎や排便障害が招来される．発生頻度は5,000人に1人程度で，70〜80％が男児である．

無神経節腸管の長さによって以下のように分類されるが，直腸S状結腸無神経節症が全体の半数以上を占める．
  (1) 下部直腸無神経節症（short segment aganglionosis）：下部直腸に限局
  (2) 直腸S状結腸無神経節症（rectosigmoid aganglionosis）：S状結腸より肛側結腸
  (3) 長節無神経節症（long segment aganglionosis）：S状結腸より口側結腸（全結腸以下）
  (4) 全結腸無神経節症（total colon aganglionosis）：回腸終末部を含む全結腸
  (5) 広範囲無神経節症（extensive aganglionosis）：回腸終末部より口側小腸に広がる

　本症の病因は腸管の壁内神経細胞の欠如で，アウエルバッハ（Auerbach）神経叢とマイスナー（Meissner）神経叢がみられない．胎児期に壁内神経細胞は消化管の口側から肛側に向かって下降性遊走分布して形成される（cranio-caudal migration theory）．この下降分布が何らかの原因で途中で阻止されることにより無神経節腸管が生じると考えられている．

b. 症状

　生後まもなく胎便排泄遅延（24時間以降），嘔吐，腹部膨満，排便障害などを呈し，短期間に腸炎に至ることもある．排便や排ガスが不十分のために腹部膨満が進行するが，新生児や乳児期には大量の腸管ガスの貯留が顕著となる．肛門指診や肛門ブジーの時に大量の排ガスと水様便が噴出する所見が特徴的である．

c. 診断・検査

　腹部レントゲン写真で腸管ガスの増加を認める．注腸検査で肛側無神経節腸管は狭小腸管（narrow segment）として描出され，その口側の神経節を有する腸管は拡張している（図V-11）．この腸管の口径の変化（caliber change）が本症の特徴的所見である．直腸肛門内圧検査で，正常児では直腸内に挿入したバルーンカテーテルで直腸に伸展刺激を加えると，内肛門括約筋が弛緩して肛門管の内圧が低下する（直腸肛門反射）．本症患児ではこの反射が欠如しており，直腸肛門内圧検査は本症において診断意義が高い．本症では直腸粘膜にアセチルコリンエステラーゼ（acetyl-choline esterase）染色陽性の外来線維の増生がみられるため，直腸粘膜吸引生検による診断が普及している．

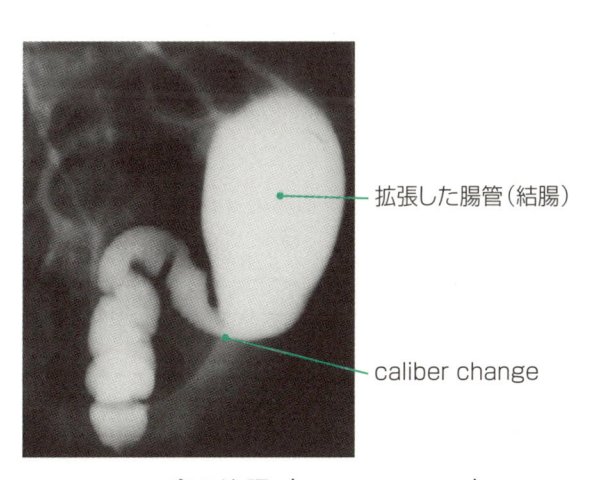

図V-11　Hirschsprung病の注腸（caliber change）

d. 治療

本症と診断されれば手術治療が必須である．浣腸，洗腸，肛門ブジーなどで腹部膨満をコントロールし，新生児期ないし乳児期早期に一期的根治術が一般的である．しかし，新生児期に重症の腸炎を呈して，人工肛門の造設が必要になる症例もみられる．術式としてSwenson法，Duhamel法，Soave法が代表的であるが，いずれも無神経節腸管を切除し，口側の正常腸管を肛門に引き抜く方法である．最近では，腹腔内の操作を腹腔鏡によって行う腹腔鏡補助下根治術が普及してきている．

(9) 直腸肛門奇形 (anorectal malformation)

a. 病因・病態

一般的には鎖肛 (imperforate anus) と呼ばれる直腸と肛門部の奇形であるが，正常肛門や会陰部に瘻孔を有するものも含む．病型により治療方針が大きく異なるので，正しい病型診断が重要である．

病型は直腸盲端がどの高さで終わっているかで分類され，実際には直腸盲端と恥骨直腸筋との位置関係で診断される．恥骨と尾骨を結ぶ線 (pubococcygeal line：P−C線)，坐骨下端を通ってP−C線と平行な線 (I線)，P−C線とI線の中間でP−C線と平行な線をm線と呼ぶ．直腸盲端がm線より上方で終わっていれば高位型，m線とI線の間であれば中間位型，I線より下方にあれば低位型とする (図V-12)．

それぞれの型に属する男女別の病型を以下に示す．

①**高位型** (直腸盲端あるいは瘻孔部位が恥骨直腸筋より高い位置で終わっている)
　男児：直腸前立腺部尿道瘻，直腸肛門無形成無瘻孔型，直腸閉鎖
　女児：直腸肛門無形成無瘻孔型，直腸閉鎖，直腸腟瘻 (高位)

②**中間位型** (直腸盲端は恥骨直腸筋係蹄に包まれており，これを貫通していない)
　男児：直腸尿道球部瘻，肛門無発生無瘻孔型

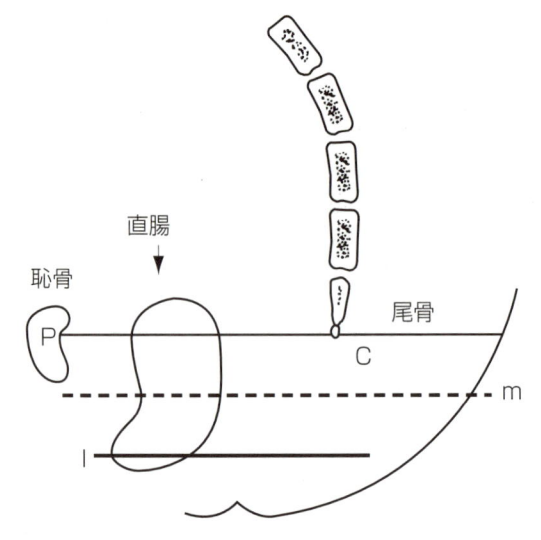

図V-12　直腸肛門奇形の病型分類の指標

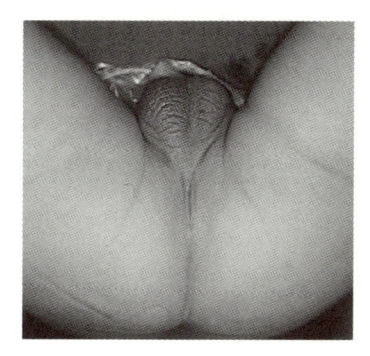

図Ⅴ-13 直腸肛門奇形の会陰部
肛門が閉鎖している．

　女児：直腸腟前庭瘻，直腸腟瘻（低位），肛門無発生無瘻孔型
③**低位型**（直腸肛門管は恥骨直腸筋の高さを肛門側に越えている）
　男児：肛門会陰部皮膚瘻，肛門狭窄
　女児：肛門腟前庭瘻，肛門会陰部皮膚瘻，肛門狭窄
④**総排泄腔奇形**（肛門部に正常肛門を認めず，外陰部に１つの孔しか存在しない）

b. 症状

出生直後に肛門視診により肛門奇形が発見されることが多いが，腹部膨満や嘔吐などの症状を呈してから肛門の異常に気づかれることもある．会陰部に瘻孔を有する症例では少量の排便があるため，腸閉塞状態になるまで放置される症例もあり，会陰部や腟前庭部の瘻孔が太い症例では乳児期になって異常が発見されることもある．尿道に直腸からの瘻孔がある症例では，尿に胎便が混じることがある．ほとんどの病型の症状は排便障害に基づく症状であるが，総排泄腔奇形[*3]の一つの直腸総排泄腔瘻では子宮腟水腫を呈することもある．

合併奇形は，いずれの病型も尿路奇形をともなうことが稀ではなく，特に膀胱尿管逆流症や水腎症などを合併すれば，それにともなう症状もみられる．

c. 診断・検査

新生児期に病型を正確に診断することが治療方針を決定することに重要である．会陰部の視診がまず重要で，瘻孔，皮膚の隆起や索状物などの有無に注意する（図Ⅴ-13）．会陰部に瘻孔を認めない症例では，生後12時間以降の直腸盲端部に空気が達した時点で倒立位でレントゲン写真をとって直腸盲端とP－C線，m線，I線との位置関係を調べる．外瘻孔を有する症例では瘻孔より造影剤を注入して直腸盲端の位置を調べる．これらの方法により鎖肛の病型を診断し，治療方針を決定する．尿路と直腸尿道瘻の位置関係を調べるためと，合併する尿路奇形を調べるために，尿道膀胱造影を行う．単純レントゲン写真で椎体の異常，特に仙椎の異常の有無を調べる．

d. 治療

新生児期にまず排便を可能とするために，病型に応じて人工肛門造設（高位・中間位）ないし肛門形成術（低位）を行う．低位鎖肛では会陰部から直腸に到達して肛門形成術が可能である．

[*3] 総排泄腔奇形（cloacal malformations）：肛門部に正常肛門を認めず外陰部に１つの孔しか存在しない複雑な直腸肛門泌尿生殖器異常．

女児で膣前庭部に瘻孔がある場合は，ブジーで瘻孔を拡大して排便を可能として，乳児期に手術をする．中間位と高位の場合は，新生児期に結腸に人工肛門を造設し，病型に応じて乳児期に腹会陰式ないし仙骨会陰式で直腸肛門形成術を行う．術後の排便機能をよくするためにさまざまな術式が工夫されているが，後方正中式直腸肛門形成術（posterior sagittal anorectoplasty）が広く行われている．

(10) 虫垂炎（appendicitis）

a. 病因・病態

細長く盲端で終わる虫垂に感染性炎症が生じる疾患で，小児の急性腹症の代表的疾患である．虫垂内の糞石や粘膜下リンパ濾胞の増殖などによる虫垂内腔の狭窄や閉塞や，ウイルス感染やアレルギーなどによる虫垂粘膜障害が基盤にあり，そこに細菌感染が起こることにより虫垂炎が発症すると考えられている．原因菌としてBacteroides群，Peptostreptococcus，大腸菌などが多くを占めている．

急性虫垂炎は穿孔性と非穿孔性があるが，手術所見と病理所見からカタル性，蜂巣炎性，壊疽性に分類される．

b. 症状

腹痛，嘔吐，発熱が三主徴である．腹痛は，最初は心窩部や臍周囲に起こり，徐々に右下腹部に移行することが多い．発熱は37℃台の微熱であることが多いが，腹膜炎が進行すれば高熱になる．嘔吐は，最初は胃内容物であるが，病状が進行して麻痺性イレウスとなると胆汁性嘔吐となる．便秘となることが多いが，ロタ性腸炎に合併した虫垂炎では下痢を呈する．

c. 診断・検査

臨床経過と腹部所見が診断において重要である．臍と右前上腸骨棘突起を結んだ線の突起から約5cm内側付近の点の圧痛（McBurneyの圧痛点），右下腹部を圧迫した手を急に離したときに痛みが増強するBlumberg徴候，筋性防御などが重要な所見である．血液検査所見で白血球数増多やCRP値の上昇は非特異的であるものの有用な指標となる．超音波検査で腫脹した虫垂像，膿瘍形成，腹水などの有無を観察することも重要である．

d. 治療

カタル性など程度の軽い急性虫垂炎は絶食と抗生物質の点滴投与で保存的に治癒することもある．しかし，明らかな腹膜炎症状や穿孔が疑われる場合は可及的早急な手術が必要である．交互切開法ないし傍腹直筋切開法による虫垂切除術が一般的であるが，近年腹腔鏡による虫垂切除術も普及しつつある．

(11) 臓器移植（organ transplantation）

臓器移植は1950年代から始まり，シクロスポリンやタクロリムスなどの免疫抑制剤の進歩とともに急速に普及してきた．わが国では脳死移植に対する社会的な問題から，生体移植が先行していたが，1997年に「臓器の移植に関する法律」が制定施行され，1999年にはこの法律に基づいた初の脳死移植が行われている．消化器領域における移植は，肝移植が生体移植の中心であるが，小腸移植も少数ながら行われている．

1）肝移植

a. 適応

　適応疾患として，胆道閉鎖症，代謝性肝疾患，劇症肝不全，肝悪性腫瘍があるが，約2/3が胆道閉鎖症である．肝門部腸吻合術で肝機能の改善が期待できず，肝不全が進行し，患児のquality of lifeが著しく損なわれている場合，肝移植の適応となる．

b. 移植

　ドナーは脳死体ドナーと患児の血縁者である生体ドナーがあるが，現状では生体ドナーからのグラフトが大多数を占める．手術は肝臓摘出，無肝期，再還流後の3段階からなるが，胆道閉鎖症術後などでは腹腔内の癒着が高度であるため，出血や腸管損傷が問題となる．

c. 術後と合併症

　術後は厳重な全身管理はもちろんのこと，シクロスポリンやタクロリムスを用いた免疫抑制療法による拒絶反応の防止が必要である．門脈，肝動脈，肝静脈の血流の超音波ドップラー検査による観察と抗凝固療法は重要で，特に肝動脈塞栓症は劇症肝不全の原因となることもある．胆管吻合部の狭窄，消化管穿孔，腹腔内出血，膵炎なども重篤な術後合併症である．

2）小腸移植

　小腸はリンパ球など免疫に関与する細胞が多いため小腸移植は拒絶反応が起こりやすい．いったん拒絶反応が起これば，容易に腸管内の細菌が血中に漏れ出し（bacterial translocation），感染症に陥る．強い免疫抑制作用をもつタクロリムスは，小腸移植の成功に重要であった．

a. 適応

　小腸移植は，小腸の質的ないし量的吸収障害や小腸の運動障害に考慮される．肝臓（小腸肝同時移植）や胃，膵臓，十二指腸なども含めて（多臓器移植）移植されることもある．在宅中心静脈栄養法により栄養管理が困難な症例が小腸移植の適応とされる．

b. 移植

　移植グラフトは脳死体だけでなく生体からも得られる．生体からのグラフトは保存期間が短く，移植後の腸管機能の面から利点がある．

c. 術後

　術後はタクロリムスの血中濃度を測定しながら，多剤も用いて強力な免疫抑制療法を行う必要がある．拒絶反応の時には，発熱，腹痛，腹部膨満，人工肛門からの排液増加がみられる．強力な免疫抑制療法を行うために，細菌感染，真菌感染，ウイルス感染が術後の成績に大きな影響を及ぼす．わが国では未だ少数例しか成功例を得られていない．

参考文献

1）越智淳三訳（1979）人体解剖図説Ⅱ，文光堂
2）白木和夫監修，藤澤知雄，友正　剛編（2003）小児消化器肝臓病マニュアル，診断と治療社
3）森川昭廣，内山　聖編（2003）標準小児科学（第5版），医学書院

VI

泌尿・生殖機能の障害

1. 基礎知識
2. 泌尿器の主要疾患
3. 生殖器の主要疾患

1 基礎知識

1 形態と機能

　腎臓は腹腔内後方の左右に1個ずつあり，後腹膜に覆われている．大きさは成人では握りこぶし大で長径10cm，厚径約4cmであるが，小児での腎臓の長径および厚径はそれぞれ，満期出生時では約4cm×2cm，1歳時では約6cm×2.5cm，6歳時では約8cm×3cmである[1]．正中側にある腎門部で尿管，腎動脈および腎静脈とつながっており，それぞれ膀胱，腹部大動脈および下大静脈に至る．

（1）発生と発達的特徴

　在胎4〜5週に，原始生殖尿洞より伸び出した尿管芽が後腎間葉細胞塊に貫入して後腎を形成する．前者より集合管以外の部分が，後者より集合管が形成される．腎尿路系の発生は非常に複雑であるが，近年，WT1やPax-2，BMP-7，アンジオテンシンなど多くの因子が時間的，空間的に正しく発現することが正常な腎尿路系の発生に重要であることが明らかになっている．したがって，これらの因子の遺伝的な欠損や環境因子の影響によりさまざまな腎尿路奇形が生じうる．例えば，妊娠初期にアンジオテンシン変換酵素阻害薬やアンジオテンシン受容体拮抗薬を服用すると，アンジオテンシン受容体を介する機能が抑制され腎低形成や無形成が生じる．

　腎機能は，新生児期は成人に比して未熟であり，腎機能の重要な目安である腎血流量，糸球体ろ過率は，新生児期は成人のおよそ3分の1，生後3カ月で約2分の1である．小児の体水分量は，成人に比して多く，また尿細管での水分の再吸収率も低いので，小児は脱水に陥りやすい．また新生児・乳児の腎の濃縮力は成人の2分の1である．体重当たりの1日水分必要量は，おおよそ新生児で150mL/kg，1歳で120mL/kg，幼児100mL/kg，学童70mL/kg，成人40mL/kgである．

（2）形態

　1側の腎臓には約100万個のネフロン単位が存在する．出生時にはすべては完成しておらず，6歳頃までに成人の数に達する．ネフロンは数本の毛細血管よりなる糸球体と，糸球体でろ過された尿が流れる尿細管よりなる（図Ⅵ-1）．糸球体毛細血管は1本の輸入細動脈が枝分かれしし，再び1本の輸出細動脈に合流する．毛細血管壁は，内側から内皮細胞，基底膜および糸球体上皮細胞よりなる（図Ⅵ-2）．内皮細胞には孔があり，比較的大きな物質のバリア（barrier）として働く．基底膜はⅣ型コラーゲンやヘパリン硫酸プロテオグリカンなどから形成され，尿をろ過する際には血液中の蛋白に対して主に前者がサイズバリアとして，後者がチャージバリアとして働くと考えられている．糸球体上皮細胞は基底膜に対して足突起と呼ばれる部分で接しており，隣同士の足突起の間は複数の蛋白により間隙（スリット）が形成されている．近年，基底膜よりもこのスリット構造が蛋白に対するバリアとして重要であると考えられている．

Ⅵ 泌尿・生殖機能の障害 123

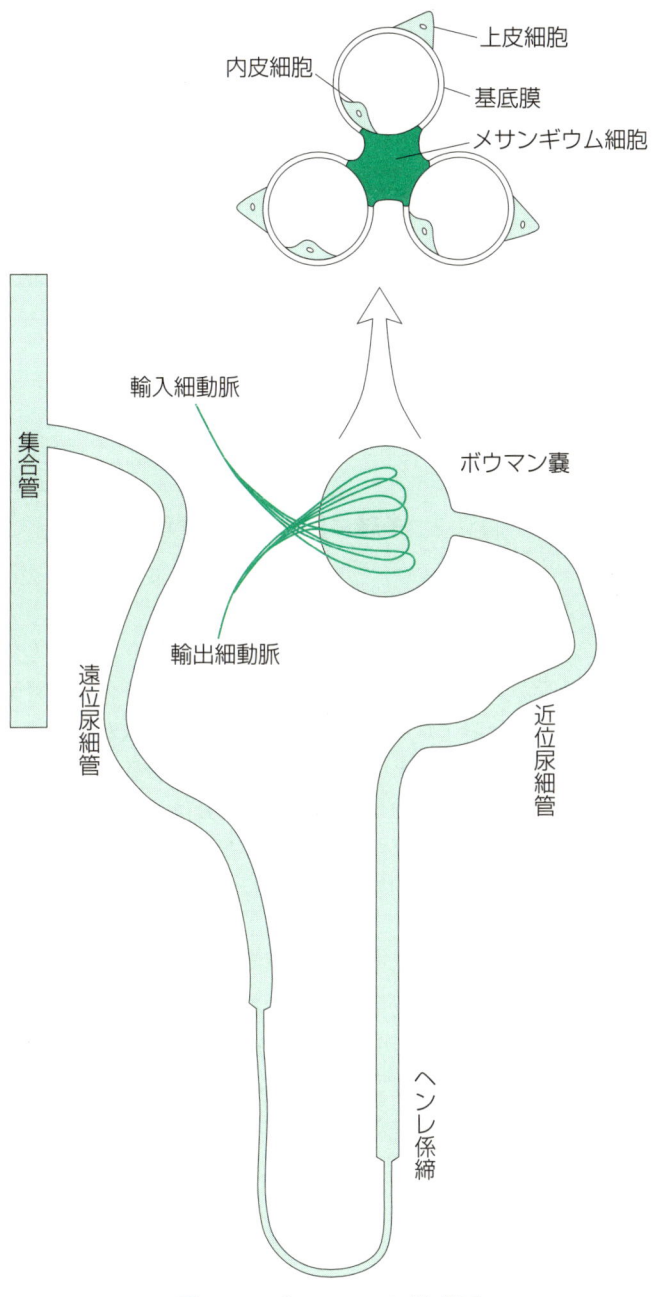

図Ⅵ-1 ネフロンの模式図

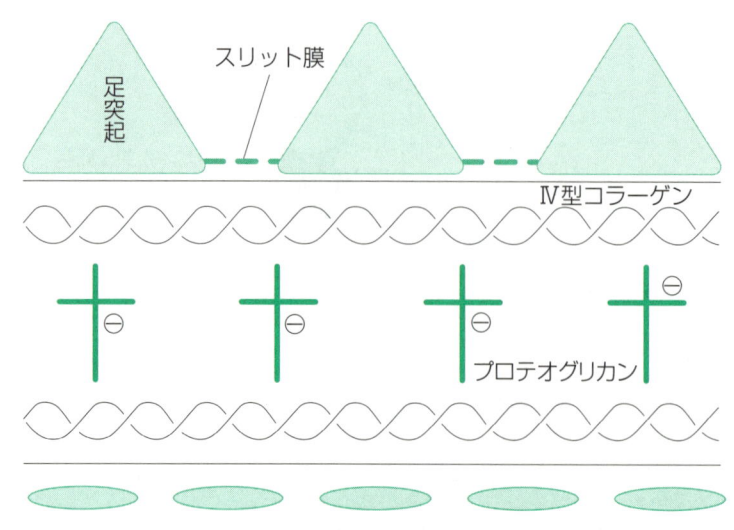

図Ⅵ-2　糸球体係締壁の模式図

（3）糸球体

　食物摂取や新陳代謝にともなって生体内で産生される老廃物は，水とともに大部分は尿として腎臓から，一部は便中に腸管からあるいは汗として皮膚から排泄される．腎臓は血流の豊富な臓器であり，1回心拍出量の約4分の1が流れる．血液は輸入細動脈から糸球体毛細血管に流れ込み，係締壁をろ過膜として老廃物が原尿としてろ過される．係締壁は水や電解質，分子量の小さい蛋白などは通過させるが，赤血球や白血球などの細胞成分は通さない．ろ過効率を規定する糸球体毛細血管の内圧は主に全身血圧に依存するが，さまざまな病態あるいは薬物により輸入細動脈および輸出細動脈の抵抗が変わることで内圧が調整され，その結果ろ過率も変化する．

（4）尿細管

　原尿が尿細管および集合管を通過し最終的な尿になるまで，水を含むさまざまな物質が再吸収あるいは分泌される（表Ⅵ-1）．水，ナトリウム（Na）は近位尿細管およびヘンレ係締上行脚で再吸収され，抗利尿ホルモンにより集合管で最終的な濃度および量に調節される．カリウム（K）は近位尿細管で再吸収され，アルドステロンにより遠位尿細管の分泌が調節される．カルシウム（Ca）およびリン（P）はほとんどが近位尿細管で再吸収され，副甲状腺ホルモンや活性型ビタミンDにより調節される．糸球体でろ過されたアミノ酸，グルコースおよび低分子蛋白も主に近位尿細管で再吸収される．近年，近位尿再管細胞の尿管腔側に存在するメガリンおよびキュブリンと呼ばれる分子が，低分子蛋白の受容体蛋白として再吸収に関与していることが明らかになっている．

（5）代謝・内分泌機能

　生体内のpHは肺からの二酸化炭素の排泄と，腎臓での重炭酸イオン（HCO_3^-）の再吸収および水素イオン（H^+）の排泄により厳密に7.4前後に調節されている．HCO_3^-は近位尿細管で再吸収され，H^+は遠位尿細管で排泄される．

表Ⅵ-1　ネフロン各部位での再吸収および分泌

	再吸収	分　泌
近位尿細管	水, Na, K, Ca, P, グルコース, アミノ酸, 低分子蛋白, HCO₃⁻	
ヘンレ係締	水, Na, Cl	
遠位尿細管	Ca	K, H⁺
集合管	水, Na	

　腎臓は内分泌臓器としても働いている．糸球体輸入細動脈壁に存在する傍糸球体装置で産生されるレニンは，アンジオテンシノーゲンを分解することでレニン-アンジオテンシン-アルドステロン系を制御し，全身の血圧および糸球体内圧を調節する．エリスロポエチンは近位尿細管間質細胞で産生され，骨髄の赤芽球前駆細胞に作用して造血を促進する．食物から摂取された，あるいは皮膚で合成されたビタミンDは，まず肝臓で25位が水酸化され，さらに腎近位尿細管細胞で1α位が水酸化され，活性型である1α, 25水酸化ビタミンDが産生される．活性型ビタミンDは腸管からのカルシウム，リンの吸収や骨の形成を促進する．末期腎不全ではエリスロポエチン産生やビタミンD活性化が障害され，それぞれ腎性貧血や腎性骨異栄養症を生じる．

2 主要症状と病態生理

（1）浮腫（edema）

　浮腫とは組織間液が非常に増加した状態であり，全身性浮腫と局所性浮腫に分けられる．全身性浮腫は身体の柔らかい部分および低くなった部分，すなわち，眼瞼，下肢，陰囊や陰唇に認めやすい．外表面に浮腫を認める場合，胸水や腹水の存在や腸管粘膜の浮腫にも注意する．浮腫の成因は，末梢での毛細管静水圧の上昇，血管透過性の上昇および血漿膠質浸透圧の低下に分けられる．急性糸球体腎炎や慢性腎不全乏尿期では体内に水とナトリウムが貯留し浮腫を生じる．一方，ネフローゼ症候群では大量の蛋白が尿中に漏出し血清アルブミン濃度が減少するため，膠質浸透圧が低下し水およびナトリウムが間質に移行する．その結果，循環血漿量が減少するためレニン-アルドステロン系が亢進して，水とナトリウムがさらに全身に貯留する．

（2）乏尿（oliguria）

　尿量が時間あたり0.8～1.0mL/kg以下になった状態を乏尿と呼ぶ．腎前性乏尿は，下痢や嘔吐，出血，不適切な輸液などによる循環血漿量の減少，心不全による心拍出量の低下あるいはネフローゼ症候群における低蛋白血症による血漿膠質浸透圧の低下により腎血流が減少することによる．急性糸球体腎炎や急性あるいは慢性腎不全では糸球体ろ過量が減少し，乏尿となる（腎性）．また，尿路結石や腫瘍による，上部あるいは下部尿路の閉塞によっても尿量は減少する（腎後性）．

（3）高血圧（hypertension）

　小児の高血圧判定基準を表Ⅵ-2に示す．年齢，体格に応じた適切なサイズ（上腕長の2/3～

3/4をカバーするサイズ）のマンシェットを使用する．小児期の高血圧の原因としては二次性のものが多く，本態性高血圧は少ないと考えられてきたが，最近は学童期での増加が問題となっている．二次性高血圧の原因疾患としては腎実質性，腎血管性，心疾患，内分泌性などがある（表Ⅵ-3）．急性糸球体腎炎や慢性腎不全では，乏尿にともなって水とナトリウムが貯留し循環血漿量が増加するため高血圧を呈する．腎血管の狭窄は，小児では繊維筋性過形成によるものが多く，狭窄側の腎からのレニン産生が亢進するため高血圧となるが，必ずしも血漿レニン活性の上昇を認めるわけではない．

（4）蛋白尿（proteinuria）

健常児においても1日当たり100mg/m²程度の蛋白は尿に含まれている（生理的蛋白尿）が，その約半分は尿細管で分泌されるムコ蛋白である．また，発熱時や激しい運動によって，一時的に蛋白尿を呈することもある．病的蛋白尿は腎前性，腎性（糸球体性，尿細管性）および腎後性

表Ⅵ-2　小児における高血圧判定基準

	収縮期血圧 （mmHg）	拡張期血圧 （mmHg）
幼児	≧120	≧70
小学校		
低学年	≧130	≧80
高学年	≧135	≧80
中学校		
男子	≧140	≧85
女子	≧135	≧80
高等学校	≧140	≧85

（日本高血圧学会「高血圧治療ガイドライン2004」より）

表Ⅵ-3　小児の高血圧の原因疾患

Ⅰ．本態性高血圧
Ⅱ．二次性高血圧
　A．腎性高血圧
　　1．腎実質性高血圧（糸球体腎炎，嚢胞腎など）
　　2．腎血管性高血圧（線維筋性異形性，大動脈炎など）
　B．内分泌性高血圧
　　1．副腎疾患
　　　a．副腎皮質疾患（原発性アルドステロン症，クッシング症候群など）
　　　b．副腎髄質疾患（褐色細胞腫）
　　2．末端肥大症
　　3．甲状腺疾患（甲状腺機能亢進症，甲状腺機能低下症）
　C．医原性高血圧（ステロイド剤，エリスロポエチン，シクロスポリンなど）
　D．心血管病変による高血圧
　E．神経性高血圧

に分かれる（表Ⅵ-4）．腎前性蛋白尿は，多発性骨髄腫にともなうベンス・ジョーンズ蛋白（Bence Jones protein）など，体内の蛋白産生が尿細管での再吸収能を大幅に上回る際に生じる．糸球体性蛋白尿は各種の糸球体腎炎やネフローゼ症候群で認める．糸球体係蹄の蛋白に対するバリアは主に基底膜と糸球体上皮細胞のスリット膜によるが，このバリアが何らかの原因（ネフローゼ症候群ではおそらく免疫学的機序）により破綻すると，アルブミン（分子量67,000）を主体とする蛋白尿が出現する．糸球体腎炎などで，炎症変化によりこれらの構造の物理的破壊が進展するとさらに分子量の大きい蛋白（IgG：分子量150,000）が漏出する．一方，β_2ミクログロブリンやα_1ミクログロブリンなどの分子量1～3万の低分子蛋白はほとんどが糸球体でろ過され，主に近位尿細管で約99％が再吸収される．表Ⅵ-4に示したように，遺伝性疾患や薬物の影響により尿細管機能が障害されるとこれらの蛋白が尿中に漏出し，尿細管性蛋白尿を呈する．また，膀胱や外陰部に炎症があると尿に蛋白が混入する（腎後性蛋白尿）．思春期の男児では精子の混入により尿蛋白陽性となることがあるため注意を要する．

表Ⅵ-4　小児における蛋白尿の分類

生理的蛋白尿	
機能性蛋白尿	運動，発熱，入浴
体位性蛋白尿	起立性
病的蛋白尿	
腎前性蛋白尿	ヘモグロビン尿，ミオグロビン尿，ベンス・ジョーンズ蛋白尿，心不全
腎性蛋白尿	
糸球体性	糸球体腎炎，ネフローゼ症候群　腎不全
尿細管性	ファンコニー症候群　特発性尿細管性蛋白尿　腎毒性薬剤による腎障害
腎後性蛋白尿	膀胱炎，尿道炎

（5）血尿（hematuria）

赤血球が混入している尿を血尿と呼び，顕微鏡的血尿と肉眼的血尿に分けられる．小児では，感染時のIgA腎症患者や，出血性膀胱炎，尿路結石あるいは先天性水腎症などで肉眼的血尿を認めることがある．Wilms腫瘍や膀胱腫瘍にも注意する．また，下大静脈と上腸間膜動脈の間を走行する左腎静脈が両者に挟まれ左腎がうっ血することをナットクラッカー現象と呼び，特に痩せた学童に多いが，間欠的に肉眼的血尿を認めることがある．顕微鏡的血尿の原因は，内科的疾患と泌尿器的疾患に分けられる．糸球体腎炎などにより糸球体係蹄壁が破壊されている場合や菲薄基底膜病やアルポート症候群のように基底膜に先天的に異常がある場合には，糸球体性の血尿を呈する．また，高カルシウム尿症でも顕微鏡的血尿をともなうことがある．

3 検査

(1) 一般検尿

原則として，早朝第一尿で行う．その場合，前夜就寝前に排尿させ，起床直後に採尿する．乳幼児では採尿パックを装着して採取する．起立性蛋白尿の検査の場合は，安静時と起立または前弯負荷後の尿を調べることもある．採尿後時間が経つと細胞成分が変性したりpHが変化するため，できるだけ早く検査を行う．まず色調を見るが，腎炎にともなう肉眼的血尿はコーラ様の暗赤色を，腎尿路系での出血は明赤色を呈することが多い．また，筋組織崩壊にともなうミオグロビン尿も赤色を呈する．試験紙法で尿比重，pH，潜血，蛋白，白血球，糖，ケトン体，ビリルビンなどについて定性および半定量検査を行う．それぞれ化学反応に基づくため，偽陽性あるいは偽陰性反応に注意が必要である．例えば，潜血反応はビタミンCの摂取で陰性化し，ミオグロビンが存在すると陽性化する．

尿沈渣を調べるには，新鮮尿10mLを試験管に採り毎分1500回転で5分間遠心し，上清を捨てた後沈殿物を再浮遊させ顕微鏡で100倍（弱拡大）および400倍（強拡大）で観察する．強拡大で1視野当たり5個以上の赤血球，5個以上の白血球をそれぞれ陽性とする．糸球体由来の赤血球は形，大きさとも不均一であるのに対して，非糸球体性（下部尿路での出血など）では均一である．また円柱のうち，内部が無構造の硝子円柱は正常でも観察されるが，顆粒円柱，混合円柱，ロウ円柱は腎実質の障害を表す．

(2) 血液検査

末梢血一般検査では，赤血球，白血球および血小板数を計測する．腎機能障害が進めば腎性貧血を呈する．腎盂腎炎では白血球数が増加する．また，血小板減少が血尿の原因となっていることもある．

生化学検査では腎機能の指標として，血清尿素窒素，クレアチニンおよびβ_2ミクログロブリン濃度が最も簡便な指標となるが，おのおの年齢に応じて正常範囲が異なる．また，出生直後は腎血流が悪く，これらはすべて高値となる．尿素窒素は食事での蛋白摂取増加や体内での出血により高値をとることがある．血清クレアチニンは全身の筋肉量に比例するため，年齢や体格に応じて正常値が異なるため注意が必要である．β_2ミクログロブリンは炎症反応にともなって一時的に高値となることがある．血清総蛋白，アルブミン，グロブリン濃度，蛋白分画，IgA，G，Mは腎炎やネフローゼ症候群など蛋白尿をともなう腎疾患の診断に用いる．また高度の低蛋白血症では総コレステロールが上昇する．溶連菌感染後急性糸球体腎炎や膜性増殖性腎炎あるいはSLE腎症ではC3，C4，および血清補体価が低下する．

他の全身疾患にともなう腎症も多くみられる．B型およびC型肝炎についてはそれぞれの抗原および抗体価を測定する．溶連菌感染後急性糸球体腎炎についてはASO，ASK値を測定する．SLE腎症では抗核抗体や抗DNA抗体などの自己抗体が陽性となる．

(3) 糸球体ろ過

糸球体ろ過率（GFR）の測定には欧米ではイヌリンを体外から投与することでイヌリンクリアランスを求めることが一般的であるが，日本では内因性クレアチニンクリアランス（Ccr＝1日尿

中クレアチニン排泄量÷血清クレアチニン濃度÷1440分）を用いることが多い．小児では体表面積1.73m²に換算して検討する．正常では120mL/分/1.73m²である．

（4）尿化学検査

　蛋白尿の程度は1日排泄量でみるのが最も正確であるが，畜尿の困難な乳幼児ではスポット尿の蛋白濃度とクレアチニン濃度の比（mg/mg）が1日排泄量とよく相関する．これは腎機能が正常であればクレアチニンの1日産生量（15～20mg/kg/日）は全身の筋肉量にほぼ比例するためである．

　近位尿細管が障害されるとβ_2ミクログロブリンやα_1ミクログロブリンの再吸収阻害およびNAG[*1]の障害細胞からの逸脱により，これらの尿中濃度は上昇する．リンの再吸収は％TRP（1－血清クレアチニン×尿中リン／尿中クレアチニン×血清リン）×100で評価する．グルコースやHCO_3^-の再吸収閾値はおのおのを経静脈的に負荷した際の血中および尿中濃度より求める．遠位尿細管での酸分泌能は経口アンモニア負荷により滴定酸の排泄を計算し求める．遠位尿細管および集合管での尿濃縮能の検討は水制限試験[*2]および抗利尿ホルモン薬（ピトレッシン，DDAVP）負荷試験[*3]により行うが，小児では脱水症状に十分注意して慎重に行う．

（5）画像検査

　小児の腎尿路系の画像診断には侵襲が少なく繰り返し行える超音波検査が適している．腎臓や尿路，膀胱の形態や位置以外にも腎血流や前述のナットクラッカー現象の確認に用いられる．新生児期には腎錐体の輝度が暗く，拡大した腎盂，腎杯と間違いやすい．超音波検査よりは侵襲が大きいもののCTやMRIも腎尿路系の検討には有用であり，特に後者では画像再構成により従来の造影検査の代わりに血管や尿路の観察も行える．膀胱尿管逆流を疑う場合は排尿時膀胱造影を行う．両腎機能あるいは腎尿路の閉塞の有無を検討するには^{99m}Tc-MAG3や^{99m}Tc-DTPAによるレノグラムを，腎盂腎炎や逆流性腎症による腎実質の瘢痕化障害を検討するには^{99m}Tc-DMSAによるレノシンチをおのおの行う．

（6）腎生検（renal biopsy）

　糸球体や尿細管，間質の病変の病理学的な確定診断には必須の検査である．現在は学童以上は静脈麻酔あるいは局所麻酔で，乳幼児は全身麻酔によるエコーガイド下針生検が一般的である．侵襲が大きく，血腫の形成などの合併症もあるため，特に小児では適応の判断を慎重に行う．

[*1] NAG：N-acetylglutamateの略．近位尿細管細胞が障害を受けると，尿中に逸脱してくる．
[*2] 水制限試験：飲水を制限しながら経時的に尿量，血清および尿浸透圧，抗利尿ホルモン濃度などを測定し，抗利尿ホルモン分泌能や腎臓での尿濃縮能について調べる検査である．小児では過度の脱水に十分注意して施行する．
[*3] 抗利尿ホルモン薬（ピトレッシン，DDAVP）負荷試験：抗利尿ホルモンを皮下あるいは鼻腔内投与した後に尿量および尿浸透圧を調べ，腎臓での抗利尿ホルモンの反応性を検討する．中枢性尿崩症と腎性尿崩症の鑑別のために行う．

② 泌尿器の主要疾患

1 泌尿器の奇形

（1）水腎症（hydronephrosis）
　腎盂尿管移行部の先天的狭窄による．男児，左側に多いが，20〜30％は両側性である．胎内エコーに見つかることがあるが出生時には消失していることもある．生後数日は尿産生量が少ないため，診断しにくいことがある．軽度のものは観察のみでよいが尿路感染に注意する．腎機能障害や悪化傾向があれば腎盂形成術を行う．

（2）膀胱尿管逆流（vesicoureteral reflex）
　膀胱尿管移行部の先天性異常により膀胱内の尿が尿管，腎盂に逆流し，逆流した水圧および感染により腎実質が障害を受ける．排尿時膀胱造影により確定診断する．両側性が多く，男児に多い．尿路感染を起こしやすく，抗生物質の予防投与を行う場合もある．軽度のものは自然治癒することが多いが，重度のものは放置すると慢性腎不全に至る（逆流性腎症）．定期的に進行の有無をチェックし，自然軽快しなければ外科的治療（尿管膀胱新吻合術，コラーゲン注入術[*4]）を行う．

（3）多嚢腎（multicystic kidney）
　比較的大きな複数の嚢胞が腎の大部分を占め，患側腎は無機能である．片側性が多いが，約30％に対側に膀胱尿管逆流などの腎尿路奇形をともなうことがある．年齢とともに自然消退することが多いため最近は摘出術はほとんど行わないが，高血圧の合併や腫瘍の発生に注意する．

（4）嚢胞腎（polycystic kidney）
　両側腎に小さな嚢胞が無数に存在し，次第に腎機能が失われる遺伝性疾患である．常染色体劣性遺伝型は出生1万人当たり1人発生し，周産期型，新生児型，幼児型，若年型に分けられ，発症年齢が若いほど重篤である．周産期型はポッター症候群[*5]を呈し，呼吸不全や腎不全での死亡が多い．常染色体優性遺伝型はPKD 1やPKD 2などの遺伝子異常による．一般には成人期に発症し，成人末期腎不全の主要な原因の一つである．

（5）無形成，低形成腎（hypoplastic / aplastic kidney）
　片側性無形成腎は1,000〜1,500人に1人発生するが，腎シンチで異所性腎でないことを確認する．また，対側の位置異常や膀胱尿管逆流の合併に注意する．両側性無形成腎は4,000人に1人発

＊4　コラーゲン注入術：膀胱尿管逆流症の治療法の1つで，径尿道的にカテーテルを挿入し膀胱の尿管開口部付近にコラーゲンを注入するものである．侵襲は少ないが再発率は高い（約50％）．
＊5　ポッター症候群：両側腎無形成，肺低形成，特異顔貌を呈する症候群．胎内で尿産生が非常に少ないため羊水過少となり，その結果，肺低形成や特異顔貌となる．腎不全および呼吸不全により新生児期に死亡する例が多い．

生し，ポッター症候群を呈する．低形成腎では一般に腎機能は保たれるが，脱水，低ナトリウム血症などの水，電解質異常を来たすことがある．

2 腎糸球体疾患

（1）無症候性蛋白尿（asymptomatic proteinuria）

血尿をともなわない無症状の蛋白尿で，検診や他の病気での受診時に偶然見つかる．後述の起立性蛋白尿の場合も多いが，慢性糸球体腎炎や巣状分節状糸球体硬化症によるものもあり注意が必要である．

起立性蛋白尿では安静時には蛋白尿を認めないが，立位あるいは前弯位（背中を反らせる）により蛋白尿が異常に増加する．姿勢により腎静脈が圧迫され腎がうっ血するため生じると考えられている．中学生の2～10%に認める．軽快，消失することが多く一般に治療は不要であるが，一部に腎炎が顕在化することがあり，診察，検尿は続ける．

（2）微少血尿（microhematuria）

検尿で赤血球が一視野5個以上，20個以下で蛋白尿を認めない場合をいう．9割以上の患者で糸球体の変化はほとんどなく，約半数は数年で消失するが，次第に蛋白尿が出現したり，アルポート症候群が顕在化することもあり，診察，検尿は続ける．薬物療法や運動制限は不要である．

（3）糸球体腎炎

1）急性糸球体腎炎（acute glomerulonephritis）

a. 病因・病態

さまざまな細菌，ウイルスあるいはマイコプラズマ感染により突然に起こる糸球体腎炎であるが，最も多いのは溶連菌感染後腎炎である．主にA群β溶血性連鎖球菌が原因となり，皮膚感染症は6歳以下，咽頭炎は6～12歳に多い．潜伏期間は上気道炎後では1～3週間，皮膚感染後では2～3週間である．

b. 症状

血尿，浮腫，高血圧，軽度蛋白尿を主症状とする．水分およびナトリウムの貯留により心拡大や肺うっ血を呈することもある．溶連菌では感染後1～3週後からASK, ASOが上昇しはじめる．また，一過性の低補体血症（CH50, C3の低下）を呈することが多い．腎病理像は光顕ではびまん性管内増殖性腎炎を呈し，電顕では基底膜上皮下にハンプと呼ばれる高電子密度物質の沈着を認める．

c. 治療

乏尿期には安静および水塩分制限により保存的治療を行う．溢水とそれにともなう高血圧に対して利尿剤や降圧剤を使用する．原因感染があれば抗生剤を投与する．

d. 予後

乏尿，無尿期は1週間程度で次第に利尿がつき回復する．予後はよいが，一部に腎炎が遷延化することもある．

2) 慢性糸球体腎炎 (chronic glomerulonephritis)

長期（6カ月〜1年間以上）に血尿および蛋白尿などの腎炎症状が続く状態を慢性糸球体腎炎と呼ぶ．原因や病態はさまざまであるが，日本ではIgA腎症が小児のメサンギウム増殖性腎炎の約半数を占める．

① IgA腎炎 (IgA nephritis)

a. 病因・病態
免疫グロブリンA（IgA）が糸球体メサンギウム領域に特異的に沈着する慢性腎炎である．原因は依然不明であるが，扁桃腺を中心とした上気道あるいは腸管での感染症により過剰に産生されたIgAが腎臓に到達し糸球体に蓄積されて慢性に炎症を引き起こすと考えられている．

b. 症状
日本では学校検尿などで無症状の血尿（必発）と蛋白尿として発見されることが多いが，感染症にともなって肉眼的血尿を呈したり，ネフローゼ症候群（約5％）で発症することもある．血液検査では特異的なものはなく，血清IgA値も必ずしも高値とはならない．

c. 診断
他の糸球体腎炎（紫斑病性腎炎，膜性増殖性腎炎，膜性腎炎，ループス腎炎など）とは臨床経過およびおのおのに特異的な検査結果で鑑別する．確定診断は腎生検でメサンギウム増殖およびIgAのメサンギウムを中心とした部分への沈着を確認する．

d. 治療
予後良好と予想される例（蛋白尿が軽度，組織変化が少ない）では，不投薬あるいはアンジオテンシン変換酵素阻害薬やアンジオテンシン受容体拮抗薬，抗血小板薬を投与する．予後不良が予想される例に対しては，ステロイドホルモン薬と免疫抑制薬（アザチオプリンなど）を中心としたカクテル療法を行う．

e. 予後
従来は予後のよい腎炎と考えられていたが，長期観察の結果，10〜20年の経過で20〜30%が腎不全に至る予後不良の腎炎であることがわかった．特に，蛋白尿が多い例や組織変化の強い例，高血圧をともなう例で予後が悪い．

② 膜性増殖性糸球体腎炎 (membranoproliferative glomerulonephritis)

a. 病因・病態
メサンギウムの増殖と糸球体基底膜への高電子密度物質の沈着を特徴とする慢性腎炎である．C型肝炎ウイルスなどによる二次のものもあるが，原因不明で特発性のものも多い．

b. 症状
さまざまな程度の蛋白尿と血尿を認め，血液検査では持続性の低補体血症（CH50，C3の低下）を呈することが多い．

c. 診断
確定診断は腎生検によりメサンギウムの増殖と特異的な基底膜の変化を光顕および電顕で確認する．

d. 治療・予後
腎予後は不良で発症後10年で約50%が腎不全に至るとされているが，日本では学校検尿で早期に見つかるため，ステロイドホルモン薬や免疫抑制薬に対する反応がよい例が欧米に比較して多い．

③膜性腎炎（membranous nephropathy）
a. 病因・病態
　糸球体基底膜に免疫複合体が沈着して起こる慢性腎炎である．日本の小児では原因不明の特発性のものとB型肝炎やSLEにともなう二次性のものが多い．
b. 症状
　さまざまな程度の蛋白尿を呈するが血尿は軽微なことが多い．
c. 診断
　確定診断は腎生検により基底膜の肥厚と免疫複合体の基底膜への沈着を光顕および電顕で確認する．
d. 治療・予後
　高度蛋白尿が長期に続く例やネフローゼ症候群を呈する例では，ステロイドホルモン薬や免疫抑制薬を使用する．成人では難治性ネフローゼ症候群の原因となることが多いが，日本の小児では自然治癒率が高いため無治療で経過観察する場合もある．

3）紫斑病性腎炎（purupura nephritis）
a. 病因・病態
　アナフィラクトイド紫斑病（またはアレルギー性紫斑病，ショーンライン・ヘノッホ紫斑病）は全身の毛細血管および小動脈の血管炎で下肢中心の紫斑，関節痛（膝や足），疝痛性の腹痛を呈する．3～7歳に多く，性差はない．感染（溶連菌やマイコプラズマなど）や食物アレルギーの関与が提唱されているが，原因は不明である．
b. 症状
　本症患児の40～60％に何らかの腎症状を呈する．血尿単独あるいは血尿と軽度蛋白尿の場合が多いが，ネフローゼ症候群や急性腎不全を呈することもある．腎症状は発症後2週間以内に60％，4週間以内に90％起こる．ただし，1年以上経って起こることもある．腎外病変の程度と腎病変の程度は比例しない．
c. 治療
　一般には一過性で予後はよいため無治療あるいは抗血小板薬の投与程度を行うが，高度蛋白尿が続く例やネフローゼ症候群あるいは急性腎不全を呈する例では，腎生検を行いステロイドホルモン薬の経口投与やパルス療法およびアザチオプリンなどの免疫抑制薬を投与する．
d. 予後
　腎組織で半月体形成が多い例（全糸球体の50％以上）は予後が悪い．長期的には従来考えられていたほど良好ではなく，5～10％が末期腎不全に至る．

4）家族性腎炎（アルポート症候群（Alport syndrome））
a. 病因・病態
　乳幼児期に血尿で発症し，その後進行性に蛋白尿が増加する．男児では次第に腎機能低下し，10歳代後半から30歳代で末期腎不全に至る．女児では一般に軽症である．糸球体基底膜に存在するIV型コラーゲン α_5 鎖（伴性劣性遺伝型）あるいは3，4鎖（常染色体劣性，優性遺伝型）の遺伝子異常が原因である．感音性難聴や眼症状（円錐水晶体，網膜病変）を合併することがある．

b. 診断

診断は，①血尿や腎不全の家族歴，②電子顕微鏡での特徴的な変化（基底膜の不規則な肥厚および菲薄化）およびIV型コラーゲンの免疫組織染色にて基底膜の完全欠損あるいは非連続染色，③眼症状や感音性難聴の合併，で行うが，最近は遺伝子診断や皮膚組織でのコラーゲンの免疫組織染色も行われる．

c. 治療

現時点では確立した治療法はなくステロイドホルモン薬は無効であるが，アンジオテンシン変換酵素阻害薬やアンジオテンシン受容体拮抗薬が有効なことがある．

（4）ネフローゼ症候群（nephrotic syndrome）

a. 病因・病態

大量の蛋白尿のために低蛋白血症となり，浮腫を生じる病態をネフローゼ症候群と呼ぶ．3～6歳に多く，6歳までの発症が80%を占める．また，男児に多く，性差は2～3：1である．小児期にネフローゼ症候群を来たす疾患の80～85%が微小変化群である．そのほか，慢性糸球体腎炎や膜性腎症，巣状分節状糸球体硬化症もネフローゼ症候群を呈することがある．

原因は未だ不明であるが，アトピー性皮膚炎などのアレルギー症状を呈する患者やIgE高値の患者が多いこと，ステロイドホルモン薬や免疫抑制薬が効果があることから何らかの免疫学的異常が関与していると考えられている．

b. 診断

小児でのネフローゼ症候群の診断基準を表VI-5に示す．

c. 治療

治療には，初期に大量のステロイドホルモン薬（プレドニゾロン　1日60mg/m²あるいは2mg/kg）を4週間投与し，その後隔日あるいは連日投与で漸減する．微小変化群ではステロイドホルモン薬への反応は良好で約半数が1週間残りの大半も4週以内に尿蛋白消失する．ただし，ステロイドホルモン薬中止あるいは減量にともなう再発は多く（70%），40%は頻回再発型となる．再発時には原則は初期治療を繰り返すが，頻回再発患者では寛解維持に必要な量に少量増量して投与する場合もある．

d. ステロイドの副作用対策

ステロイドホルモン薬の主な副作用を表VI-6に示す．小児では成長障害が大きな問題であり，特にプレドニゾロンで0.5mg/kg/日以上の服用時はほとんど身長の伸びは期待できない．したがって，ステロイドホルモン薬の投与が大量，長期に及ぶ際は免疫抑制薬の併用などにより，できるだけ減量を試みる．

〔ステロイド依存性・抵抗性ネフローゼ症候群〕

ステロイド依存性やステロイド抵抗性ネフローゼ患者に対しては，シクロホスファミドやシクロスポリンあるいはミゾリビンなどの免疫抑制薬を使用する．シクロホスファミドは主にB細胞に対して働き，抗体産生を抑制する．副作用は脱毛や出血性膀胱炎，骨髄抑制（白血球減少），消化器症状，性腺障害，催腫瘍性である．シクロスポリンは選択的にヘルパーT細胞に作用し，インターロイキン2（IL-2）の産生を阻害し，IL-2受容体の発現を減少させる．副作用は腎障害，肝障害，高血圧，多毛，耐糖能異常などであり，服薬直前の血中濃度（トラフ値）50～

表VI-5 小児におけるネフローゼ症候群の診断基準

1. 蛋白尿：3.5g/日，または0.1g/kg/日，または早朝起床第一尿で300mg/dL以上の尿蛋白を維持する．
2. 低蛋白血症
   総蛋白量として：幼児，学童　6.0g/dL以下
   　　　　　　　　乳児　　　　5.5g/dL以下
   アルブミンとして：幼児，学童　3.0g/dL以下
   　　　　　　　　　乳児　　　　2.5g/dL以下
3. 高脂血症：血清総コレステロール量として
   　　　　　学童　250mg/dL以上
   　　　　　幼児　220mg/dL以上
   　　　　　乳児　200mg/dL以上
4. 浮腫

[注] ①尿蛋白量，低蛋白血症は本症候群診断のための必須条件である．
②高脂血症・浮腫は本症候群のための必須条件ではないが，これを認めれば診断はより確実となる．
③蛋白尿の持続とは3～5日以上をいう．

(厚生省特定疾患ネフローゼ症候群調査研究班)

表VI-6 ステロイドホルモン薬の主な副作用

1. 精神症状（躁あるいは鬱）
2. 満月様顔貌，肥満，皮膚線条
3. 眼症状（白内障，緑内障）
4. 成長障害
5. 骨病変（骨粗鬆症，大腿骨頭壊死）
6. 筋力低下，筋萎縮
7. 高血圧
8. 易感染性
9. 消化器潰瘍
10. 凝固能亢進
11. 耐糖能異常
12. 高脂血症

100mg/mLを目安に調節する．投与中は腎虚血，他の腎毒性薬剤（非ステロイド系抗炎症剤など）や脱水など腎毒性危険因子に注意する．また，腎毒性があるため，使用継続中は定期的に腎生検が望ましい．

〔巣状分節状糸球体硬化症〕

小児のネフローゼ症候群の約10%は巣状分節状糸球体硬化症である．ステロイド薬に抵抗性のことが多く，腎予後は悪い．腎組織において一部の糸球体（巣状）の一部の部分（分節状）に硬化病変ないしは硝子様沈着を認め，一方，他の糸球体はほとんど正常であるのが特徴である．初回の腎生検では微小変化群でも，再生検あるいは再々生検で巣状分節状糸球体硬化症と診断されることもある．原因は不明であるが，糸球体経締の上皮細胞足突起に存在する蛋白（ポドシンなど）の遺伝子異常が認められる例もある．治療として，経口ステロイドホルモン薬に抵抗性の場合はメチルプレドニゾロンのパルス療法やシクロスポリン，アンジオテンシン変換酵素阻害薬やアンジオテンシン受容体拮抗薬の投与が行われる．LDL吸着や血漿交換が試みられることもある．

腎不全に至れば腎移植を行うが，約半数で原病が再発する．

〔早期（1歳まで）に発症するネフローゼ症候群〕

　1歳までに発症するネフローゼ症候群は，生後3カ月以内に発症する先天性ネフローゼ症候群（フィンランド型）とそれ以降に発症する乳児型（びまん性メサンギウム硬化）に分けられる．前者は糸球体経締の上皮細胞足突起同士をつなぐ蛋白の一種であるネフリンの遺伝子異常，後者は腎臓の分化，発生に重要なWT-1遺伝子異常による．両者とも難治性で，蛋白尿のコントロールのために腎摘出術を行うこともある．保存的治療に引き続き，透析あるいは腎移植が必要となる．

(5) 溶血性尿毒症症候群（hemolytic uremic syndrome）

a. 病因・病態

　溶血性貧血，血小板減少および尿毒症を主徴とする症候群である．

　腸管出血性大腸菌感染など下痢をともなうものをD（＋），原因不明の特発性のものや薬剤による下痢をともなわないものをD（－）と呼び，一般にD（－）の方が予後が悪い．本症の本態は毒素や薬剤などによる血管内皮細胞障害であり，血栓性細血管炎により赤血球の破壊，血小板の消費が起こり，腎では糸球体経締内の血栓形成および内皮細胞の腫大，変性により腎機能が低下する．検査では，赤血球破壊をともなう溶血性貧血（クームス試験は陰性），血小板減少，血清クレアチニンや尿素窒素の上昇などを認める．

b. 治療

　水，電解質バランスの管理を厳重に行い，脱水あるいは溢水に注意する．安易な輸血は避けるが，Hb値で6 g/dL以上を維持する．ホスホマイシンなどの抗菌剤投与を行うこともある．溶血性尿毒症症候群に至れば速やかに血液透析あるいは腹膜透析を行う．

〔腸管出血性大腸菌感染症〕

　O-157：H 7 やO-26：H11 などの腸管出血性大腸菌は志賀毒素群（ベロ毒素）を産生し，腸管より吸収された毒素が全身症状を起こす．感染経路は主に牛糞に汚染された牛肉，野菜などである．春から夏に多いが，一年中発症しうる．ヒトからヒトへも水平感染する．腸管出血性大腸菌の潜伏期間は2～7日で，発熱，腹痛，下痢（鮮血便）などを呈する．約10％に溶血性尿毒症症候群を合併し，けいれんなどの神経症状を呈することもある．臨床症状，病歴，流行状況などからまず本症を疑う．便培養で確定するが，便中大腸菌抗原やベロ毒素の同定による迅速診断も行われている．表Ⅵ-7に本症での重症化の予測因子を示す．

表Ⅵ-7　溶血性尿毒症症候群（HUS）の重症度

腸管出血性大腸菌感染症時：白血球数の増加
HUS発症時：白血球数の増加（20,000/μL以上），低Na血症（130mEq/L未満），低蛋白血症（5.0g/dL未満），ALTの上昇（100IU/L以上）

　HUS発症時からCre2.0mg/dL以上の症例は，早期に血液浄化療法（血液透析あるいは腹膜透析）が必要になる可能性が高い．

（日本小児腎臓病学会）

3 腎不全

（1）急性腎不全（acute renal failure）

a. 病因・病態

腎血流の急速な減少（腎前性），糸球体や尿細管，間質の急激な破壊（腎性）や尿路系の閉塞（腎後性）により乏尿，無尿が出現し尿毒症を呈する状態を急性腎不全という．主な原因疾患を表Ⅵ-8に示す．

b. 症状

尿量の減少とともに血清クレアチニン，尿素窒素およびカリウムが上昇する．尿中ナトリウム排泄（FeNa=（尿中 Na×血清クレアチニン/血清ナトリウム×尿中クレアチニン）×100）は，腎前性では低値（1％以下），腎性では高値（2％以上）となる．

c. 治療

原疾患の治療を行うとともに，体重，血圧，意識状態を頻回にチェックし，水，電位質の管理を厳重に行う．水分は前日尿量に不感蒸泄量（約 400 mL/m^2/日）を加えるが，血管透過性が亢進している場合は水分が胸水や腹水などへ移行することがあるため，循環血漿量に注意する．溢水状態に対しては利尿薬（フロセミドなど）を投与する．血清カリウムの上昇に対してはカリウム吸着薬（ケーキサレート®など）の経口または注腸投与，グルコース-インスリンの静注を行う．高血圧に対してはカルシウム拮抗薬などの降圧薬を投与する．

表Ⅵ-8　急性腎不全の原因疾患

腎前性
  ショック（出血，敗血症など）
  心不全
  腎動脈狭窄

腎性
  急性尿細管壊死
    虚血性
    薬剤性
      非ステロイド系抗炎症薬（インドメサシンなど）
      アンジオテンシン変換酵素阻害薬
      アンジオテンシン受容体拮抗薬
      抗腫瘍薬（シスプラチンなど）
  糸球体病変
    溶連菌感染後糸球体腎炎
    急速進行性糸球体腎炎
    ネフローゼ症候群
    溶血性尿毒症症候群

腎後性
  先天奇形（閉塞性水腎症，後部尿道弁など）
  尿路結石
  腫瘍による尿路閉塞あるいは圧迫

〔透析療法〕

保存的治療にもかかわらず，水，電解質，特にカリウムのコントロールが困難で尿毒症が進行する場合は，速やかに透析療法を開始する．乳幼児では腹膜透析を，年長児では血液透析を行うことが多いが，循環動態が不安定な場合には主として過剰な水分の除去を目的に持続血液ろ過や持続血液ろ過透析を行うこともある．

（2）慢性腎不全（chronic renal failure）

a. 病因・病態

腎障害が徐々に進行し残されたネフロンで代償できなくなった状態を慢性腎不全という．成人では糖尿病性腎症と慢性糸球体腎炎によるものが多いのに対して，小児では無形成腎や低形成腎，膀胱尿管逆流など先天性腎尿路奇形によるものが多い．そのほかの原因疾患としては巣状分節状糸球体硬化症や慢性糸球体腎炎などがある．さまざまな原因により腎機能が低下すると残ったネフロンがその分を代償する（代償期）が，尿細管および間質の障害が進むと水やナトリウムなどの再吸収が低下し多尿となる（多尿期）．さらにネフロンの破壊が進むと代償できなくなり（非代償期），水および尿毒症物質が排泄できず，糸球体ろ過率（クレアチニンクリアランス）が10mL/分/1.73m^{2}以下になると尿毒症が出現する．

b. 症状

慢性腎不全の主な症状を表Ⅵ-9に示す．小児においては成長障害が大きな問題となるが，これは尿毒症やアシドーシスによる食思不振，成長ホルモンの作用低下，副甲状腺機能亢進にともなう腎性骨異栄養症による．慢性腎不全患児においては成長ホルモンの分泌はほぼ正常であり血中濃度もむしろ高値であるが，成長ホルモン結合蛋白の腎からの排泄が低下し血中で増加するために非結合状態の成長ホルモンはむしろ減少する．このために成長ホルモンの作用が減弱すると考えられている．

c. 治療

保存期には尿毒症物質の除去のために吸着物質（クレメジン®），代謝性アシドーシスには炭酸水素ナトリウム，腎性貧血に対してはエリスロポエチン，低カルシウム血症に対しては活性型ビタミンD製剤，高リン血症に対してはリン吸着剤（炭酸カルシウムなど）をそれぞれ使用する．成長障害に対しては成長ホルモンの投与が行われる．成人では腎に対する蛋白負荷を軽減する目的で低蛋白食が用いられるが，成長期の小児に対しては行いにくいことが多い．保存的治療を行っても消化器症状や高血圧などの症状がコントロールできなくなれば透析あるいは腎移植を行う必要がある．血清クレアチニン濃度がその年齢における正常値の10倍程度になっていることが多い．

〔在宅腹膜透析〕

透析には血液透析と腹膜透析があるが，小児では体格が小さく血管シャントを維持しにくいこと，長時間の透析は精神的な負担が大きく学校生活にも支障が大きいことなどから，在宅の持続携行式腹膜透析（continuous ambulatory peritoneal dialysis：CAPD）を選択することが多い．これは，腹壁に皮下トンネルをくぐらせて透析カテーテルを留置し，透析液の入ったバックを無菌的につないで腹腔内への透析液の注入，留置および排液を繰り返すことで水および老廃物の除去を行うものである．最近はサイクラーを用いて夜間就眠中に自動的に液交換を行い，日中の交換

表 VI-9　慢性腎不全の主な症状

1. 皮膚・粘膜症状：色素沈着，痒感
2. 中枢神経症状：意識障害，睡眠障害，眠気，けいれん，記銘力低下，いらいら感
3. 末梢神経症状：脱力感，知覚障害
4. 呼吸器症状：呼吸困難，呼吸促迫
5. 循環器症状：心不全，心肥大，高血圧，浮腫
6. 消化器症状：悪心，嘔吐，食欲不振
7. 骨・関節症状：腎性骨異栄養症，異所性石灰化
8. 血液・凝固異常：腎性貧血，出血傾向
9. 内分泌・代謝障害：二次性副甲状腺機能亢進症，無月経，性機能障害，耐糖能低下，高尿酸血症
10. 免疫異常：易感染性
11. 電解質異常：高リン血症，低カルシウム血症
12. 酸・塩基平衡異常：代謝性アシドーシス

を最小限にする方法も普及している（自動腹膜透析，automated peritoneal dialysis：APD）．短所としては，本人あるいは保護者が毎日作業を行わなくてはならないこと，腹膜炎の発症，8～10年以上続けると硬化性腹膜炎の発生頻度が上昇することなどがあげられる．

〔腎移植〕

腎移植については，日本では献腎移植が非常に少なく，特に小児では両親などをドナーとする移植が多い．手術手技や免疫抑制薬の進歩により生着率は向上してきているが，小児特に体重が10kg以下の乳幼児に対する移植については今後さらに技術的な改善とその普及が期待されるところである．

4 腎尿細管系疾患

(1) 腎性糖尿（renal glucosuria）

糸球体でろ過されたグルコースのほとんどすべては近位尿細管に存在するいくつかの輸送蛋白を介して再吸収される．先天的にいずれかのグルコース輸送蛋白が障害されると尿中にグルコースが漏出する．無症状で，学校検尿で偶然発見されることが多い．血糖値およびHbA$_{1c}$が正常なことから糖尿病と鑑別できる．腎機能が障害されることはなく，治療は不要である．

(2) 腎尿細管性アシドーシス（renal tubular acidosis）

腎臓は，近位尿細管での重炭酸イオン（HCO$_3^-$）の再吸収と，遠位尿細管での水素イオン（H$^+$）の排泄により，肺とともに体内のpHの維持を行っている．両者いずれかの先天的異常があると代謝性アシドーシスを呈するが，前者によるものを近位型腎尿細管性アシドーシス，後者によるものを腎尿細管性アシドーシスと呼ぶ．近年いくつかの遺伝子異常が同定されている．嘔吐や食思不振などの消化器症状や成長障害で発見されることが多い．治療には炭酸水素ナトリウムを投与する．

(3) ファンコニー症候群

a. 病因・病態

　ファンコニー症候群は腎近位尿細管でのさまざまな物質の再吸収が広汎に障害され，その結果，糖尿，汎アミノ酸尿，過リン酸尿，高クロール血性アシドーシスや尿細管性蛋白尿などを生じる疾患である．臨床的には，発育障害，腎性くる病や脱水症などを呈する．

　小児科領域では先天性代謝疾患にともなうものが多いのに対して，成人では薬物服用や重金属の蓄積が原因となることが多い（表VI-10）．従来は生化学的あるいは生理学的に診断が行われたが，近年は分子生物学の進歩により各疾患の原因遺伝子およびその遺伝子変異の同定が進んでいる．

表VI-10　ファンコニー症候群の原因疾患

特発性
遺伝性疾患
　ロウ症候群
　シスチン蓄積症
　ウィルソン病
　ミトコンドリア異常症

薬剤性
　抗腫瘍薬
　重金属（カドミウムなど）

b. 治療

　治療には炭酸水素ナトリウム，クエン酸ナトリウム／カリウム（ウラリット®），活性型ビタミンD薬，リン製剤を投与する．

〔ロウ症候群〕

　OCRL-1遺伝子の異常による伴性劣性の遺伝性疾患で男児にのみ認める．腎尿細管障害，先天性白内症などの眼症状および精神運動発達が主症状で，特徴的な手の動きを繰り返すことが多い．10〜20歳代より腎機能は徐々に低下し，20歳代後半から30歳代に慢性腎不全や感染症により死亡する．

〔シスチン蓄積症〕

　シスチン輸送蛋白であるシスチノシンの遺伝子異常によるもので，欧米では多いが日本ではまれである．シスチンの蓄積は，腎臓，肝臓，骨髄，脾臓，角膜，白血球，甲状腺などに認められる．乳児型は最も重症で，生後約6カ月間はほとんど無症状であるが，眼底の脱色素斑は出生後早期にみられる．その後に多尿，脱水，発育障害，くる病などファンコニー症候群の症状を呈する．さらに腎機能は徐々に低下し，10歳までに末期腎不全に至る．

(4) 特発性尿細管性蛋白尿（デント病）（Dent disease）

　分子量3〜4万以下の低分子蛋白は糸球体係蹄壁を素通りし，近位尿細管でほとんどが再吸収される．この再吸収には近位尿細管のエンドソームと呼ばれる細胞内器官の酸性化が必要である

が，CLCN-5遺伝子の変異によりこれが障害されると低分子蛋白が再吸収されず尿中に漏出する．男児に発症し，女性はキャリアとなる．ほとんどは無症状で軽微な蛋白尿として学校検尿などで偶然発見されることが多いが，軽度の低身長や高カルシウム尿症による腎結石をともなうこともある．尿検査ではβ_2ミクログロブリンなどの低分子蛋白濃度が上昇する．日本人患者では予後がよいとされてきたが，欧米では腎不全に至る例も多く，慎重な観察が必要である．現在のところ有効な治療法はない．

5 尿路結石（urinary calculus）

成人に比べて小児では腎尿路結石の頻度は低い．シュウ酸カルシウムなどカルシウム結石が多い．原因疾患としては，特発性高カルシウム尿症や副甲状腺機能亢進症，遠位尿細管性アシドーシス，デント病などにともなう高カルシウム尿，原発性高シュウ酸尿症などにともなうシュウ酸排泄の増加，シスチン尿症などがある．症状は突然の腹痛，肉眼的血尿あるいは嘔吐などの消化器症状である．原因疾患の治療に加えて，十分な飲水，カルシウムの摂取（腸管内でシュウ酸と結合して便中に排泄される），シュウ酸摂取の制限（ほうれん草など），ナトリウム摂取の制限（尿中ナトリウム排泄が多いとカルシウム排泄も増加する）などの生活指導を行う．

6 感染症（urinary tract infection）

a. 病因・病態
腎，尿路系での細菌，ウイルスあるいは真菌による炎症病変を尿路感染症と呼び，腎実質が冒される腎盂腎炎と膀胱に限局した膀胱炎に分けられる．いずれも外陰部よりの上行性感染がほとんどで，起炎菌は大腸菌が最も多く，クレブシエラやプロテウス菌がそれに次ぐ．ウイルスではアデノウイルスが多く，しばしば出血性膀胱炎を呈する．乳幼児期には性差はあまりないが，女児が男児に比べて尿道が短いため年長児以上では女児の発生率が男児に比べて非常に高くなる．

b. 症状
膀胱炎では，微熱や頻尿，下腹部不快感，下腹部痛，排尿時痛など軽微であるのに対して，腎盂腎炎では高熱（しばしば悪寒をともなう），背部痛，全身倦怠感，消化器症状（嘔吐，下痢など）を呈する．

c. 診断
診断は臨床症状と，白血球尿（5〜10個以上/強拡視野）および尿中病原体（細菌尿10^5/mL以上，ウイルス分離など）の確認で行う．小児では腎尿路奇形，特に膀胱尿管逆流症に合併することがあるため，腎盂腎炎では初回でも，膀胱炎では反復する例では炎症が治まってから排尿時膀胱造影を行うことが望ましい．

d. 治療
一般治療：細菌性尿路感染症に対しては，経口，経静脈的に水分投与を行い，十分な尿量を保つ．尿道炎や膀胱炎では外陰部の清潔に留意する．
抗菌剤：抗菌薬の経口（膀胱炎）あるいは静注（腎盂腎炎）投与を行う．反復性の場合は抗菌薬の長期少量投与を行うこともある．

生殖器の主要疾患

（1）亀頭包皮炎（balanoposthitis）

亀頭，包皮，尿道口に発赤，腫脹を認め，分泌物や膿の排出を認めることもある．疼痛，排尿痛，熱感，掻痒などの自覚症状がある．亀頭，包皮間は恥垢が溜まるため，不潔になりやすく細菌感染を起こしやすい．

（2）陰門膣炎（vulvovaginitis）

陰門，膣部の発赤，腫脹を生じ，分泌物や膿の排出を認めることもある．疼痛，排尿痛，熱感，掻痒などの訴えがある．

（3）尿道下裂（hypospadias）

男児の外陰部異常の中では比較的頻度が高い．外尿道口が亀頭先端より近位に開口する．外尿道口が亀頭下面，冠状溝付近に開口するものが多いが，陰茎下部，陰嚢部，会陰部にみられることもある．排尿障害を認めることは少なく，多くは無症状である．尿道再建術を行う．

（4）停留精巣・陰嚢水腫（cryptorchism・scrotal edema）

〔停留精巣〕

停留精巣とは，精巣が陰嚢に下降せず，途中の鼠径管や腹腔内に停留した状態のことである．ほとんどは無症状であり，陰嚢内に一側あるいは両側の精巣を触知しない．多くは1歳頃までに自然降下するが，降下が認められない場合は，将来の不妊症と精巣腫瘍発生の危険性のため，できるだけ早期に手術療法（精巣固定術）を行う．

〔陰嚢水腫〕

陰嚢水腫とは，精巣固有鞘膜内に漿液が貯留した状態である．陰嚢に弾力性の腫瘤を触れ，透光性があり圧痛を認めない．多くは自然治癒するため経過観察する．自然治癒を認めず，水腫が大きい場合は外科的治療を行う．鼠径ヘルニアとの鑑別が必要である．

（5）思春期早発症（precocious puberty）

a. 病因・病態

本来思春期に発現する二次性徴が早期に出現することである．早期の二次性徴は心理的，社会的な問題の原因となる．また，腫瘍などの器質性病変が思春期早発の原因となる場合があるので，器質性病変の有無の確認が必要である．

b. 症状

二次性徴が早期に出現する．骨年齢も促進し，身長の促進を認めるが，骨端線の早期閉鎖を引き起こすため，最終身長は低下する．

c. 診断

思春期早発症の診断には，厚生省特定疾患間脳下垂体機能障害研究班の作成した診断の手引き

（図Ⅵ-3）が利用される．思春期早発症はゴナドトロピン，性ホルモンの両者が亢進するゴナドトロピン依存性の真性思春期早発症と，ゴナドトロピンの亢進を認めないゴナドトロピン非依存性の仮性思春期早発症の2つに大きく分類される．診断のためLHRHテストを行いゴナドトロピンの反応を検査する．ゴナドトロピン依存性の真性思春期早発症では，LHRH負荷にて思春期レベルのゴナドトロピン反応を認める．

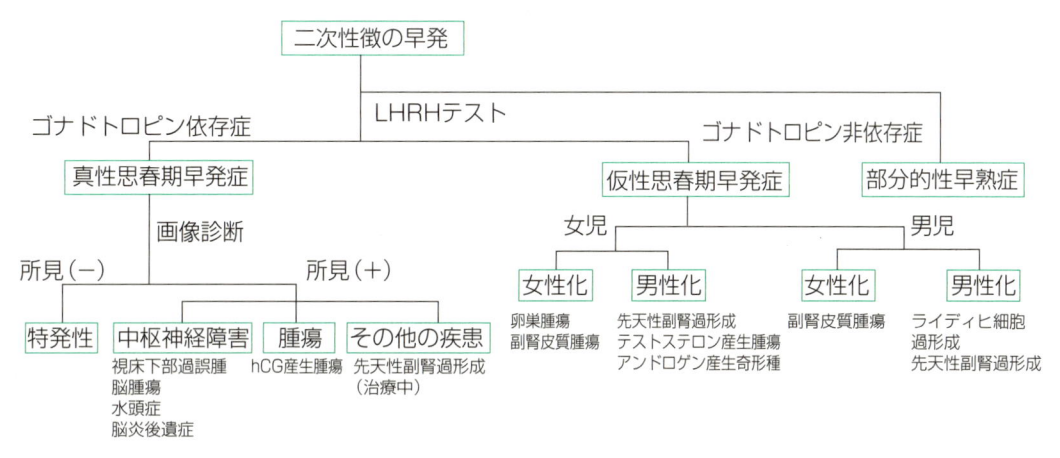

図Ⅵ-3 思春期早発症の鑑別診断

d. 治療

治療の目的は，二次性徴を消退させて心理的，社会的な問題を改善することと，骨端線の早期閉鎖を予防し，最終身長の改善を図ることである．腫瘍の種類によっては腫瘍の治療を優先する．真性思春期早発症にはLHRHアナログを使用する．点鼻液と徐放剤の注射液があり，注射液が主として用いられる．

参考文献

1) 渡辺　決他編，澤村良勝他（1992）超音波腎臓病学，p.91-95，金原出版

VII

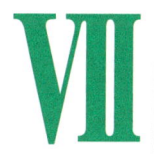

代謝機能の障害

1. 基礎知識
2. 主要疾患

① 基礎知識

1 小児期の特徴

　代謝性疾患には，原因遺伝子が明らかにされてきたものが多い一方，その治療は困難な疾患が多い．また発達に直接影響することが多く，生命予後が不良な疾患も多い．近年の医学の進歩により酵素補充療法，骨髄移植での治療が可能になった疾患もある．
　また高カロリー栄養輸液や特殊ミルクなどの進歩により，微量元素などに基づく特殊な病態が知られてきており，その代謝特性を詳しく理解することが，治療上求められてきている．
　また近年の食生活の変化の中で，生活習慣病の予防が小児期において課題となってきている．このように代謝性疾患は，小児医療や先進医療，生活習慣病など幅広い分野に関係する領域である．

2 形態と機能

　代謝とは種々の物質を化学反応によって別の物質に変えていくことであり，それにより生体に必要な物質を作り出したり，エネルギーを生み出すことができる．その代謝反応が行われる場としては，細胞質では蛋白質の合成，分解，解糖系が動いており，ミトコンドリアではTCAサイクル，呼吸鎖，酸化的燐酸化の場であり，エネルギー産成工場とも呼ばれる．リソソームには数十の加水分解酵素が詰まっており，それぞれの基質を分解するゴミ処理，再生工場として位置づけられる．

3 主要症状と病態生理

　代謝経路を分類すると，主な反応物質により，糖代謝，脂質代謝，骨代謝，水電解質代謝，アミノ酸代謝，有機酸代謝，尿酸代謝，核酸代謝，ビリルビン代謝，銅代謝，などに分類される．次に代謝疾患を疑うときの鑑別法などを概説する．

(1) 代謝性アシドーシス（図Ⅶ-1）

　定義としてはHCO$_3^-$の減少により，pH < 7.3，Pco$_2$ < 30 mmHg，HCO$_3^-$ < 15 mmolとなる状態であるが，HCO$_3^-$の喪失，有機酸産成亢進，腎からの酸排泄減少など，種々の代謝異常で来たし，有機酸代謝異常症，糖新生異常，ミトコンドリア異常症，脂肪酸代謝異常症などの代謝疾患に加え，腎尿細管異常症や副腎不全症などが鑑別されなければならない．鑑別フローチャートを図Ⅶ-1に示す．

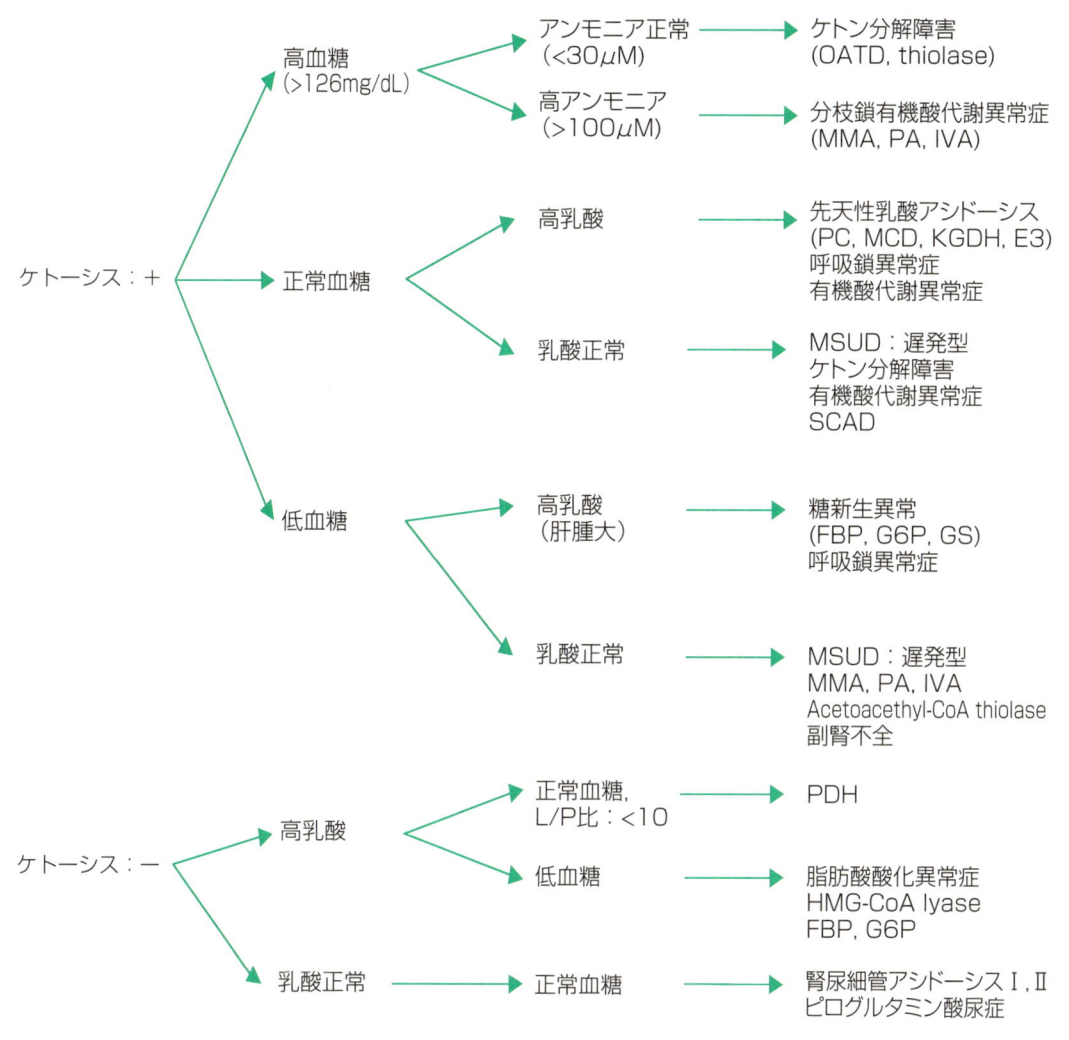

図Ⅶ-1 代謝性アシドーシスの鑑別

```
ケトーシス：＋ ─┬─ 高血糖 ─┬─ アンモニア正常 ──→ ケトン分解障害
             │ (>126mg/dL) │ (<30μM)            (OATD, thiolase)
             │           └─ 高アンモニア ──→ 分枝鎖有機酸代謝異常症
             │             (>100μM)            (MMA, PA, IVA)
             │
             ├─ 正常血糖 ─┬─ 高乳酸 ──→ 先天性乳酸アシドーシス
             │          │             (PC, MCD, KGDH, E3)
             │          │             呼吸鎖異常症
             │          │             有機酸代謝異常症
             │          └─ 乳酸正常 ──→ MSUD：遅発型
             │                        ケトン分解障害
             │                        有機酸代謝異常症
             │                        SCAD
             │
             └─ 低血糖 ─┬─ 高乳酸 ──→ 糖新生異常
                       │ (肝腫大)     (FBP, G6P, GS)
                       │             呼吸鎖異常症
                       └─ 乳酸正常 ──→ MSUD：遅発型
                                      MMA, PA, IVA
                                      Acetoacethyl-CoA thiolase
                                      副腎不全

ケトーシス：－ ─┬─ 高乳酸 ─┬─ 正常血糖、L/P比：<10 ──→ PDH
             │          └─ 低血糖 ──→ 脂肪酸酸化異常症
             │                        HMG-CoA lyase
             │                        FBP, G6P
             └─ 乳酸正常 ──→ 正常血糖 ──→ 腎尿細管アシドーシスⅠ,Ⅱ
                                        ピログルタミン酸尿症
```

OATD：oxoacyltransferase, MMA：メチルマロン酸尿症, PA：プロピオン酸血症, IVA：イソバレリン酸血症, PC：ピルビン酸カルボキシラーゼ欠損症, MCD：マルチプルカルボキシラーゼ欠損症, KGDH：ケトグルタル酸脱水素酵素欠損症, E3：リポアミドオキシドレダクターゼ欠損症, MSUD：メープルシロップ尿症, SCAD：短鎖アシルCoA脱水素酵素欠損症, FBP：フルクトース-1，6-ビスホスファターゼ欠損症, G6P：グルコース-6-ホスファターゼ欠損症（糖原病Ⅰ型）, GS：グリコーゲン合成酵素欠損症, PDH：ピルビン酸脱水素酵素欠損症, HMG-CoA：ヒドロキシメチルグルタリルCoA

(C.R.Scriver, A.L.Beaudet, W.S.Sly, D.Valle. eds.（8 th 2001）The metabolic & molecular bases of inherited disease, p.1342, McGraw-Hill より一部改変)

（2）ケトーシス（図Ⅶ-2）

中性脂肪の分解によりできた脂肪酸からアセト酢酸ができ，さらに分解されてβ-ヒドロキシ酪酸ができる．正常でも飢餓状態で来たし，種々の代謝異常でケトーシスを合併する．

```
アシドーシス：+ ────────────────────────→ 代謝性アシドーシス
                                          （図Ⅶ-1参照）

                              ┌→ 断続的ケトーシス ──→ 飢餓
                              │                        異化亢進
                   ┌→ 血糖正常 ┤                        反復性嘔吐
                   │          │                         （生理的ケトン尿症）
                   │          │                        SCAD, SCHAD
                   │          └→ 持続的ケトーシス ──→ ケトン食
アシドーシス：-   ┤                                    ケトン分解障害
                   │          ┌→ 肝腫大：+          ──→ 糖原病Ⅲ型
                   │          │  食後の高乳酸血症       グリコーゲン合成障害
                   └→ 絶食時低血糖 ┤
                              │                        反復性ケトン性低血糖
                              │                        副腎皮質障害による低血糖
                              └→ 肝腫大：-          ──→ SCHAD, MCAD
                                                       グリコーゲン合成障害
                                                       ケトン分解障害
```

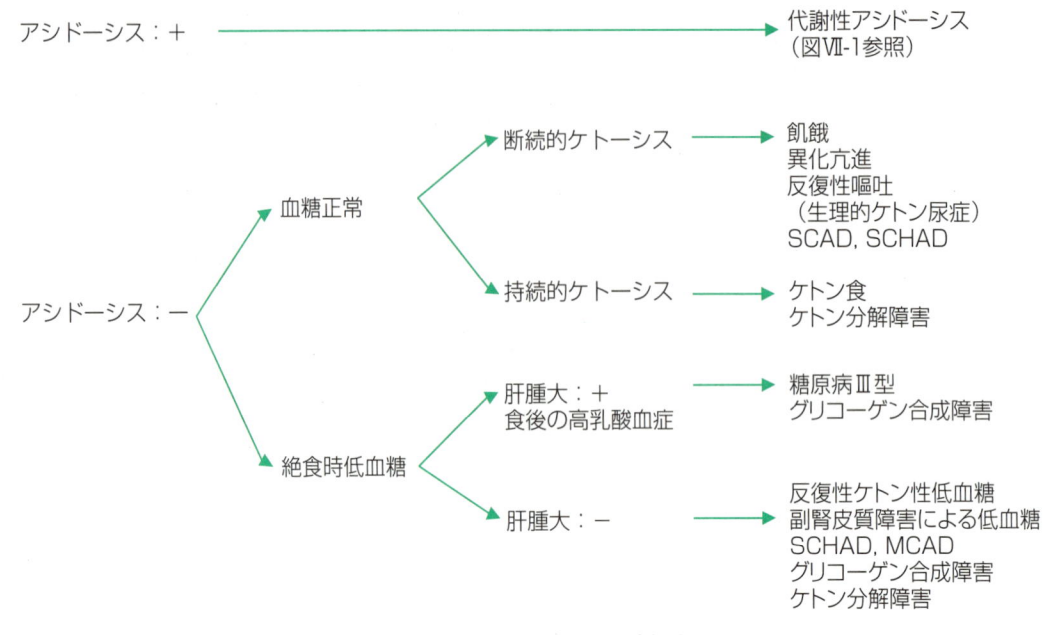

図Ⅶ-2 ケトーシスの鑑別

SCAD：短鎖アシルCoA脱水素酵素欠損症，SCHAD：ヒドロキシ短鎖アシルCoA脱水素酵素欠損症，MCAD：中鎖アシルCoA脱水素酵素欠損症

(C.R.Scriver, A.L.Beaudet, W.S.Sly, D.Valle. eds.（8th 2001）The metabolic & molecular bases of inherited disease, p.1344, McGraw-Hillより一部改変)

（3）高アンモニア血症

　アンモニアはアミノ酸の最終異化産物として産成され，主として肝臓の尿素サイクルで分解される．この尿素サイクル自体の異常（OTCD：オルニチントランスカルバミラーゼ欠損症，シトルリン血症など）や二次的障害（有機酸血症，ミトコンドリア脳筋症，肝硬変を来たす代謝疾患）などにより高アンモニア血症を来たし，これは中枢神経障害を引き起こし，重度の場合，昏睡状態に至る原因と知られており，その鑑別は重要である．

（4）高乳酸血症（図Ⅶ-3）

　乳酸は，グルコースの嫌気的解糖系の最終産物であるピルビン酸が乳酸脱水素酵素により還元されて生成するものであり，過剰蓄積により乳酸アシドーシスを来たす．ピルビン酸がTCA回路および電子伝達系，酸化的燐酸化への流れの起点にあたるため，これらの経路の異常や低酸素状態や感染などにより解糖系の亢進などによっても起きる．また糖新生経路の異常や二次的にピルビン酸の代謝異常を来たす代謝疾患によっても起きることが知られている（図Ⅶ-4参照）．

Ⅶ 代謝機能の障害

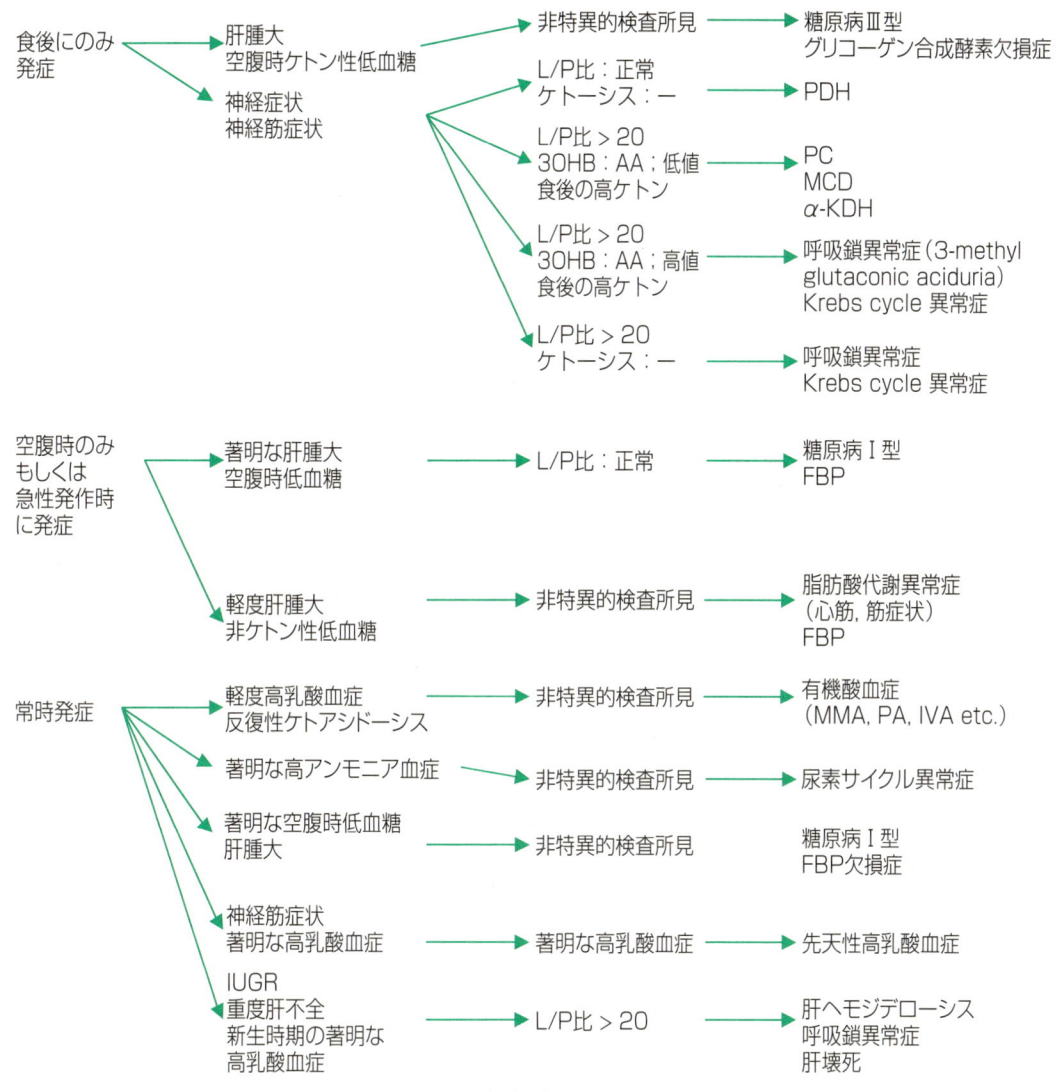

```
食後にのみ ─┬─ 肝腫大         ─┬─→ 非特異的検査所見      ──→ 糖原病Ⅲ型
発症        │   空腹時ケトン性低血糖│                         グリコーゲン合成酵素欠損症
            │                    ├─→ L/P比：正常           ──→ PDH
            │                    │   ケトーシス：−
            └─ 神経症状          ├─→ L/P比 > 20            ──→ PC
               神経筋症状        │   3OHB：AA；低値             MCD
                                 │   食後の高ケトン              α-KDH
                                 ├─→ L/P比 > 20            ──→ 呼吸鎖異常症（3-methyl
                                 │   3OHB：AA；高値             glutaconic aciduria）
                                 │   食後の高ケトン              Krebs cycle 異常症
                                 └─→ L/P比 > 20            ──→ 呼吸鎖異常症
                                     ケトーシス：−              Krebs cycle 異常症

空腹時のみ ─┬─ 著明な肝腫大    ──→ L/P比：正常           ──→ 糖原病Ⅰ型
もしくは    │   空腹時低血糖                                    FBP
急性発作時 │
に発症      └─ 軽度肝腫大      ──→ 非特異的検査所見      ──→ 脂肪酸代謝異常症
               非ケトン性低血糖                                （心筋，筋症状）
                                                               FBP

常時発症 ─┬─ 軽度高乳酸血症  ──→ 非特異的検査所見      ──→ 有機酸血症
          │   反復性ケトアシドーシス                           （MMA, PA, IVA etc.）
          ├─ 著明な高アンモニア血症 ──→ 非特異的検査所見 ──→ 尿素サイクル異常症
          ├─ 著明な空腹時低血糖 ──→ 非特異的検査所見   ──→ 糖原病Ⅰ型
          │   肝腫大                                           FBP欠損症
          ├─ 神経筋症状
          │   著明な高乳酸血症  ──→ 著明な高乳酸血症    ──→ 先天性高乳酸血症
          └─ IUGR
              重度肝不全        ──→ L/P比 > 20            ──→ 肝ヘモジデローシス
              新生時期の著明な                                  呼吸鎖異常症
              高乳酸血症                                        肝壊死
```

図Ⅶ-3　高乳酸血症の鑑別

AA：アセト酢酸，IVA：イソバレリン酸血症，α-KDH：α-ケトグルタル酸脱水素酵素，MCD：マルチプルカルボキシラーゼ欠損症，FBP：フルクトース-1，6-ビスホスファターゼ欠損症，MMA：メチルマロン酸尿症，PA：プロピオン酸血症，PC：ピルビン酸カルボキシラーゼ，PDH：ピルビン酸脱水素酵素，L/P比：乳酸/ピルビン酸比，3 OHB：3-ヒドロキシブチレート，IUGR：子宮内発育不全

(C.R.Scriver, A.L.Beaudet, W.S.Sly,D.Valle. eds.（8 th　2001）The metabolic & molecular bases of inherited disease, p.1345, McGraw-Hill より一部改変)

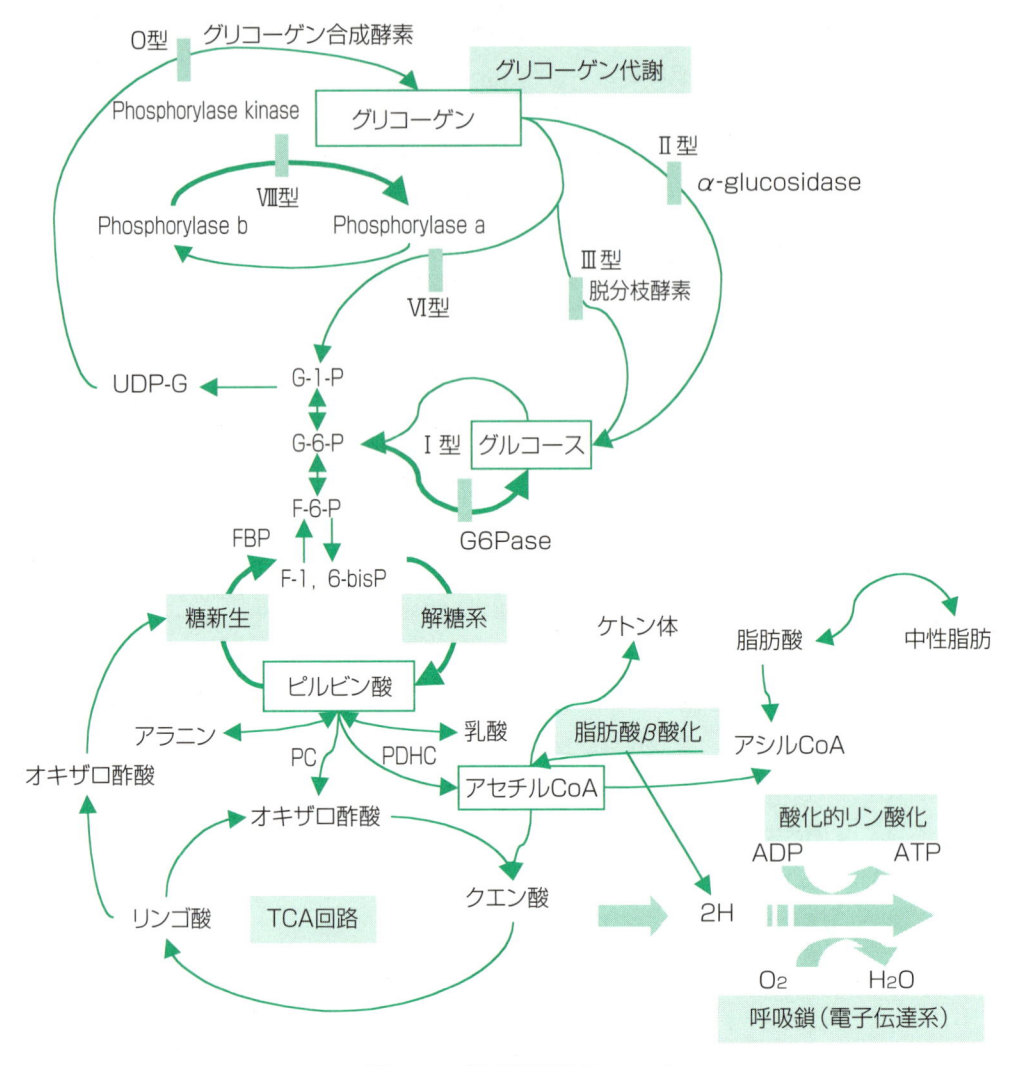

図Ⅶ-4　糖代謝関連マップ

4 検査

(1) 血液検査

　代謝経路は酵素反応を代表として，物質を変換するので，それを媒介する酵素に異常があれば，その反応の基質が異常にたまって高値をとったり，逆に生成物質が少なくなったりするため，それらの物質の測定が基本である．また糖尿病に対しOGTT（経口グルコース負荷試験）を行ったり，糖原病にグルカゴン負荷試験を行ったりして，ある種の物質などを負荷したときの反応を見ることにより，病態を推測するなどの検査法もある．

（2）画像検査

　疾患の病理的異常を画像検査で調べることも場合によっては重要となる．肝臓，脾臓などは異常物質の蓄積により腫大し，ときにグリコーゲン，脂肪，銅，ヘモジデリンなどの蓄積物質の種類も腹部エコー，腹部CTなどで類推できることがある．神経系異常をともなうときには，CTで萎縮や石灰化，MRIでさらに細かい構造異常，脱髄などの白質異常，diffusion法[*1]による脱髄変化，MRS[*2]によるNAA/Cho比[*3]で神経細胞の障害程度，乳酸，ムコ多糖などの蓄積物質の種類とその部位の同定が可能である．

② 主要疾患

（1）糖尿病（diabetes mellitus）

　糖尿病とは異常な高血糖により尿糖が陽性になる代謝異常症である．その原因により，①Ⅰ型糖尿病，②Ⅱ型糖尿病，③そのほかの糖尿病，④妊娠糖尿病に分類される（糖尿病診断基準委員会，1999）．主たる病態は膵β細胞からの内分泌ホルモン，インスリンの分泌，作用の低下によるものである．診断基準は，①糖尿病の症状（多飲，多尿，体重減少など）および随時血糖が200mg/dL以上，②空腹時血糖が126mg/dL以上，③75g経口グルコース負荷試験（OGTT）の2時間値が200mg/dL以上，の中のいずれかを満たすときに糖尿病と診断される．

　原因によらず，高血糖による合併症である血管合併症，神経合併症が予後として問題とされ，これをいかに防ぐかが治療の主眼となる．

1）Ⅰ型糖尿病

a. 概要
　わが国での小児における有病率は10万人に対し9人程度であり，欧米より少ないとされる．小児においてはⅡ型に比して多く，主たる病態といえる．

b. 定義
　以前はインスリン依存性糖尿病（IDDM：insulin-dependent diabetes mellitas），若年型糖尿病などとも呼ばれ，膵ランゲルハンス島β細胞が破壊されインスリン分泌が絶対的に不足しており，インスリン注射が不可欠である病態を指している．

c. 病態生理
　膵ランゲルハンス島β細胞が何らかの免疫機序で障害される自己免疫疾患と考えられており，膵島細胞抗体や抗グルタミン酸脱炭酸酵素抗体などが検出されることがそれを示唆している．また，それにはHLAを含むさまざまな遺伝因子が関与していると考えられており，それとともにウイルス感染など環境因子も関与すると考えられる．

[*1] diffusion法：MRIの撮影法の1つで，生体内の水分子の拡散運動（diffusion）をとらえることにより，神経線維の走行を反映し，髄鞘形成，脱髄の初期病変，梗塞の初期像をとらえられる．
[*2] MRS：Magnetic Resonance Spectroscopyの略．水素原子の核磁気共鳴が結合分子により変化することを用いて，いくつかの物質の同定，定量を行うもの．
[*3] NAA／Cho比：NAAはN-acetylaspartateの略で，中枢神経細胞内にある物質であり，Choはcholine（細胞膜代謝に関与する物質）の略で，NAA/Choのピーク比によってその領域での神経細胞の未熟性や障害の程度の推定ができる．

d. 症状

全身倦怠感，多飲，多尿，多食，体重減少などが出現し，急激に発症した場合にはケトアシドーシス，脱水，循環不全となり意識障害を来たす．慢性期にあってコントロール不良の場合には，合併症として糖尿病性腎症（diabetic nephropathy），糖尿病性網膜症（diabetic retinopathy），糖尿病性神経症（diabetic neuropathy）の3つがあげられる．上記2つは高血糖による微少血管障害（microangiopathy）から起きるとされ，それぞれ腎不全，失明に至る可能性があり，小児のⅠ型糖尿病患者においては高率にみられる合併症である．また神経障害としては四肢末端の知覚神経障害，発汗異常，便秘などの自律神経障害として現れる．

e. 検査・診断

前項での糖尿病の定義にしたがって，血糖値およびOGTTにより診断できる．原因分類についてはⅠ型は発症年齢が全年齢に分布，しばしば急性発症を示し，インスリン分泌は欠損するが，感受性は正常，自己免疫，ケトーシス（ketosis）の合併症が多いことなどから診断をつける．

f. 治療

ケトアシドーシスなどをともなう急性期と慢性期の治療がある．急性期においては高血糖，脱水，ケトアシドーシス，循環不全があり，急速輸液とインスリンの持続点滴で血糖の正常化を図り，検査値が落ち着いたらインスリン注射と食事療法を開始することになる．インスリンには速効型，中間型，長時間型などがあり，それらを使い分けて日内変動をコントロールする．

g. 経過・予後

インスリン注射と食事療法がコントロールよく維持されれば，生命予後は悪くないが生涯治療が続くため，血糖のコントロールが悪くなると，腎不全，視力障害などの合併症が予後を左右する．長期の血糖コントロールは日内変動や糖化ヘモグロビン（HbA_{1C}：約1カ月間の平均血糖を反映する）によって評価される．

2）Ⅱ型糖尿病

a. 概要

小児肥満の増加や学校検尿の普及から，発症率，発見率ともに高くなってきており，小児においての発症率は10万人当たり3～4人といわれ，欧米より多いとされる．遺伝性はⅠ型より高いと考えられている．インスリン非依存性糖尿病（NIDDM：non-insulin-dependent diabetes mellitas）という呼称は現在使われなくなったが，生命維持に必ずしもインスリン注射を必要としないタイプである．

b. 病態生理

インスリン分泌の障害とインスリン抵抗性の亢進という2つの要因からなっている．

c. 症状

Ⅰ型と異なり発症，進行が緩徐であることが多く，急性ケトアシドーシスを来たすことは少ない．慢性期の微少血管障害のリスクはⅠ型と差はないとされる．

d. 検査・診断

検査はⅠ型と同じであるが，肥満型を呈さない少数例においてはⅠ型糖尿病との鑑別が困難な場合がある．

e. 治療

原則的に肥満が存在すれば，まず食事制限と運動療法が基本であり，これで血糖のコントロールが困難な症例では，経口血糖降下剤による薬物療法を行う．肥満型におけるインスリン注射は適応とされていない．

f. 経過・予後

肥満をともなうⅡ型糖尿病においては，食事療法，運動療法の効果があればこれで症状は改善し，重症のケトアシドーシスなどを合併するリスクは少ないとされる．しかし肥満のコントロールが困難な症例では，糖尿病としての合併症以外に高血圧，高脂血症による合併症のリスクがあり，注意が必要である．

（2）低血糖症（hypoglycemia）

a. 概要

血糖のホメオスタシスは中枢神経系に与える影響も大きく，大変重要である．これは中枢神経のエネルギー産生がほとんどブドウ糖に依存していることにより，重症な低血糖は低酸素状態に次いで脳障害につながりうる重大な状態である．新生児期，乳幼児期それぞれにさまざまな原因で低血糖を起こすため，その適切な鑑別診断と治療の開始は重要なものである．

b. 定義

低血糖の基準は新生児において正期産児で40mg/dL，早期産児，低出生体重児では30mg/dLといわれ，乳児期以降は一般に50mg/dL以下となると低血糖症状が出現しうる．

c. 病態生理

低血糖の原因としては，大きく分けて，①高インスリン血症，②ホルモン分泌異常，③糖質，脂質代謝異常症，の3つがある．

①高インスリン血症

新生児期に高インスリン血症を来たす病態をnesidioblastosisと呼んできたが，近年PHHI（persistent hyperinsulinemic hypoglycemia of infancy）と総称されるようになった．その病態の一部が解明されβ細胞のK-ATPチャネルの構成蛋白遺伝子の変異が一部に同定された．β細胞過形成，β細胞腺腫も高インスリン血症となる．新生児期から乳児期に発症し，食後の低血糖として診断されるロイシン過敏性低血糖は，乳児期低血糖の30％を占めるとされる．

②ホルモン分泌異常

成長ホルモン，副腎皮質ホルモンの欠損による低血糖が知られる．

③糖質，脂質代謝異常症

最も多いものはケトン性低血糖症で，小児期の低血糖症の50％を占めるとされ，絶食や炭水化物の不足，感染，ストレスを誘因としてケトーシスとなり，続いて低血糖となる．実際には症候群であり，いろいろな原因が含まれる．また肝型糖原病や脂肪酸酸化異常症などの代謝疾患も低血糖を起こしうる．また新生児期一過性低血糖症といわれるものは低出生体重児に多く，何らかの糖代謝能の未熟性と関係していると考えられるが，自然寛解する．

d. 症状

新生児，乳児では特異的な症状はなく，何となく元気がない，哺乳力低下，けいれんなどを示し，小児期では皮膚蒼白，不機嫌，あくび，冷や汗，頻脈，意識障害などを来たす．乳児期の無

熱性けいれんでは低血糖は重要な鑑別症状である．
e. 検査と診断
　血糖の測定が基本であり，次いでインスリンレベルが重要で，低血糖時のインスリンがインスリン／血糖比として0.4以上であれば，高インスリン血症といえる．ケトン性低血糖症のケトン食負荷，ロイシン過敏性低血糖症のロイシン負荷，糖原病のFernandes負荷試験（糖原病の項参照）などがある．
f. 治療
　低血糖発作時には，経口摂取可能なら砂糖水などを与え，それができなければブドウ糖液の点滴を行う．意識障害をともなうようなときには，可能なかぎり早期の対応が重要である．また各疾患ごとの対応が必要で，ロイシン過敏性低血糖にはロイシン除去ミルクの投与，糖原病には糖原病ミルクやコーンスターチの投与，PHHIには症例の一部ではジアゾキサイド（わが国では未販売）が有効である．
g. 経過・予後
　疾患によって予後は異なるが，重症な低血糖による中枢神経障害は診断，処置が早ければ防げるので，救急での対応が重要である．

（3）周期性嘔吐症（cyclic vomiting）
a. 概要
　周期性嘔吐症（cyclic vomiting）はケトン尿，嘔吐をしばしば繰り返すことを主要症状とし，小児期の10歳頃までによくみられる．アセトン血性嘔吐症，自家中毒症とも呼ばれる．
b. 特徴
　頻回の嘔吐，尿中ケトンの検出があり，他に消化器疾患，中枢神経疾患などの原因疾患がない場合に本疾患が診断される．
c. 病態生理
　発症年齢が低年齢の小児に限られ，自然寛解することから，自律神経系，肝での糖代謝，脂肪酸代謝などの未熟性が関与していると考えられているが，詳細は不明である．嘔吐から胃酸の喪失が起きて低クロル性アルカローシス，脱水症を合併する．
d. 症状
　運動など肉体的ストレスや精神的ストレスのあるときに，突発的な嘔吐が始まり，これが頻回になると胃酸の喪失が起きて低クロル性アルカローシス，脱水症の進行，顔面蒼白，頻脈，四肢冷感などが出現し，ブドウ糖液などの点滴を行わなければ1～2日症状が続く．
e. 検査・診断
　尿中ケトンを検出し，血液検査で電解質異常，脱水の程度につき評価する．また本疾患は予後良好な疾患であるが，他の消化器疾患，中枢神経疾患などを見逃さないように注意が必要である．
f. 治療
　軽症では安静にし，糖質の経口摂取を試みるが，経口摂取が困難な例にはブドウ糖液の点滴を行うと早期改善がみられることが多い．
g. 経過・予後
　通常1～2日で改善するが，症状は反復する．しかしながら10歳以上になれば自然に寛解し，

予後良好な疾患である．

（4）肥満（obesity）
a. 概要
　肥満は摂取エネルギーが消費エネルギーを上回る状態が続いて，余ったエネルギーが脂肪などとして蓄積した状態であり，栄養状態が過剰となっており，高血圧，アレルギーなどとともに生活習慣病（common disdease）の1つとしてあげられる．

b. 定義・分類
　小児では肥満度［肥満度＝100×（実測体重−標準体重）／標準体重（％）］を指標とし，20％以上を肥満という．成人ではBMI（body mass index）が25以上をもって肥満とすることが多い．また明らかな原因のない単純性肥満と，疾患と関連した症候性肥満に分類される．症候性肥満には，①遺伝性症候群：Prader-Willi症候群，Turner症候群，Bardet-Biedl症候群，②摂食調節因子遺伝疾患：レプチン遺伝子異常，レプチン受容体遺伝子異常，③内分泌性疾患：クッシング症候群，甲状腺機能低下症などが知られている．

c. 病態生理
　摂取エネルギーが消費エネルギーを上回る状態が肥満の本体であるが，過剰な摂取がなくとも消費エネルギーが少ない場合にも肥満となる．つまり肥満となる原因としては，単なる過食以外に，消費エネルギーの調節機構に関する異常が関与していると考えられる．

d. 症状
　肥満が高度になると，脂肪肝，高血圧，Ⅱ型糖尿病を合併しやすくなる．また気道狭窄，呼吸運動の制限から慢性の換気障害を来たすとPickwick症候群（チャールズ・ディキンズの小説にちなむ）と呼ばれる．

e. 検査・診断
　肥満が単純性か症候性かがまず重要であり，症候性肥満の診断においては，低身長，精神運動発達遅延，性腺機能障害の有無が診断のきっかけとして重要である．また肥満以外に，高脂血症，糖尿病，高血圧，脂肪肝などの合併症に関する検査も必要となる．

f. 治療
　食事療法と運動療法の組み合わせによって行う．食事は，体格に応じた所要エネルギー量に基づいた食事療法を続けることが肝要である．また運動は水泳，サイクリングなど有酸素運動として適切な強度のものを行わなければかえって逆効果となる．また合併症をともなうものに関しては，上記の治療に加え高脂血症，高血圧などに対する薬剤投与を要することがある．

g. 経過・予後
　高度肥満患児においては，摂食行動や，性格における問題点がともなうことも多く，治療は簡単でなく，再発しやすいため注意を要する．

（5）栄養障害（malnutrition, nutritional disorder）
a. 概要
　世界的にみた小児の死亡原因として，年間1,200万人の5歳未満の小児死亡のうち約半分が何らかの栄養失調であるとされる．わが国においても，貧富の拡大，児童虐待の増加による栄養障害

児の増加は見逃されてはならない．

b. 定義・分類
　栄養失調とは，栄養素の量的・質的な摂取不足，その利用障害から，くる病的な栄養状態を示す．その評価は体重を指標として定義され，年齢別体重の標準体重に対して80％未満をもって栄養失調とする．他にBMI（body mass index），Kaup指数（体重（kg）／身長（cm））が100以下，Rohrer指数（10×体重(kg)／身長(cm)³）が13以下が栄養失調の指標となる．

c. 病因・病態
　栄養摂取が不十分になる原因としては，①摂取不足，栄養の質的過誤（蛋白質不足，ビタミン欠乏など），②消化吸収障害（横隔膜ヘルニアなどの先天奇形，GER（食道胃逆流症）などの消化器疾患や，慢性消化器感染症，腸管外感染，腸管寄生虫，吸収不全症候群（セリアック病，牛乳不耐症など），③利用障害，消費の亢進（代謝異常症（乳糖不耐症など消化酵素欠損症），内分泌疾患，悪性腫瘍など）があげられる．

d. 症状
　蛋白エネルギー栄養失調症（protein-caloric malnutrition）の中で，エネルギー欠乏症が中心であるマラスムス（marasmus）と蛋白質欠乏が主体であるクワシオルコル（kwashiorkor）があげられる．マラスムスにおいては高度発育障害，体重減少に加え，老人様顔貌，皮下脂肪減少，筋萎縮などをともなう．クワシオルコルでは全身の浮腫，肝腫大，腹水貯留，筋力低下などに加え，無力様顔貌，元気のなさを認める．

e. 検査・診断
　体重以外には，血液検査ではアルブミン，中性脂肪，遊離脂肪酸，アミノグラムのFisher比などが指標になり，特にプレアルブミン，トランスフェリンやRBP（リボフラビン結合蛋白）などの低下は感度のよい指標である．

f. 治療
　重度の栄養障害から循環障害，腎不全，電解質異常を来たしているときにはその処置を行い，その後蛋白質を徐々に増やしながら高エネルギー食を与えるようにする．またビタミン，ミネラルの補給も併せて行う．

g. 経過・予後
　適切な治療により検査値は改善し，成長障害なども改善してくるが，重症な栄養障害は発育障害，発達障害を残す可能性がある．

（6）ビタミン欠乏症（vitamin deficiency）
a. 概要
　慢性的なビタミンの摂取不足として，歴史的にはビタミンA欠乏による夜盲症，ビタミンD欠乏によるくる病，ビタミンC欠乏症としての壊血病などが有名であるが，わが国の現状としてはこれらの摂取不足による欠乏症はかなり少なくなったといえる．しかしながら，肝疾患などにおける脂溶性ビタミンの吸収障害，胃摘出後における内因子欠乏によるビタミンB_{12}の吸収障害など，疾患による二次的な欠乏症状に関する知識は重要であり，適切な補充を行わないと発症する．それぞれのビタミンにおいて所要量が計算されており，慢性的にこの量を摂取することができなければ発症する．

b. 病態・症状

　ビタミンAは，レチノールとも呼ばれ網膜の桿細胞にある視色素ロドプシンの構成要素であり，この欠乏により夜盲症を引き起こす．ビタミンDについては次項で詳述する．ビタミンB_1はチアミンとも呼ばれ，ピルビン酸，五単糖，分枝鎖アミノ酸などの酵素反応の補酵素であり，不足するとこれらの酵素反応が阻害され，脚気（末梢神経障害），Wernicke脳症などを引き起こす．ビタミンB_{12}（コバラミン）欠乏は核酸合成障害により悪性貧血を引き起こす．ニコチン酸は多くの脱水素酵素の補酵素であり，この欠乏によりペラグラと呼ばれる皮膚炎，舌炎，消化器障害，体重減少をともなう症状を呈する．ビタミンC（アスコルビン酸）は一種の還元剤でありいくつもの酵素反応に関与しており，この欠乏によりコラーゲン合成障害から壊血病を呈する．葉酸の欠乏は巨赤芽球性貧血を呈する．また新生児のビタミンK欠乏はメレナ，新生児頭蓋内出血を合併しやすい．

c. 検査・診断

　ビタミンA，D，B_{12}は血中濃度が測定でき，ビタミンB_1，ナイアシンは尿中濃度で評価できる．また各欠乏症の症状に関する検査が診断につながる．

d. 治療

　欠乏しているビタミンを経口で投与し，長期的な改善のためにはバランスのとれた食事を指導する必要がある．また胃摘出時の内因子欠乏によるビタミンB_{12}の吸収障害があるときには，ビタミンB_{12}の筋注が必要となる．また新生児期のビタミンK欠乏予防のため，ケイツーシロップを正期産児には出生時，退院時，1カ月検診時に投与し，未熟児などには出生時から静注を一般的に行っている．

e. 経過・予後

　欠乏ビタミンを適量投与することと，それぞれの欠乏症を引き起こす原因（基礎疾患や特殊な食事習慣）がわかれば，その改善を図ることにより症状は改善する．その際，特に脂溶性ビタミンは蓄積するため，過剰投与による過剰症に気をつけなければならない．

（7）くる病（rickets）

a. 概要

　骨代謝に重要なビタミンDは魚脂などに豊富に含まれる脂溶性ビタミンであり，日光の作用で皮膚でも合成されるため，食事からの摂取が不十分であれば，日光照射が不十分な地域でみられる小児の骨病変がくる病である．近年では食事内容の改善からビタミンD欠乏症としてのくる病をみることは稀であるが，いくつかの遺伝疾患が知られている．

b. 病因・病態

　骨組織は骨基質とミネラル（カルシウム，リン）からなり，骨基質の形成は障害されていないがミネラルの沈着が十分起こらない状態が，小児期（すなわち骨端線閉鎖以前）に発生すると特徴的な骨変形を生じ，くる病と呼ばれる．これはビタミンDの，①腸管からのカルシウム吸収，②骨からのカルシウム溶出，③腎臓でのカルシウム再吸収を促す作用が不十分であることにより発症すると考えられる．

　ビタミンD欠乏性くる病は，腸管からのカルシウム吸収が減少し，骨からのカルシウム溶出が低下，腎臓でのカルシウム再吸収の低下により，カルシウムのホメオスタシスが保たれずに減少

し，骨のカルシウム沈着の障害を来たす．遺伝性くる病として，①ビタミンD依存性くる病Ⅰ，Ⅱ型，②低リン血症性ビタミンD抵抗性くる病が知られている．ビタミンD依存性くる病Ⅰ型はビタミンD1α-水酸化酵素の異常により，ビタミンD依存性くる病Ⅱ型はビタミンD受容体異常により，ビタミンDの作用低下に結びつき発症すると考えられる．低リン血症性ビタミンD抵抗性くる病は小児のくる病で最も頻度の高いものであり，X染色体にあるPHEX遺伝子異常によることが近年解明された．

c. 症状
大泉門閉鎖の遅延，念珠（肋骨移行部の肥厚），長管骨末端の肥厚，下肢の変形，など骨所見以外に筋力低下，テタニーを認める．

d. 検査・診断
血清カルシウムは正常から低値，血清リンの低値，高アルカリホスファターゼ血症を認める．骨レントゲン写真で長管骨末端に特徴的なcupping[*4]，flaring[*5]があれば診断できる．

e. 治療
いずれも活性型ビタミンDが有効である．場合によりカルシウム製剤，リン製剤を併用する．

f. 経過・予後
ビタミンD欠乏性くる病，ビタミンD依存性くる病Ⅰ型は活性型ビタミンDの投与により短期間で改善するが，ビタミンD依存性くる病Ⅱ型は反応性は症例によって異なる．低リン血症性ビタミンD抵抗性くる病に対しては高カルシウム血症，腎障害などに注意しながら長期の注意深いフォローを要する．

（8）先天代謝異常症（Inborn metabolic disease）

〔アミノ酸代謝異常症（Disorders of amino acids metabolism）〕

a. 概要
アミノ酸は蛋白質の原材料であり，特に20種類の必須アミノ酸は体内で合成できないため摂取する必要がある．他にも役割があり，フェニルアラニン，チロジンは色素メラニンの元であり，アラニンは糖新生の基質となる．またアミノ酸が完全に分解されるとアンモニアを発生し，アミノ酸代謝異常は高アンモニア血症につながることもある．

b. 病態・症状
本項では主なアミノ酸の代謝異常症として，①フェニルケトン尿症（PKU），②高チロジン血症，③メープルシロップ尿症（MSUD），④ホモシスチン尿症，⑤成人型シトルリン血症Ⅱ型について

---

*4 cupping（盃状変形）：骨幹端の中央がU字型に陥凹する骨変形．

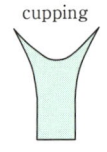

*5 flaring（spraying）：骨幹端が幅広くなって末広がりになること．

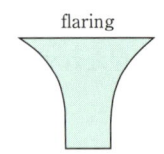

概説する．
①フェニルケトン尿症
　フェニルアラニンをチロジンに変換するフェニルアラニン水酸化酵素の欠損により，フェニルアラニンの蓄積を来たす疾患である．本酵素の補酵素テトラヒドロビオプテリンの代謝異常がある場合にも酵素活性の低下を来たし，悪性フェニルケトン尿症と呼ばれる．フェニルアラニンの蓄積により知能障害，けいれんなどを来たし，またチロジンの代謝産物であるメラニンが減少するために頭髪，皮膚色が薄くなる．
②高チロジン血症
　チロジンの蓄積を来たす代謝異常で，3型ある．Ⅰ型（肝腎型）はフマリルアセト酢酸分解酵素欠損により，急性発症し肝，腎障害を来たす．Ⅱ型（眼皮膚型）はチロジンアミノトランスフェラーゼ欠損が原因で軽度の知能障害と角膜障害，皮膚角化症を来たす稀な疾患である．Ⅲ型はパラヒドロキシフェニルピルビン酸酸化酵素欠損に起因し中枢神経障害を来たす．
③メープルシロップ尿症
　分枝鎖ケト酸脱水素酵素の欠損により，バリン，ロイシン，イソロイシンの分枝鎖アミノ酸および分枝鎖ケト酸が蓄積し，これらが尿中に排泄されるとメープルシロップ様の臭いがすることから起因する．典型的な古典型では生後間もなくよりケトアシドーシスから哺乳力低下，けいれん，意識障害を来たす．
④ホモシスチン尿症
　シスタチオニン-β-合成酵素欠損によりホモシステイン，ホモシスチンが蓄積し，マルファン症候群類似の高身長，クモ指症，水晶体脱臼に知能障害，血栓症などを合併するのが古典型である．
⑤成人型シトルリン血症Ⅱ型
　SLC25A13（citrin）遺伝子の異常により成人では高アンモニア血症から異常行動，意識障害を来たし，緊急肝移植をしないと生命予後の悪い疾患として知られていたが，同じ遺伝子異常として新生児肝内胆汁うっ滞症（NICCD：neonatal intrahepatic cholestasis caused by citrin deficiency）が発症することが解明されてきた．またこの疾患がマススクリーニングでメチオニン，チロジン，ガラクトース高値として発見されることがあり，乳児期を過ぎると安定期に入るが，成人となったときにシトルリン血症を起こす可能性があるとされる．この疾患は日本を中心としてアジアに多いとされ，今後の病態解明が待たれる．

c. 検査・診断

　診断には血中アミノ酸の測定が基本である．
　フェニルケトン尿症（PKU），メープルシロップ尿症（MSUD），ホモシスチン尿症に関してはマススクリーニングの対象疾患であり，生後1週間以内に哺乳確立後に採取したろ紙血からスクリーニング検査が行われる．
　フェニルケトン尿症ではフェニルアラニン水酸化酵素の補酵素であるテトラヒドロビオプテリンの代謝異常の鑑別にテトラヒドロビオプテリンの負荷試験を行う．
　高チロジン血症は血中アミノ酸，血清α-フェトプロテイン高値などで診断する．最終的には各酵素活性を測定して確定診断となる．
　成人型シトルリン血症Ⅱ型はアミノグラムでシトルリン高値で診断される．

d. 治療
　フェニルケトン尿症はフェニルアラニン除去ミルク，フェニルアラニン制限食による治療を行い，血中フェニルアラニン値をコントロールすることにより神経症状の発症を予防できる．他の疾患も蓄積するアミノ酸の除去ミルクや蛋白質制限により発症を予防する．

e. 経過・予後
　フェニルケトン尿症は治療ミルクの登場により知能障害のリスクも下がり，食事療法だけ継続することにより結婚，出産もできるようになっている．高チロジン血症は前述のように型によって予後は異なる．メープルシロップ尿症古典型は早期の治療が生存に必須であり，生存例でも神経症状を残す可能性が高い．

（9）糖原病（glycogen storage disease：GSD）
a. 概要
　グリコーゲンの主として代謝，分解酵素の欠損により，肝臓，筋肉内に蓄えられるグリコーゲンの量および構造の異常を来たす疾患である．グリコーゲンは糖原と呼ばれるようにグルコースの蓄積フォームとして多数の分岐をともなって鎖状に連結したものであり，特に肝臓のグリコーゲンは血糖の維持に重要である．

b. 分類
　グリコーゲンからグルコースに至る経路はいくつかあり，その途中の欠損酵素により糖原病は分類されている．Ⅰ型からⅧ型が分類される（表Ⅶ-1）．ときにグリコーゲン合成酵素異常症を糖原病０型とすることがある．また肝臓の蓄積異常を主たる病因とするⅠ，Ⅲ，Ⅳ，Ⅵ，Ⅷ型は肝型糖原病，また筋症状が主な病型はⅡ，（Ⅲ），Ⅴ，Ⅶ型は筋型糖原病と呼ばれる．

c. 病態
　グリコーゲンの最も大きい蓄積組織は筋肉であり，次いで肝臓に蓄えられており，筋肉ではそのエネルギー産生に重要で，この代謝酵素の欠損により筋肉内への異常な蓄積と利用障害があり，筋弱力，筋肉の障害から高CK血症を来たす．また肝型糖原病は肝内蓄積により肝腫大，肝障害を来たし，グリコーゲン利用障害から低血糖を来たしやすく，その補正のために糖新生系が動員され，ケトーシス，乳酸アシドーシスなどを来たす（図Ⅶ-4参照）．

d. 症状
　肝型では一般的に肝腫大，低血糖，低身長を認め，特にⅠ型では人形様顔貌を呈する．Ⅲ，Ⅵ，Ⅷ型では低血糖などの症状はⅠ型より軽度である．筋型では一般的には筋弱力，高CK血症などを認めるがⅡ型では乳児期から進行する肥大型心筋症が特徴的である．

e. 検査・診断
　肝腫大，筋症状などから糖原病を疑った場合，血糖値，乳酸，ピルビン酸，尿酸，血液ガスなどの検査に加え，肝型糖原病に関してはFernandes負荷試験（OGTT，グルカゴン負荷試験，ガラクトース負荷試験を組み合わせて病型分類をするもの），筋型糖原病の鑑別には部分的阻血化前腕運動試験を行う．確定診断には，血球，肝，筋組織における酵素活性測定を行う．

f. 治療
　肝型糖原病は基本的に血糖の安定化のために，少量頻回食，夜間にコーンスターチ療法を行う．乳児期にはGSDフォーミュラミルクの夜間持続鼻注が有効である．高尿酸血症に対してはアロプ

表Ⅶ-1 糖原病

病　型	欠損酵素	蓄積組織	症　状
0型	グリコーゲン合成酵素	肝で減少	空腹時低血糖
Ⅰa型 （von Gerke病）	グルコース-6-ホスファターゼ	肝，腎	肝腫大，低身長，人形様顔貌 低血糖，高乳酸血症，高尿酸血症，高脂血症
Ⅰb型	グルコース-6-ホスフェート トランスロカーゼ	肝，腎	Ⅰa型の症状に加え 顆粒球減少，易感染症
Ⅱ型乳児型 （Pompe病）	酸性マルターゼ（α-グルコシダーゼ）	心筋，肝	筋緊張低下，肝腫大，心不全で2歳までに死亡
Ⅱ型若年型 Ⅱ型成人型	酸性マルターゼ（α-グルコシダーゼ） 酸性マルターゼ（α-グルコシダーゼ）	肝，骨格筋 骨格筋	1〜10歳で筋力低下，進行性呼吸不全 20歳以降で筋力低下，進行性呼吸不全
Ⅲ型 （Cori病）	脱分枝鎖酵素 （アミロ-1, 6-グルコシターゼ）	肝，骨格筋	Ⅰa型の症状と似るが低血糖など軽度 一部に高CK血症，筋症状
Ⅳ型 （Anderson病）	分枝鎖酵素	肝，骨格筋	乳児期より進行する肝硬変，筋力低下 予後不良で肝移植対象となる
Ⅴ型 （McArdle病）	筋ホスホリラーゼ	骨格筋	運動後の筋力低下，高CK血症
Ⅵ型 （Hers病）	肝ホスホリラーゼ	肝	Ⅰa，Ⅲ型の症状と似るが低血糖など軽度
Ⅶ型 （垂井病）	ホスホフルクトキナーゼ	骨格筋	運動後の筋力低下，高CK血症 溶血ともなうことあり
Ⅷ型	ホスホリラーゼキナーゼ	肝	Ⅵ型と似る，糖原病の中で唯一伴性遺伝 一部劣性遺伝で筋症状ともなうものあり

リノール，アシドーシスに対しては重曹などを投与する．筋型には特異的治療法はない．

g. 経過・予後

肝型の中でⅣ型は肝硬変によって幼児期で死亡するが，他の肝型はコントロールがよければ予後は一般に良好である．Ⅰ型では成人期における肝障害，腎障害が問題となる．Ⅷ型は学童期になって症状が軽症化するものが多いとされる．筋型糖原病は一般に生命予後はよい．

(10) ガラクトース血症（galactosemia）

a. 概要

ガラクトースは母乳，ミルクに含まれる乳糖に含まれる単糖であり，この代謝経路に異常がある場合，ガラクトースが分解されずに蓄積する．

b. 分類

ガラクトース血症を来たす代謝酵素として3つが知られており，3型に分類される．Ⅰ型はガラクトース-1-リン酸ウリジルトランスフェラーゼ欠損が原因であり，Ⅱ型はガラクトキナーゼ欠損，Ⅲ型はUDP-ガラクトース-4-エピメラーゼの欠損により発症する．

c. 病態
　ガラクトースの細胞毒性により症状が出現し，その程度はガラクトースの血中濃度により，これはⅠ型＞Ⅱ型＞Ⅲ型の順で重症度と相関している．細胞毒性としては主に肝障害，白内障として現れる．
d. 症状
　Ⅰ型は哺乳開始まもなくから食欲不振，嘔吐に始まり体重増加不良，肝脾腫を認め，早期にガラクトース除去ミルクを開始しないと乳幼児期に死亡する．Ⅱ型は白内障が主たる症状であり，肝機能障害，知能障害を認めることもある．Ⅲ型はほとんどが赤血球においてのみ高活性が欠損しているため無症状であるが，全身型は重症でⅠ型に類似した症状となる．
e. 検査・診断
　マススクリーニングの対象疾患であり，2つの方法で検査される．Beutler（ボイトラー）法は赤血球中のガラクトース-1-リン酸ウリジルトランスフェラーゼ活性を直接半定量し，Paigen（ペイゲン）法で血中のガラクトースおよびガラクトース-1-リン酸の濃度をスクリーニングしている．Beutler法が陽性ならⅠ型を疑い，Paigen法のみが陽性ならⅡ，Ⅲ型を疑い，ガラクトース-1-リン酸が低値ならⅡ型を，高値ならⅢ型を疑う．
f. 治療
　Ⅰ型が疑われたらすぐガラクトース除去ミルクを開始しなくてはならない．Ⅱ型も乳糖除去食により治療する．Ⅲ型は全身型でなければ治療を要さない．
g. 経過・予後
　Ⅰ型は早期のガラクトース除去ミルクを開始し，以後も乳糖除去食を与えるが，治療が遅れると精神運動発達遅延，発育障害などを合併することが多い．Ⅱ型は，乳糖除去食により白内障も改善し，予後は良好である．Ⅲ型は一般に治療を要せず予後も良好である．

(11) ウィルソン病（Wilson disease）
a. 概要
　銅代謝異常症として最も有名なもので，小児期の肝障害の鑑別として忘れてならないものである．全身に銅が蓄積する劣性遺伝性疾患である．
b. 病因・分類
　細胞内銅輸送にかかわるといわれるP-type ATPaseの1つであるATP-7 B遺伝子の異常で発症し，全身，特に脳，肝臓，腎などに銅が異常蓄積する疾患である．臨床症状から肝型（小児期発症が多い），神経型（思春期以降に多い），肝神経型（肝症状，神経症状の両方を合併する），劇症肝炎型（劇症肝炎様症状で発症し，溶血発作を合併し重症である）などに分けられる．
c. 病態生理と症状
　細胞内銅輸送の障害により細胞からの排泄が遅れ種々の臓器に銅が蓄積する．肝臓に蓄積し肝障害，肝硬変と進行し，ときに劇症肝炎様症状を呈する．中枢神経に蓄積し，構音障害，羽ばたき振戦，不随運動などの錐体路障害を示す．角膜に蓄積してKayser-Fleischer輪と呼ばれ診断に役立つ症状である．腎に蓄積し尿細管障害からファンコニー症候群（糖尿，アミノ酸尿，血尿）を認めることがある．

d. 検査・診断
血清銅は低値を取り，結合蛋白のセルロプラスミンも低くなる．尿中銅の排泄増加，腹部CTで肝のCT値の高値も参考となる．肝生検による肝内銅の蓄積が確認されれば確定診断される．

e. 治療
銅のキレート剤（D-ペニシラミン）投与にて銅の尿中排泄を図り，低銅食で銅の吸収を減らして治療を行う．肝障害が進行し肝硬変に至ったり，劇症型の場合には肝移植が適応となる．

f. 経過・予後
肝型は劇症型でなければ治療によく反応するが，治療は生涯続けなければならないため，コントロールが悪くなれば肝障害，神経症状などが出現することがあり注意を要する．神経型は治療しても神経症状の完全な回復は困難であり，後遺症を残すことが多い．

(12) リソソーム病（lysosomal storage disease）

a. 概要
リソソームは40種類以上の加水分解酵素を主とした代謝酵素が詰まっており，それぞれ特異的な基質の分解を行っているため，どれか1つでも欠損すると細胞機能に異常を来たし，さまざまな臨床症状を呈する．

b. 分類
分解する基質の種類によりいくつかのグループに分類されている．
①ムコ多糖症（蓄積物質：ムコ多糖）：Ⅰ型（Hurler病），Ⅱ型（Hunter病）などⅨ型まである
②ムコリピドーシス：Ⅰ-cell病
③スフィンゴリピドーシス（蓄積物質：スフィンゴリピド）：GM 1 ガングオシドーシス，GM 2 ガングオシドーシス（Tay-Sachs病，Sandhoff病），ゴーシェ病，ニーマンピック病（A, B, C），Krabbe病，ファブリー病，異染性ロイコジストロフィー
④糖蛋白代謝異常症：（蓄積物質：オリゴ糖）：ガラクトシアリドーシス，マンノシドーシス，フコシドーシス，シアリドーシス

c. 病態・症状
リソソーム酵素の多くが加水分解酵素であり，基質の分解にあずかっているため，この酵素欠損は多くの場合，特異的基質のリソソーム内の蓄積による細胞内空胞化および細胞機能障害が主たる病態である．その主たる基質の組織での分布により，障害臓器が決まるが，基本的に全身の臓器で障害は起こる．肝脾腫を特徴とするものとして，ムコ多糖症Ⅰ型，Ⅱ型，Ⅰ-cell病，ゴーシェ病などがあり，中枢の脱髄疾患としてKrabbe病，異染性ロイコジストロフィーがあり，チェリーレッドスポットcherry-red spot[*6]を特徴とする疾患にⅠ-cell病，GM 1 ガングオシドーシス，GM 2 ガングオシドーシス，ゴーシェ病，ニーマンピック病，ガラクトシアリドーシスなどがあげられる．またムコ多糖症などでは骨形成の異常をともないmultiplex disostosis（多発性骨形成不全症）を示す．

d. 検査・診断
これらの疾患を疑った場合，蓄積症を疑わせるリンパ球の空胞化，骨髄採取による異常マクロファージ（ゴーシェ細胞，ニーマンピック細胞などと呼ばれる）の同定，眼科でのチェリーレッ

[*6] チェリーレッドスポット cherry-red spot：眼底所見で黄斑部に認めるサクランボのような赤色斑のことであり，いくつかの代謝疾患のマーカーとなる．

ドスポットの診断は重要な検査所見である．また髄液蛋白，神経伝導速度の測定，脳MRIは脱髄疾患の診断には不可欠である．これらの検査のうえで，リンパ球，皮膚線維芽細胞での酵素活性測定が確定診断につながる．

e. 治療
　対症療法が主であるが，いくつかの疾患に対して，骨髄移植，酵素補充療法が行われている．骨髄移植としてはムコ多糖症のⅠ型，Ⅱ型，Krabbe病，異染性ロイコジストロフィーなどに対して効果があるといわれており，酵素補充療法としてはゴーシェ病，ファブリー病に対して治療が始まっており，今後ポンペ病，ムコ多糖症のⅠ型，Ⅱ型に対する酵素補充療法も始まると考えられる．

f. 経過・予後
　疾患により，また1つの疾患でもその臨床病型によりさまざまであるが，基本的に進行性の疾患である．骨髄移植，酵素補充療法が有効である疾患においては，これらの治療により予後の改善が期待できる．

(13) 新生児マススクリーニング（新生児の項）

a. 概要
　マススクリーニングできる疾患の条件としては，①発見，診断が遅れると死亡したり重度の障害を残すことが多い，②早期発見によりこの障害を予防できる，③確立した診断法，治療法がある，④発生頻度がある程度多く，収支バランスが取れる，などがあり，これを満たす疾患として，わが国では現在6つの疾患に対して行われている．

b. 対象疾患
　対象疾患としてはフェニルケトン尿症（発見率: 1/77,000人），ガラクトース血症（1/35,000人），メープルシロップ尿症（1/500,000人），ホモシスチン尿症（1/180,000人），先天性甲状腺機能低下症（クレチン症）（1/4,200人），先天性副腎過形成（1/15,000人）があげられる．

c. 各疾患の特徴
　フェニルケトン尿症，ガラクトース血症，メープルシロップ尿症，ホモシスチン尿症については別項で詳述．

①先天性甲状腺機能低下症
　クレチン症とも呼ばれ，甲状腺ホルモンの合成，分泌障害である．原因としては異所性が60％（男：女＝1：3），低形成が20％，甲状腺腫性20％とされている．遺伝子異常の関与が次第に明らかになっている．症状としては黄疸，浮腫，低体温，哺乳不良があり，未治療症例では発育障害，知能障害を来たす．

②先天性副腎過形成
　90％以上は21-水酸化酵素欠損症として発症する．本酵素はコルチコイド代謝に関与する酵素であり，この活性低下によりアルドステロン（鉱質コルチコイド）とコルチゾール（糖質コルチコイド）が低下し，アンドロゲン（副腎男性ホルモン）が増加する．新生児期から乳幼児期に発症する古典型と思春期以降に発症する非古典型がある．古典型は塩類喪失型と単純男性型に分類される．塩類喪失型ではコルチゾール低下により体重増加不良，色素沈着（ACTH増加による）を来たし，アルドステロン低下により脱水，低Na血症，高K血症，アシドーシスを来たし，副腎男

性ホルモン増加から女児の外性器の男性化，骨年齢促進がみられる．単純男性型はこの軽症型と考えられる．

d. 検査・診断

ろ紙血を用いたBIA法（Bacterial inhibition assay），ガスリー（Guthrie）法，HPLC法のいずれかで，フェニルケトン尿症，メープルシロップ尿症，ホモシスチン尿症に関しては，それぞれで高値を示すアミノ酸（フェニルアラニン，ロイシン，メチオニン）の半定量により測定されている．ガラクトース血症はⅠ型の欠損酵素活性をBeutler法で，ガラクトース濃度をPaigen法で測定する．先天性甲状腺機能低下症，先天性副腎過形成についてはそれぞれTSH，17-ハイドロキシプロゲステロン（17-OH-progesteron）をELISA法で検出する．

e. 治療

フェニルケトン尿症，メープルシロップ尿症，ホモシスチン尿症についてはそれぞれ高値となるアミノ酸の除去ミルクを使用する．先天性甲状腺機能低下症は甲状腺ホルモンの補充，先天性副腎過形成においてはヒドロコルチゾン，鉱質コルチコイド（フロリネフ®）の補充を行う．

f. 経過・予後

いずれも特異的治療法により症状の予防，軽減ができ，多くの患者においては生命予後，QOLの著しい改善をみる．最終的な予後はコントロールの善し悪しに依存する．

参考文献

1）C.R.Scriver, A.L.Beaudet, W.S.Sly, D.Valle. eds.（8 th　2001）The metabolic & molecular bases of inherited disease，McGraw-Hill
2）小児内科，小児外科編集委員会共編（2003），小児疾患診療のための病態生理1,2，東京医学社

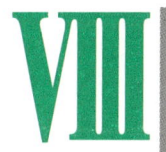

VIII 内分泌機能の障害

1. 基礎知識
2. ホルモンの機能
3. 主要疾患

① 基礎知識

1 形態と機能

　内分泌は神経系，免疫系と相まって生体が内的恒常性を保ち生命を維持するのに欠かせない機能である．ホルモンとは内分泌腺において合成・貯蔵され，必要に応じて血中に放出され，標的器官[*1]まで運ばれてその受容体と結合し，特定の作用を発揮する生理活性物質である．ホルモンを産生する細胞は内分泌細胞（endocrine cell）と呼ばれ，内分泌細胞は集合して内分泌腺を作ることもあれば，上皮細胞などの中に散在することもある．ホルモンを産生し，生体の統御を行うシステムは内分泌系といわれる．内分泌腺にあたる器官として視床下部，松果体，下垂体前葉，甲状腺，副甲状腺，膵臓，副腎，精巣および卵巣がある．さらに内分泌器官ではない胸腺，心臓，血管，消化管，腎，胎盤，皮膚からもホルモンが産生・分泌され，また神経系にも広汎に分布し，シナプスにおける神経伝達物質として作用している．近年ホルモンの概念が大きく変化し，多くのホルモンは古典的なホルモン作用のほかに，細胞間情報伝達物質として種々の形式で作用していることがわかってきた．

2 小児期の特徴

　内分泌ホルモンの血液検査における基礎値は年齢による変動が大きく，そのデータの観察においては小児の正常値と対比する．また小児期の内分泌系の異常における，成人との大きな違いは発達に対する影響である．これは身体的成長に対してだけではなく，神経機能発達や精神発達に対する影響にも注意する．成長ホルモンの分泌低下においては，二次性徴への注意が必要であると同時に，精神的な悩みにも目を向ける必要がある．甲状腺ホルモンは特に神経機能への影響が大きい．また糖尿病においては，生活管理に加えて，精神面への十分なバックアップが必要である．

② ホルモンの機能

1 ホルモンの種類

　ホルモンの種類にはその化学構造から3種類ある．
　①ペプチドホルモン（peptide hormone）：視床下部ホルモン，下垂体前葉ホルモン，膵ホルモン，消化管ホルモンなど，大部分のホルモンはペプチドである．
　②ステロイドホルモン（steroid hormone）：副腎皮質ホルモン，性ホルモン，活性型ビタミンD$_3$などステロール核を有するもの．

[*1] 標的器官（細胞）：ホルモンの特異的受容体をもった臓器あるいは細胞で，そこでホルモン効果が生じる．

③アミンまたはアミノ酸：副腎髄質ホルモンであるカテコールアミンや甲状腺ホルモンがこれに含まれる．

2 ホルモンの分泌

　内分泌細胞からのホルモン分泌は細胞外からの情報により調節される．ホルモン分泌の調節機構としては，①ネガティブフィードバック機構，②神経系による分泌調節機構，③他のホルモンによる分泌調節機構，などがある．特に，ネガティブフィードバック機構はホルモンの分泌調節機構の中心で，体内環境を一定に保つのに重要である．図Ⅷ-1に示すように，内分泌腺から分泌されたホルモンは標的細胞に作用して一定の効果を現し，このホルモンの効果が逆に内分泌腺に作用することにより，ホルモン分泌を抑制する．一方，ホルモン分泌が減少すれば，標的細胞におけるホルモンの効果が減少し，逆にホルモンの分泌が促進される．

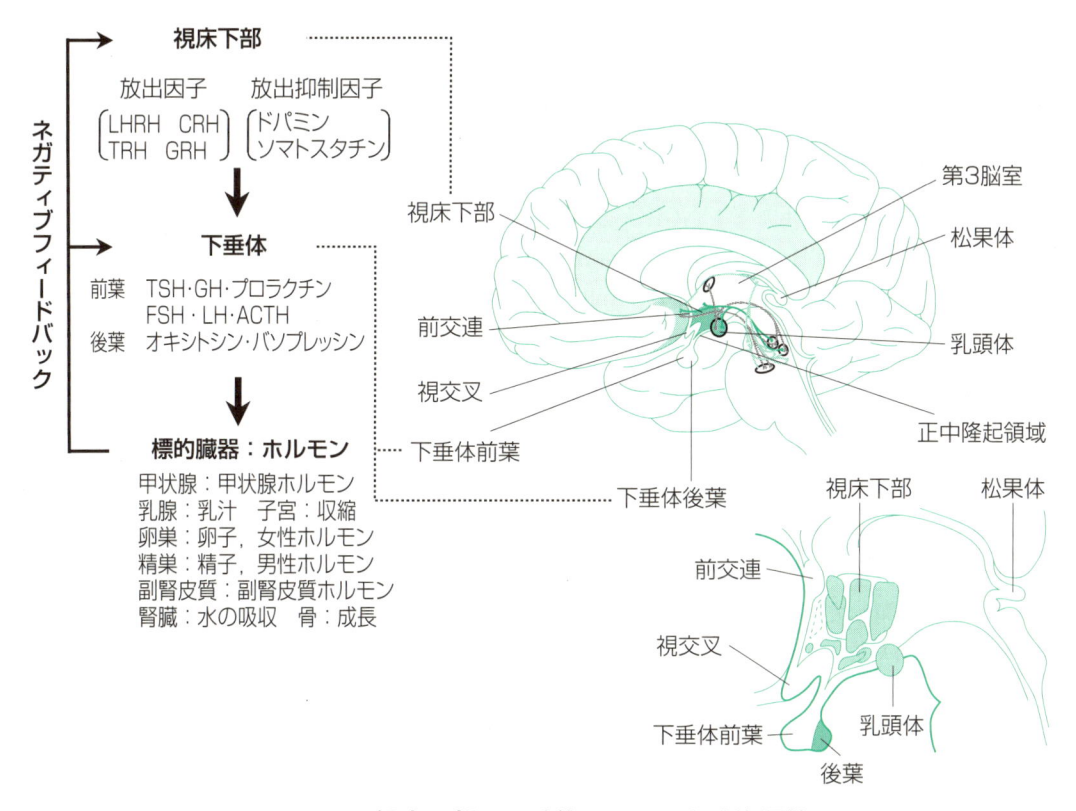

図Ⅷ-1　視床下部，下垂体ホルモンと分泌調節

3 ホルモンの作用機構

　ホルモンは，標的細胞において，特異的なホルモン受容体（レセプター：receptor）に結合して作用を発揮する．この受容体には細胞の形質膜にある膜受容体と細胞内にある細胞内受容体が

ある．ペプチドホルモン，カテコールアミンは膜受容体に結合する．ステロイド，甲状腺ホルモンは細胞内受容体と結合し作用する．この受容体蛋白の合成と代謝のバランスによって膜のホルモン受容体の数が決定される．一般に血中ホルモン濃度が上昇すると，細胞内移行が促進され膜受容体は減少する．これを下向き調節（down regulation）と呼ぶ．受容体以後の情報伝達系は，酵素，イオンチャネルなどに作用して行われる．

このホルモンの作用機構に先天性または後天性に生ずる異常をホルモン不応症という．このうち受容体の異常によるものは受容体異常症と呼ばれる．先天性の代表的な疾患には受容体遺伝子異常によるラロン型小人症[*2]，腎性尿崩症，アンドロゲン不応症などがある．また，後天性には抗受容体抗体[*3]によるバセドウ病，原発性甲状腺機能低下症などがある．

③ 主要疾患

1 下垂体疾患

下垂体（hypophysis）はトルコ鞍内に位置する重さ約0.5 gの小器官で，下垂体茎によって視床下部の正中隆起につながっている．下垂体は発生学的に異なる前葉（腺性下垂）と後葉（神経性下垂）よりなっている．

下垂体前葉から，成長ホルモン（GH：growth hormone），プロラクチン（prolactin），副腎皮質刺激ホルモン（ACTH：adrenocortico-tropic hormone），黄体ホルモン（LH：lutenising hormone），卵胞刺激ホルモン（FSH：follicle stimulating hormone），甲状腺刺激ホルモン（TSH：thyroid stimulating hormone）などが分泌される．これらの下垂体前葉ホルモンの分泌は視床下部で産生される放出促進因子（RF），または放出抑制因子（IF）により調節される．視床下部のRF，IFの放出を調節するのは，主として中枢神経系の他の部位より送られてくる神経性刺激である．中枢神経系は末梢ホルモン（甲状腺ホルモン，副腎皮質ホルモン，性ホルモン）の濃度を感知し，RF，IFを介して下垂体ホルモンの分泌を調節する．末梢ホルモンの濃度が上昇すると下垂体ホルモンの分泌が抑制され，逆に低下すると下垂体ホルモンの分泌が促進される．これがネガティブフィードバック機構である．しかし，末梢ホルモンは中枢神経系のみでなく下垂体レベルでも作用して，ネガティブフィードバック調節に関与していると考えられる．

下垂体後葉ホルモンには，乳汁分泌作用，子宮収縮作用をもつオキシトシンと抗利尿作用をもつバソプレッシンがある．ADHとも呼ばれ，視床下部の視束上核と室傍核で産生され，神経ニューロン内を分泌顆粒として移動し，後葉に貯えられる．必要に応じて分泌され，尿量を一定に保つ働きをする．下垂体機能障害の代表疾患として，①下垂体性尿崩症，②成長ホルモン分泌不全性低身長，③下垂体性巨人症がある．

---

*2　ラロン型小人症：ラロン症候群とも呼ばれる．1966年にラロンによる最初の報告にちなんで名付けられた．著明な低身長であるがGHは高値で，ソマトメジンCが低値，外からGHを与えてもソマトメジンCが上昇しない．最近の研究で本症の本体がGH受容体遺伝子の異常であることが判明した．
*3　抗受容体抗体：ホルモンの受容体に対する自己抗体．

(1) 下垂体性尿崩症 (pituitary diabetes insipidus)
a. 病因・病態
　下垂体後葉が傷害され，ADHの分泌が低下し，1日5～10Lの多尿となり，多飲脱水を来たす．下垂体腺腫，頭蓋咽頭腫，ヒスチオサイトーシスXなどの腫瘍病変および術後の合併症，放射線障害などでみられる．
b. 検査・診断
　水分制限に反応しない多尿，低浸透圧尿を確認する（明らかな多尿がある場合，水分制限は著しい脱水を招く危険があり，実施においては厳重な注意が必要）．腎性尿崩症，心因性多飲症，糖尿病などを鑑別診断する．MRIで下垂体後葉の高信号が失われる．
c. 治療
　ADH誘導体（DDAVP）を鼻に注入する方法（点鼻）により尿量を調節する．

(2) 成長ホルモン分泌不全性低身長（下垂体性小人症）
a. 病因・病態
　下垂体からの成長ホルモン（GH）の分泌が障害されて起こる低身長症．典型例では骨年齢の遅れ，ソマトメジンCの低値をともなう．原因は，後天的なものとして頭蓋咽頭腫などの脳腫瘍，ヒスチオサイトーシス，結核などの肉芽腫・炎症，外傷などがあるが大部分は原因不明の特発性である．骨盤位分娩・仮死の病歴のあるものが多く，こうした症例の多くはMRIで下垂体茎離断の所見がある．また先天的なものとしては下垂体の形成不全が多く，種々の奇形をともなう．遺伝子異常が見つかることもある．愛情遮断症候群，過度のストレスでもGH分泌が抑えられ，成長速度の低下を認める．GH単独欠損症とGH以外のホルモン分泌も同時に障害された多種ホルモン欠損症または汎下垂体機能低下性低身長症がある．後者では，通常，LH，FSHの分泌が障害されて，二次性徴の発現が遅れる．尿崩症，甲状腺機能低下症，低血糖をともなうこともある．
b. 検査・診断
　GH分泌テスト[*4]でGH分泌不良を証明する．
c. 治療
　治療は遺伝子工学を用いて合成したGHによる治療を行う．GH以外の下垂体機能低下があれば，そのホルモンの補充療法を行う．器質性のものに対しては原因療法を行う．

(3) 下垂体巨人症 (pituitary gigantism)
　下垂体腺腫によるGHの過剰分泌で生じる過成長である．骨端線[*5]閉鎖前に生じると巨人症となり，骨端線閉鎖後に生じると末端肥大症を起こす．巨人症では急速な身長の増加で始まる．末端肥大症の症状は通常徐々に始まるため，患者も周囲の者も初期には気づかないことが多い．手

[*4]　GH分泌テスト：厚生労働省間脳下垂体障害調査研究班による「成長ホルモン分泌性低身長症診断の手引き」があり，診断基準の検査所見として2つ以上のGH分泌テスト（インスリン負荷，アルギニン負荷，L-DOPA負荷，クロニジン負荷，またはグルカゴン負荷試験）において，原則として負荷前および負荷後120分間（グルカゴン負荷では180分間）にわたり，30分ごとに測定した血中GH濃度のGHの頂値（一番高い値）が10ng/mL以下である場合，成長ホルモン分泌不全性低身長と診断される．
[*5]　骨端線：骨の長軸方向の成長が起こる部分で，骨幹と骨端との間の軟骨性接合部でレントゲンでは抜けて見える．

足の容積が増大し，靴や手袋が小さくなったことに後で思いあたることが少なくない．頭痛・視力障害・性機能低下などの症状で来院するものもある．GHは糖代謝にかかわることから巨人症に加えて高率に糖尿病を起こす．外科手術が第一選択となる．効果が不十分であれば薬物療法を行う．薬物で十分な成績が得られないときには，放射線治療を考慮する．

② 性成熟の異常および性腺疾患

(1) 思春期早発症 (precocious puberty)

a. 病因・病態
正常人に比し著しく早期に二次性徴が発現する場合，これを思春期早発症という．

思春期早発症は真性と仮性に分けることができる．

①真性思春期早発症：下垂体性性腺刺激ホルモン（LH, FSH）の分泌が増加したもので，原因は，男児では脳腫瘍であることが多く注意を要する．女児では原因不明の特発性が大部分を占める．

②仮性思春期早発症：性ステロイドの分泌亢進に基づくものである．

思春期早発症を起こす病態として次のものがある．

〔McCune-Alright症候群〕
骨の多骨性線維性骨形成異常症と皮膚の色素斑（カフェオレスポット）があり，女児ではしばしば思春期早発症をともない，甲状腺腫・甲状腺機能先進症・卵巣嚢腫などをともなうこともある．

〔甲状腺機能低下症〕
小児期から原発性甲状腺機能低下症があると，性早熟を来たすことがあり，乳汁分泌もしばしばともなう．TSHと同時にゴナドトロピンの分泌も増加するためと考えられている．

b. 診断
日本での思春期早発症の基準は，男児の場合，①9歳以前に精巣・陰茎の発育が顕著になったもの，②10歳以前に陰毛の発生をみたもの，③11歳以前に腋毛・ひげ・声変わりなどが現れたもので，女児の場合，①7歳以前に乳房の発育をみたもの，②8歳以前に陰毛の発生または小陰唇色素沈着，腋毛の発生をみたもの，③9歳以前に月経の発来をみたもの，と定義されている．思春期の徴候が現れると，身長の伸びが促進されて，そのときには正常児より背が高い．しかし，骨端線が早期に閉鎖するため，最終身長は低くなる．

c. 治療
薬物療法は，性ステロイドの過剰による早期の骨端線の閉鎖を遅らせ，また，月経の発来を抑制するために行う．

(2) 部分的思春期早発症
二次性徴の一部のみが早期に現れるもので，以下のものがある．

①早発乳房：乳房の発達のみ早期に始まり，他の二次性徴はともなわないもの．

②早発恥毛：陰毛のみ早期に発し，そのほかの二次性徴はともなわないもので，副腎性アンドロゲンの分泌増加によるものと考えられている．

（3）性分化異常
a. 概要
　性分化異常は，性腺，内性器，外性器の形成過程のどこかに障害が生じた状態と定義され，臨床的には男女の性別が不明瞭な外陰部異常を呈する．外性器が男性と女性の中間型をとるので半陰陽（hermaphrodite）とも呼ばれる．

性分化
　図Ⅷ-2に正常の性分化の過程とそれにかかわる遺伝子を示した．まず，受精卵の中胚葉からWT-1などの遺伝子の作用で尿生殖洞さらに性腺原基が形成される．この性腺原基から内・外性器の分化は，基本的には女性に分化するようにプログラムされている．Y染色体短腕上のSRYを始まりとする遺伝子群が働いていて精巣が形成される．胎児は，内外性器原基を有している．内性器の男性型はウォルフ管で，輸精管，副精巣，精囊に，女性型はミューラー管で，卵管，子宮，膣上部1/3に分化する．外性器は泌尿生殖洞と生殖隆起から男性型は前立腺，陰囊，陰茎，女性型は膣下部2/3，陰唇，陰核に分化する．この過程では，胎児精巣から出るホルモンが内・外性器を男性器化する．

①ライディッヒ細胞で産生されるテストステロン（T）がウォルフ管を発達，安定化し，輸精管，精囊，副精巣ができる．

②5α-reductaseの作用によりTから転換されたジヒドロテストステロン（DHT：dihydroteststerone）が外性器を男性化（陰茎と陰囊の形成）させる．

③セロトリー細胞で産生される抗ミューラー管ホルモン（AMH）が，ミューラー管間葉が子宮や卵管に分化するのを阻止する．

b. 病因・病態
　表Ⅷ-1に代表的な疾患および病態をあげた．性分化異常症は男性仮性半陰陽，女性仮性半陰陽，性腺形成障害に大別される．

①男性仮性半陰陽は，精巣形成は正常であるが，精巣ホルモン効果の障害により完全型から不完全型までの幅広い男性化障害が生じる病態である．

②女性仮性半陰陽は，卵巣形成は正常であるが，男性ホルモン効果の過剰によりさまざまな程度の男性化を呈する状態で，副腎由来と胎盤由来がある．

③性腺形成障害のうち，混合型性腺形成不全（45X/46XY）の，表現型はTurner症候群の完全女性型から完全男性型を示すものまで多様で，性腺は精巣と索状性腺を示す（陰囊の左右差を示す）ことが多い．真性半陰陽では，精巣と卵巣の両方が共存する状態で，両側性腺が卵精巣（ovotestis）であるか，一側が卵精巣で対側が卵巣である場合が多い．

c. 治療（対応）
　性別の判定はその人の一生を左右する問題であり，外性器異常は医学的診断に加えて社会的対応が重要である．

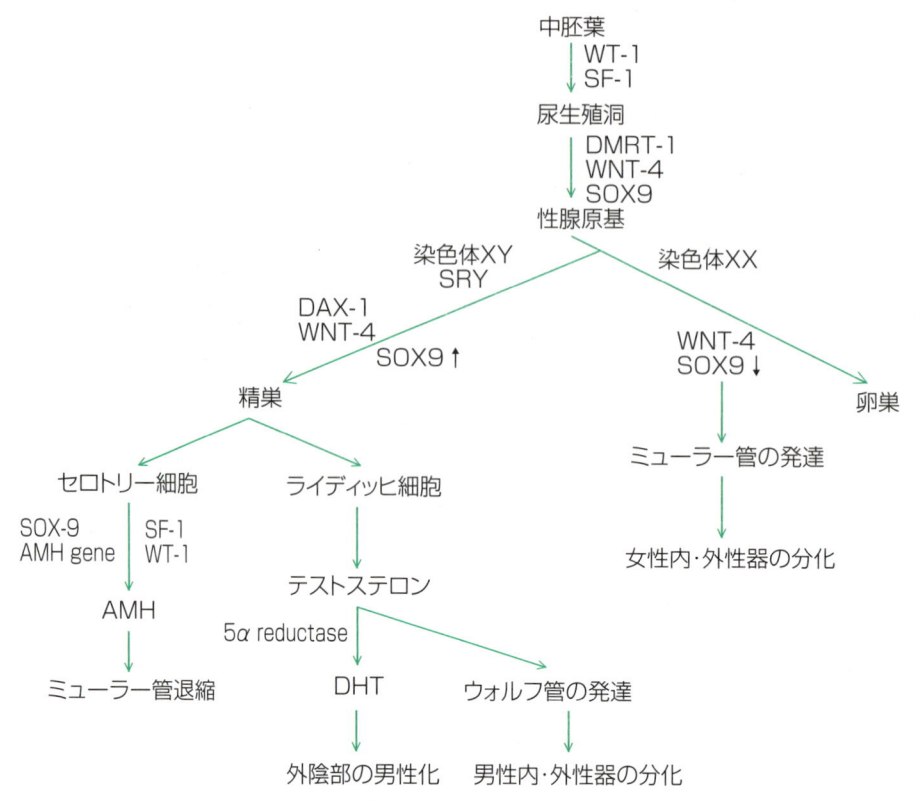

図Ⅷ-2 性分化の過程とそれにかかわる遺伝子群
SRY：精巣決定因子，AMH：抗ミューラー管ホルモン，DHT：ジヒドロテストステロン

3 副腎の疾患

（1）先天性副腎過形成（先天性副腎性器症候群）

a. 病因・病態

　副腎皮質合成酵素の先天的欠損であり，遺伝型式は常染色体劣性遺伝である．合成障害により欠乏する副腎皮質ホルモンはグルコ（糖質）コルチコイド（gluco corticoid），ミネラル（電解質）コルチコイド（mineral corticoid），アドレナルアンドロージェン（adrenal androgen）であり，下垂体－副腎系のフィードバック機構により下垂体前葉から副腎皮質刺激ホルモン（ACTH：adrenocorticotropic hormone）が過剰分泌され，副腎皮質が肥大し過形成を起こす．また欠損する合成酵素の種類により代謝経路での副産物が増加し，特有の症状を示す．先天性副腎過形成のうち，21-ヒドロキシラーゼ欠損症は1989年より新生児マススクリーニングに組み込まれ，2001年度の全国集計では15,400人に1人の発生頻度である．

表Ⅷ-1 性分化異常症を招く代表的疾患

性腺形成障害	男性仮性半陰陽
XXおよびXY性腺無形成	ライディッヒ細胞低形成
XX性腺異形成	Smith-Lemli-Opitz症候群
XY性腺異形成	5α-reductase欠損症
Drash症候群/Frasier症候群	矮小陰茎
Campomelic dysplasia	
Turner症候群	女性仮性半陰陽
真性半陰陽	ステロイドホルモン産生異常
混合型性腺異形成	（先天性副腎過形成）
XX male	胎盤aromatase異常
精巣退縮	Rokitansky症候群

21-ヒドロキシラーゼ（21-OH-lase, 完全欠損，部分欠損），11β-ヒドロキシラーゼ（11β-OH-lase），3β-ヒドロキシ-ジヒドロキシステロイド デヒドロゲネース（3β-OH-dihydroxy steroid dehydrogenese），コレステロール側鎖切断酵素，17α-ヒドロキシラーゼ（17α-OH-lase），18-ヒドロキシラーゼ（18-OH-lase），18-ヒドロキシラーゼ ヒドロキシステロイド デヒドロゲネース（18-OH-hydroxy steroid dehydrogenese）の7種類の酵素欠損が知られている．発生頻度は90％以上が21-ヒドロキシラーゼ欠損症である．

b. 症状

主要な症状は皮膚の色素沈着，塩喪失（電解質の異常），外性器の異常（女児では仮性半陰陽，男児では陰茎肥大），血圧の異常などであり，酵素欠損の種類により症状が異なる．分類と症状を表Ⅷ-2に示す．

本症の90％を占める21-ヒドロキシラーゼ欠損症では新生児マススクリーニングで17-αOHP高値，皮膚特に間擦部の色素沈着，女性仮性半陰陽，血中のNa, Cl低下，K上昇，レニン高値，テ

表Ⅷ-2 先天性副腎過形成の分類と症状

欠損する酵素	病型	頻度	男性化	血中Na	色素沈着	血圧変化
21-ヒドロキシラーゼ完全欠損	塩喪失型	80%	あり	低下	あり	低下
21-ヒドロキシラーゼ部分欠損	単純男性化型		あり	正常	あり	正常
11β-ヒドロキシラーゼ	高血圧型	10%	あり	上昇	あり	上昇
3β-ヒドロキシ-ジヒドロキシステロイド デヒドロゲネース	塩喪失型	稀	あり	低下	あり	低下
コレステロール側鎖切断酵素	リポイド過形成（プラッダー病）	稀	なし	低下	あり	低下
17α-ヒドロキシラーゼ	－	稀	なし	上昇	あり	上昇
18-ヒドロキシラーゼ	－	稀	なし	低下	なし	低下
18-ヒドロキシ-ヒドロキシステロイド デヒドロゲネース	－	稀	なし	低下	なし	低下

ストステロン高値や代謝性アシドーシスなどを認める．早期新生児期に診断しないと哺乳不良，脱水からショック状態に陥る．11β-ヒドロキシラーゼ欠損症では高血圧を示す．

女性仮性半陰陽では染色体検査を実施し，性別を確認する．年長児の治療不良では性早熟を認める．また，前子が先天性副腎過形成症であった場合，胎内診断および治療が可能となった．

c. 治療

21-ヒドロキシラーゼ欠損症ではグルココルチコイド（コートリル®），塩喪失にはミネラルコルチコイド（フロリネフ®）および食塩を主に経口投与する．発熱や過度のストレス時には通常の2倍量のグルココルチコイドを投与する．女性仮性半陰陽では乳幼児期に外科的に形成術を行う．

d. 予後

一生を通じて治療を必要とするが，通常の日常生活を送ることができる．怠薬によるショック，思春期早発，女性の陰核肥大防止のために患者教育を行う．

（2）クッシング症候群（Cushing syndrome）

a. 病因・病態

副腎皮質腺腫，がんなどの副腎皮質腫瘍，下垂体性（クッシング病）や間脳の腫瘍による副腎の過剰刺激によりコルチゾールの過剰分泌が起こる病態である．

脳下垂体腺腫，副腎腺腫，両側副腎過形成，異所性ホルモン産生腫瘍など．

b. 症状

脂肪沈着による満月様顔貌や中心性肥満（体幹が太く四肢が細い），皮膚線条などのほか発育不良，高血圧，多毛，糖尿，筋力低下，骨粗鬆症，にきびなどが急速に進行する．小児成長障害の重要な鑑別疾患である．

c. 診断

高Na血症，低K血症，高血糖，高コレステロール血症，血中コルチゾールの高値と日内変動の消失，尿中17-OHCS高値などを認める．CRH（corticotropin releasing hormone）試験やデキサメサゾン抑制試験を行う．CT，MRI，血管造影などの画像診断による副腎腫瘍や脳腫瘍の検索が必要である．

d. 治療

腫瘍の摘出術を行う．下垂体腺腫は完全に取りきれない場合があり，放射線照射を併用することがある．副腎を摘出した場合は，術後に急激な副腎皮質ホルモンの低下による副腎クリーゼを予防するために副腎皮質ホルモンの補充治療が必要となる．

（3）その他の副腎疾患

慢性の副腎不全を示すアジソン病，新生児副腎出血，ACTH不応症などがある．

4 甲状腺の疾患

(1) 甲状腺機能低下症
1) 先天性甲状腺機能低下症（クレチン症）
a. 概要

甲状腺が先天的に甲状腺ホルモンを完全にまたは十分量を産生できない疾患で，小児の甲状腺機能低下症の80％以上を占める．近年では新生児マススクリーニングにより早期発見と治療ができるようになった．マススクリーニングでは，通常甲状腺刺激ホルモン（TSH）を測定しているが，甲状腺ホルモン（T_4）の測定をする自治体や国もある．発見が遅れると身体の発育のみならず，知能低下も起こす．マススクリーニングでの発症頻度は2001年度の全国集計では4,000人に1人である．

b. 病因・病態

甲状腺の形成異常（無形成，低形成，異所性甲状腺），甲状腺ホルモン合成障害（ヨード濃縮障害，ヨード有機化障害），下垂体または視床下部障害（TSH欠損，TRH欠損），妊婦の異常（抗甲状腺内服，ヨードの過剰摂取，橋本病）などがある．

c. 症状

体重増加不良，哺乳力微弱，泣き声が低い，不活発（空腹でも泣かない），低体温（手足が冷たい），腹部膨満，臍ヘルニア，舌が大きい，黄疸の遷延，大理石様皮膚紋理，顔面の浮腫（粘液水腫様またはクレチン様顔貌）などを認める．放置すれば運動発達や知能の遅れ，低身長を起こす．

d. 診断

マススクリーニングで陽性となれば，臨床症状を参考にして血液検査を行う．血液検査では甲状腺刺激ホルモン（TSH）の高値，甲状腺ホルモン（T_3，T_4）の低値を証明する．そのほか，膝関節のレントゲン撮影で大腿骨遠位骨幹端の出現不良を認める．甲状腺刺激ホルモンが低値で甲状腺ホルモンが低い場合は，下垂体または視床下部障害によるもので，通常マススクリーニングでは発見できない．超音波検査は甲状腺の有無や位置の確認に有用である．甲状腺シンチグラムは合成障害の診断に有用である．母親の病歴や海草類の多量摂取によるヨード過剰摂取，家族歴の聴取を忘れずに行う．乳児期後期以降の低身長，精神運動発達遅延でも甲状腺機能を検査する．

e. 治療

遅くとも生後1カ月以内に治療を開始する．早期に甲状腺ホルモン（レボチロキシンナトリウム：l-T_4）を十分量（5〜10μg/kg/日）内服し，甲状腺ホルモンの血中濃度を正常に保つことにより，精神身体発育障害を予防でき，予後は良好である．内服は一生必要となることが多いが，一過性の甲状腺機能低下症もあり，定期的な血液検査が必要である．

2) 後天性甲状腺機能低下症

稀である．原因として慢性甲状腺炎（橋本病），ヨード欠乏や過剰摂取，甲状腺手術後などがある．治療は甲状腺ホルモンを投与する．

（2）甲状腺機能亢進症

1）バセドウ病（グレーブス病：Graves disease）

a. 病因・病態

抗甲状腺自己抗体により，甲状腺ホルモンの過剰産生が起こり発症する．思春期前後の女子に多い．

b. 症状

頻脈，甲状腺腫，眼球突出を三徴とし，その他の症状として体重減少，身長の急激な伸び，暑がり（発汗過多），手指の振戦，イライラする，落ち着きがない，学業不振，過食などの不定愁訴が多い．重症例では心不全や発熱をともなう．

c. 診断

血液検査で甲状腺ホルモン（T_3, T_4）の高値，甲状腺刺激ホルモン（TSH）低値や抗甲状腺抗体（TRAb），マイクロゾーム抗体，サイロイドテスト陽性，甲状腺刺激抗体（TSAb）陽性を認める．超音波検査では甲状腺のびまん性腫大を認める．

d. 治療

初期に抗甲状腺剤（チアマゾール，プロピルチオウラシル）の大量投与を行い，甲状腺機能を正常化させた後にゆっくり減量する．亢進症状が強い場合，ヨードの内服が有効である．頻脈などの心不全症状には，プロプラノロールやジギタリスなどの強心剤を併用する．通常，甲状腺機能正常化に数カ月，抗甲状腺剤の中止まで2〜3年かかる．治療中止後も再発することがある．抗甲状腺剤が無効であったり，副作用のため投与できないときは外科的に甲状腺を切除する．手術後は反対に甲状腺機能が低下し，甲状腺ホルモンの補充が必要となることがある．

2）新生児甲状腺機能亢進症（新生児バセドウ病）

妊婦がバセドウ病であれば，抗甲状腺抗体が胎盤を介して胎児に移行して出生後に新生児が一過性の甲状腺機能亢進症を起こす．通常，出生5〜10日目に機能亢進の検査異常や症状（頻脈，多呼吸，興奮，体温上昇）が出現し，その後自然治癒するが，甲状腺機能亢進症状が高度な場合はバセドウ病に準じて治療する．いずれの場合も通常，数カ月で治癒する．出生時の臍帯血検査で移行抗体の有無を検査し，発症を予測することが早期診断と治療につながる．

（3）その他の甲状腺疾患

機能異常を認めない単純性甲状腺腫，細菌やウイルス感染による急性甲状腺炎などがある．

5 副甲状腺の疾患

1）形態

副甲状腺（上皮小体）は通常，甲状腺の上後部および下後部に2個ずつ，計4個存在する米粒大の内分泌器官である．

2）機能

副甲状腺で合成・分泌される副甲状腺ホルモン（PTH：parathyroid Hormone）は，活性型ビ

表Ⅷ-3 小児の主な甲状腺疾患

疾　患	甲状腺刺激ホルモン／甲状腺ホルモン	治療，その他
先天性甲状腺機能低下症（クレチン症）	↑／↓	甲状腺ホルモン
慢性甲状腺炎（橋本病）	初期↓／↑　その後→／→or↑／↓	抗甲状腺剤 or 甲状腺ホルモン or 無治療
ヨード欠乏	↑／↓	ヨード剤，甲状腺腫
ヨード過剰	↑／↓	ヨード制限
単純性甲状腺腫	→／→	無治療
バセドウ病（グレーブス病）	↓／↑	抗甲状腺剤
新生児甲状腺機能亢進症（新生児バセドウ病）	↓／↑	経過観察 or 抗甲状腺剤
化膿性甲状腺炎	→／→	抗生物質，頸部痛

（特殊ミルク情報（2002）第38号，96-98頁，母子愛育会）

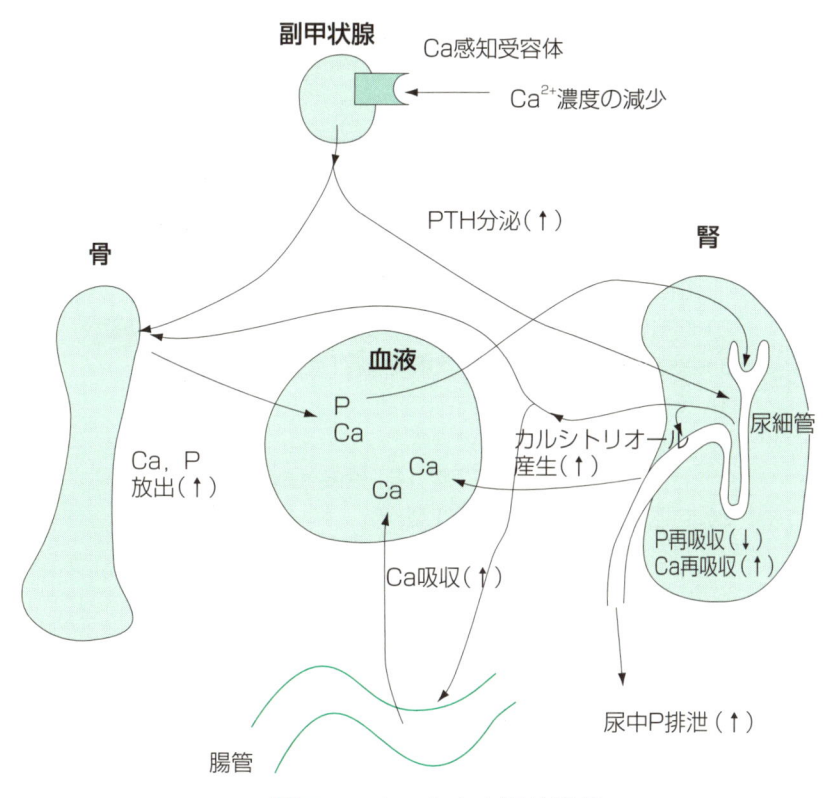

図Ⅷ-3　カルシウム調節機構

　血中のカルシウムイオン（Ca^{2+}）濃度が低下すると，副甲状腺細胞に存在するCa感知受容体を介して副甲状腺からのPTH分泌が増加する．PTHは骨からのCaとリン（P）放出を増加させ，腎では活性型ビタミンDであるカルシトリオール産生を増加させるとともにP排泄を増加させる．産生されたカルシトリオールは腸管からのCa吸収を亢進させる．これら全体の作用が血中Ca濃度を増加させる方向に働く．その結果，血中Ca^{2+}が増加するとPTH分泌は抑制される．

タミンDである1,25-Dihydroxyvitamin D（カルシトリオール）とともに生体のカルシウム（Ca）代謝を調節している主要なホルモン系を構成している．副甲状腺細胞には血清Caイオン（Ca^{2+}）濃度を感知するCa感知受容体が存在し，Ca^{2+}濃度の増減に応じてPTHの合成・分泌の調節を行っている．これらのホルモン系の働きにより，血清Ca濃度は10.0mg/dL前後の範囲に厳密に調節されている．

3）血清Caの調節機構

副甲状腺疾患の理解にはこれらのホルモンを中心とした血清Ca濃度の調節機構（図Ⅷ-3）を理解する必要がある．PTHは腎臓に作用して，カルシトリオールの産生を亢進させるとともに尿細管におけるリンと重炭酸の再吸収を低下させ，Ca再吸収を増加させる．カルシトリオールは腸管からのCa吸収を増加させる．またPTHは骨に存在する骨芽細胞・破骨細胞にも作用して，骨からのCa，リンの放出を増加させる．PTHのこれらの作用はPTH/PTH関連蛋白受容体を介して行われる．血清Ca^{2+}濃度の他に，血清リン濃度およびカルシトリオール濃度がPTH分泌に関与する因子として知られている．

（1）副甲状腺機能低下症

a. 病因・病態

表Ⅷ-4に副甲状腺機能低下症を来たす疾患を示す．

表Ⅷ-4　副甲状腺機能低下症を来たす疾患

1. 副甲状腺の発生異常
    1) 22q11.2欠失症候群
        DiGeorge症候群，CATCH22など
    2) 感音性難聴（腎異形成）をともなう家族性副甲状腺機能低下症
    3) X染色体劣性遺伝性副甲状腺機能低下症
    4) その他
2. 副甲状腺の二次的破壊
    1) 特発性副甲状腺機能低下症（自己免疫性副甲状腺炎）
    2) 自己免疫性多内分泌不全Ⅰ型
    3) 外科手術，頸部への放射線照射
3. カルシウム感受性の異常
    1) 常染色体優性低カルシウム血症
    2) 低マグネシウム血症
4. 副甲状腺ホルモンの構造遺伝子の異常
5. 副甲状腺ホルモン作用・作用機構の異常
    1) 偽性副甲状腺機能低下症Ⅰa型
    2) 偽性副甲状腺機能低下症Ⅰb型
    3) 偽性副甲状腺機能低下症Ⅰc型
    4) 偽性副甲状腺機能低下症Ⅱ型

b. 主要症状と病態

PTHの不足またはPTHの標的器官である骨・腎におけるPTHに対する抵抗性により，腸管からのCa吸収の低下，骨からのCa・リン放出の低下，腎からのリン排泄の低下を来たすため，低カルシウム血症，高リン血症となる．低カルシウム血症による症状としてしびれ感，テタニー[*6]，けいれん，新生児期では易刺激性などがある．頭部のレントゲン写真またはCT検査で，大脳基底核の石灰化を認める．

〔偽性副甲状腺機能低下症（pseudohypoparathyroidism：PHP）〕

PTHに対する標的臓器の抵抗性により，PTHが分泌されているにもかかわらずその効果が発現しないことが原因である．したがって，PTH値が高値であるにもかかわらず，低カルシウム・高リン血症を認める．PHPⅠa型は低身長，円形顔貌，汎短指，特に第4中手骨の短縮などの身体所見が特徴的である．偽性副甲状腺機能低下症の診断にはEllsworth-Howardテスト（PTH負荷試験）を行う必要がある．

〔常染色体優性低カルシウム血症〕

Ca感知性受容体のCaに対する感受性が亢進しているため，通常ならPTHが分泌される低い血清Ca値でもPTHが分泌されないことが原因である．低カルシウム血症があるにもかかわらず相対的な高カルシウム尿症を認める．

〔22q11.2欠失症候群〕

副甲状腺の低・無形成による低カルシウム血症，胸腺の形成不全にともなう細胞性免疫不全，心奇形や特徴的な顔貌（細長い顔，細い目，低い鼻，小さな口と顎）を合併する．

c. 治療

テタニーやけいれんを呈する低カルシウム血症に対しては，Caの経静脈投与を行う．また内服として，カルシウム剤の経口投与，活性型ビタミンDの投与を行う．

（2）副甲状腺機能亢進症（表Ⅷ-5）

表Ⅷ-5 副甲状腺機能亢進症を来たす疾患

1. 原発性副甲状腺機能亢進症
2. 続発性副甲状腺機能亢進症
3. 異所性PTH産生腫瘍
4. 多発性内分泌腺腫症
5. 家族性良性低カルシウム尿性高カルシウム血症

a. 病因・病態

①原発性副甲状腺機能亢進症

PTHの作用過剰により，骨からのCa放出が増加し，活性化されたビタミンDにより腸管からのCa吸収が亢進するために高カルシウム血症を来たす．軽度の高カルシウム血症の場合は無症状であるが，血清Ca値が12mg/dL以上となると食欲不振，全身倦怠感，13.0mg/dL以上では傾眠

[*6] テタニー：低カルシウム血症により，筋の強直を来たすこと．

傾向となる．Caが腎・尿細管に沈着することにより尿濃縮力が低下し，多飲・多尿・口渇を認めるようになる．骨吸収が増加しているためレントゲン写真では長管骨では骨膜下吸収像を認め，腎からのCa排泄が増加するため，腎の石灰化や尿路結石を生じる．心電図でQT短縮や不整脈も認める．

②続発性副甲状腺機能亢進症

　血清Ca値の低下や血清リン値の上昇などにより，二次的にPTH分泌が亢進し，副甲状腺が過形成に陥った状態を指す．原因としては，腎不全にともなう続発性副甲状腺機能亢進症が重要である．高度の続発性副甲状腺機能亢進症では，骨・関節痛，皮膚搔痒感，筋力低下，イライラなどの症状や，高リン血症の存在のために骨吸収と骨硬化の入り交じったレントゲン像を認める．

③家族性良性低カルシウム尿性高カルシウム血症

　Ca感知受容体の異常のため，血清Ca値は高いがPTHが分泌されている状態を指す．高カルシウム血症に比して尿中Ca排泄は相対的に低下している．

b. 治療

　副甲状腺の過形成に対しては，外科的対応を考慮する．

参考文献

1) 特殊ミルク情報（2002）第38号，96-98頁，母子愛育会
2) 森井浩世監修，西沢良記編集，里村憲一（1996）Clinical Nursing Guide 6　内分泌代謝疾患, メディカ出版
3) 白木和夫，前川喜平監修, 伊藤克己，大関武彦，岡田伸太郎，近藤直実，杉本徹，田澤雄作，田村正徳，埜中征哉，原田研介，福嶋義光編集，安田敏行，田中弘之（2002）小児科学, 医学書院
4) 福本誠二（2003）腎と骨代謝，16，2，p.123-130，日本メディカルセンター
5) J.D.Wilson, D.W.Foster.Eds, G.D.Aurbach, S.J.Marx, A.M.Spiegel.（1992）Williams Textbook of Endocrinology, W.B. Saunders Company.

IX

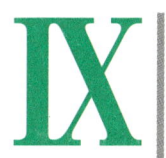

神経機能の障害

1. 基礎知識
2. 主要疾患

1 基礎知識

1 形態と機能

神経系は胎芽期の第3週に外胚葉層由来の神経板として発生し分化する．新生児の脳重量は300gで，6カ月で約2倍，2年で3倍以上の1,000g（成人の約70%）に達する．神経系は大きく末梢神経系と中枢神経系に分類される．

（1）末梢神経（peripheral nervous system）

末梢神経は12対の脳神経と31対の脊髄神経からなる．中枢神経系と身体末梢（筋，感覚器）とを連絡し，感覚，運動，自律神経系の情報を伝える．

（2）中枢神経系（central nervous system）

中枢神経は大脳半球，間脳（視床および視床下部），脳幹（中脳，橋，延髄），小脳，脊髄から構成される．大脳半球は大脳皮質，大脳白質，基底核，側脳室からなり，前頭葉，側頭葉，頭頂葉，後頭葉の4つの葉に分けられる（図Ⅸ-1と図Ⅸ-2）．各部位の機能はそれぞれ異なる（図Ⅸ-3）．

2 主要症状と病態生理

小児の神経疾患は発達段階にある脳に障害が起こるため，成人と異なる神経症状，病態生理が存在する．

（1）発達の遅れ

発達は大きく運動発達と精神発達の2つに分けられる．乳幼児期の発達の目安を表Ⅸ-1に示すが，個人差が存在する．発達の遅れの病態として中枢神経，末梢神経，筋，感覚器のいずれかの共同作業が円滑に機能しない状態が想定され，多くの因子が多様かつ複雑に関与している．

表Ⅸ-1 乳幼児期の発達の目安

運動発達		精神発達	
頸定	3〜4カ月	発語	12カ月
寝返り	5カ月	2語文	24カ月
座位	7〜8カ月		
つかまり立ち	10カ月		
伝い歩き	12カ月		
独歩	14カ月		

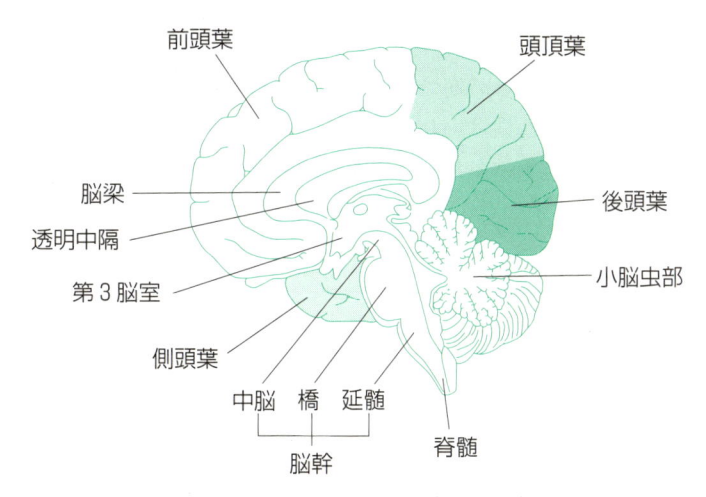

図Ⅸ-1 中枢神経系（内側面）

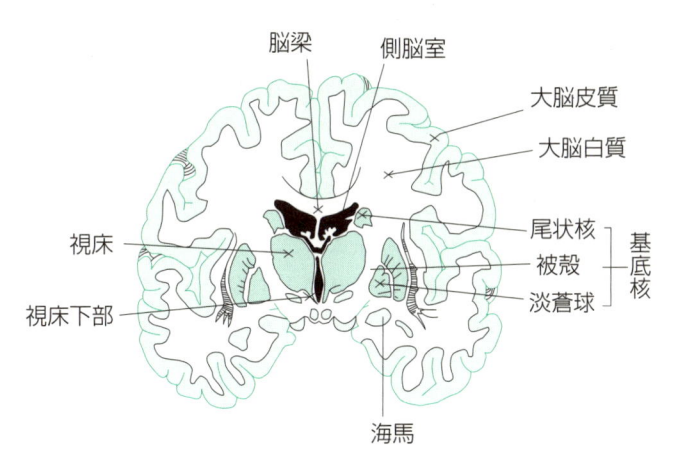

図Ⅸ-2 大脳の冠状断面

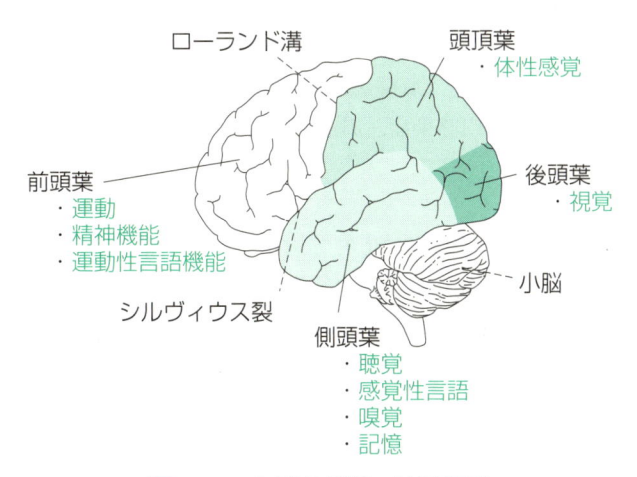

図Ⅸ-3 大脳の機能（外側面）

（2）けいれん

　小児期はけいれんを起こしやすい時期で，けいれんは小児救急医療においてしばしば遭遇する症状である．けいれんはてんかん性けいれんと非てんかん性けいれん（熱性けいれん，泣き入りひきつけ，脳炎・脳症など）に分けられる．てんかん性けいれんは大脳の神経細胞の発作性電気活動異常に起因する．

（3）運動麻痺

　随意運動を行うには一次ニューロン（大脳皮質の運動野から錐体路を通って脊髄前角細胞までの神経線維）と二次ニューロン（前角細胞から末梢神経，神経筋接合部まで）および筋が正常に機能しなければならない．この経路のいずれかに障害があれば運動麻痺が起こる．

（4）頭痛（headache）

　頭痛は自覚症状であり，年少児ではうまく表現できないため診断が困難なことがある．頭痛の原因として頭蓋内病変（脳腫瘍，髄膜炎，脳炎，頭蓋内出血等）を否定する必要がある．片頭痛は小児にも認め，家族歴があれば疑う．また，頭蓋外の原因（副鼻腔炎，耳の異常，歯の異常，眼の異常，心因）も頭痛の原因として考える必要がある．

（5）不随意運動（involuntary movement）

　不随意運動とは本人の意思と無関係に出現する運動で，目的性のない異常な運動を指す．運動の特徴により舞踏様運動，アテトーゼ，バリスムス，チック，振戦，ジストニア，ミオクローヌスに分類される．不随意運動の多くは睡眠により消失する．さまざまな代謝・変性疾患，脳性麻痺，脳血管障害（モヤモヤ病）等が原因で大脳基底核が障害を受け，不随意運動が引き起こされる．

（6）頭囲異常

　一般に脳の成長とともに頭蓋も成長するので，乳幼児では頭囲の測定，大泉門の計測は重要である．頭囲が平均＋2 SD以上である場合を大頭症，頭囲が平均−2 SD以下である場合を小頭症と定義される．大頭症の病態として，①髄液が脳室あるいはクモ膜下腔に過剰に貯留した状態（水頭症）と，②脳容積が大きい状態（脳腫瘍，家族性巨脳症，ソトス症候群，代謝疾患等）がある．一方，小頭症の原因として胎内感染症，周産期障害，染色体異常，脳奇形を考える．

（7）意識障害

　意識障害とは脳の機能が低下し，環境に応じて適正な反応ができない状態である．意識障害の程度，性質により昏睡，半昏睡，混迷，傾眠，錯乱，せん妄に分類される．意識障害は脳幹網様体，視床下部，大脳皮質を結ぶ神経経路の損傷により生じる．脳幹部の病変では小さな限局性の病変でも急速に高度の意識障害を生じるのに対し，大脳皮質病変では広汎で両側性に障害されて初めて意識障害が生じる．

3 検査

　検査自体は成人と同じものであるが，特に乳幼児あるいは精神遅滞児では一般に検査に非協力的である．したがって，検査を行う前に薬剤による睡眠導入を要することが多い．睡眠導入を行った小児は検査中および検査後も十分な監視が必要である．

（1）脳波

　脳波とは頭皮に装着した電極から大脳で発生する電気活動を記録したものである．小児の正常の脳波は年齢により変化する．記録中には開閉眼試験，過呼吸，光刺激，睡眠賦活を行う．てんかんの診断，脳炎・脳症等の意識障害，脳死判定に有用である．

（2）CT/MRI 検査

　CT/MRI はともに中枢神経を非侵襲的に描出可能な画像検査である．MRI の長所として，①放射線被爆がない，②骨の影響がなく後頭蓋窩（小脳）あるいは脊髄の病変も描出可能，③水平断以外に冠状断，矢状断で描出可能がある．しかし，①検査時間が長い，②石灰化病変が見逃される，③磁力の影響を受ける金属片（歯の矯正，シャントバルブ等），ペースメーカーを体内に装着しているときは検査できない，などの短所もある．

（3）髄液検査

　腰椎穿刺が一般的で，小児では動かないように十分に固定する必要がある．髄液の正常値は表 IX-2 に示す通りである．脳腫瘍，脳膿瘍，脳血腫などの占拠性病変があり，頭蓋内圧亢進状態にある場合は禁忌である．髄液検査終了後，頭痛，嘔気，嘔吐を訴えることがあるので，頭部を低くし約 1～2 時間安静臥床させる．

表 IX-2　小児の髄液正常値

項目	正常値
髄液圧（mmH₂O）	新生児　：60〜80 乳児　　：40〜150 幼児以降：70〜200
外観	水様透明 （新生児は時にキサントクロミー）
細胞数（個/μL）	新生児　：0〜30 乳児　　：10以下 幼児　　：8以下 5歳以降：5以下
蛋白（mg/dL）	新生児　：45〜120 乳児以降：10〜20
糖（mg/dL）	新生児　：30〜70 乳児以降：40〜90

(4) 針筋電図

神経筋疾患が疑われる症例で，神経原性（脊髄前角細胞，末梢神経）と筋原性（筋肉）の鑑別に有用である．

(5) 神経伝導速度

末梢神経を電気刺激し，筋肉の活動電位（運動神経伝導速度）や神経活動電位（感覚神経伝導速度）を記録する．末梢神経障害の診断に有用である．

(6) 聴性脳幹反応（ABR：auditory brainstem response）

音刺激から10msの間に脳幹部の聴覚伝導路から発生する電位を頭皮上から記録したものである．難聴，脳幹部障害の診断に有用である．

(7) SPECT（single photon emission computed tomography）

トレーサーである放射性物質（ラジオアイソトープ）を静脈内投与し，頭蓋内の血流分布を調べる．脳血管障害，てんかん，脳炎で臨床応用されている．

(8) MRS（magnetic resonance spectroscopy）

MRSは非侵襲的に内在性の代謝物質を検出する検査である．小児神経疾患でも代謝疾患，脳腫瘍等で臨床応用が試みられている．

(9) 筋生検

神経筋疾患の診断確定のために行う．小児の筋疾患は全身が侵されるため，上腕二頭筋，大腿直筋から局所麻酔下で一般に行われる．

(10) 発達検査・知能検査

乳幼児の発達は発達検査（津守・稲毛式，新版K式など）を用いて発達指数（DQ）を算出する．年長児では知能検査（WISC-Rなど）を用いて知能指数（IQ）を算出する（第XV章参照）．

② 主要疾患

1 神経系の疾患

小児の神経疾患は新生児期から思春期までに発症する中枢神経，末梢神経あるいは筋の障害により引き起こされる疾患が対象である．「子どもは大人を小さくしたものではない」といわれるが，小児神経疾患にもあてはまる．小児の脳は形態的にも機能的にも発達段階にあり，発達障害は小児に特有な症候である．先天性疾患（染色体異常，中枢神経系の奇形，神経皮膚症候群）に基づく神経症状の多くは小児期に明らかになる．熱性けいれん，憤怒けいれんなどのように小児期のある期間のみに出現し，自然治癒する年齢依存性の疾患も存在する．また，乳児期の未熟な神経

系は損傷に対する可塑性があり，この点も成人とは異なる特徴である．

近年，神経放射線診断学ならびに分子生物学のめざましい発展により，小児神経疾患の病態が解明され，診断方法は飛躍的に進歩した．しかし，小児神経疾患の治療面での進歩は未だに不十分であり，治療方法のない難病も多く残されており今後の課題である．

2 神経皮膚症候群

a. 概要
神経皮膚症候群（母斑病）は胎生期の発生異常により外胚葉由来の組織（主に皮膚，中枢神経系，眼）に異常を来たす先天性疾患の総称である．これらの疾患では皮膚，神経系や他の器官に腫瘍を合併することも多い．

b. 病因・病態
神経線維腫症や結節性硬化症をはじめとする多くの神経皮膚症候群において原因遺伝子が同定されている．しかし，遺伝子異常と臨床症状との関連はまだ不明な点が多い．

c. 治療
根本的治療はなく，対症療法が主体．皮膚症状に対してレーザー治療が試みられている．皮膚，神経系や他の器官での腫瘍の合併にも留意する必要がある．

d. 主要疾患

①神経線維腫症1型（neurofibromatosis typeⅠ）

フォン・レックリングハウゼン（Von Recklinghausen）病ともいう．発生頻度は1/3,000〜4,000人で神経皮膚症候群の中で最も多い．常染色体優性遺伝．褐色の色素斑（カフェオレ斑：café au lait spots）が出生時より認められ，神経線維腫は思春期頃よりみられる．虹彩結節，視神経膠腫，精神遅滞，てんかん，悪性腫瘍，骨形成異常などが合併する．

②神経線維腫症2型（neurofibromatosis typeⅡ）

常染色体優性遺伝．発症頻度は1型に比べて低く1/40,000人とされている．両側性の聴神経鞘腫が主徴であり，難聴，耳鳴り，めまいなどがみられる．脳や脊髄内に腫瘍が多発することも多い．神経線維腫やカフェオレ斑も認められるが，1型ほど頻度は高くない．若年性白内障が好発する．

③結節性硬化症（tuberous sclerosis）

常染色体優性遺伝で，発生頻度は1/6,000〜9,000人である．脳，皮膚，腎，心臓などの臓器に病変を来たす．皮膚症状では90％に脱色素斑（白斑）がみられる．顔面の血管線維腫は幼児期には小さいが徐々に増大していくことが多い．神経症状として点頭てんかんを含む種々のてんかん，精神遅滞などがみられる．画像検査では上衣下結節の石灰化が特徴的である．心臓の横紋筋腫がしばしば多発し，不整脈や脳血栓の原因となる．腎臓の血管脂肪腫，嚢胞，腫瘍もしばしばみられる．また，リンパ管筋腫症による肺疾患や網膜障害がみられる．

④スタージ-ウェーバー（Sturge-Weber）症候群

大部分は孤発例で，原因遺伝子は見つかっていない．胎生約5〜8週での発生過程における頭部の血管系の異常によって顔面や眼，軟膜や脳が影響を受け，各部位に血管腫等が生じると考えられている．多くに生下時よりポートワイン母斑がみられ，主に片側の三叉神経第1枝領域に血

管腫を認める．眼症状として緑内障がみられる．約75％にけいれんがみられ，乳児期の発症が半数以上を占める．精神遅滞の合併も多い．

3 中枢神経変性疾患

a. 概要
"変性"とは病理学的に細胞の形態変化をともなう機能障害に用いる用語である．中枢神経変性疾患は臨床的には進行性に機能の退行（一度獲得した機能が喪失すること）を特徴とし，さまざまな病理像をともなう病態である．障害される主な病変部位により，①白質変性症，②灰白質変性症，③大脳基底核変性症，④脊髄小脳変性症，⑤その他に分類される（表IX-3）．

b. 病因
一部の中枢神経変性疾患では責任遺伝子あるいは代謝の異常が明らかになっているが，不明のものも多い．

c. 治療
多くは根本的な治療法はなく，対症療法のみである．

d. 主要疾患
代謝異常が明らかになった変性疾患は先天性代謝異常症の項で述べ，本項では代謝異常の明らかでないものに限定する．

①ペリゼウス-メルツバファ（Pelizaeus-Merzbacher）病
髄鞘の主要構成蛋白の一つであるプロテオリピド蛋白の遺伝子異常のため中枢神経の髄鞘形成

表IX-3　小児の中枢神経変性疾患

病変部位	代謝異常が不明	先天性代謝疾患
白質	ペリゼウス-メルツバファ病 アレクサンダー（Alexander）病 コケイン（Cockayne）症候群	異染性白質ジストロフィー 副腎白質ジストロフィー クラッベ（Krabbe）病 カナバン（Canavan）病
灰白質	アルパース病	神経セロイドリポフスチノーシス
大脳基底核	捻転性ジストニア ハーラーフォデン-スパッツ（Hallervorden-Spatz）病 瀬川病 ハンチントン舞踏病 若年性パーキンソン病	
脊髄小脳	フレードライヒ（Friedreich）失調症 家族性けい性対麻痺 歯状核赤核淡蒼球ルイ体萎縮症 小脳失調・毛細血管拡張症	
その他	レット症候群 乳児神経軸索ジストロフィー	

不全が起こる．先天型は出生時から重篤な症状を示すが，古典型は生後数カ月で眼振，頭部の震盪で発症する．伴性劣性遺伝で男児のみに発症する．MRIが診断に有用である．

②歯状核赤核淡蒼球ルイ体萎縮症（DRPLA）

脊髄小脳変性症の一つで，緩徐進行性の運動失調，ミオクローヌス，けいれん，知能低下を主症状とする．常染色体優性遺伝を呈し，世代を経るごとに発症年齢が若年化したり，病像が重症化する表現促進現象がある．

③レット（Rett）症候群

女児のみに発症する遺伝疾患である．出生時は異常がないが，乳児期後半から発達退行，自閉傾向，特徴的な手もみ運動，小頭症，けいれんが出現する．

4 けいれん性疾患

（1）てんかん（epilepsy）

a. 概要

てんかんとは種々の原因により起こる慢性の脳の病気であり，大脳の神経細胞の過剰な活動に由来する反復性の発作（てんかん発作）を主徴とし，多彩な発作症状を示す疾患ないし症候群である．頻度は約1％．

b. 症状

大脳の神経細胞の過剰な活動が始まる部位，その拡がりにより多彩な症状を示す．分類にはてんかん発作の分類（表Ⅸ-4）とてんかんの分類（表Ⅸ-5）がある．てんかん発作分類は発作症状とそれに関連する脳波所見によって，てんかん分類は発作症状の組み合わせ，経過，病因により決められる．

①主なてんかん発作
　①単純部分発作：脳の一部分から大脳の過剰な活動が始まり，その起始部位ないし発作発射が拡延した部位に対応した症状を示す（例：体の一部分のけいれん，知覚異常）．意識障害はともなわない．
　②複雑部分発作：意識障害をともなう部分発作．
　③二次性全般化部分発作：部分発作に引き続いて全身性の強直間代発作に至るもの．
　④欠神発作：前兆なしに意識混濁が起こり突然終わる．発作後の回復は速やか．
　⑤ミオクロニー発作：瞬間的な両側対称性に出現する四肢の筋れん縮．通常単発であるが数回反復することもある．
　⑥強直間代発作：一般に大発作とも呼ばれる．突然意識消失し，全身の骨格筋の両側性，対称性のけいれんに至る．発作後は激しい呼吸音とともに眠ってしまう．
　⑦点頭発作（spasms）：乳幼児期に発症するウエスト症候群で主にみられる発作である．両側対称性に起こる四肢，躯幹の短い筋収縮．5～30秒ほどの間隔で数回から数十回にわたりシリーズを形成して出現する．

②小児期の代表的なてんかん分類
　①中心・側頭部に棘波をもつ良性小児てんかん：単純部分性の顔面半分の短い運動発作を主体とする．睡眠と関連して起こることが多い．3～13歳に発病し，15～16歳には治癒する．

②小児欠神てんかん：頻発する欠神発作を特徴とする．学童期に発病．脳波は両側，同期，対称性の 3 Hz 棘徐波が対応する．
③ウエスト症候群：主に乳児期に発病し，点頭発作，精神運動発達の停止，特徴的脳波（ヒプスアリスミア）を三主徴とする．副腎皮質ホルモン（ACTH）が有効．

c. 診断
発作症状と脳波検査による．脳波検査では棘波，棘徐波複合，高振幅徐波といった異常所見を認める．病因確定のため頭部画像検査（MRI，SPECT など）も行われる．

d. 治療
フェノバルビタール，フェニトイン，バルプロ酸などの抗てんかん薬による薬物療法を行う．投薬期間は長期にわたるため，定期的に血液，尿検査を行い副作用の発現に注意を払う．薬物療法で抑制できない場合，外科手術を行うこともある．

表IX-4　てんかん発作の国際分類

```
Ⅰ．部分発作（発作活動が局所性に始まる）
　1．単純部分発作（意識減損はない）
　2．複雑部分発作（意識減損をともなう）
　3．二次性全般化部分発作

Ⅱ．全般発作（発作活動が両側対称性に始まり局所性起始を示さない）
　1．欠神発作
　2．ミオクロニー発作
　3．間代発作
　4．強直発作
　5．強直間代発作
　6．脱力発作

Ⅲ．分類されないてんかん発作
```

（2）熱性けいれん（febrile convulsion）

a. 概要
通常 38 度以上の発熱にともなって乳幼児期に生ずる発作性疾患で，中枢神経感染症，代謝異常などの明らかな原因のないものである．わが国の小児における頻度は，7〜8％である．

b. 症状
体温が上昇しはじめた時期に起こりやすく，全身強直，強直間代性けいれんが多い．弛緩性のこともある．

c. 治療・予後
過半数は生涯を通じて 1 回しか起こらない．反復する場合，抗てんかん薬の予防投与や内服治療が行われる．

（3）憤怒けいれん（breath-holding spell：泣き入りひきつけ）

a. 概要
新生児期から 3 歳頃までに，痛みや欲求不満などの不快な体験により激しく泣き出すことでチ

表Ⅸ-5 てんかんの国際分類

Ⅰ．局在関連性（焦点性，局所性，部分性）てんかん
 1.1 特発性（年齢に関連して発病する）
  ・中心・側頭部に棘波をもつ良性小児てんかん
  ・後頭部に突発波をもつ小児てんかん
  ・原発性読書てんかん
 1.2 症候性
  ・小児の慢性進行性持続部分てんかん（Rasmussen症候群）
  ・側頭葉てんかん
  ・前頭葉てんかん
  ・頭頂葉てんかん
  ・後頭葉てんかん
 1.3 潜因性
Ⅱ．全般てんかん
 2.1 特発性
  ・良性家族性新生児けいれん
  ・良性新生児けいれん
  ・乳児良性ミオクロニーてんかん
  ・小児欠神てんかん
  ・若年欠神てんかん
  ・若年ミオクロニーてんかん
  ・覚醒時大発作てんかん
 2.2 潜因性または症候性
  ・ウエスト症候群
  ・レンノックス・ガストー症候群
  ・ミオクロニー失立てんかん
  ・ミオクロニー欠神てんかん
 2.3 症候性
  ・早期ミオクロニー脳症
  ・早期乳児てんかん性脳症
Ⅲ．焦点性か全般性か診断できないてんかん
 3.1 全般および焦点発作を併有するてんかん
  ・新生児発作
  ・乳児重症ミオクロニーてんかん
  ・徐波睡眠時に持続性棘徐波を示すてんかん
  ・獲得性てんかん性失語（ランドー・クレフナー症候群）
 3.2 全般性あるいは焦点性のいずれの特徴をも欠くてんかん
Ⅳ．特殊症候群
 4.1 状況関連性発作（機会発作）
  ・熱性けいれん
  ・孤立発作あるいは孤発のてんかん重延状態
  ・急性代謝障害や急性中毒による発作

アノーゼやけいれんが引き起こされる発作性疾患である．小児における頻度は4〜5％．

b. 症状

泣いているうちに息を止めチアノーゼを呈する．その後意識消失しけいれんに至ることもある．1分以内におさまることが多い．

c. 治療・予後

頻回に起こる場合薬物療法を行うこともある．予後はよく6歳頃には消失する．

5 脳炎および類似疾患

(1) 髄膜炎 (meningitis)

a. 病因・病態

中枢神経感染症で炎症がクモ膜下腔に限局され，脳実質に及んでいない場合を髄膜炎と称する．原因となる病原体の種類により，①化膿性（細菌性）髄膜炎，②無菌性（ウイルス性）髄膜炎，③結核性髄膜炎，④真菌性髄膜炎，に分けられる．

b. 症状

発熱，頭痛，嘔吐が主症状である．しかし，新生児・乳児では頭痛を訴えられず，何となく元気がない，易刺激性，腹満，呼吸窮迫など非特異的な症状のこともある．新生児・乳幼児では大泉門の膨隆を認め，それ以後では項部硬直，ケルニッヒ（Kernig）徴候が診断に重要な所見である．

c. 診断

髄液検査はそれぞれ特徴的な所見を示す（表Ⅸ-6）．診断は髄液より原因となった病原体を検鏡，培養，PCR検査で同定することで確定する．結核性髄膜炎では家族歴，BCG接種歴を聞くことも重要である．

d. 治療

細菌性髄膜炎では抗生剤，結核性髄膜炎では抗結核剤，真菌性髄膜炎では抗真菌剤の投与を行うと同時に脳圧のコントロールを行う．無菌性髄膜炎は髄液排除で症状は改善することが多い．水頭症の合併に注意する．

e. 予後

細菌性髄膜炎，結核性髄膜炎はなお死亡率が高く，重度の後遺症を残す．無菌性（ウイルス性）髄膜炎は一般に予後はよい．

(2) ウイルス性脳炎

a. 病因・病態

ウイルスが血行性にあるいは末梢神経を上行して脳・脊髄へ直接侵入し，脳実質の炎症を引き起こす．

脳炎を起こしやすいウイルスとして単純ヘルペスウイルス，日本脳炎ウイルス，麻疹ウイルス，風疹ウイルス，HHV 6ウイルス等の多彩なウイルスが知られている．しかし，実際は臨床症状からウイルス性脳炎が疑われる症例でもウイルスが同定できないことも多い．

b. 症状・診断

感冒症状に引き続いて頭痛，嘔吐，意識障害，けいれんをもって発症する．病状が進行すれば

表IX-6 髄膜炎の分類と髄液所見

分類	細胞数（種類）	糖	蛋白	主な病原体
化膿性髄膜炎	増加（多核球）	低下	増加	新生児：大腸菌，B群溶連菌 乳児期以降：インフルエンザ菌，肺炎球菌
無菌性髄膜炎	増加（リンパ球）	正常	正常〜軽度増加	エンテロウイルス，ムンプスウイルス コクサッキーウイルス，エコーウイルス
結核性髄膜炎	増加（リンパ球）	著明低下	増加	結核菌
真菌性髄膜炎	増加（リンパ球）	低下	著明増加	クリプトコッカス，カンジダ アスペルギルス，放線菌

姿勢，瞳孔，呼吸・循環の異常が生じる．

髄液検査で髄液圧の上昇，細胞数の増多，蛋白の増加を認める．頭部CT・MRIで脳浮腫，限局性病変を認めるが，初期では正常のこともある．脳波は有用で高振幅徐波を認める．ウイルス同定には髄液からのウイルス分離，PCR検査（DNAの証明），ウイルス抗体価の測定を行う．

c. 治療・予後
全身管理を行うとともに脳圧亢進，けいれんに対する治療が主体である．ヘルペス脳炎が疑われれば，抗ウイルス剤の投与を行う．予後は一般に不良で 死亡率も高く，後遺症（運動麻痺，知能低下，てんかん）も高率に残す．

（3）急性脳症
中枢神経系の非炎症性の浮腫による機能障害と考えられる．感冒症状に引き続いて嘔吐，頭痛，意識障害，けいれんで急激に発症する．髄液の炎症所見（細胞増加）を認めず，脳炎と異なる．脳症の病態の一つとして炎症性サイトカインの過剰な放出と作用が考えられている．わが国に多い脳症としてライ症候群，インフルエンザ関連脳症，急性壊死性脳症などがある．

6 脳性麻痺

（1）脳性麻痺（cerebral palsy）
a. 定義
脳性麻痺とは受胎から新生児（生後4週以内）までの間に生じた非進行性病変に基づく永続的な，しかし変化しうる運動および姿勢の異常である．
b. 病因・病態
出生前から新生児期までに起こるさまざまな病態に基づく．出生前では脳形成異常や脳血管障害，出生後は仮死出生をはじめとする低酸素性虚血性脳症，脳炎，髄膜炎などが重要である．
c. 症状・分類
脳性麻痺の症状の確立は通常6カ月以降となり乳児期早期の診断は困難なことがある．診断的特徴としては姿勢，筋緊張，反射の異常が大切である．四肢の麻痺に加え構音障害，嚥下障害，

股関節脱臼，脊柱変形などがみられることがある．麻痺の身体的部位（図Ⅸ-4）と筋緊張の異常の種類により分類される．

代表的な筋緊張の異常の分類を示す．

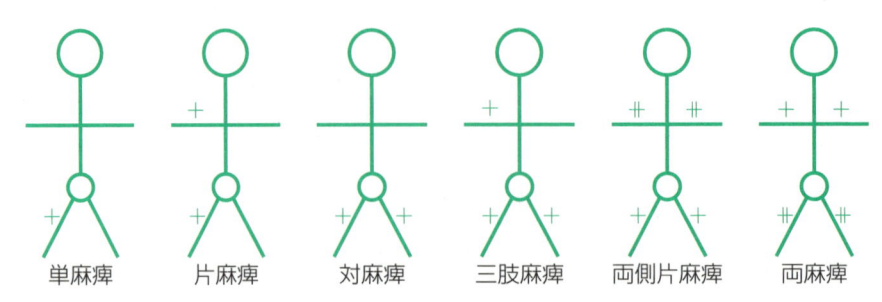

図Ⅸ-4　麻酔の身体部位による分類
単麻痺　片麻痺　対麻痺　三肢麻痺　両側片麻痺　両麻痺
＋は麻痺を示す．

①けい直型：筋緊張が亢進し，筋肉が硬く動きが少ない．他動的に動かすと抵抗を生ずる．関節の可動域は低下する．脳性麻痺の8割近くを占める．
②アテトーゼ型：筋緊張が予測できない変化を示し，姿勢コントロールの障害により不随意運動が起こる．精神的緊張で筋緊張や不随意運動が強まる．

d. 治療

理学療法を中心としたリハビリテーションを行うとともに，言語療法，作業療法を合わせて行う．

（2）重症心身障害児

a. 定義

身体的・精神的障害が重複し，かつ，それぞれの障害が重度であるもの．知的障害・身体障害からみた重症心身障害児の区分（表Ⅸ-7）で，区分15，20，24，25が対象となる．

b. 病因・病態

脳障害を来たすさまざまな疾患が対象となる．通常脳障害の発生時期は18歳までとされる．

c. 症状

栄養障害，呼吸障害をはじめとする多彩な二次障害のため，医療的ケアを必要とすることも多い．

d. 治療

根本的な治療法はない．日常生活活動（ADL：activity of daily living）および生活の質（QOL：quality of life）を高めるための取り組みが大切．かつては重症心身障害児施設への入所が中心であったが，在宅および地域での生活を目指すようになり，短期入所，通園，通所をはじめとする在宅生活を支援するシステムも整備されつつある．

7 言語障害

小児の言語障害としては言語発達遅滞，構音障害がある．

表Ⅸ-7　知能障害・身体障害からみた重症心身障害児の区分

身体障害の障害度 \ 知能障害IQ（DQ）	85以上 A. 正常	85〜75 B. 境界	75〜50 教育可能 C. 軽度	50〜25 訓練可能 D. 中等度	25以下 要保護 E. 重度
0　身体障害なし	1	2	3	4	5
Ⅰ　日常生活が不自由ながらもできるもの	6	7	8	9	10
Ⅱ　軽度の障害 制約されながらも有用な運動ができるもの	11	12	13	14	15 （行動異常）（盲・聾）
Ⅲ　中等度の障害 有用な運動がきわめて制限されているもの	16	17	18	19	20
Ⅳ　高度の障害 何らの有用な運動ができないもの	21	22	23	24	25

（20・25は重症心身障害）

（1）言語発達遅滞（speech delay）

正常の子供は1歳前後で意味のある単語を話しはじめ，2歳で2語文，3歳で簡単な会話が可能となるが，これにはかなりの個人差がある．言葉の遅れをみたときは生活環境をよく聞き，難聴をまず否定する必要がある．原因として以下のものが知られている．

①単純性（特発性）言語遅滞

3歳前後で急速に発達し，幼児期に言語の問題は消失する．正常の範疇ともいえる．

②発達性言語障害

知的には正常範囲であるが言語の発達が遅滞しているものをいう．言葉の出現の遅れのみ（表出性）と，言葉の理解の遅れもともなうもの（受容性）に分けられる．表出性の方が軽度で，頻度が多く，自然に正常化する傾向がある．

③精神遅滞

④自閉症

自閉症の症状（視線が合わない，こだわりが強い，常同行動等）も認める．

⑤聴覚障害

⑥環境性の言語遅滞

人的，社会的に言語学習が妨げとなるような特殊な環境が原因となる場合．実際は稀である．

（2）構音障害（dysarthria）

構音障害とは話し言葉の障害の一つで正しい発音のできない状態を指し，個々の音の誤まり以外にリズム，抑揚などの障害も含まれる．原因として，①構音器官の形態的異常（口蓋裂），②構音器官の運動性の異常（脳性麻痺），③難聴，④精神遅滞，⑤機能性（原因が不明）がある．

8 神経筋疾患

a. 概要

神経筋疾患は脊髄の前角細胞・末梢神経・神経筋接合部または筋肉の病変のために，筋力低下，筋肉の萎縮を来たす疾患の総称である（図Ⅸ-5）．

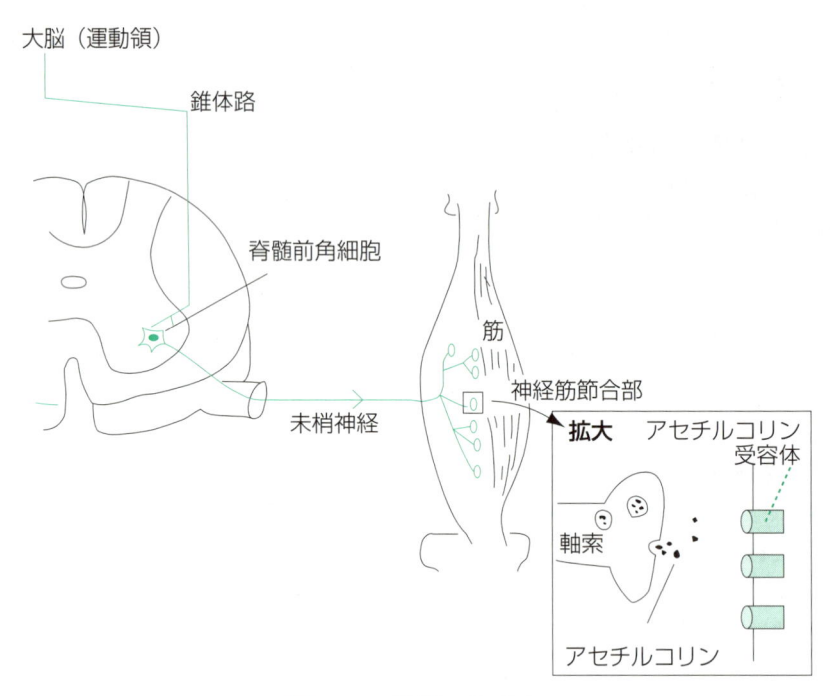

図Ⅸ-5　神経・筋疾患

b. 分類

神経筋疾患は大きく神経原性疾患と筋原性疾患に分けられる．神経原性疾患の代表は脊髄性筋萎縮症で，筋原性疾患の代表は筋ジストロフィー，先天性ミオパチーである（表Ⅸ-8）．筋ジストロフィーとは筋線維の変性・壊死を主病変とし，臨床的に進行性の筋力低下をみる遺伝性疾患と定義され，遺伝形式により分類されている（表Ⅸ-8）．

c. 症状

基本的には筋力低下，筋緊張低下に基づく症状である．小児の神経筋疾患の特徴として発症年齢により症状が異なる．

①新生児期：呼吸障害，哺乳障害
②乳児期：筋緊張低下（フロッピーインファント*），運動発達の遅れ
③幼児期以降：起立異常，歩行障害

＊　フロッピーインファント："ぐにゃぐにゃ児"全身の筋緊張が低下している乳児の総称である．特徴的な蛙肢位を示す．原因は先天性ミオパチー，先天性筋ジストロフィー，脊髄性筋萎縮症Ⅰ型などの神経筋疾患以外に中枢神経障害，染色体異常がある．

d. 検査
神経筋疾患の診断には以下の検査が役立つ．
- ①生化学的検査：筋線維が崩壊（壊死）するとCK，アルドラーゼ，LDH，GOTが逸脱し血液で上昇する．ミトコンドリア病では血液・髄液中の乳酸が高値を示す．
- ②筋電図
- ③神経伝導速度
- ④筋肉CT・MRI：筋病変（萎縮，脂肪変性，炎症）の拡がり，程度の判定に用いる．
- ⑤末梢神経生検：末梢神経疾患の診断確定のために行う．
- ⑥筋生検：神経筋疾患の診断確定のために行う．
- ⑦遺伝子検査：近年，分子生物学の進歩によりデュシェンヌ型／ベッカー型筋ジストロフィー，福山型先天性筋ジストロフィー等では遺伝子診断が可能となり，確定診断に筋生検を必要としなくなった．

e. 主要な神経筋疾患

①脊髄性筋萎縮症（spinal muscular atrophy）
脊髄の前角細胞の変性・壊死のためその支配される筋の筋力が次第に低下する．常染色体劣性遺伝形式で，発症年齢および臨床症状から，①Ⅰ型：乳児期早期に発症し，座位保持が不可能，②Ⅱ型：乳児期後半に発症し，座位保持まで獲得，③Ⅲ型：1歳以後に発症し，歩行可能，の3型に分類される．知能は正常で，舌や指先の細かな揺れ（繊維束性収縮）を認める．診断は遺伝子検査あるいは筋生検で行う．根本的治療はない．Ⅰ型は予後不良で呼吸障害により，重症例は1歳までに死亡する．3型とも遺伝子座（5q）は同じであり，同じ病因をもつと考えられている．

②デュシェンヌ（Duchenne）型筋ジストロフィー
筋ジストロフィーの中で最も頻度が多い．遺伝形式は伴性劣性遺伝で男児のみに発症する．ジストロフィンという筋肉の膜蛋白を作る遺伝子の異常により引き起こされる．2～3歳から四肢の近位側の筋力低下が出現し，歩行中に転びやすくなる．床から立ち上がるときに膝，大腿に手をついて立ち上がる登はん性起立（ガワース徴候），下腿の仮性肥大を認める．検査では血液中のCK，アルドラーゼが著明に上昇する．診断は遺伝子診断，筋生検で行う．予後は不良で10歳頃には車椅子状態となり，20歳代で呼吸障害，心不全で死亡する．根本的治療法はないが，リハビリテーションによる筋力の保持や呼吸不全，心不全に対する対策を行う．

③先天性筋ジストロフィー（congenital muscular dystrophy）
先天性筋ジストロフィーは生後数カ月以内に発症し，病理的に筋肉の壊死・再生所見を有する筋疾患と定義され，福山型と非福山型に大別される．福山型は常染色体劣性遺伝で，日本人に多い．中枢神経系の奇形をともない，知能障害，てんかんを合併する．近年，原因遺伝子（フクチン）が同定され遺伝子診断可能となった．一方，非福山型は知能障害をともなわない先天性筋ジストロフィーで欧米に多い．

④先天性ミオパチー（congenital myopathy）
先天性ミオパチーとは出生時あるいは乳児期早期より筋緊張低下および筋力低下が出現する筋原性疾患の総称である．筋病理所見からネマリンミオパチー，セントラコア病，ミオチュブラーミオパチー，先天性筋線維タイプ不均等症など数種類の疾患に分類されている．顔は細長く，表情に乏しく常に開口状態が特徴（ミオパチー顔貌）で，高口蓋も認める．経過は一般に良性で非

表IX-8 神経・筋疾患の分類

筋原性疾患	神経原性疾患
1．筋ジストロフィー 　Ⅰ．伴性劣性遺伝 　・デュシェンヌ（Duchenne）型 　・ベッカー（Becker）型 　・エメリ・ドレフェス（Emery-Dreifuss）型 　Ⅱ．常染色体劣性遺伝 　・先天性（福山型，非福山型） 　・肢帯型 　・遠位型 　Ⅲ．常染色体優性遺伝 　・顔面肩甲上腕型 　・眼咽頭型 　・筋緊張型ジストロフィー 2．先天性ミオパチー 3．代謝性ミオパチー 　・ミトコンドリア病 　・糖原病 4．筋無力症候群 　・重症筋無力症 5．筋炎 6．筋緊張症候群 7．その他（内分泌，薬物，中毒）	1．脊髄性筋萎縮症 2．末梢神経障害 　・先天性ミエリン形成不全症 　・遺伝性運動感覚性ニューロパチー

進行性あるいは緩徐進行性である．診断確定には筋生検を必要とする．

⑤**重症筋無力症**（myasthenia gravis）

　骨格筋の神経筋接合部にあるアセチルコリン受容体に対する自己抗体（抗アセチルコリン受容体抗体）が産生される自己免疫疾患と考えられている．小児期発症の重症筋無力症はわが国では3歳以下にピークがあり，1側あるいは両側性の眼瞼下垂，眼球運動障害，眼位の異常で発症する．その症状は朝に軽く，夕方に悪化する日内変動を呈することが特徴である．診断確定のためテンシロンテストを行う．治療として抗コリンエステラーゼ剤，ステロイド療法がある．

9 末梢性神経疾患

(1) ギラン・バレー (Guillain-Barré) 症候群

a. 病因・病態
　ギラン・バレー症候群は急性・単相性の運動麻痺優位の末梢神経障害である．近年，患者の急性期の血清中に種々の抗糖脂質抗体が証明され，さらにこの抗体と特定の先行感染（カンピロバクター下痢症，サイトメガロウイルス，マイコプラズマ，EBウイルス等）との関連が示唆された．この抗体が末梢神経の脱髄あるいは軸索の障害を引き起こすことが病態と考えられている．

b. 症状
　大部分に発症1〜3週前に感染（胃腸炎，上気道炎）が先行する．症状は下肢の左右対称性の筋力低下が起こり歩行障害で発症する．経過とともに上肢の筋力低下，呼吸筋麻痺へと上行性に進行する．腱反射の消失，知覚異常，自律神経異常を示す．

c. 診断
　髄液の蛋白細胞解離（細胞数は正常で，蛋白は増加）が特徴的とされているが，小児での蛋白増加は必ずしも明瞭ではない．末梢神経伝導速度の低下は必発である．血液および脳脊髄液中の抗糖脂質抗体が陽性．また脊髄MRIで脊髄神経根の造影効果がみられる．

d. 治療
　ガンマグロブリン大量療法，血漿交換，重症例では呼吸管理も必要とする．

e. 予後
　多くは数週以内にピークに達し，徐々に回復する．症例の約1/3では後遺症を残す．

(2) フィッシャー (Fisher) 症候群
　ギラン・バレー症候群の亜型で，全外眼筋麻痺，腱反射の消失，失調を主徴とする．抗糖脂質抗体である抗GQ1b IgG抗体が特異的に陽性となる．

10 脳神経外科疾患

(1) 水頭症 (hydrocephalus)

a. 病態
　髄液腔が拡大し，髄液が異常に貯留した状態をいう．脳室系の全体または一部が拡大し，多くは髄液圧の上昇をともなう．

b. 原因（表IX-9）
　中枢神経の先天奇形や頭蓋内出血・髄膜炎・脳腫瘍などが原因となる．先天性の原因によるものでは，胎児期から水頭症を来たし，出生直後より治療が必要となることがある．一方，生後しばらくして，ときには，成人になってからでも水頭症を来たすことがある．後天性の原因によるものでは，小児期のどの時期にも起こりうる．

c. 症状・検査
　乳児期では，頭囲の拡大・大泉門の膨隆・頭蓋縫合の離開がみられ，不機嫌となる．頭皮の静脈の怒張・落陽現象（眼球の下方偏位）・発達の遅れなどもみられる．幼児期以降は，頭痛・嘔吐

表IX-9　小児にみられる水頭症の原因

先天性の原因によるもの	後天性の原因によるもの
・中脳水道狭窄 ・アーノルド・キアリ奇形 ・ダンディー・ウォーカー症候群 ・脊髄髄膜瘤 ・ガレン大静脈瘤 ・狭頭症 ・クモ膜下嚢胞	・未熟児性脳室内出血 ・髄膜炎 ・脳腫瘍 ・頭部外傷

に始まり，意識障害を来たす．眼底検査では，乳頭浮腫を認める．稀に，動眼神経麻痺や片麻痺などの神経症状を呈したり，けいれんを起こすこともある．CTは，短時間で撮影でき診断や病態の把握・経過観察に有用で第一選択となる．MRIは，十分な鎮静が必要で時間もかかるため，緊急検査には向かないが，水頭症の原因の検索など，病態の詳細な検討には不可欠である．

d. 治療

臨床症状や脳室拡大，また乳児期では頭囲拡大が進行する例では，外科手術が必要となる．脳圧を調節する機構（バルブ）を設けた細いシリコン管を皮下に埋設し，脳室から腹腔へと髄液を導くシャント手術（VPシャント）が行われる（図IX-6）．これにより，髄液貯留による脳実質への障害が解除され，圧迫されていた脳実質の再構築が促される．その結果，脳室が縮小することが多くみられる．体重が極端に小さい（1,500g以下）場合や，脳実質が強く圧迫されている場合，一時的にCSFリザーバーを留置し，それを介して，間歇的に，ときに持続的に髄液を排出し，体重の増加や脳実質の再構築を待ってVPシャントを行う方法もある．シャントは，現在では，ほとんどが腹腔へ導かれるが，稀に脳室心房シャントや脳室胸腔シャントが行われることもある．近年，脳内視鏡を活用し，第3脳室に小さな穴を開けシャントを行わずに水頭症を治療することがあるが，小児水頭症疾患へのその適応と効果には制限があるといわれている．

e. シャント不全

水頭症に対してシャントを受けた後，その閉塞により髄液が再び貯留した状態をシャント不全という．症状の進行速度にはかなり差があり，時間単位で悪化することから，かなりゆっくり進行することまである．適切な対応がなされないと神経症状を残し，最終的には死亡する．臨床症状・CT所見・シャントの連続性の確認・シャントドームの触診所見などを総合的に判断する．早期にシャントを再建し，髄液圧を下げる必要がある．

f. 退院後の指導

退院するときには，シャントが一生涯必要なことを理解してもらい，シャント不全についても説明する．シャント不全時の適切な対応は，家族の注意深い観察から始まることを理解してもらう．退院後早期は，シャント感染の可能性もあるので発熱やシャント周辺の皮膚所見にも注意する．もちろん，精神運動発達の観察やCTによる脳室サイズ観察も重要で，定期的な外来通院の必要性も指導する．

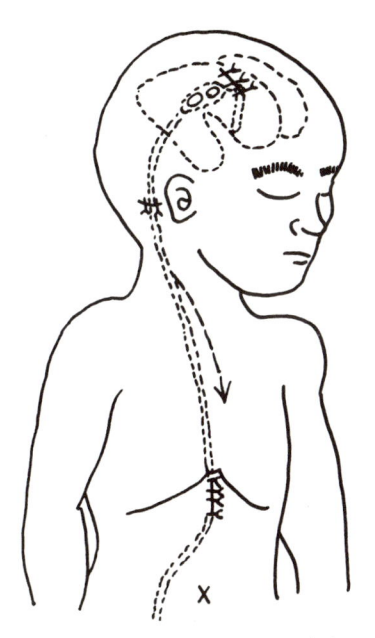

図Ⅸ-6　VPシャントの走行

シャントチューブは，側脳室前角から耳介後方，前胸部の皮下を通り腹腔に至る．数カ所の小切開でチューブ全体を埋設できる．チューブ周辺の皮膚の保護と観察は，退院後も重要であることを家族に指導する．腹膜炎などで腹腔に髄液を流せないときには，VAシャント（ventriculoatrial shunt，→）が行われることがある．

（2）外傷（head injuries）

a. 小児頭部外傷の特性

小児期は，頭部が相対的に大きく，身体運動能力に劣るため頭部外傷が多い．頭皮は薄く，頭蓋骨と離れやすいため，腱膜下や骨膜下に血腫を作りやすく，頭皮に挫滅痕が残りやすい．知能の発達が未熟で，頭部外傷の記憶が定かでないこともあり，頭部外表の観察は重要である．病歴聴取とともに頭部の観察から，外力の程度や打撲の状況について推察する．頭蓋骨は，成人に比し薄く弾力性があるので受傷部直下の骨が陥没しやすい．直下の硬膜の損傷をともないやすく，乳児期では，ときに進行性頭蓋骨骨折の原因となる．成人に比し，橋静脈が損傷されやすく，硬膜下血腫を来たしやすい．乳幼児では，血液量が少ないため，成人では問題ないような頭蓋内血腫量でも，高度の貧血や出血性ショックを来たすことがある．小児は呼吸機能が未熟で，受傷後の呼吸管理の重要性は成人以上で，これが脳腫脹による予後を左右することさえある．発達途上の神経系では外傷による神経脱落症状の回復は，成人から比べるとかなり良好で，たとえ重症の頭部外傷でも積極的治療の対象とするべきである．忘れてはならないのは，四肢・体幹の外表所見ならびに眼底の所見である．これらは，被虐待児の同定に役立つ．

b. 分類

頭部外傷を脳実質損傷と実質外損傷に分ける（表Ⅸ-10）．脳実質損傷は，神経機能予後を左右

表IX-10 頭部外傷の分類と小児期に多い頭部外傷

頭部外傷の分類	小児期に特有の頭部外傷
脳外傷 ・脳挫傷 ・びまん性軸索損傷 ・原発性脳幹部損傷 ・脳内血腫 ・外傷性脳室内血腫 ・外傷性クモ膜下出血 頭部外傷 ・軟部組織の損傷 ・頭蓋骨骨折 ・外傷性髄液漏 ・気脳症 ・頭部血管外傷 ・外傷性頸動脈海綿静脈洞瘻 ・硬膜外血腫 ・硬膜下血腫 ・慢性硬膜下血腫	脳外傷 ・若年性頭部外傷症候群 ・びまん性脳腫脹 頭部外傷 ・帽状腱膜下血腫, 骨膜下血腫 ・陥没骨折 ・進行性頭蓋骨骨折 ・偽性髄膜瘤 ・頭蓋骨膜洞 ・慢性硬膜下血腫, 水腫

する．小児期には，一般的な種々の頭部外傷をはじめとして，小児の解剖学的な特殊性に由来する頭部外傷がある．

c. 症状・検査

脳損傷の部位と程度，頭蓋内血腫の合併，脳浮腫の程度などにより臨床症状が異なり，受傷早期より高度の意識障害を示すものから軽度の症状までさまざまである．重傷頭部外傷例の死因は，治療に反応しない頭蓋内圧の亢進であり，脳損傷後二次性に起こってくる虚血性脳障害が主体である．そのため，これらの変化を短時間にとらえることのできる頭部CTが優先される．詳細な診断や病態の把握・遷延性意識障害の原因究明など，MRIは急性期以後その重要性を増してくる．頭部レントゲン撮影も急性期に重要な情報を与えてくれることがある．合併する脊椎損傷や胸腹部の臓器損傷の検索も忘れてはならない．

d. 治療

呼吸の確保・ショック状態の改善が，最優先される．頭部CTにて，脳損傷の有無や脳浮腫の程度，血腫の有無と場所などを確認し，保存的な脳保護療法や抗脳浮腫療法はもとより，血腫除去術や内減圧や外減圧術などの減圧手術の必要性を検討する．陥没骨折の整復や血腫量の少ない慢性硬膜下血腫の除去術などは，十分に適応を考慮する．

e. 小児虐待と頭部外傷

小児虐待は，近年よく取りあげられ広く知られるようになってきた．被虐待児の死亡原因の大部分は，頭蓋内外傷である．乳幼児の養育問題による頭蓋内外傷は，暴力による頭蓋内外傷，揺さぶられっこ症候群（Shaken Baby Syndrome），不慮の事故に分けられる．揺さぶられっこ症候群は，①網膜出血，②硬膜下血腫またはクモ膜下出血，③体表の外傷が軽微である，を特徴とする脳外傷で，見かけのわりに患児の生命・機能予後が悪いことが知られている．これらの小児虐

待は，患児の問題だけでなく家族への対応や再発の予防，後々の養育，多くの問題を抱え今後さらに重要な問題となると考えられる．

（3）脳血管疾患（cerebrovascular diseases in children）
1）動静脈奇形（AVM：arteriovenous malformation）
　先天性の原因により，大小さまざまな異常動静脈間に直接吻合があり，その部に異常な血管塊（ナイダス）もみられる．静脈系に高い圧力がかかるため，AVMが徐々に拡大することがある．脳内血腫で発症することが最も多く，クモ膜下出血や片麻痺などの脳の局所症状で発症することもある．開頭術による摘出，血管内手術による塞栓術，放射線療法などが単独でまたは組み合わせて行われる．

2）モヤモヤ病
a. 概要
　両側の内頸動脈終末部から前および中大脳動脈近位部にかけ狭窄や閉塞がみられ，その付近に"モヤモヤ"した異常血管網がみられることからこの名がつけられた．日本人に最も多く，女性にやや多い．5歳前後に発症する若年型と30歳前後で発症する成人型に分けられるが，若年型が多い．
b. 症状
　小児では，突発する片麻痺，知能低下，頭痛，けいれん発作などを繰り返し，過換気で誘発されるときは本症を疑う．
c. 治療
　虚血部脳組織の血流の改善が治療の主体である．浅側頭動脈を中大脳動脈に直接吻合するSTA-MCA吻合術（superficial temporal artery-middle cerebral artery anastomosis）などの直接的バイパス手術や血流の豊富な組織を脳表に置くと脳との間に早期に吻合が形成されるという特徴を利用して側頭筋を付着させるEMS（encephalo-myo-synangiosis）や，浅側頭動脈を付着させるEDAS（encephalo-duro-arterio-synangiosis）などの間接的バイパス手術が行われる．成人型は，異常血管の破綻による出血で発症することが多い．

3）ガレン大静脈瘤
　先天性の原因によりガレン大静脈が瘤状に著しく拡大し，その静脈を介し大量の血液が右心系に還流する．教科書的にはよく知られた疾患であるが，実際はきわめて稀である．新生児期には心不全で，乳児期には水頭症で，幼児期以降には脳出血で発症する例が多い．血管内手術による内塞栓術，流入動脈のクリッピング，摘出術などが試みられている．新生児期に発症する例では，生命予後は悪い．

（4）小児にみられる先天奇形（malformations in children）
　小児にみられる中枢神経系先天奇形のうち脳神経外科の手術対象となる代表的疾患を表IX-11にあげる．いずれも，良好な治療予後が期待できるため，積極的な治療が行われている．

表Ⅸ-11　小児にみられる中枢神経系先天奇形

・ダンディー・ウォーカー(Dandy-Walker)症候群
・キアリ（Chiari）奇形
・クモ膜下嚢胞（arachnoid cyst）
・全前脳胞症（holoprosencephaly）
・狭頭症（craniostenosis）
・二分頭蓋（脳瘤）
・二分脊椎（脊髄髄膜瘤・脊髄脂肪腫）

参考文献

1) 白木和夫，前川喜平監修，伊藤克己，大関武彦，岡田伸太郎，近藤直実，杉本　徹，田澤雄作，田村正徳，埜中征哉，原田研介，福嶋義光（1997）小児科学，医学書院
2) 江草安彦監修，岡田喜篤，末光　茂，鈴木康之（2000）重症心身障害療育マニュアル，医歯薬出版

X 運動機能の障害

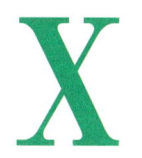

1. 基礎知識
2. 主要疾患

1 基礎知識

1 形態と機能

　四肢体幹の運動障害の原因として，骨関節の形態異常に起因する場合と，形態は正常であるが筋や神経が正常に働かずに生じる場合がある．

＜小児期の骨と骨成長の特徴＞
① 小児期の骨皮質には血管が多く分布し，そのため，成人に比して弾性に富み，大きな外力が加わった際の骨折の生じ方が異なる．
② 骨の長さの成長をつかさどる成長軟骨帯が存在するため，外傷・炎症などによって成長軟骨帯組織が破壊されると，成長障害や変形が生じる．
③ 小児では骨折の変形治癒に対する自家矯正力に優れているが，それには成長軟骨帯の存在が大きく関与している．
④ 骨折や関節近傍の慢性炎症などによって，成長軟骨帯が刺激され過成長が生じやすい．
⑤ 成長軟骨帯は成長ホルモンの影響下にあるので，成長ホルモン障害によって骨成長が早期に終了したり，また成人年齢になっても成長しつづけることがある．

（1）奇形と変形

　奇形とは，先天性に四肢体幹を構成している要素の形態的異常や数・大きさの異常などをいう．多（指）趾症・合指（趾）症・先天性脛骨欠損症・先天性大胸筋欠損症・先天性肩甲骨高位などである．

　一方，変形とは，構成要素それぞれの形態は正常であるが，構成要素間の位置関係の異常や，関節拘縮によって正常の可動域（p.214参照）を有さないものなどをいう．変形には先天性（先天性内反足・先天性股関節脱臼・筋性斜頸など）と，後天性変形（骨折変形治癒[*1]など）とがある．成長過程には一過性の変形がみられる．子どもの多くは，2歳くらいまでは内反膝（いわゆるO脚）（図X-1）がみられるが，やがて自然に矯正され，2～3歳からは逆に外反膝（X脚）になる．就学前には外反膝も改善する．このように成長過程に一時的に変形がみられるが自然に矯正されるため，これらは生理的変形（内反膝・外反膝）という．

　変形は運動方向や変形方向によって表現される（表X-1）．

　上述した奇形や変形が存在すると，形態異常に起因する運動障害が生じる原因となることがある．また，長期にわたって存在する変形が脊柱・長管骨・関節周辺にあれば，関節の退行性変形を促進させ中年以降の脊柱・関節障害の原因となる．

（2）機能障害

　四肢体幹を構成する筋肉や神経，また骨関節などの障害によって，正常の働きができなくなっ

[*1] 骨折変形治癒：骨片が転位したまま癒合し，元の状態から変形して治っていることをいう．

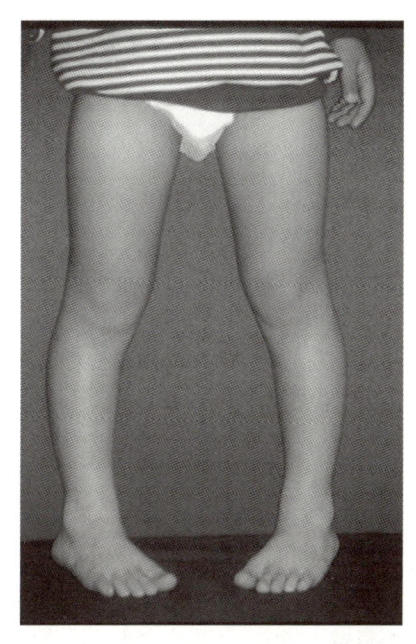

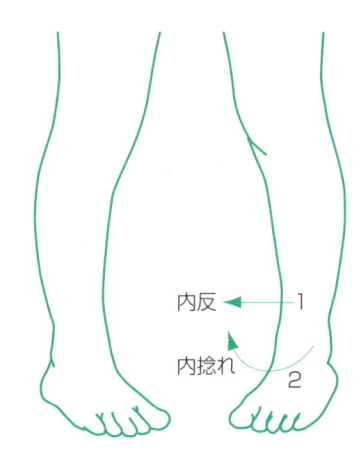

図Ⅹ-1　O脚（生理的内反膝）

膝蓋骨正面位で観察すると，下腿骨が内反し，同時に内捻れしていることがわかる．

表Ⅹ-1　変形部位とその方向について

関節レベルにおける変形	
屈曲変形	屈曲位にあり伸展制限を示す変形
伸展変形	伸展位にあり屈曲制限を示す変形
内転変形	内転位にあり外転制限を示す変形
外転変形	外転位にあり内転制限を示す変形
内旋変形	内旋位にあり外旋制限を示す変形
外旋変形	外旋位にあり内旋制限を示す変形
	＊肩・股関節など
長管骨レベルでの変形	
内反変形	長軸に対して内反位にある変形
外反変形	長軸に対して外反位にある変形
	＊前額面において，遠位端が体軸に向かう変形が内反，逆が外反変形
回内変形	体軸に対して巻き込む方向に軸回旋している変形
回外変形	体軸に対して外方向への軸回旋している変形
	＊前腕（回外：手のひらが上を向く方向の前腕回旋，回内はその逆）
	＊足部（回外：足の裏が内側を向く方向の即長軸の回旋，回内はその逆）

た状態を機能障害という．例えば，膝関節を骨折し，関節が破壊されたためにうまく屈伸ができなくなった状態を，膝関節**機能障害**と表現する．この機能障害によって正座や階段昇降ができなくなれば，**動作障害**を来たしたと表現する．さらに，この動作障害によって，幼稚園や学校生活

（または社会生活）が困難となれば，これを**社会的不利**（ハンディキャップ）を来たしたと表現する．

（3）麻痺

何らかの障害により神経刺激が伝達されず，その結果，機能障害を来たすことを麻痺という．感覚麻痺と運動麻痺に大別される．運動麻痺では，脳性・脊髄性・末梢性神経障害（p.195, 201参照）により筋肉が正常に働かず運動障害を来たす．脳脊髄性麻痺では大半がけい性麻痺であり，末梢神経麻痺では弛緩性麻痺である．末梢神経の完全麻痺では筋肉は全く随意的に動かせないが，不完全麻痺では，部分的な自動運動は可能である．

なお，痛みを表現することのできない乳幼児（特に乳児期前半）では，疼痛のために四肢を動かさないことがある．全く動かそうとしない場合には，一見麻痺を疑わせる．これを仮性麻痺という．

2 主要症状と病態生理

（1）痛み

小児では運動器に疼痛を訴えることは少ない．表X-2に掲げるような病態が考えられる．（言葉を）しゃべることができない乳児においても，不機嫌・啼泣・不動などから，疼痛の存在を推察することが可能である．

表X-2 疼痛とその原因

内因性	炎症	感染性	化膿性関節炎 化膿性骨髄炎
		免疫学的 機械的	小児リウマチ 腱鞘炎
	骨端症		ペルテス病
	心因性		成長痛 思春期にみられる 慢性の心因性疼痛
外因性	外傷性		骨折（不顕性骨折含む） 捻挫・挫傷・挫創など
	その他の障害		使いすぎ症候群

（2）歩容異常[*2]・歩行障害

処女歩行時期（平均14±4カ月）では，両手を挙上し，股関節の屈曲を強調させた跳びはねるような，ベースの広い歩容が特徴的である．このような状態は2～3カ月持続するが徐々に普通の歩容に移行する．

3歳以下の小児では，内輪（股）で歩くものが少なくない．大半は過大な大腿骨前捻角[*3]または生理的内反膝にともなう下腿外捻[*4]の低下によるものであるが，いずれも異常ではない．この

---

*2 歩容異常：歩く格好が異常なこと．跛行などを指す．
*3 大腿骨前捻角：膝関節を真正面位にした際に，大腿骨頸部—大腿骨頭が前方に振っている角度をいう．大腿骨頸部—大腿骨頭が後方に振っていれば，大腿骨は後捻している，という．
*4 下腿外捻：膝真正面にして，足関節—足が外に向いていることを指す．通常，成人では15～25度外捻している．

内輪歩行時には，爪先を地面に引きずって歩くので，よくつまずくと母親は訴えるが，やがて軽減する．異常歩行（跛行）は，疼痛に起因するもの（単純性股関節炎・化膿性股関節炎・ペルテス病・膝内障など．p.222参照）・先天股脱・下肢長差・関節可動域制限・筋力低下などに起因するものがある．また，処女歩行開始時期は転倒が多く，見過ごされた骨折など外傷に起因する跛行もあることを念頭におく．

(3) 可動域障害

関節・体幹運動障害により可動域が減少する原因には，①疼痛に起因，②関節構造の変化に起因，③運動麻痺や筋疾患に起因する筋力低下，または二次性の筋力低下に起因，④その他（心因性など）がある．

関節可動域には個人差があり，いわゆる関節の軟らかい群（生理的に関節弛緩・靱帯弛緩がみられる群）では普通よりも過剰な可動域を有する．

可動域障害は，関節可動域測定によって評価する．

(4) 筋力低下

運動障害の主な要因の一つである．中枢性および末梢性神経麻痺や，筋疾患による筋力低下に加えて，二次的な筋力低下（廃用症候群）がある．日常の診療においては，二次的なものの方が多い．骨折によって長期間ギプス固定をしていると，その部位を動かさないために筋肉が萎縮し，筋力低下を来たす．

筋力低下の評価は徒手筋力テスト（表X-3）によって行う．

表X-3　徒手筋力テストの評価基準

筋力	筋力の評価方法
0	全く筋収縮がみられない
1	重力の影響を除去しても，全可動域を自動運動で動かせない，または筋肉の収縮は（手に）触れる
2	重力の影響を除去すれば，全可動域を自動運動で動かせる
3	重力位で全可動域を自動運動で動かせる
4	重力位で検者が中等度の抵抗を加えても，全可動域を自動運動で動かせる
5	重力位で検者が強い抵抗を加えても，全可動域を十分に自動運動で動かせる

(5) 姿勢異常（斜頸・脊柱変形）

新生児期では，筋性斜頸の他に，向き癖（寝癖）といわれる顔面を常に一側に向けている一群がある．これに，少数ではあるが脊柱側弯変形をともなうものがある．

斜頸は頸椎側屈と回旋によって生じているが，頸椎異常や胸鎖乳突筋拘縮・炎症・環軸関節回旋位固定などの他に，眼球運動異常によっても生じる．

脊柱側弯変形・脊柱後弯変形（円背）などは，一般には独歩開始以降に出現する．

3 検査

（1）外表計測（図X-2）

運動器異常に対して，外部から観察できる異常を量的に評価するために，外表計測が基本である．身長・上肢長・アームスパン・上腕長・前腕長・下肢長測定により，肢長差を評価する．

また，四肢の変形は，骨や関節における変形を変形の方向（種類）と変形量（角度）で表現する．

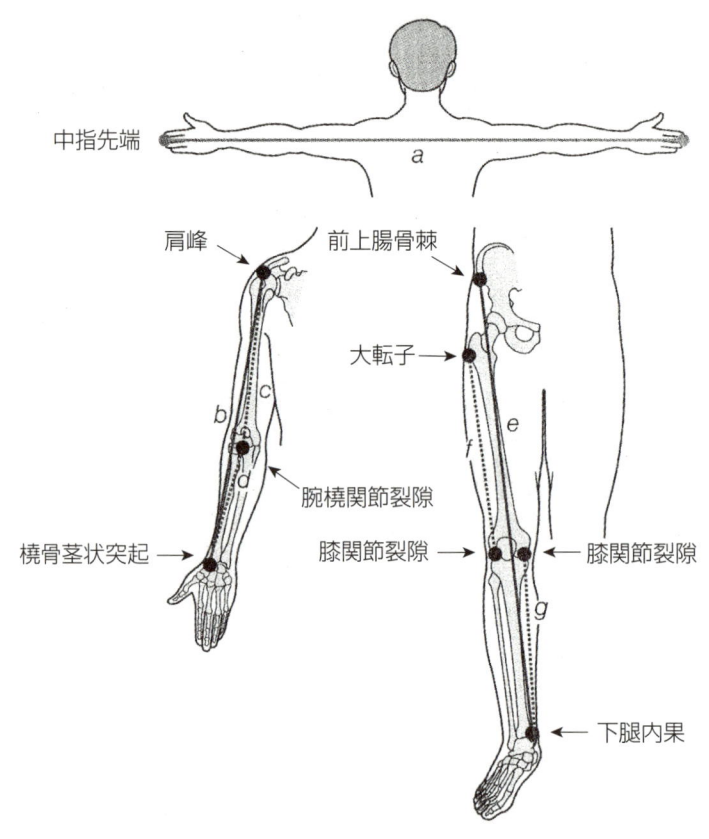

図X-2　外表計測（代表的な計測点を示す）

a：arm span（両上肢を水平外転伸展位に保ち両中指先端までの距離）
b：上肢長（肩峰－橈骨茎状突起間距離）
c：上腕長（肩峰－腕橈関節裂隙間距離）
d：前腕長（腕橈関節裂隙－橈骨茎状突起間距離）
e：下肢長（前上腸骨棘－下腿内果間距離）
f：大腿長（大転子－膝関節裂隙間距離）
g：下腿長（膝関節裂隙－下腿内果間距離）

（長野　昭，岩本幸英編集（2003）ゴールドスタンダード整形外科　診察・検査・画像診断，p.45 図5-1，南江堂より転載）

（2）徒手筋力テスト（MMT：Manual Muscle Test）

筋力は徒手筋力テストによって評価する（表X-3）．テスト法に熟達すれば検者間での誤差は少ない．麻痺性変形における筋力評価には不可欠の検査である．

（3）関節可動域（ROM：Range of Motion）測定

関節可動域検査は，四肢体幹の機能障害を評価するうえでの，基本的な検査である．自動運動による可動域検査と他動運動による可動域検査とがある．筋力低下や神経麻痺による機能障害では，自動運動による測定が実際の機能障害を裏付ける．一方，関節拘縮の評価には他動的可動域を検査する．

（4）X線検査などの画像検査

X線検査では放射線に暴露されるため，必要最小限の撮影にとどめなければならない．骨関節の病態を検査する．軟部組織の病態に対しては，特殊な場合以外，診断に適していない．

2方向撮影によって3次元での病態把握が可能となる．

特殊撮影として，造影検査（関節造影・脊髄造影・血管造影など），断層撮影などがある．

近年，CTやMRなどの発達により，病変部のより正確な3次元での診断が可能となった．

その他，骨病変や骨軟部悪性腫瘍に対するシンチグラフィ[*5]も有用な検査である．

（5）血液検査

整形外科領域では，①炎症の指標，②リウマチや自己免疫疾患における診断と病勢の指標，③骨代謝疾患における診断・治療効果の指標として多用される．

炎症の指標としては，CRP検査・白血球数などがある．化膿性疾患などの感染症では，高値を示す．

リウマチでは，CRP高値の他にリウマチ因子（RA）の陽性化や，免疫電気泳動による免疫関連蛋白質の検索などがある．

また，骨代謝疾患では，血中や尿中のCaやリン，アルカリフォスファターゼ（ALP）などによって診断と病態の把握ができる．

そのほか，原発性骨腫瘍や転移性骨腫瘍では，ALPの上昇や種々の腫瘍マーカーの検索が必要となる．

（6）その他

神経伝導速度・筋電図検査：2次ニューロン障害による運動・知覚麻痺においては，運動・知覚神経伝導速度の測定が診断に有用である．また，麻痺肢の筋肉に対する筋電図検査は，麻痺の存在とその範囲（麻痺レベル）の診断に用いられる．

骨密度測定：骨粗鬆症の量的な評価には，骨密度測定が非常に役立つ．レントゲン線や超音波を用いる方法がある．

[*5] シンチグラフィ（Scintigraphy）：放射線同位元素を投与し，体内の標的部位に同位元素が集積しているのを画像でとらえて病巣部位の診断をする．腫瘍シンチ・骨シンチ・ガリウムシンチなど，目的に応じて異なる核剤を用いる．

② 主要疾患

1 先天性股関節脱臼(DDH：Developmental Dislocation of the Hip)・股関節開排制限

a. 病因・頻度
　原因は不明である．親子例・兄弟例が多いことから，臼蓋形成不全症やじん帯弛緩症など多因子性遺伝要因が背景にあるとされている．
　発生頻度は，およそ50年前までは1/80〜100人であったが，「巻きおむつ」から「開排おむつ」への変更・新生児健診・3カ月健診などの行政指導によって，現在では，1/5〜600人 にまで減少した．男女比は，1：3〜4で女児に多い．

b. 新生児検診
　産科を有する多くの病院では新生児検診を施行している．用手的に股関節の脱臼操作・整復操作の手応え[*6]から診断する方法（Ortolani法，Barlow法），超音波検査によって診断する方法，X線撮影によって診断する方法などがあるが，X線診断は受診者全数にするべきではなく，前二者の診断法から異常を疑わせた例に限り施行すべきものである．最近では，超音波検査法が一般的になりつつある．なお，先天股脱のスクリーニングとして開排制限が用いられているが，開排が制限されていれば，先天性股関節脱臼を示唆するとはいえない．正常の女児でも開排角度（図X-3）は平均80度，男児では平均70度であり，また左右差のある正常児も多い．
　なお，向き癖（寝癖）例や筋性斜頸例では，非顔面側（後頭側）の股関節に開排制限をみることが多く，亜脱臼や脱臼を合併することもあるので，十分に留意する．

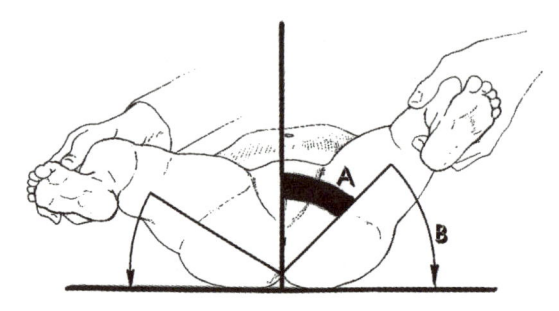

図X-3　開排角度と開排制限
右股に比べて左股の開排角度（A）が小さく，開排制限（B）が強い．

c. 症状
①新生児期
　会陰部の非対称・開排制限・見かけ上の下肢短縮・大腿部皮溝の非対称・おむつ交換時の股関節クリックなどがあげられるが，先天股脱に特異的所見とはいえない．Ortolani法，Barlow法で先天股脱の疑いがあれば，X線撮影によって確認するが，放射線曝射の問題もあり，超音波検査が主流になりつつある．

[*6] 脱臼操作・整復操作の手応え：整復操作や脱臼操作の際に，整復音（または脱臼音，クリック click）や整復感（または脱臼感）を手に感じる．

②乳児期

新生児期と同様の症候を示すが，見かけ上の下肢短縮が目立ってくる．クリックが明確な例もある．Allis 徴候（背臥位で両膝を立てると，脱臼側の膝の位置が低位）もわかりやすくなる．

③幼児期

立位歩行開始時期になると，跛行がみられ，また患側の片脚立位で健側股関節が下方へ傾く現象（Trendelenburg 現象）がみられる．

d. 診断

診断の確定は，X線画像・超音波画像による．超音波検査のみでも診断は可能であるが，経過観察による求心性[*7]や臼蓋形成度の評価には不向きである．

e. 治療

①新生児期および乳児期前半

高度の開排制限を有する例，画像上亜脱臼や脱臼を有する例には，パブリック・ハーネス（図 X-4）を装着する．順調例では装着1～2週以内に整復される．整復が得られなければ，一度ハーネスを除去し，3～4週後に再装着して整復を試みる．

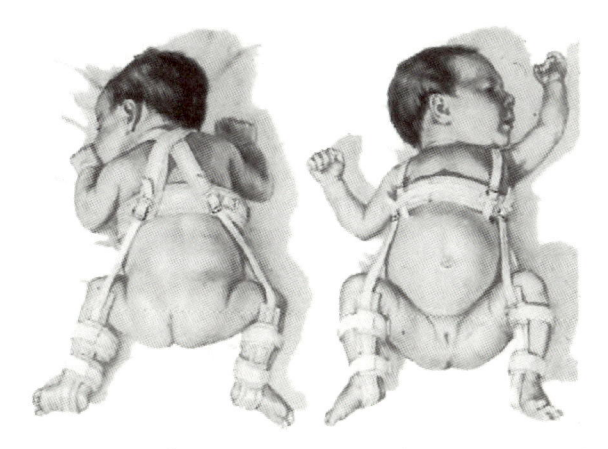

図 X-4　パブリック・ハーネス（Pavlik harness）
(Netter,F.H., The Ciba Collection of Medical Illustrations (1987) より転載. (Commissioned and published by CIBA))

②乳児期後半

乳児期前半に整復が得られなかった例や，乳児期後半に脱臼が診断された症例には，牽引療法によって整復を試みる．牽引のみで整復する方法と，牽引の後に全身麻酔下で徒手整復を行いギプス固定する方法とがある．

いずれの方法でも整復が得られない場合は，観血的整復術の適応となる．

[*7] 求心性：X線像上の用語．大腿骨頭が臼蓋の中央奥深くに位置している状態．求心性のよい股関節では，どのような肢位で撮影しても，大腿骨頭は臼蓋の中央に位置する．

③歩行開始以降

診断されれば，入院のうえ，牽引療法を行い，十分に股関節周囲の軟部組織を弛めたうえで全身麻酔下に徒手整復術か，観血的整復術を行う．術後はギプス固定し，さらに装具治療を行う．

f. 補足的な治療

整復後も定期的に経過を観察し，股関節の求心性や臼蓋形成に問題のある症例に対しては，4〜6歳で骨盤骨切り術や大腿骨骨切り術によって求心性の改善や大腿骨頭被覆の改善を図る．

g. 治療ゴール

治療のゴールは，成長終了時期に正常または正常に準ずる股関節に仕上げることである．これにより，中年以降に発生する変形性股関節症を予防し，また人工股関節全置換術などの治療を必要とする症例を最小限にとどめることにある．

❷ 先天性内反足（図X-5）

a. 定義

先天性内反足とは，①背景に内反足変形を来たす明らかな病態がなく，②非進行性であり，③明らかな拘縮が存在する静的変形であり，さらに，④一定の変形要素から成り立っているものをいう．

一定の変形要素とは，後足部の内反・尖足変形，前足部の回外・内転・凹足（底屈）変形をいう．程度の差はあれ，どの変形要素も拘縮として存在することが必須である．

b. 頻度

原因は不明である．発生頻度はおよそ1,000人の出生に対して1人とされている．男児に多く，症例の半分は両側例である．

c. 症状と鑑別診断

出生直後に診断される．必ず拘縮をともなう．用手的に完全に矯正でき，さらに過矯正[*8]まで可能な例では，姿勢性内反足位と鑑別しなければならない．

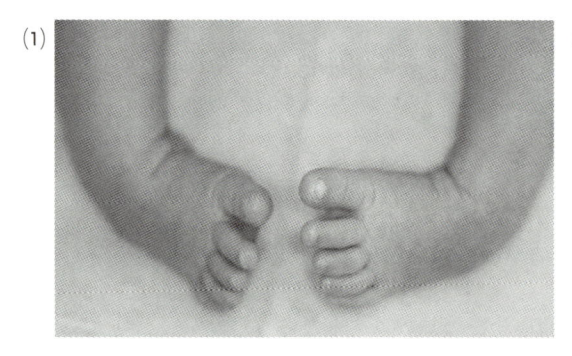

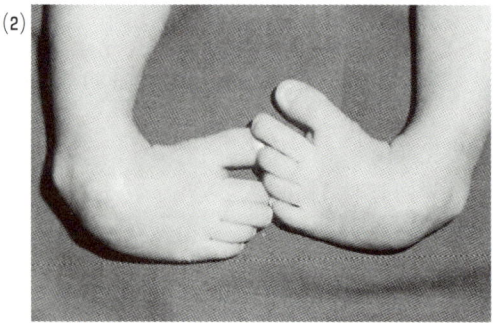

図X-5 先天性内反足
(1)生後1週目の両側性先天性内反足の中等度例：本例はギプス治療および装具治療で軽快した．
(2)生後5カ月例．変形と拘縮は強く重症例：保存的治療では軽快せず，手術によって矯正した．

[*8] 過矯正：逆変形を来たすほどに，変形を矯正することをいう．

また，合併する他の変形や奇形，また筋神経疾患の併存の有無の鑑別を要する．潜在性二分脊椎症・種々の筋疾患（先天性筋ジストロフィーなど）・多発性関節拘縮症などの鑑別が必要である．

d. 治療

①新生児期～乳児期

新生児期では，時間をかけて徒手矯正術を施行し，その後，矯正位でギプス固定する．熟練した専門医でなければ，治療効果は期待できない．週に1～2回ギプスを巻き直し，そのつど，徒手矯正術を行う．生後すぐから治療を開始すると，1～2カ月の治療で，ギプス固定から装具療法に移行できる．

乳幼児期前半から治療を開始する場合には，新生児期に開始した症例に比して，矯正度は少し悪い．

装具療法は，初期にはデニス—ブラウン型スプリント（図X-6）を用いるが，つかまり立ちの時期には，AFO[*9]タイプの装具に変更する．

立位・歩行開始時期に，足が地面にピッタリとつく場合には，装具療法を継続する．足関節最大背屈位で脛骨—踵骨間の角度が一定以下（X線側面像で70度以下）になっていれば，手術治療は不要と判断する．治療例の約40％はギプス治療に反応する．

手術不要例では，症例により異なるが2～3歳までは装具を用い，その後は普通の靴でよい．以前用いられていた靴型装具（整形靴）の効果は疑問である．

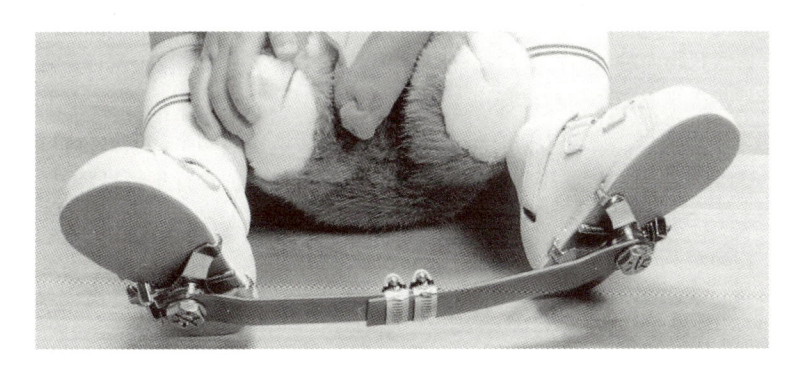

図X-6　デニス-ブラウン型スプリント
片側例であっても，両足に対して装具を装着する．患児の行う交互に足を蹴る運動が，変形の矯正力として作用する．

②手術治療

立位で足底が地面にピッタリとつかず，踵が上に上がり内反尖足になっている例や，足の外側で接地している例，高度の内輪歩行の例，靴の型くずれのため歩いていても靴が脱げてしまう例などが，手術治療の対象となる．

手術は3歳頃までに行えば，成績は変わらない．したがって，歩行障害の程度に合わせて手術時期を決定すればよい．

③学童期の問題点

中等度以上の変形が回外変形や内転変形に後遺している場合，激しい運動などによって中足骨

[*9] AFO：Ankle-Foot Orthosis の略．昔の短下肢装具の範疇に属するもの．下腿から足部までの装具を意味する．

の疲労骨折が生じる場合がある．

中等度以上の変形遺残があり，愁訴が強い場合には，三関節固定術などの方法で遺残変形を治療する．

3 斜頸位・寝癖

（1） 寝癖

頸定までの新生児期に顔面を一側ばかりに向けている子どもがいる．後述する筋性斜頸や骨性斜頸などとは異なり，他動的には頸部の運動制限をともなわない．寝癖（向き癖）といわれるものである．正確な原因は不明であるが，頸定とともに向き癖は消失する．斜頭変形および後頭側股関節[*10]に開排制限を来たす場合がある．

（2） 筋性斜頸 （図X-7）

a. 病因・病態

本態は一側の胸鎖乳突筋内の血腫が周産期に生じ，その後の胸鎖乳突筋の拘縮によって斜頸位を来たす．

出生後3～5日には，一側の胸鎖乳突筋筋腹の腫脹（腫瘤）がみられ，反対側に顔を向けたままである．他動的に腫瘤側に向けようとしても泣いて向けさせない．やがて腫瘤は消退傾向となるが，その部分に索状物が触れる．なお，斜頭変形[*11]（図X-8）は生後1週目くらいから生じる．

症例の9割は，1歳半までに自然に軽快する．

筋性斜頸の患児の中には，患側の肩を挙上して胸鎖乳突筋の短縮を代償し，斜頸位が目立たないものもいる．上半身を裸にして観察する必要がある．特に立位歩行年齢以降では立位での観察によって，肩の挙上による代償を取り除き，斜頸位の有無をみる．

胸鎖乳突筋に拘縮があれば，反対側への側屈および同側方向の頸部の回旋が制限される．

長期間，中等度以上の斜頸位が存在すると，二次的に反対側の目尻—口角距離が短縮し，顔面斜頸が出現する．

b. 治療

1歳半までは，診察にとどめ自然経過の話と筋性斜頸は機能障害を来たす疾患ではないことを説明する．乳児期のマッサージは自然治癒率を下げるため，絶対に施行しないように母親を指導する．

2歳以降，高度の斜頸が遺残している場合には，手術（観血的に胸鎖乳突筋の起始での腱切除術）を勧める．また，顔面側弯が出現しはじめれば，早急に手術治療をしなければ術後に顔面側弯が目立ち，美容的な問題を残す．

[*10] 後頭側股関節：例えば右向きの寝癖の場合，顔面側は右であるので，後頭側股関節すなわち左側股関節に開排制限を来たす場合がある．

[*11] 斜頭変形：新生児期の頭蓋骨は軟らかく可塑性があるため，一側ばかりを向いていると，図X-8のように重力の影響でいびつな頭に変形する．これを斜頭変形という．

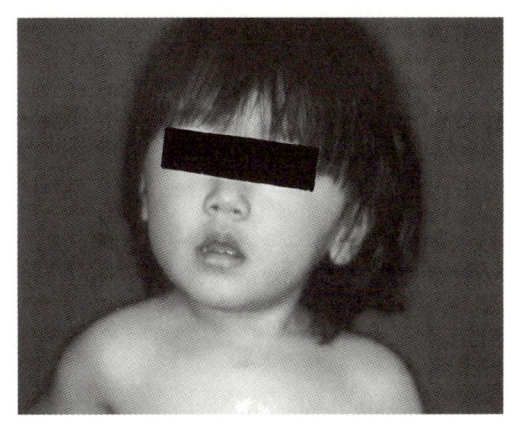

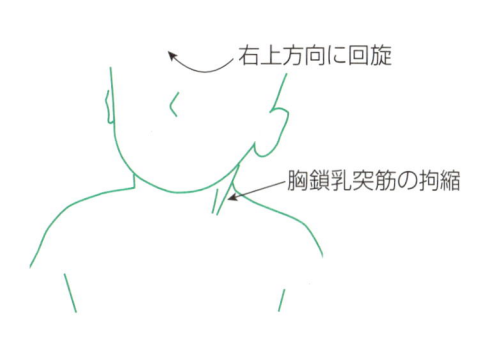

図 X-7 筋性斜頸
左胸鎖乳突筋の拘縮によって，顔面は右上方向に回旋している．

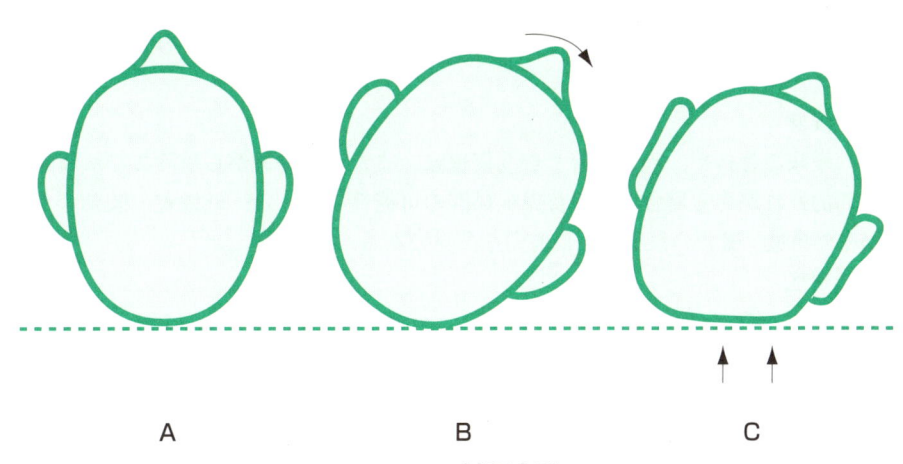

図 X-8 斜頭変形
A：正中を中心として左右に均等に向いていると，頭蓋骨変型は生じない．
B：筋性斜頸や寝癖の影響を受け，一側のみに顔を向けていると，
C：生後2～3週間で重力の方向に頭蓋が変型し，斜頭変形を来たす．

（3）その他の斜頸

炎症性斜頸・骨性斜頸・環軸椎回旋位固定[*12]・眼性斜頸，などがある．

---

*12 環軸椎回旋位固定：環椎（第一頸椎）と軸椎（第二頸椎）との関節が，ちょうどビンの蓋を回した際にいびつになって回らなくなるのと同様の亜脱臼状態になることをいう．牽引療法などによる整復が必要である．

4 骨折

a. 小児骨折の特徴

　小児期の骨組織は成人とは異なった弾性を有しているために，特殊な骨折様式がみられる．plastic deformation（塑性変形）・torus（buckle）fracture（膨隆（竹節）骨折）・greenstick fracture（若木骨折），など（図X-9）である．特に前二者は見落とされやすい骨折である．

　また，成長軟骨帯に関係した骨折も成人にはみられない．いくつかのタイプがあるが（図X-10），タイプにより後遺症を来たしやすいのが特徴である．

　低年齢時では，上腕骨顆上骨折や前腕遠位端骨折が多い．一方，大腿骨骨折や脛骨骨折は小学校高学年以降にみられ低年齢時では非常に少ない．

b. 治療

　原則的には保存的治療を行う．転位や変形の少ないものではギプス固定を行う．転位があれば牽引療法によって整復するか，全身麻酔下で整復のうえ，ギプス固定を行う．

　上腕骨顆上骨折などでは循環障害や神経麻痺を来たしやすく，これらの合併症があれば，全身麻酔下に観血的に整復する．

　なお，ギプスの緩みによる骨折の転位が受傷後かなり経過しても生じるので，ギプス管理は重要である．

c. 被虐待児症候群

　受傷動機の曖昧な骨折や，理解に苦しむ受傷機転，また，受傷後から受診までに理由のはっきりしない時間的遅れがある場合，被虐待児症候群の可能性を考える．低栄養・低発育・体表面の多数の外傷や外傷痕・骨折の反復などは有力な所見である．

d. 合併症・後遺症

①過成長

　長管骨骨折の場合，低年齢時ほど，骨折刺激によって一時的に成長軟骨帯の活動性が亢進し，過成長を引き起こす．成長軟骨帯に近い骨折ほど，また低年齢児ほど，過成長の量は多い．最大過成長量は15mmくらいである．

②成長軟骨帯損傷後遺症

　成長軟骨帯を含む骨折の場合，骨折のタイプによっては，成長軟骨帯の一部に骨性架橋[*13]が形成され，成長抑制や角状変形を惹起する．また，増殖細胞層の広汎な挫滅も長軸成長抑制を来たし，上下肢長の左右差が生ずる．

[*13] 骨性架橋：成長軟骨帯をはさんで存在する骨端と骨幹端と間にかかった骨性の橋のこと．骨の長軸方向の成長を妨げる．

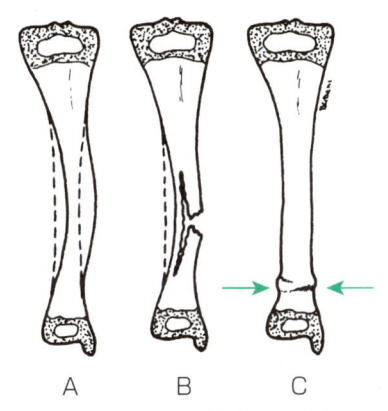

図X-9　小児に特有な骨折

A：塑性変形（plastic deformation）．明らかな骨折線はみられないが，あめんぼのように曲がってしまうもの．
B：若木骨折（greenstick fracture）．凸側の骨皮質には亀裂骨折が生じるが，凹側の骨皮質は弯曲のみで骨皮質に亀裂は生じない．
C：膨隆骨折（torus fracture）．筒を上下から圧迫すると，強度的に弱い部分で全周にわたって膨隆して短縮するが，そのような骨折形態をいう．

(Ogden, J.A. Skeletal Injury in the Children. Lea & Febiger, 1982, p.7 Fig 1-2 より一部転載)

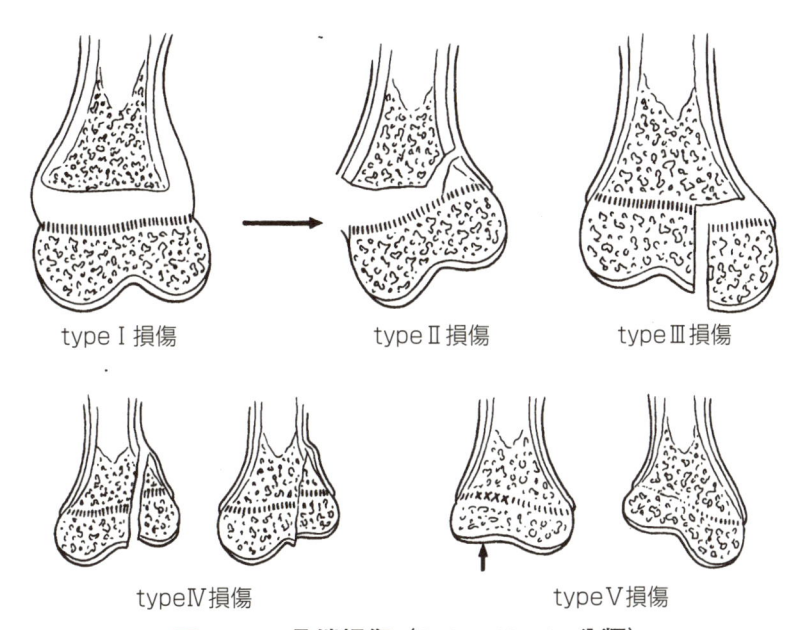

図X-10　骨端損傷（Salter-Harris 分類）

TypeⅠ，Ⅱは成長障害を来たすことなく治る率が高いが，TypeⅣ，Ⅴでは，成長軟骨帯に骨性架橋が生じたり，成長軟骨体細胞の挫滅などで成長障害を来たしたりして，その結果，角状変形や脚長差を生ずることが多い．

(Salter, R. B.：Textbook for Disorders and Injury of the Musculoskeltal System, 419, Williams and Wilkins, 1970 より)

5 炎症および骨端壊死（ペルテス病など）

（1）化膿性関節炎
a. 病因・病態
　新生児期から乳児期に多い．血行性感染が大半であり，股関節・肩関節などが好発部位である．

b. 症状
　初期には発熱やぐずりだけの場合もあり，見落とされがちである．疼痛のために罹患部位を動かさず（仮性麻痺），また他動的に動かすと疼痛のために啼泣する．罹患関節が腫脹しても外部からはほとんど目立たない．
　風邪症候群などの診断のもとに解熱剤と抗生剤とが処方されると，症状は一見軽快するようにみえるが，残存する感染により潜在的に関節破壊が進み，気づいた時には症状が進行していることも多い．

c. 治療
　診断がつけば，ただちに関節穿刺・関節洗浄を頻回に繰り返すか，全麻下で観血的（手術的）に関節切開・持続洗浄を行う．保存的治療では，制圧までに時間を要し，その間に蛋白分解酵素による関節軟骨融解が進み関節破壊を来たしうることを知っておかなければならない．
　治療が遅れれば，関節部から化膿巣は骨内に波及し，関節破壊にとどまらず成長軟骨帯をも破壊する．

（2）化膿性骨髄炎
a. 病因・病態
　血行性感染が最も多い．長管骨の骨幹端から化膿巣は骨幹部へと拡大するが，一部は関節内に波及し化膿性関節炎を合併する．病弱新生児では，複数骨に骨髄炎をみることがある．X線像上に骨変化が出現するのは，発症から3～4週間後であるため，診断が遅れやすい．

b. 症状
　発熱・疼痛・疼痛性不動・患部の発赤腫脹などがあり，血液所見上も感染が疑われるにもかかわらず，X線像上で変化を把握できない場合には，MR検査が有用である．

c. 治療
　治療は，化膿性関節炎と異なり抗生剤投与でよく，観血的に病巣を掻爬する必要性はほとんどない．
　治療の遅れは，成長軟骨帯への感染の波及・化膿性関節炎の合併・関節破壊と関節脱臼など，非常に大きな障害を残す．

（3）単純性股関節炎
a. 概要
　化膿性関節炎およびペルテス病との鑑別を要する病態で，比較的よくみられる．初発の2～3週間前に風邪症状を示す例が約40％ある．

b. 症状・経過
　急激に発症する股関節部痛（大腿遠位部全面に疼痛を訴える場合もある）・跛行が主症状である．

発熱や風邪症状などはともなわない．疼痛は激しいが数日で自然に治癒する．

c. 検査・診断

X線像上は，骨には変化を認めず，股関節軟部組織像の腫大（関節包陰影の外側変位）が時にみられる．エコー検査やMR検査で関節水腫が証明される．血液検査上，炎症所見はない．関節穿刺液の検査でも化膿性疾患の所見を示さない．

臨床所見・検査所見から化膿性関節炎を除外する必要がある．さらにペルテス病の初期を除外するために，発症6週後に再診のうえ，X線像上の変化がないことを再確認する．稀に再発する．

（4）ペルテス病

a. 概要

2歳から12～13歳にみられる大腿骨近位骨端の血流障害に起因する骨壊死が本態である．毎年，対象年齢児の7～10万人に1人の頻度で発生する．

骨壊死は約3年の経過で自然治癒するが，壊死範囲によっては修復中に大腿骨頭が破壊され変形治癒するため，いかに大腿骨頭の変形なく治療するかがポイントとなる．

b. 症状・診断

徐々に出現する運動時股関節痛と跛行が初発症状である．X線像では，大腿骨頭軟骨下骨下の骨透亮像や圧潰像[*14]，大腿骨頭の扁平化などによって診断できる（図X-11）．MR像での骨壊死の所見や骨シンチグラフィにおける大腿骨頭部の非集積像なども診断の根拠となる．

c. 治療

壊死範囲が大腿骨頭の半分以下の例では，厳重な観察のもとに日常生活を送るよう指導し，体育などの運動は避ける．

壊死範囲が大腿骨頭の半分以上を占める例では，積極的な治療が必要である．治療の原則は，大腿骨頭が臼蓋に完全に被覆された状態を保つことにある．これによって，壊死部が修復されるまで，大腿骨頭の圧潰を予防し，変形治癒になるのを回避する．

治療は外転装具を用い，およそ1年間装用する．なお，年長児例では予後不良なものが多く，手術によって大腿骨頭の臼蓋による被覆を行う．

d. 予後

低年齢児発症例・壊死範囲が大腿骨頭の半分以下の例では予後はよい．一方，大腿骨頭骨端全体が壊死している場合・年長児発症例では，変形治癒が多く，このような場合は，のちに変形性股関節症を来たす可能性が非常に高い．

大腿骨頭変形，亜脱臼，大転子高位，下肢短縮などが，予後不良群にみられる．

6 特発性脊柱側弯症（図X-12）

a. 概要

神経筋疾患や麻痺性疾患に合併するもの・脊椎骨の異常による先天性側弯症などを除外し，残った原因不明のものが特発性側弯症である．思春期に急速に悪化する．

[*14] 圧潰像：初期では大腿骨頭の軟骨下骨下に，細いヘアライン様の骨透亮像がみえる．また，図X-10のように大腿骨頭骨端骨化核の押し潰された像がみられる．

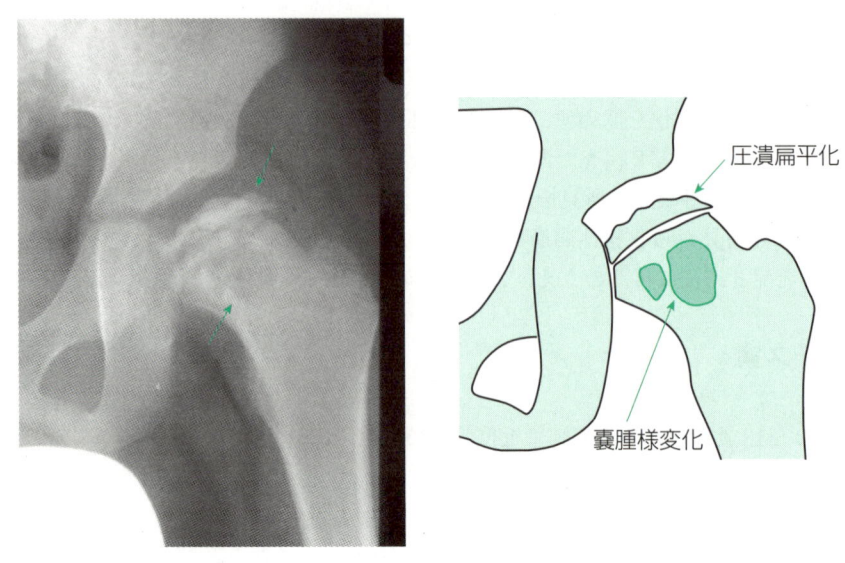

図X-11　ペルテス病の股関節X線像
大腿骨近位骨端は破断され圧潰扁平化している．また，成長軟骨帯を越えた骨幹端にも嚢腫様変化がみられる．

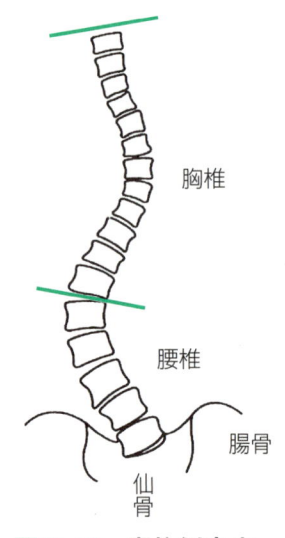

図X-12　脊柱側弯症
主カーブの部位によって，胸椎型・胸腰椎型・腰椎型に分類される．図は胸腰椎型のカーブを示している．

b. 症状

　脊柱の側弯と同時に回旋・前弯または後弯を合併する．成長とともに側弯は進行し，姿勢異常が目立つようになる．胸腰椎移行部または腰部に生じる例が多い．高度の側弯症では，立位歩行時や座位時のバランス障害を来たす．さらに弯曲度が90度にもなる高度胸椎部変形例では呼吸困難や心不全を来たす危険性が高い．

c. 治療

以前は側弯変形の進行を最小限にとどめる目的で装具治療が頻繁に行われていた．しかし矯正効果や変形予防効果は期待されるほどのものではないことが明らかとなり，現在は，低年齢児で弯曲度の強い例に対して，体幹の崩れを防止する目的で使用されている．思春期前に，高度の進行が予測されれば，観血的に変形矯正および脊柱固定術を施行する．

7 多発性関節拘縮症

何らかの原因によって，生下時から四肢の関節に，非進行性の拘縮，脱臼や変形がみられる症候群である．背景に神経筋疾患の要素があることが知られている．

拘縮のためほとんどの関節の可動性に制限がみられ，手指屈曲拘縮脊柱側弯変形・股関節脱臼・内反足変形をともなうものが多い．

日常生活動作障害を軽減させるべく変形や脱臼に対して手術治療を行うが，拘縮による関節可動域制限に対する手術治療は困難である．

8 骨系統疾患

概要

四肢体幹を形成する骨・軟骨の発生過程や組織形成過程における種々の障害の結果，骨・軟骨の量的・質的関係が不均等に発育し，低身長や骨関節変形・骨脆弱性などを来たす疾患群をいう．

100を超える多岐にわたる疾患があり，その多くは骨・軟骨の発生や形成過程に必要な諸因子の遺伝学的異常が背景にある．

わが国で最も多いのは，骨形成不全症・軟骨無形成症・多発性軟骨性外骨腫である．

①骨形成不全症

Ⅰ型コラーゲンの形成障害に起因し，極度の骨粗鬆症・易骨折性をもたらす疾患である．約2～2.5万人に1人の割合で発生する．優性遺伝と劣性遺伝のタイプがある．最近の骨粗鬆症治療薬を投与することにより，易骨折性が改善される．

②軟骨無形成症

成長軟骨帯の細胞増殖を調整する因子に関わる遺伝子学的障害により，長管骨の長軸成長が抑制される．低身長・四肢短縮が特徴であり，約2～2.5万人に1人の割合で発生する．低身長には，成長ホルモン治療や短縮した四肢長管骨の骨延長術などが行われる．

③多発性軟骨性外骨腫

孤立性の軟骨性外骨腫は頻度の高い良性骨腫瘍であり遺伝的背景もないが，多発性軟骨性外骨腫は，3つの染色体の3つの遺伝子異常によって生じる．低身長・外骨腫による四肢関節の膨隆・変形がみられる．およそ5万人に1人の割合で発生する．遺伝子異常のあり方によって悪性化することが知られている．

XI

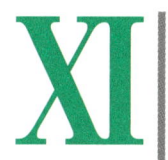

造血機能障害

1. 基礎知識
2. 主要疾患

1 基礎知識

1 形態と機能

　血液は血球である赤血球，白血球，血小板と液体成分である血漿からなる．血液は体重の約1/13を占める．血球は骨髄中に存在する造血幹細胞が分化・増殖することにより作られる．

（1）赤血球
　直径約7μmの中央部がくぼんだ円板状の核のない細胞で，寿命は末梢血中で約120日である．赤血球は赤色のヘモグロビン（血色素）を含んでいるため赤く見える．ヘモグロビンは酸素を全身に運搬する役割をしている．

（2）白血球
　白血球には顆粒を有する細胞（顆粒球）である好中球，好酸球，好塩基球，単球の他にリンパ球がある．リンパ球は病原体や腫瘍細胞に対する原始的な免疫をつかさどるNK細胞（natural killer cell），抗体を産生するB細胞，細胞性免疫をつかさどるT細胞に分類される．T細胞はさらに抗体産生を促したり他のT細胞の機能を高めるヘルパーT細胞（helper T cell）と殺細胞効果を示すキラーT細胞（killer T cell）に分かれ，それぞれ細胞表面にCD 4とCD 8と呼ばれるレセプターを発現している．

（3）血小板
　核をもたない円板状の細胞で，直径1〜2μmである．骨髄に存在する巨核球より産生されて血流中に入り，約10日間存在する．血管が障害されると障害部位の血管壁に粘着し，凝固因子とともに止血を行う．

（4）小児期の特徴
　早期新生児期には，母体の低酸素環境に適応した胎児赤血球数が主体であるため，赤血球数は多い．乳児期には急速な身体の成長のため，赤血球数は一時的に低下し，やがて成人の値に近づいていく．また小児の白血球分類では，生後3カ月頃から3歳頃までは，成人と異なってリンパ球優位である．このように小児における各血球の正常値は年齢によって異なり，小児においてはその特徴を理解することが重要である．

2 主要症状と病態生理

（1）血球の疾患
　血液疾患は血液を構成するそれぞれの細胞と血漿成分の異常としてとらえることができる．悪性腫瘍を除く血球の疾患は，結果として数の減少または機能低下をもたらし，それらによる症状

が主となる．すなわち，貧血，出血傾向，易感染性である．血球の数はホメオスタシスによって自律的に調節されており，赤血球，好中球，血小板の減少に対してはエリスロポエチン（EPO：erythropoietin），顆粒球増殖因子（G-CSF：granurocyte-colony stimulating factor），血小板増殖因子（TPO：trombopoietin）などそれぞれの血球に対する増殖因子の産生が亢進することにより対処されるが，病的な状態の場合，このような機構では代償しきれない状況になっている．また，リンパ球の病的な減少は免疫不全をもたらす．一方，血球が増加する疾患の多くは遺伝子の異常によるものであり，真の悪性腫瘍である白血病とその前段階と考えられる増殖性疾患（真性多血症，血小板増多症，リンパ球増殖性疾患などがあるが小児ではきわめて稀）がある．

（2）血漿成分の疾患
血漿成分である線溶・凝固に関与する因子の先天的な減少や機能低下が主なものである．その結果，易出血性，凝固能の亢進が起こる．先天的なものの他には，凝固因子の主たる産生臓器である肝臓の機能不全やDICのような消費の亢進などによる凝固因子の低下がある．

3 検査

（1）末梢血検査

1）赤血球と血色素
数の異常に加えて大きさ（平均赤血球容積：MCV）や形態の異常，血色素量（ヘモグロビン濃度，平均血色素濃度：MCHC）に注意する．溶血性貧血などでは赤血球の産生が亢進し，末梢血中に赤血球になる直前の細胞である網状赤血球が増加する．

2）白血球
各白血球の数を判断する際に，年齢による変化に注意をする必要がある．好中球はリンパ球より多いのが普通であるが，生後3カ月頃より3歳頃まではその割合は逆転し，リンパ球優位である．好酸球増多は寄生虫感染やアレルギー体質を示唆する．好中球は末梢血に存在するのは桿状核球と分葉核球であり，そのうち分葉核球の方が多いが，細菌感染症や白血病では左方移動がみられる．すなわち桿状核球の増加と普段は末梢血には流出してこない幼弱な好中球系細胞（骨髄球，後骨髄球など）の出現がみられる．白血病では白血病細胞が末梢血中に出現する場合がある．

3）血小板
数的異常がみられた場合は，大きさの異常にも注意する．ITPでは血小板サイズは大きくなる．血小板機能異常症では巨大血小板が出現する．血小板が小さいときはウィスコット・アルドリッチ症候群（Wiscott-Aldrich syndrome）およびその亜型で血小板減少以外の異常を示さない伴性血小板減少症を疑う．

（2）骨髄検査
血球は骨髄で産生され，分化した完成品のみが末梢血に流れ出してくるにすぎないので，造血の詳細な検討をするためには骨髄を検査しなければならない．後腸骨稜より骨髄を穿刺吸引して

骨髄液を得る方法と，生検針で生検する方法がある．前者では血球以外の情報が得られないのに対し，生検では造血のより詳細な情報が得られる．

（3）止血検査

日常検査ではそれぞれ外因系，内因系凝固を反映するプロトロンビン時間（PT），活性化部分トロンボプラスチン時間（APTT）およびフィブリノーゲン，フィブリンとフィブリノーゲンの分解産物であるFDP（fibrin degradation product），ヘパプラスチン，出血時間が用いられる．

② 主要疾患

1 貧血（anemia）

（1）病態と症状

貧血とは赤血球の大きさやヘモグロビンの濃度が正常より低下した状態を指すが，小児の場合は，新生児期には高値をとるが乳児期には生理的に低下するなど，年齢による差を考慮する必要がある．貧血は赤血球の大きさが原因診断の糸口になることから，それにより分類することが一般的である（表XI-1）．一方，貧血の原因を大きく，赤血球の産生障害，赤血球の破壊の亢進，赤血球の血管系からの喪失の3種類に分類することも貧血について理解するうえで有用である．

貧血により赤血球の酸素運搬能は低下するが，慢性に進行する貧血ではヘモグロビンが7〜8 g/dL以下にならないと気づかれないことも稀ではなく，その場合は顔色不良程度の症状しかみられないことが多い．しかし，さらに低下すると運動時の息切れ，頻脈，多呼吸などが出現し，さらには心拡大，うっ血性心不全に至る．また，小児の場合は慢性の貧血を長期にわたって放置すれば身体の発育不良をまねくことに留意する必要がある．

（2）乳児期生理的貧血

a. 病因・病態

新生児は赤血球が大きく，成人よりも血中ヘモグロビン濃度は高い．出生1週後頃より6〜8週にかけてヘモグロビン濃度は急速に低下し，生理的貧血といわれる状態になる．その原因として，赤血球産生に必須のサイトカインであるエリスロポエチンの産生不良，胎児赤血球の寿命が短いこと，急速な発育による必要血液量の増大などがあげられる．一方，鉄は十分な量が貯蔵されており，出血などの過剰な鉄の喪失がないかぎり，生後3カ月頃までに鉄欠乏が貧血の原因となることはない．

b. 治療

通常治療を必要としないが，哺乳量，体重増加などに注意して経過を観察する．

（3）鉄欠乏性貧血

a. 病因・病態

小児期にみられる貧血のうち最も頻度の高いものである．新生児は身体全体に0.5gの鉄を含む

表XI-1　赤血球の大きさによる貧血の分類

小球性 MCV 80以下	鉄欠乏性貧血 他の慢性疾患にともなうもの 　　感染症 　　がん 　　炎症性疾患 　　腎疾患 ビタミンB₆欠乏 銅欠乏 鉛中毒 サラセミア	
正球性 MCV 81〜100	産生障害 　再生不良性貧血（先天性，後天性） 　赤芽球癆 　骨髄の置換 　出血 　溶血性貧血	 先天性（ダイアモンド - ブラックファン貧血） 後天性（特発性，胸腺腫をともなうもの，パルボウイルスB19による無形成発作，感染症など） 白血病 蓄積性疾患 大理石病 骨髄線維症 赤血球の異常によるもの（先天性） 　ヘモグロビン異常症 　赤血球酵素異常 　赤血球膜の異常（遺伝性球状赤血球症，夜間血色素尿症） 赤血球以外の異常によるもの 　自己免疫性溶血性貧血 　新生児溶血性貧血 微小血管の異常によるもの 　DIC 　溶血性尿毒症症候群 　心疾患
大球性 MCV 101以上	正常新生児 ビタミンB₁₂欠乏症 葉酸欠乏症 骨髄異形成症候群 肝疾患	

が成人は5g存在する．この差を埋めるために15歳まで毎日1mgの鉄を吸収する必要があるが，鉄の吸収効率は10％なので毎日10mgを摂取する必要がある．母乳中には約1mg/L，牛乳には約0.5mg/Lが含まれるが，母乳からの鉄の吸収効率は牛乳に比べ約2〜3倍よい．乳幼児期は鉄を摂取する機会が少ないので貯蔵鉄が枯渇する乳児期中期以降と急速な身体発育のみられる思春期（特に女子）に発症しやすい．

b. 病因
原因として摂取量の不足によるものの他に，持続する慢性的な出血による鉄の喪失がある．特に繰り返す鉄欠乏性貧血や，年長児，思春期男子ではその可能性を常に考慮する必要がある．原因としては消化管潰瘍，慢性下痢などが多い．

c. 検査・診断
小球性低色素性貧血（MCV, MCH, MCHCの低下），血清鉄，フェリチンの低下，不飽和鉄結合能（UIBC），総鉄結合能（TIBC）の増加がみられる．

d. 治療
鉄剤の投与．1週間の投与で網状赤血球が増加し，引き続きヘモグロビンが上昇してくる．貧血の改善後も貯蔵鉄を補充するため，フェリチンが正常化するまで投与を続けるが，通常3カ月以上を必要とする．お茶などに含まれるタンニンが鉄の吸収を妨げるといわれているが実際はほとんど問題がない．鉄剤は消化器症状を起こしやすいので食後の投与の方がよい．

（4）再生不良性貧血（aplastic anemia）

a. 病因・病態
骨髄での造血能の低下による汎血球減少を呈する疾患で先天性と後天性がある．

〔先天性〕
ファンコニー貧血（Fanconi anemia）．遺伝形式は常染色体劣性でありファンコニー遺伝子の先天異常による染色体の脆弱性が原因である．皮膚の色素沈着，多発奇形，低身長，がんの多発などが特徴である．

〔後天性〕
再生不良性貧血のうち最も多いのは後天性で特発性のものである．二次性のものとしては肝炎後のものが比較的多くみられる．先行する肝炎は原因不明の急性肝炎であり，肝機能の改善中，または正常化直後に発症することが多い．後天性のものの多くは病因は不明であるが，T細胞を抑制する免疫抑制療法が有効なことから自己障害性T細胞による免疫的な機序によると考えられている．

b. 症状
種々の程度の貧血がみられ，血小板減少による止血困難な鼻出血や皮膚の出血斑がみられる．また，好中球減少が高度であれば易感染性がみられる．

c. 検査・診断
末梢血では汎血球減少と網状赤血球の減少がみられ，その程度に基づいて重症度分類を行う（表XI-2）．正球性正色素性貧血を呈し，血清鉄は利用されないために上昇する．骨髄は無形成または低形成である．ファンコニー貧血は染色体の脆弱性が特徴であり，マイトマイシンに対する染色体の脆弱性の有無を調べる．ファンコニー貧血の責任遺伝子としてFACA遺伝子とFACC遺伝子が同定されており，遺伝子診断が可能である．

d. 治療
①支持療法
輸血は極力行わないが，血色素5 g/dL以下の貧血に対しては洗浄赤血球の輸血を行う．血小板輸血は明らかな出血症状がみられる場合や，5,000/μL以下で実施する．ただし，感染症を合併し

表XI-2 再生不良性貧血の重症度分類

重　症	中等症	軽　症
少なくとも下記の2つを満たすもの 　顆粒球　＜500/μL 　血小板　＜2万/μL 　網状赤血球　＜2万/μL	少なくとも下記の2つを満たすもの 　顆粒球　＜1,000/μL 　血小板　＜5万/μL 　網状赤血球　＜6万/μL	それ以外のもの

（厚生省特定疾患特発性造血障害調査研究班による）

ている場合は早めに輸血を行い，抗生剤投与を行う．好中球減少に対してはG-CSF投与を行う．

②同種骨髄移植

　重症型ではHLA一致の血縁ドナーが得られれば骨髄移植が第一選択の治療となる．このようなドナーの得られない場合は以下に示すような免疫抑制療法を行うが，6カ月を経過しても免疫抑制療法の効果がみられない場合は非血縁者からの骨髄移植を行う．HLA適合ドナーからの骨髄移植の5年生存率は90%以上である．

③免疫抑制療法

　HLA一致の血縁ドナーの得られない重症型，および中等症型では免疫抑制療法を行う．免疫抑制療法はシクロスポリンAとウマ血清より作成された抗リンパ球抗体を用いる．シクロスポリンAは血中濃度を測定して，至適投与量を決定する．有効率は約70%で，有効例では治療開始後6カ月以内に効果が出現することが多い．必ずみられる副作用として多毛があり，血中濃度が上昇すると高血圧，高脂血症，高血糖，腎障害などが出現することがある．抗リンパ球抗体は異種血清であるため，アナフィラキシー，発熱に注意する必要があり，投与中は厳重な監視を要する．また，急激な血小板減少もしばしばみられる．免疫抑制療法により，リンパ球減少，低ガンマグロブリン血症などの免疫低下が出現するので，ウイルス感染などの感染症に対する注意が必要である．

④アンドロゲン療法

　軽症型に対して行う．副作用として肝障害，男性化，高血糖などがある．

（5）溶血性貧血（hemolytic anemia）

a. 概要

　赤血球の破壊が亢進し，骨髄での赤血球産生の亢進で代償しきれない場合に貧血が出現する．赤血球の破壊が亢進する理由として，先天的に赤血球自体に異常がある場合と，後天的に赤血球以外に異常がある場合とがある．

b. 症状・検査所見

　正球性貧血がみられる．赤血球破壊が亢進すると遊離したヘモグロビンが多く生じ，それがビリルビンに代謝されるために黄疸が生じる．罹病期間が長くなるとそのために胆石を生じる．また，脾臓を中心とした網内系に負担がかかるために脾腫がみられることがある．臨床検査では正球性貧血以外には間接ビリルビン，尿ウロビリノーゲンの増量，ハプトグロビンの低下のほか，溶血した赤血球から放出された，LDH，ASTの上昇がみられる．代償性の赤血球造血の亢進が起

こるため末梢血中での網状赤血球の増加，骨髄での赤血球前駆細胞の増加が観察される．

1）先天性溶血性貧血

〔遺伝性球状赤血球症〕

a. 病因・病態

最も頻度の高い溶血性貧血であり，赤血球膜を構成している蛋白の先天性異常（常染色体優性遺伝）のために赤血球が球状となり，そのため脾臓などの網内系を通過するときに機械的な破壊が生じる．赤血球の形態観察および赤血球浸透圧脆弱性試験亢進で診断される．遷延する新生児黄疸がみられる場合は本疾患も考慮する必要がある．貧血の程度は個人差が大きく，軽症例では貧血の増強するウイルス感染症やヒトパルボウイルス19による無形成発作などに際して初めて診断されることも稀ではない．

b. 治療

貧血の強い例では摘脾を行うが，摘脾により肺炎球菌感染症が重症化しやすくなるため，肺炎球菌ワクチン接種後に行う．また，幼児では易感染性が出現するため重症例以外では摘脾は行わない．

〔無形成性発作　aplastic crisis〕

ヒトパルボウイルスB19感染によって生じる急激な貧血の進行と汎血球減少．伝染性紅斑の原因ウイルスであるパルボウイルスは赤血球前駆細胞が主な感染細胞であり，溶血性貧血では赤血球前駆細胞が顕著に増加しているためにウイルス量が増加し，そのために高熱などの強い症状が出現する．また，溶血性貧血で増加している赤血球前駆細胞がウイルスにより障害を受けるために急激に貧血が進行する．

〔その他の先天性溶血性貧血〕

赤血球酵素異常，ヘモグロビン異常によるものがある．

2）後天性溶血性貧血

〔自己免疫性溶血性貧血　autoimmune hemolytic anemia〕

a. 病因・病態

赤血球膜上の抗原に対する自己抗体が産生され，補体の関与を受けて溶血が生じる．Rh式血液型などの血液型抗原が抗原となる場合があるが稀であり，多くは抗原が不明である．37℃前後で強く反応する温式自己抗体と0℃に近い低温でよく反応する冷式自己抗体（寒冷凝集素症，発作性寒冷血色素尿症）によるもの，および薬剤によるものがある．特発性と，膠原病，悪性腫瘍，感染症などによる続発性がある．

b. 症状・検査

直接クームス試験陽性と溶血の存在で診断される．症状は続発性のものは原疾患によるものが加わるが，特発性では症状，検査所見ともクームス試験を除けば他の溶血性貧血と同様である．稀にクームス試験陰性のものがある．

c. 治療

原疾患があればその治療．副腎皮質ホルモンの投与．

2 出血性疾患

(1) 血友病 (hemophilia)

a. 病因・病態

伴性劣性遺伝性の先天性凝固異常症で凝固因子の第Ⅷ因子（血友病A）または第Ⅸ因子（血友病B）の欠乏または質的異常によって発症する．頻度は男児出生10万人当たり約12人である．これらの凝固因子の機能低下によりトロンビン生成，止血栓形成が遅延し，出血傾向を示す．

b. 症状

血小板減少症でみられるような点状出血はみられず，関節や筋肉などの深部出血が特徴である．関節出血は熱感，腫脹と疼痛をともない，繰り返すと関節の破壊が進行し，血友病性関節症を来たす．皮下出血は暗赤色を呈して盛り上がり，血腫を形成する．

c. 検査

出血時間，血小板数は正常．外因系凝固因子の検査であるPTは正常で，内因系の異常を示すAPTTは延長する．血友病Aと血友病Bの確定診断はそれぞれ第Ⅷ因子または第Ⅸ因子の活性値が低下していることによりなされる．活性値により重症（＜1％），中等症（1～5％），軽症（＞5％）に分類される．

d. 治療

血友病Aと血友病Bとも血漿より抽出，精製されたそれぞれ第Ⅷ因子または第Ⅸ因子製剤による補充療法を行う．第Ⅷ因子には遺伝子組み換え製剤が利用できる．体重1kg当たり1単位の投与でおおむね活性値は2％上昇するが半減期は8～12時間と短い．これらは家庭治療として自己注射を行うことが認められている．抗利尿ホルモンであるバゾプレッシン（DDAVP）は第Ⅷ因子とフォン・ウィルブランド因子を貯蔵部位より放出させるので軽症の血友病Aには有効である．

(2) 特発性血小板減少性紫斑病 (ITP: idiopathic thrombocytopenic purpura)

a. 病因・病態（表Ⅺ-3）

自己免疫性血小板減少性紫斑病と同義で，何らかの原因で産生された血小板に対する自己抗体が血小板に付着し，脾臓での破壊が亢進する結果，血小板が減少する．風疹などのウイルス感染症に続発することも多い．最近，ヘリコバクターピロリ感染との関連が注目されている．発症年齢は5歳未満が最も多く，小児では約80～90％は6カ月以内に自然治癒する急性型である．6カ月以上持続するものを慢性型という．慢性型でも約20％は自然治癒する．

b. 症状

点状出血や皮下出血，粘膜出血で気づかれることが多い．頭蓋内出血は発症頻度は1％以下と稀であるが，発症直後が多く，時に致死的である．減少期間が長期になれば血小板数の増加がみられなくても出血症状は軽度となることが多い．

c. 検査・診断

血小板数の低下（10万/μL以下）がみられ，他にそれを説明できる疾患が存在しないことで診断される．治療的診断としてガンマグロブリン大量療法を行い，著明な血小板数の増加が数日のうちにみられればITPと診断してよい．しかし，反応がみられない場合は，骨髄検査を行って未

表XI-3　特発性血小板減少性紫斑病の診断基準（1990年改定）

1．出血症状がある 　出血症状は紫斑（点状出血および斑状出血）が主で，歯肉出血，鼻出血，下血，血尿，月経過多などもみられる．関節出血は通常認めない．出血症状は自覚していないが血小板減少を指摘され，受診することもある 2．下記の検査所見を認める 　1）末梢血液 　⑴血小板減少 　　10万/μL以下，自動血球計数のときは偽血小板減少に留意する 　⑵赤血球および白血球は数，形態ともに正常．時に失血性または鉄欠乏性貧血をともない，また軽度の白血球増減を来たすことがある 　2）骨髄 　⑴骨髄巨核球数は正常ないし増加 　　巨核球は血小板付着像を欠くものが多い 　⑵赤芽球および顆粒球の両系統は数，形態ともに正常 　　顆粒球/赤芽球比（M/E比）は正常で，全体として正形成を呈する 　⑶血小板結合性免疫グロブリンG（PAIgG）増量 　　時に増量を認めないことがあり，他方，本症以外の血小板減少症においても増量を示しうる	3．血小板減少を来たしうる各種疾患を否定できる（注） 4．1および2の特徴を備え，さらに3の条件を満たせば特発性血小板減少性紫斑病の診断を下す．除外診断にあたっては，血小板寿命の短縮が参考になることがある 5．病型鑑別の基準 　1）急性型：推定発病または診断から6カ月以内に治癒した場合 　2）慢性型：推定発病または診断から経過が6カ月以上遷延する場合 　＊小児においては，ウイルス感染症が先行し発症が急激であれば急性型のことが多い （注）血小板減少を来たす疾患としては，薬剤または放射線障害，再生不良性貧血，骨髄異形成症候群，発作性夜間血色素尿症，全身性エリテマトーデス，白血病，悪性リンパ腫，骨髄がん転移，播種性血管内凝固症候群，血栓性血小板減少性紫斑病，脾機能亢進症，巨赤芽球性貧血，敗血症，結核症，サルコイドーシス，血管腫などがある．感染症については，特に小児のウイルス性感染症やウイルス性ワクチン接種後に生じた血小板減少は本症に含める．先天性血小板減少症としては，Bernard-Soulier症候群，Wiskott-Aldrich症候群，May-Hegglin症候群，Kasabach-Merritt症候群などがある

（平成2年度　厚生省特定疾患　特発性造血障害調査研究班研究業績報告書より）

熟な巨核芽球の増加を確認する．

d. 治療

　発症直後は比較的出血症状が強い．血小板数が2万/μL以下では治療的診断を兼ねてガンマグロブリン大量療法を行う．これにより約半数で顕著な血小板数の増加がみられるが効果は一過性である．その後の治療は出血症状にあわせて行うが，軽度の皮下出血のみの症例は無治療で経過を観察する．止血しがたい鼻出血や血尿など症状が強い症例ではステロイド投与を行う．血小板輸血は自己抗体の存在のためその効果は限定的であるが，重篤な出血に対しては緊急的に実施する．出血症状がみられる慢性型の難治例では摘脾が行われることがあるが，乳幼児では摘脾により免疫不全状態となるため通常は実施されない．

(3) 血管性紫斑病（vascular purpura）

a. 病因・病態

アレルギー性紫斑病またはシェーライン・ヘノッホ紫斑病とも呼ばれる．自己免疫的な機序でもたらされる血管炎が病態の中心であり，血管炎により血管の透過性が亢進し出血する．原因は不明だが上気道炎に引き続いて発症することも多く，IgAが中心的役割を果たしている．

b. 症状

多くの場合，下肢から臀部にかけて点状から硬貨大のすぐに紫斑に変化する紅斑の出現が初発症状である．疼痛をともなう関節腫脹がみられることもある．重要なものとして血便をともなう腹痛および腎炎の合併がある．腹痛は疝痛性でかなり強く，時に紫斑の出現に先行してみられることがあり，その場合，虫垂炎などの急性腹症と間違えられることもある．年長児では腎炎は約50％でみられ，ほとんどの場合発症から4週以内に出現するが，診断後6カ月後までは腎炎の発症の可能性がある．腎炎の約10％は再発を繰り返し，数％では最終的に腎不全に至る．血管性紫斑病は自然治癒する疾患であるが，初発後数カ月間はしばしば症状の再燃がみられる．

c. 検査所見

特異的なものはないが，第XIII因子の低下，FDP，IgAの上昇，白血球，血小板増加がみられることがある．蛋白尿，血尿は腎炎の発症を示唆する．

d. 治療

自然治癒する疾患であり，対症療法以外の治療は要しない．強い腹痛，血便，陰嚢の腫大がみられる場合はステロイド投与の適応である．

3 白血病（leukemia）

(1) 白血病の概要[*1]

a. 病因・病態

白血病は小児の悪性腫瘍のうちで最も多いもので，悪性腫瘍全体の約1/3を占める．血球は骨髄で造血幹細胞が分化増殖することによって産生されるが，分化過程にある1つの細胞ががん化（白血化）し，分化を停止して無秩序に増殖するようになったのが急性白血病である．由来する細胞の種類によって病型が決定される．つまりリンパ球系細胞が腫瘍化したものは急性リンパ性白血病（ALL：acute lymphocytic leukemia）であり，好中球系，単球系，赤芽球系，巨核球系などの骨髄系細胞が悪性化したものが急性骨髄性白血病（AML：acute myelocytic leukemia）で，それぞれFAB（French-American-British）分類に基づきL1～L3，M0～M7に分類される（図XI-1）．一方，慢性骨髄性白血病（CML：chronic myelocytic leukemia）は造血幹細胞ががん化したものであり，急性白血病とは異なり，これらがん化した細胞の分化能は保たれている．そのため，CMLでは各分化段階の腫瘍細胞が存在する．小児ではCMLは稀であり，また高齢者に多い慢性リンパ性白血病（CLL）は小児ではみられない．

[*1] 白血病の臨床試験：小児白血病の治療成績は年々向上しつつあるが，さらに効果的でかつより毒性の少ない治療法を開発することが必要である．そのためには多くの症例に同一の治療を行って治療成績を評価し，その結果に基づいてさらに治療法に改良を加え，より完成度の高い治療法を作成していく．現在，わが国ではAMLでは1つ，ALLでは3つの大きな研究グループがあり，白血病の症例は患者，家族の同意のもとでこれらのグループの実施する臨床試験に登録され，定められた治療を行うことが一般的である．

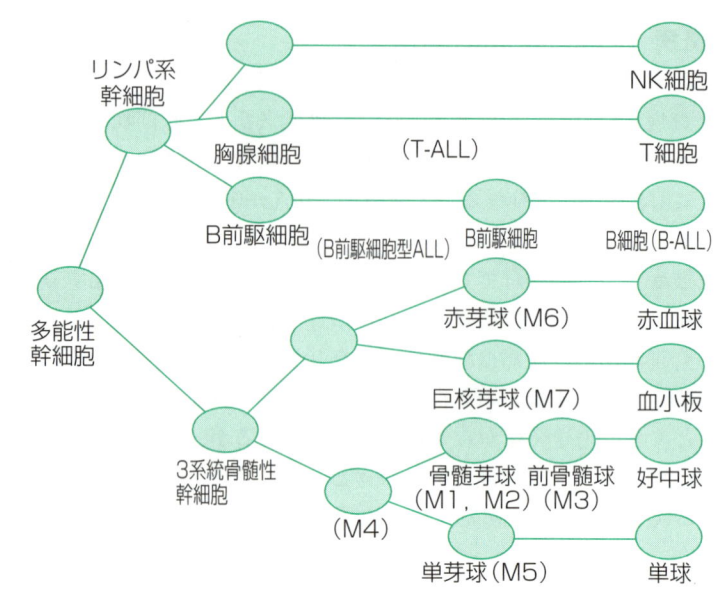

図XI-1 血球の分化過程と白血病の病型との関係

すべての血液細胞は多能性幹細胞が分化・増殖して作られる．T細胞を除く血球は骨髄で分化して成熟細胞となった段階で末梢血中に出現する．一方T細胞は骨髄から前胸腺細胞が胸腺に移動し，そこで分化・成熟した後，末梢に流れ出してくる．カッコで示したものはそれぞれの細胞に対応する白血病の病型であり，骨髄性白血病はFAB分類で示してある．

b. 症状

　急性白血病では骨髄が白血病細胞で充満し，骨髄における正常な造血が妨げられ，その結果，好中球減少，血小板減少，貧血が生じる．好中球減少のための易感染性に起因する感染症による発熱，血小板減少による鼻出血，皮膚の紫斑，貧血による顔色不良および全身倦怠が白血病の初発時に最もよくみられる症状である．また，感染症の合併がなくても腫瘍熱による微熱が続くことで気づかれることも多い．骨髄での白血病細胞の増殖による骨髄内圧の上昇による骨痛や関節痛がみられることもある．他によくみられる所見として白血病細胞の浸潤による肝脾腫，リンパ節腫大，縦隔腫瘤（主にT細胞性ALL）などがある．

c. 検査

　末梢血では正球性貧血，血小板減少がみられることが多いが，白血球数はさまざまであり，むしろ減少していることの方が多い．しばしば，末梢血に白血病細胞がみられる．確定診断は骨髄穿刺を行って骨髄液を採取し，塗抹標本にて白血病細胞の存在を確認する．同時に細胞化学検査でペルオキシダーゼ反応，エステラーゼ反応を調べ，これらが陽性であればAMLと診断できる（エステラーゼ陽性の場合は，急性骨髄単球性白血病または急性単球性白血病にさらに亜分類される）．これらの所見に基づいてFAB分類を行う．また，骨髄の白血病細胞は染色体検査とモノクローナル抗体を用いた免疫学的診断を行い，さらに詳細な病型を決定する．中枢神経系への白血病細胞の浸潤の有無を調べるために髄液検査を行う．

d. 治療効果の判定

　骨髄中の白血病細胞の割合が5％未満となり，かつ骨髄以外に白血病細胞の存在が確認されな

くなった状態を完全寛解という．他の悪性腫瘍同様，白血病では治癒の判定はある一定期間再発がなかった場合に初めて可能となる．再発のほとんどは初発から5年以内にみられることが多いので，5年間初回寛解を維持することができれば多くの場合，治癒としたものと考えられる．

e. 支持療法

　支持療法は白血病自体の治療ではないが，きわめて重要なものであり，白血病治療の成否に密接にかかわる．貧血や血小板減少に対しては**輸血**を行う．また，白血病自体，あるいは抗がん剤投与にともなう好中球減少がみられるときは**感染症への注意**が必要である．特に好中球数が500/μL以下が持続するときは敗血症および敗血症性ショックの発症に細心の注意をはらう必要がある．好中球減少時に発熱がみられたら，ただちに血液培養用の検体を採取し，抗生剤を開始しなければならない．**真菌感染**，**ウイルス感染**にも注意が必要である．前者については，アスペルギルスは花や土に常在するためこれらの病室への持ち込みは禁止する．また，エアコンの吹き出し口のカビ（アスペルギルス）も取り除いておかなければならない．ウイルスに対する対策としては感冒に罹患している医療スタッフ，面会者の患者との接触を禁止することが重要である．特に，発熱をともなわない鼻汁や咳などの感冒様症状を有する医療スタッフは盲点となるので注意が必要である．

（2）急性リンパ性白血病（ALL：acute lymphocytic leukemia）

　小児で最も多い白血病でALLのうち約80%はBリンパ球の前駆細胞由来である（B前駆細胞型ALL）．続いてTリンパ球由来のT-ALL（20%），比較的成熟したBリンパ球由来のB-ALL（5％以下）がみられる．ALLはFAB分類で細胞形態でL1〜L3に分類されるが，B-ALLはL3の形態をとることが多い．L1とL2の区別することの臨床的有用性はほとんどない．

a. 予後因子（表XI-4）

　B前駆細胞型ALLは初発時の年齢，白血球数，白血病細胞の染色体異常，ステロイドに対する治療反応性などで予後を推定することができる．初発時年齢10歳以上は予後は比較的不良であり，また初発時白血球数が多いほど予後は不良である．染色体異常ではフィラデルフィア染色体陽性（t（9;22）転座），t（4;11）転座をもつALLの予後はきわめて不良である．また，診断後1週間ステロイドのみを投与し，末梢血中の白血病細胞の減少が不良である場合の予後も不良である．これらの予後因子に基づいて予後を推定し，予後が不良と考えられる症例には強力な治療を行う．逆に，予後が良好と考えられる症例には治療による毒性を避けるために比較的軽い治療を行う．

表XI-4　小児ALLの予後分類（B-ALLを除く）

標準危険群	中間危険群	高危険群	超高危険群
下記のすべてを満たすもの 　ステロイド反応性*：良好 　診断時白血球数：＜1万/μL 　診断時年齢：1歳〜9歳	ステロイド反応性が良好で標準群にあてはまらないもの	ステロイド反応性が不良	以下の染色体異常をもつもの 　t(9;22) 　t(4;11) または治療開始1カ月で寛解にならないすべての症例

＊1週間のプレドニゾロン単独投与で末梢血中の白血病細胞が1,000/μL以下になれば反応良好とする。
　投与前より1,000/μL以下の場合は良好と判定する。

（小児白血病研究会（JACLS）の分類より）

b. 中枢神経白血病

髄液検査で白血病細胞が検出されなくても，多くの場合検出できない程度の白血病細胞が中枢神経系に浸潤していると考えられる．中枢神経白血病に対する治療を行わないと約半数で中枢神経系での白血病の再発がみられる．

c. 治療

抗がん剤による化学療法を行う．B前駆細胞型ALLとT-ALLでは約1カ月間の寛解導入療法に引き続き，地固め療法，聖域治療[*2]，再寛解導入療法を3～4カ月間にわたって行い，その後約1年半の維持療法を行う．中心的薬剤はステロイド，ビンクリスチン，L-アスパラギナーゼ，シタラビン，メソトレキセート，6 MP，シクロホスファミドおよびダウノマイシンなどのアントラサイクリン系抗がん剤である．B-ALLの治療は上記のものとは異なり，寛解導入療法後に強化療法を半年から1年間繰り返し，治療を終了する．

最初の1カ月で完全寛解の得られなかった例やフィラデルフィア染色体またはt(4;11)転座を有する症例は，化学療法のみでは治癒は期待できないため，造血幹細胞移植を行う．

d. 予後

標準危険群では85%，中間危険群で75%，高危険群で60%程度の5年無再発・無病生存率が得られる．

(3) 急性骨髄性白血病（AML：acute myelocytic leukemia）

a. 概要

FAB分類に基づいてM0～M7に分類される（表XI-5）．このうち狭義のAMLはM1とM2であるが全体をAMLと称する．急性前骨髄性白血病（M3）はDICを起こしやすく，治療開始前後に頭蓋内出血で死亡することがあるので注意が必要である．単球由来の白血病である急性単球性白血病（M5）は皮膚などへの浸潤傾向が強い．

b. 予後因子

FAB分類M2でt(8;22)転座をもち診断時白血球数の少ないもの，16染色体の逆位をもつものは予後は比較的良好である．診断時白血球数が10万/μL以上の症例や，最初の化学療法のコースで完全寛解が得られなかった症例は予後不良である．

c. 治療

1コース当たり5～10日間の抗がん剤の投与を行う．抗がん剤投与後は抗がん剤による骨髄抑制から正常造血が回復するのに2～3週間を要するため，約1カ月ごとに投与を繰り返し，6コース程度実施する．用いる抗がん剤はシタラビン，アントラサイクリン系抗がん剤（ダウノマイシン，ピラルビシン，ミトキサントロン，イダルビシン），エトポシドである．ALLとは異なり，維持療法は実施しない．また，中枢神経系や睾丸からの再発は少ないのでメソトレキセート，ステロイド，シタラビンの髄腔内投与以外の聖域治療は行わない．M3ではオールトランスレチノ

[*2] 聖域治療：通常の抗がん剤は中枢神経系や性腺（特に睾丸）への移行が不良であり薬剤聖域といわれる．そのため，これらの部位に存在する白血病細胞を根絶するための治療を特に行わないと高頻度にこれらの部位からの再発がみられる．多くの場合，葉酸救援併用メソトレキセート大量療法が行われる．これは葉酸拮抗剤であるメソトレキセートを大量に投与することによりこれら薬剤聖域にまで薬剤を浸透させ治療効果を上げる方法であり，メソトレキセート投与後，その毒性を中和するために葉酸を投与する．中枢神経系に対してはさらにメソトレキセート，ステロイド，シタラビンの髄腔内投与と中枢神経系での再発の可能性がきわめて高い例では全脳への放射線照射が行われる．

表XI-5　急性骨髄性白血病のFAB分類

FAB分類	名称	特徴
M0		ペルオキシダーゼ陰性だが免疫学的に骨髄系の特徴を有するもの．ただしリンパ系マーカーは陰性．
M1	骨髄性白血病	分化傾向に乏しい．
M2	骨髄性白血病	分化傾向を示し，t(8;21)(q22:q22)転座を有することが多い．
M3	前骨髄性白血病	前骨髄球由来．DICを呈することが多い．
M4	骨髄単球性白血病	骨髄球系と単球系に由来する腫瘍細胞が混在．
M5	単球性白血病	単球系細胞由来．皮膚などへの組織浸潤傾向が強い．
M6	赤白血病	幹細胞に近い未熟な細胞由来．赤芽球の腫瘍性の増殖をともなう．
M7	巨核球性白血病	巨核球由来．ダウン症でしばしばみられる白血病．骨髄線維症をともないやすい．

イン酸（活性型ビタミンA）による分化誘導効果が得られるため，化学療法と併用投与を行う．
　予後不良群は化学療法のみでの治療は困難であるため造血幹細胞移植を行う．予後不良群と予後良好群以外の中間群に対しては造血幹細胞移植の必要性についてはまだ結論が得られていない．

d. 予後
　AML全体の5年初回寛解維持率は60～70%である．

4 造血幹細胞移植

a. 概要
　造血幹細胞移植（SCT：stem cell transplantation）とはすべての血球細胞のもととなる造血幹細胞を患者に移植することである．造血幹細胞移植には大きく分けて，遺伝的に全く同一である一卵性双生児から行う同系移植，それ以外のドナーから行う同種移植，体外に取り出して凍結保存しておいた自分の幹細胞を再度戻す自家移植がある．

b. 移植の目的
　SCTの目的は以下の4つがある．
　①欠陥のある造血幹細胞や造血前駆細胞を新たに正常な幹細胞で置き換える（再生不良性貧血，先天性好中球減少症や先天性免疫不全などが相当）：同系，同種移植
　②遺伝子異常のため白血球が産生する酵素が欠損している状態に対し，幹細胞を移植することで得られる正常な白血球に欠損酵素を作らせる（先天性代謝異常症が相当）：同系，同種移植
　③白血病では後に幹細胞を移植することで骨髄機能を破壊するような強力な治療（抗がん剤の大量投与，全身放射線照射）が可能となる：同系，同種，自家移植
　④ドナー由来のT細胞に白血病細胞を攻撃させる免疫療法としての効果が得られる：同種移植

c. 移植の合併症（GVHDを除く）
　移植後早期の好中球増加が得られるまでの2～3週間は細菌，真菌感染症の危険性が高い．また，同種移植では好中球が増加した後もしばらくは免疫不全状態が持続するため，ウイルス感染症の頻度が高い．移植後早期は単純ヘルペスによる口内炎，移植後1カ月頃からはサイトメガロ

ウイルスによる肺炎，アデノウイルスによる出血性膀胱炎がしばしばみられる．また，慢性GVHDがみられる場合はEBウイルスによるB細胞増殖症を発症することがある．感染症以外には移植前処置や感染症，GVHD，ステロイド投与などが原因で発症する血栓性微小血管障害（TMA：thrombotic microangiopathy）や静脈閉塞症（VOD：veno-occulusive disease）が重篤な合併症としてあげられる．この2つは同種移植以外でも認められる．合併症は上記の移植後比較的早期にみられるものの他に，移植前処置による後遺障害がある．前処置に全身放射線照射を行った場合は男女とも不妊は必発であり，特に女児の場合，思春期になっても二次性徴がみられないなどの卵巣機能不全を生じる．また，がんの発生頻度の上昇や低身長の他に甲状腺機能低下や下垂体機能不全がみられることがある．前処置に全身放射線照射を行わなくても大量の抗がん剤を投与した場合も同様の性腺障害を認める．このように，移植治療は重大な合併症をともなう治療であり，その適応については慎重であらねばならない．

d. 同種移植
①組織適合性抗原（histocompatibility antigen）

組織適合性抗原であるHLA（human leukocyte antigen）にはcalss Ⅰとclass Ⅱとがあり，SCTにおいて重要なものは，class ⅠではAとB抗原であり，class ⅡではDR抗原である．これらは両親に由来する一対の遺伝子に規定されるため，個人にはそれぞれ2種類ずつあり，合計6種類の抗原をもつことになる．それぞれの抗原には10～数十種類の異なったタイプがあり，その結果，天文学的な種類の組み合わせが存在する．移植ドナーと患者はこのうち最低でも5種類が一致する必要がある．兄弟間でHLAが一致する確率は1／4である．事実上血縁者で移植ドナーとなりうるのは両親または兄弟であり，その中でHLAの一致したドナーが得られない場合は，骨髄バンクまたは臍帯血バンクを介した非血縁者からの移植が選択される．

同種移植の場合，HLAが一致していてもマイナー抗原と呼ばれる抗原が不一致であるため移植にともなう免疫反応が生じる．マイナー抗原についてはまだほとんど解明されておらず，マイナー抗原を一致させることはできない．マイナー抗原は遺伝的に近い血縁者より非血縁者の方がドナーとの違いが大きく，そのために非血縁者からの移植の方が免疫反応は強く出る．

②移植片対宿主病（GVHD：graft versus host disease）と拒絶

免疫反応は患者（レシピエント）の免疫担当細胞（主としてT細胞）が移植片を認識して攻撃するものと，GVHDと呼ばれるドナーの免疫担当細胞がレシピエントの組織を攻撃する双方向が出現する．レシピエントからの攻撃が強ければ移植片は拒絶されSCTは不成功に終わる．そのため，移植直前にレシピエントの免疫力を全身放射線照射や抗リンパ球抗体，抗がん剤などを用いて破壊しておく．これを移植前処置と呼ぶ．一方，移植時に造血幹細胞と同時に移植されたT細胞はレシピエントの組織を攻撃し，GVHDを引き起こす．攻撃されやすい部位は皮膚，腸管，胆管であり，その程度をⅠ度～Ⅳ度のgradeで表す（表Ⅺ-6，7）．このような急性の反応は移植後10日頃より認められることが多く急性GVHDと呼ばれる．GVHDにはこの他に，移植100日後頃より出現する慢性GVHDと呼ばれるものがある．急性GVHDが移植時に同時に輸注されたドナーの成熟したT細胞で引き起こされるのに対し，慢性型は主として移植された造血幹細胞がレシピエントの胸腺で成熟し，分化したT細胞によって起きると考えられている．したがって症状の一部は強皮症やシェーグレン症候群のような自己免疫疾患に類似し，皮膚の硬化，皮疹，紅斑，口

表Ⅺ-6　臓器障害のstage

Stage	皮膚 皮疹（％）	肝 総ビリルビン（mg/dL）	消化管 下痢(mL/m²)*
1	<25	2.0-2.9	500-1,000 または持続する嘔気**
2	25-50	3.0-5.9	1,000-1,500
3	>50	6.0-14.9	>1,500
4	全身性紅皮症 （水泡形成）	15.0以上	高度の腹痛・出血 （腸閉塞）

＊：3日間の平均下痢量
＊＊：胃・十二指腸の組織学的証明が必要
（日本造血細胞移植学会ガイドライン（http://www.jshct.com/）より抜粋）

表Ⅺ-7　急性GVHDのgrade

grade	皮膚 Stage	肝 Stage	消化管 Stage
Ⅰ	1-2	0	0
Ⅱ	3 or	1 or	1
Ⅲ	—	2-3 or	2-4
Ⅳ	4 or	4	—

orは，各臓器障害のstageのうち，一つでも満たしていればそのgradeとするという意味である．
（日本造血細胞移植学会ガイドライン（http://www.jshct.com/）より抜粋）

腔粘膜や眼球結膜の乾燥などがみられる．また，リウマチ因子や抗サイログロブリン抗体などの自己抗体もしばしば陽性となる．

③移植片対白血病効果（GVL：graft versus leukemia）

　白血病における同種移植ではドナー由来のT細胞はレシピエントの正常組織を攻撃してGVHDを引き起こすばかりではなく，同時に白血病細胞も攻撃するがこれをGVL効果と呼ぶ．このような免疫反応の起こらない同系移植やGVHDを発症しなかった同種移植症例では白血病の再発率が高いことから，GVL効果が白血病における同種移植で果たす役割は大きいことがわかる．

④GVHDの予防と治療

　同種移植の死因としてGVHDは最も頻度の高いものであり，その予防と治療はきわめて重要である．GVHDの予防として移植日より免疫抑制剤の投与が行われる．最もよく使われるのはシクロスポリンAまたはタクロリムス（FK507）とメソトレキセート短期投与との組み合わせである．治療にはステロイドが使用される．

e. 同系移植

　遺伝的に全く同一の一卵性双生児からの移植であり，GVHDの発症はない．そのため移植合併症の危険性は低いが，白血病ではGVL効果が得られないため再発率が高い．そのため，再生不良性貧血や免疫不全，先天性代謝異常症に適している．

f. 自家移植

自家の造血幹細胞を採取保存しておいてから大量の抗がん剤による治療を行ったあとで，凍結保存してある自家造血幹細胞を移植するものである．これにより，骨髄機能を破壊するほどの大量の抗がん剤を投与することで高い治療効果を得ることができる．自分の幹細胞を用いるため，移植片に腫瘍細胞が混入している可能性があり，それが再発原因になることが問題である．しかし，GVHDの発症はともなわず安全であるため小児では固形腫瘍に用いられることが多い．

g. 造血幹細胞ソースの種類（表XI-8）

表XI-8　造血幹細胞ソースによる差異

造血幹細胞ソース	骨髄	末梢血	臍帯血
造血の速さ	普通	速い	遅い
急性GVHD	普通	低頻度～普通	低頻度
慢性GVHD	普通	高頻度	低頻度
全身麻酔	必要	不要	－
G-CSF投与	不要	必要	－

①骨髄[*3]

最も一般的な造血幹細胞ソース．ドナーの全身麻酔が必要であり，採取後の骨盤の疼痛などの侵襲がある．

②末梢血

健常人に顆粒球コロニー刺激因子（G-CSF）を4～5日間投与すると，末梢白血球の増加にともなって，造血幹細胞が末梢血中に流出してくる．それを血球分離装置を用いて単核球（リンパ球，単球）とともに採取し，移植に用いる．ドナーの全身麻酔が不要であり，ドナーへの侵襲が少ないが，G-CSF投与による白血球増加（通常5万/μL以上になる）にともなう骨痛，腰痛がしばしばみられる．また，G-CSF投与の長期的影響が現時点では不明である．骨髄幹細胞による移植と比較して，造血の回復が速やか（通常移植後11日程度で好中球数は500/μL以上となり，骨髄より約1週間早い）であるが，慢性GVHDが出やすいなどの特徴がある．

③臍帯血[*3]

臍帯血中には多くの造血幹細胞が含まれており，これを移植に用いる．血縁者間で移植が行われることは稀であり，多くは臍帯血バンクから提供される非血縁者間移植として実施される．他の幹細胞ソースに比べ，GVHDが出にくいという特徴があるため，HLA 1～2座ミスマッチのドナーからでも移植が実施可能である．体重の多い成人のレシピエントには幹細胞数が不足することが多いこと，造血の回復が遅いことが問題点であるが，臍帯血は本来廃棄されるものでありド

[*3] 骨髄バンク，臍帯血バンク：骨髄バンクとしてはわが国には（財）日本骨髄移植推進財団があり，ボランティアであるドナー希望者の登録，移植希望の患者登録と両者のマッチングを行っている．現在年間約700例の移植が財団を通じて行われている．また，アメリカ，ヨーロッパ，香港，韓国，台湾のバンクとも提携しており，これらのバンクから提供を受けることも可能であり，また日本からも海外に提供されている．臍帯血バンクはわが国に10カ所あり，それぞれ指定された産科施設での出産時に，家族の同意のもと採取された臍帯血の処理，凍結保存を行っている．

ナーへの負担がないこと，凍結保存されているものを使用するためいつでも移植の実施が可能であり，緊急の移植に対応できることなどが利点である．

h. 移植の適応とその成績

白血病の移植適応に対する一般的な考え方として，化学療法単独より移植を行った方が生存率が20%以上高いこと，化学療法単独では治癒の可能性がないことが考えられる．前者に相当するものとして予後不良群に属するALLとAML，後者に相当するものとしてAMLの再発例，ALLの早期再発例（治療中または治療終了より6カ月以内の時期の再発）がある（表XI-9, 10）．CMLについては従来は移植の絶対適応であったが，インターフェロンのほか，分子標的薬であるイマチニブの登場により，その適応については明らかではない．ただし，これらの薬剤の効果が不十分であれば絶対適応となる．

再生不良性貧血は免疫抑制療法が無効の重症型が絶対適応となる．先天性疾患では重症複合型免疫不全症が絶対適応となる．代謝異常症ではHurler病，Hunter病，副腎白質異栄養症などに実施されているが，中枢神経障害が進行していないうちに実施する必要がある．

表XI-9 白血病に対する移植の適応

ALL	初発例	t(9;22), t(4;11)を有する症例 寛解導入遅延症例 その他の高危険群に属する症例*
	再発例	早期再発（治療開始時より2年6カ月以内の再発） 晩期再発（早期再発より後の再発）*
AML	初発例	中間危険群* 高危険群 寛解導入遅延症例
	再発例	全症例

＊：移植の化学療法に対する優越性が明らかではないもの

表XI-10 HLA適合同種骨髄移植の5年生存率(%)

	初回寛解	第2寛解期	第3寛解期	非寛解期
ALL	71	66	37	18
AML	75	64	53	38

1991-2000年の間に移植を受けた症例
（平成14年度日本造血細胞移植学会全国調査報告書（http://www.jshct.com/）より抜粋）

5 播種性血管内凝固症候群
（DIC：disseminated intravascular coagulation）

a. 概要

感染症や悪性腫瘍などの種々の基礎疾患，病態に併発する消耗性の凝固障害である．凝固系の

表XI-11-① 乳幼児期および乳幼児期以降のDIC診断基準

新生児・極低出生体重児DIC診断基準（白幡ら）

1. 基礎疾患の存在
2. 出血傾向あるいは（および）参考条項の存在
3. 検査所見　　　　　　　　　　　　スコア（点）
   1) 血小板数（×10⁴/μL）
      新生児・極小未熟児ともに
      - (a) ≦15, >10　　　　　　　　　1
      - (b) ≦10　　　　　　　　　　　2
   2) フィブリノーゲン（mg/dL）
      新生児では
      - (a) ≦150, >100　　　　　　　　1
      - (b) ≦100　　　　　　　　　　　2
      極小未熟児では
      - (a) ≦50　　　　　　　　　　　1
   3) FDP（FDPL, μg/mL）
      新生児では
      - (a) ≧10, <40　　　　　　　　　1
      - (b) ≧40　　　　　　　　　　　2
      （極小未熟児ではこの項目は使用しない）
   3)′ FDP（D-dimer, ng/mL）
      新生児では
      - (a) ≧500, <2,000　　　　　　　1
      - (b) ≧2,000　　　　　　　　　　2
      極小未熟児では
      - (a) ≧200, <500　　　　　　　　1
      - (b) ≧500, <2,000　　　　　　　2
      - (c) ≧2,000　　　　　　　　　　3
4. 参考条項
   1) pH ≦ 7.2
   2) Pao₂ ≦ 40 mmHg（極小未熟児では ≦ 30 mmHg）
   3) 直腸温 ≦ 34℃
   4) 収縮期血圧 ≦ 40 mmHg（極小未熟児では ≦ 30 mmHg）

- 1. 必須項目
- 2. 必須項目
- 3. 3点　　　DIC疑診
-    4点以上　DIC確診

乳幼児期以降

Ⅰ．表XI-11-②に示す基礎疾患　　　得点
　　　　あり　　　1
　　　　なし　　　0

Ⅱ．表XI-11-③, ④に示す臨床症状
　1) 出血症状（注1）
　　　　あり　　　1
　　　　なし　　　0
　2) 臓器症状
　　　　あり　　　1
　　　　なし　　　0

Ⅲ．検査成績
　1) 血清FDP値（μg/mL）
　　　40≦　　　　　　　　3
　　　20≦　　　<40　　　2
　　　10≦　　　<20　　　1
　　　10>　　　　　　　　0
　2) 血小板数（×10³/μL）（注1）
　　　50≧　　　　　　　　3
　　　80≧　　　>50　　　2
　　　120≧　　　>80　　　1
　　　120<　　　　　　　　0
　3) 血漿フィブリノーゲン濃度（mg/dL）
　　　100≧　　　　　　　　2
　　　150≧　　　>100　　1
　　　150<　　　　　　　　0
　4) プロトロンビン時間
　　　時間比（正常対照値で割った値）
　　　1.67≦　　　　　　　2
　　　1.25≦　　　<1.67　1
　　　1.25>　　　　　　　0

Ⅳ．判定（注2）
　1) 7点以上　　DIC
　　　6点　　　　DICの疑い（注3）
　　　5点以下　　DICの可能性少ない
　2) 白血病その他（注1）に該当する疾患
　　　4点以上　　DIC
　　　3点　　　　DICの疑い（注3）
　　　2点以下　　DICの可能性少ない

Ⅴ．診断のための補助的検査成績, 所見
　1) 可溶性フィブリンモノマー陽性
　2) Dダイマーの高値
　3) トロンビン・アンチトロンビン複合体の高値
　4) プラスミン・α₂-プラスミンインヒビター複合体の高値
　5) 病態の進展にともなう得点の増加傾向の出現．特に数日内での血小板あるいはフィブリノーゲンの急激な減少傾向ないしFDPの急激な増加傾向の出現
　6) 抗凝固療法による改善

Ⅵ．注1：白血病および類縁疾患, 再生不良性貧血, 抗腫瘍薬投与後など骨髄巨核球減少が顕著で, 高度の血小板減少をみる場合は血小板数および出血症状の項は0点とし, 判定はⅣ-2)に従う
　注2：基礎疾患が肝疾患の場合は以下のとおりとする
　　a．肝硬変および肝硬変に近い病態の慢性肝炎（組織上小葉改築傾向を認める慢性肝炎）の場合には, 総得点から3点減点したうえで, Ⅳ-1)の判定基準に従う
　　b．劇症肝炎および上記を除く肝疾患の場合は, 本診断基準をそのまま適用する
　注3：DICの疑われる患者でⅤ. 診断のための補助的検査成績, 所見のうち2項目以上満たせばDICと判定する

Ⅶ．除外規定
　1) 本診断基準は新生児, 産科領域のDICの診断には適用しない
　2) 本診断基準は劇症肝炎のDICの診断には適用しない

表XI-11-②

A．感染症
　1．グラム陰性菌感染症
　2．重症グラム陽性菌感染症
　3．重症ウイルス感染症
B．ショック
C．悪性腫瘍
　1．白血病
　2．がん，肉腫の浸潤および播腫性転移
D．産科疾患
　　胎盤早期剝離・羊水塞栓・死胎稽留・胞状奇胎・妊娠中毒
E．血管内溶血

F．組織損傷
　1．大手術後（肺，前立腺，膵，副腎の手術・長時間にわたる体外循環）
　2．広範囲の外傷
　3．広範囲の熱傷
G．血管病変
　1．Kasabach-Merritt症候群
　2．心臓瘤・大動脈瘤
　3．血栓性血小板減少性紫斑病・溶血性尿症症候群
　4．膠原病
H．その他
　　重症呼吸窮迫症候群・移植臓器の拒絶反応・毒蛇咬傷・電撃性紫斑病など

表XI-11-③

A．紫斑・注射部位よりの異常出血・下血・性器出血
B．血尿・創傷面よりの異常出血・鼻出血・頭蓋内出血・血痰
C．その他の出血
D．基礎疾患と直結する出血は0点とする

表XI-11-④

A．無尿・乏尿・呼吸困難・ショック・黄疸・精神神経症状・下痢
B．静脈血栓・動脈血栓・四肢末端壊死
C．その他DICに基づくと思われる症状
D．基礎疾患と直結する出血は0点とする

活性化により大量に産生されたトロンビンにより血管内で微小血栓が生じ，その際に血小板やフィブリノーゲンなどの凝固因子が大量に消費される．また，形成された血栓に対し，二次線溶が亢進する．血栓による循環障害による臓器障害，血小板や凝固因子の減少，線溶による出血傾向が生じる．

b. 症状

DICによるものと基礎疾患によるものが混在する．DICは検査所見のみの異常の無症状のものから，腎障害，中枢神経障害をともない，重篤な出血傾向を示すものまでさまざまな程度のものがある．

c. 検査

PTの延長，消費による血小板の減少とフィブリノーゲンの低下，フィブリン，フィブリノーゲンの分解産物であるFDPの上昇などがみられる．別表の診断基準に基づいて診断する（表XI-11）．

d. 治療

基礎疾患の治療の成否が予後に大きく作用する．消費された凝固因子，線溶系因子を補充するため，新鮮凍結血漿を投与し，血小板減少が高度のときは血小板輸血を行う．凝固亢進を止めるためATIII製剤，ヘパリンの投与および蛋白分解酵素阻害剤投与を行う．

XII

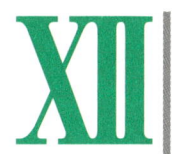

悪性新生物

1. 基礎知識
2. 主要疾患

1 基礎知識

1 形態と機能

　小児の悪性固形腫瘍は，悪性リンパ腫を除くと，国内で年間約1,000人に発生する．脳腫瘍と神経芽腫が最も多い（表XII-1）．腫瘍ごとに発症年齢に特徴がみられ，多くは乳児期から幼児期前半に発症するが，脳腫瘍は幅広い年齢に発生し，骨肉腫は10歳代が最も多い（表XII-1）．

　成人の悪性新生物のほとんどが上皮細胞に由来する「がん（cancer）」であるのに対し，小児の多くは間葉系細胞に由来する「肉腫（sarcoma）」である．しかも，小児ではしばしば形態的に未分化で，病理組織上特徴に乏しく，小円形細胞腫瘍と呼ばれるものが多い．そのため，例えば横紋筋肉腫では筋分化を示す蛋白質デスミンが陽性であるなど，腫瘍細胞が発現する蛋白質を特異的抗体で染める免疫組織染色が診断に重要である（表XII-2）．

表XII-1　小児悪性腫瘍の疫学

種　類	年間発生（人）	年齢分布
脳腫瘍	300	年齢にかかわらず広い
神経芽腫	200	乳児〜幼児期前半
網膜芽腫	100	乳児〜幼児期前半
腎芽腫	80	乳児〜幼児期前半
肝芽腫	40	乳児〜幼児期前半
胚細胞性腫瘍	120	男児：幼児期／女児：広い
骨肉腫	40	10〜20歳代
ユーイング肉腫	20	5〜10歳
横紋筋肉腫	50	0〜4歳，時に年長児
その他	50	
合　計	約1,000	

悪性リンパ腫を含む血液腫瘍も年間発症は約1,000人である．

表XII-2　小円形細胞腫瘍の免疫組織染色

マーカー	機　能	神経芽腫	ユーイング肉腫/PNET	横紋筋肉腫	悪性リンパ腫
神経特異的エノラーゼ	神経系酵素	＋	－／＋	＋	－
ニューロフィラメント	神経細胞骨格	＋	－／＋	－	－
MIC-2	－	－	＋	－	－
ビメンチン	間葉系細胞蛋白	－	＋	＋	＋
デスミン	筋原性マーカー	－	－	＋	－
白血球共通抗原 LCA	表面抗原CD45	－	－	－	＋

2 主要症状と病態生理

腫瘍そのものの触知や腫瘍による圧迫症状の出現によって気づかれることが多く（表XII-3），画像検査で確認される．進行例では発熱や食思不振などの非特異的症状が前面に出ることもある．稀に腫瘍の産生するホルモンなどによる症状がみられる．胚細胞性腫瘍の産生するhCG（ヒト絨毛性ゴナドトロピン）による思春期早発，神経芽腫の産生するVIP（血管作動性腸管ポリペプチド）による下痢やカテコラミンによる高血圧，横紋筋肉腫の産生するPTHrP（副甲状腺ホルモン関連蛋白）よる高カルシウム血症などである．

発がんは複合因子による多段階説が有力であるが，機構の詳細は不明である．いくつかの腫瘍で染色体転座により融合遺伝子が形成されるが，そこから合成される融合蛋白質は発がんの最初のステップとして重要である（表XII-4）．がん遺伝子の持続的活性化状態，あるいはがん抑制遺伝子の変異による機能低下も発がんの重大なステップである（表XII-4）．主ながん関連遺伝子の機能を表示した（表XII-5）．

表XII-3　小児悪性腫瘍にみられる臨床症状

部位	腫瘤そのもの	腫瘤にともなう症状	遠隔症状	代表的腫瘍
頭部		不機嫌，嘔吐，頭大きい（水頭症）		脳腫瘍
		ふらつく（失調性歩行，体幹失調）	小脳失調	脳腫瘍，神経芽腫（opsomyoclonus）
		眼球運動異常	眼球運動異常	脳腫瘍，神経芽腫（opsomyoclonus）
	目が光る			網膜芽細胞腫
	眼球突出	斜視		神経芽腫，横紋筋肉腫，視神経膠腫
		視力低下		
頸部	頸部リンパ節腫脹		声が低い	悪性リンパ腫，神経芽腫 胚細胞性腫瘍
胸部		咳嗽，呼吸困難		神経芽腫，悪性リンパ腫
腹部	腫瘤の触知	嘔吐，腹部膨満，腹痛		神経芽腫，腎芽腫，胚細胞性腫瘍
	肝脾腫			肝芽腫，悪性リンパ腫
泌尿・生殖器	外陰部から腫瘤 陰嚢腫大	血尿		腎細胞がん，一部のWilms腫瘍
		血尿，排尿障害	陰毛 尿崩症	横紋筋肉腫 胚細胞性腫瘍 ランゲルハンス細胞組織球症
四肢	腫瘤，腫脹，熱感	疼痛，病的骨折		骨肉腫，ユーイング肉腫

表XII-4　遺伝子異常

腫　瘍	染色体	遺伝子
ユーイング肉腫／PNET	t(11;22)	EWS/FLI1
横紋筋肉腫	t(2;13)	PAX3/FKHR
	t(1;13)	PAX7/FKHR
バーキットリンパ腫	t(8;14)	c-myc/IgH
Ki-1リンパ腫	t(2;5)	NPM/ALK
ろ胞性リンパ腫	t(14;18)	IgH/bcl-2
網膜芽細胞腫	13q14	RB遺伝子
神経芽腫	2p24	N-myc増幅
	1p欠損	―
	3倍体	―
Wilms腫瘍	11q13	WT1
	11q15	WT2

表XII-5　がん関連遺伝子

カテゴリー	遺伝子	機　能
がん遺伝子	Ras	増殖因子のシグナルを受容体から細胞内へ伝達する.
	myc	核内で細胞周期を促進する．進行神経芽腫では増幅.
がん抑制遺伝子	p53	DNAが損傷すると，細胞周期を止め，DNAを修復する．Li-Fraumeni症候群は，p53異常によるがん多発家系である.
	WT1[注]	未分化細胞に発現する．Wilms腫瘍で異常を認める.
	NF1	Rasの増殖シグナルを抑制している．神経線維腫症で異常.
細胞周期	Rb	網膜芽細胞腫ではRb異常のため，細胞周期を止められない.
	p16	細胞周期を止める働きを有する.
転写調節	SNF5	ヒストンをアセチル化し，DNAを開き，転写を可能にする．腎横紋筋肉腫様腫瘍（RTK）で異常を認める.
抗アポトーシス	bcl-2	ろ胞性リンパ腫では高発現し，アポトーシスを免れている.

注）がん抑制遺伝子として発見されたが，最近はがん遺伝子ではないかと考えられるようになってきた.

3 検査

　画像検査は鑑別診断ならびに局所浸潤の程度や転移の有無，治療効果の評価に用いられる（表XII-6）．腫瘍細胞が特異的に産生する血中ないし尿中の腫瘍マーカー検査も，診断や治療効果の判定に有用である（表XII-7）．神経芽腫などの骨髄転移には骨髄検査，脳腫瘍では腰椎穿刺により髄液の細胞診や腫瘍マーカーの測定が行われる．これらを総合して腫瘍の進展度（病期）が評価される．

　確定診断のためには，腫瘍全摘または生検による病理組織検査が必須であるが，病理組織診断が困難な場合には，上述の免疫組織染色や遺伝子検査が確定診断に有用であり，ときには予後予測にも用いられている．治療は確定診断と腫瘍進展度，予後予測に基づいてその強度やスケジュールが決定される．

表XII-6　画像検査

分類	撮影方法	評価対象
単純X線	胸部 腹部 頭蓋骨	原発腫瘍, 肉眼的転移巣, リンパ節転移, 気管（支）の変異, 無気肺, 浸潤影, 胸水 石灰化（神経芽腫）. ランゲルハンス細胞組織球症（打ち抜き像）.
断層画像	超音波 CT MRI	カラードップラーで血流の評価が可能. 再現性が高い. 経時的評価に適する. 局所の詳細な評価に適する.
核医学	ガリウムシンチ 骨シンチ MIBGシンチ	腫瘍の進展度の評価（リンパ腫）など. 骨転移の評価. 全身骨X線にとってかわる. 神経芽腫の進展度の評価（ガリウムより鋭敏）.

表XII-7　腫瘍マーカー

腫瘍	マーカー
神経芽腫	NSE, 尿VMA, 尿HVA
胚細胞性腫瘍	αFP, βhCG
肝芽腫／肝細胞がん	αFP
固形腫瘍（非特異的）	LDH

4 治療

　小児悪性固形腫瘍は，手術，放射線治療，化学療法，支持療法などを用いて集学的に治療される．60～70％が長期生存可能となった現在，治療の主眼の一つはいかに機能を温存しつつ治癒させるかである．また，手術は原則として取り残さないことである．完全摘出が容易な腫瘍でなければ初回は生検にとどめ，化学療法を先行させることで，機能温存と完全摘出のチャンスを増やす．局所再発しやすい腫瘍や術後残存腫瘍のある場合は局所照射が施行される．しかし放射線治療は機能障害，成長にともなう左右差・変形，二次がんの可能性などがあり，照射野や総照射線量の十分な考慮が必要である．

　術前術後の化学療法（chemotherapy）や大量化学療法などによりユーイング肉腫や横紋筋肉腫などの予後は劇的に改善された．主な抗がん剤を表に示す（表XII-8）．しかし遠隔転移を有する場合は化学療法だけでは長期生存が難しく，自家造血幹細胞移植（autologous stem cell transplantation：auto SCT）を用いた超大量化学療法が腫瘍のタイプによっては予後を改善しつつある．さらに自家移植の反復による治療強化，同種免疫による抗腫瘍効果を期待した同種造血幹細胞移植（allogeneic stem cell transplantation：allo SCT）が一部で試みられつつある．治療の強化にともない不妊，成長障害，ホルモン分泌低下などの晩期障害が起こりうるので，前処置の工夫や長期予後をみる必要がある．

　治療効果の判定は，腫瘍の大きさを面積から求めるWHO方式が主流であったが，長さに基づき簡便かつ実用的なRECIST法が提案されている（表XII-9）．しかし集学的治療戦略の最終効果判定は，いうまでもなく長期生存率で示される必要がある．

表XII-8　抗がん剤の種類

抗がん剤	分　類	副作用
ビンクリスチン	ビンカアルカロイド系	神経麻痺
ビンブラスチン	ビンカアルカロイド系	神経麻痺
イリノテカン	その他の植物アルカロイド系	消化管粘膜障害
エトポシド	その他の植物アルカロイド系	消化管粘膜障害
シクロホスファミド	アルキル化剤	心毒性，出血性膀胱炎
イホスファミド	アルキル化剤	腎毒性，出血性膀胱炎
シスプラチン	プラチナ製剤	腎障害
カルボプラチン	プラチナ製剤	軽度腎障害
アドリアマイシン	アントラサイクリン系抗生物質	心毒性
ピラルビシン	アントラサイクリン系抗生物質	軽度心毒性
アクチノマイシンD	その他の抗腫瘍性抗生物質	肝血栓性閉塞性障害
ブレオマイシン	その他の抗腫瘍性抗生物質	肺線維症

副作用：非特異的な造血障害，嘔気・嘔吐，脱毛は除外した．
アドリアマイシンは別名ドキソルビシン．

表XII-9　治療効果の評価

最良奏功	WHO（最長径×最短径）	RECIST（最長径の和）
完全奏功	消失	消失
部分奏功	初発時より≦50％に減少	初発時より≦70％に減少
不変	部分奏功と増悪の間	部分奏功と増悪の間
増悪	最小時より≧125％に増大	最小時より≧120％に増大

RECISTの最長径の和：計測可能な腫瘍が複数個（転移を含む）あれば和をとる．

② 主要疾患

1 脳腫瘍（brain tumor）

　年間で約300人の小児が発症する．小児悪性固形腫瘍で最多なものの一つである．未分化な細胞に由来する髄芽腫（medulloblastoma），神経膠細胞に分化傾向を示す神経膠腫（glioma）や脳室上衣腫（ependymoma），また胚細胞の迷入によると考えられる胚細胞性腫瘍（germ cell tumor）などがある．組織型により発生部位，治療反応性，予後が大きく異なる．発生頻度は半数近くが神経膠腫であり，髄芽腫，胚細胞性腫瘍と続く．髄芽腫と胚細胞性腫瘍は集学的治療にて根治可能であり，神経膠腫と脳室上衣腫は完全摘出の可否が予後を決定する．

（1）低悪性度神経膠腫（low-grade glioma）

神経膠腫のWHO分類でGradeⅠとⅡが低悪性度であり，GradeⅠ（毛様性星状細胞腫）は年少児の小脳半球に，GradeⅡ（線維性星状細胞腫）は年長児の大脳半球に多い．治療の原則は完全摘出である．約半数は全摘可能で，10年生存率は90％を見込める．非全摘例では局所再発が避けられないため，手術後に局所照射（50 Gy）が一般的に行われるが，照射による副作用も考慮する必要がある．化学療法には抵抗性であるが，ビンクリスチン（VCR），シクロホスファミド（CPM），シスプラチン（CDDP），エトポシドの有効性が一部で報告されている[1]．

（2）高悪性度神経膠腫（high-grade glioma）

神経膠腫のWHO分類でGradeⅢ（退形成性星状細胞腫）とⅣ（膠芽腫）が高悪性度であり，いずれも大脳半球の特に前頭葉に多い．画像上の腫瘍陰影を数cm越えて微小浸潤があり，手術後にその範囲に50～60 Gyを局所照射する．平均生存期間は約1年である．化学療法は超大量化学療法を含めて無効である．

（3）特異な部位の神経膠腫

脳幹神経膠腫の多くは橋に発生し，その悪性度にかかわらず全摘は困難で，局所照射50～60 Gyが治療の中心だが，平均生存期間は半年から1年以内である．視覚伝導路神経膠腫の多くは低悪性度であり，一部に神経線維腫症の合併がある．視交叉領域では全摘できずに局所照射50 Gyで生存期間は数年である．眼窩領域では全摘可能で生命予後は良好である．

（4）脳室上衣腫（ependymoma）

乳幼児期の第4脳室に好発し，長期予後は不良である．約10％に脊髄播種（spinal dissemination）が認められる．全摘できれば局所照射50 Gyに加えて全脳照射を行うことで5年生存率は50％に改善した．髄膜播種例なら脊髄照射も施行する．プラチナ製剤が最も効果があるが，長期予後は改善しない．

（5）髄芽腫／PNET

a. 概要

神経細胞や膠細胞に分化する前段階の未分化細胞（髄芽細胞）が腫瘍化したもので，多くは小脳に発生する．未分化神経外胚葉腫瘍（primitive neuroectodermal tumor：PNET）の呼称が後に提案されたが，小脳に発生するものは現在も髄芽腫と呼ばれている．脊髄播種を来たしやすく，初発時の約20％ですでに陽性である[2]．

b. 治療

放射線や抗がん剤の感受性は高い．従来は可能なかぎり，まず腫瘍の摘出を図り，局所50 Gy，全脳全脊髄36 Gyを照射していたが，副作用としての知能発達遅滞が明らかに認められている．小児に対しては化学療法や自家造血幹細胞移植を行うことで照射量を減らす工夫がされつつある[3]．有効な薬剤はビンクリスチン，シクロホスファミド，シスプラチン，エトポシドなどがある．

（6）胚細胞性腫瘍（germ cell tumor）

松果体部に6割，鞍上部に3割が発生する．αFP（AFP，α-フェトプロテイン）またはβhCGを産生していない（血清または髄液で検出されない）未分化胚腫（germinoma）は放射線照射や化学療法に反応性が高いが，それ以外の胚細胞性腫瘍でも治療を強化すれば根治を期待できる．シスプラチン（P）とエトポシド（E）によるEP療法が中心で，シクロホスファミド（C）やビンブラスチン（V）が強化のため追加される．放射線は局所照射でよい．

❷ 網膜芽細胞腫（retinoblastoma）

a. 概要
年間で約100人に発症する．白色瞳孔や斜視で気づかれる．第13番染色体の長腕に位置するがん抑制遺伝子Rbが関与する．遺伝性に発症するものが40％を占める．遺伝性は1歳未満に発症し，70％が両眼性である．非遺伝性は2歳前後で発症し，全例が片側性である．

b. 病因・病態
第13番染色体の長腕に位置するがん抑制遺伝子Rbが関与する．一対のRB遺伝子の双方に異常（欠失または変異）が生じるとがん化する．遺伝的に片方に異常RB遺伝子をもった子どもは，もう一方に異常が生じれば発症する．

c. 検査
眼底検査では血管をともなう腫瘤として観察され，CTでは石灰化がみられることがある．CTまたはMRIで眼窩，視神経，頭蓋内浸潤の評価がなされる．

d. 治療・予後
腫瘍の直径が3 mm程度なら局所療法（レーザー光凝固または凍結凝固）で視力を温存しうる．腫瘍が網膜以内にとどまっているなら眼球摘出で長期生存率90％以上と良好である．脈絡膜に達していると強膜・眼窩浸潤や血行性転移の可能性がある．

視力が期待できない場合は眼球摘出が選択される．インプラントは美容的に進歩している．進行例では多剤併用化学療法の適応がある．シクロホスファミド，アドリアマイシン，ビンクリスチン，カルボプラチン，エトポシドが有効で，薬剤感受性を高めるためシクロスポリンが併用される．放射線照射は顔面の骨成長障害や，高い二次がんの発生の危険がある．化学療法でも二次がんの恐れがある．遺伝性の場合は後に骨肉腫などが発生しやすい．以前から生命的予後は良好であったが，近年は多剤併用化学療法と局所療法にて視力の温存（機能温存）をできるかぎり図るという治療法が注目されている[4]．

❸ 縦隔の悪性新生物

気管・気管支の圧迫や胸水などによる呼吸器症状，顔のむくみ（上大静脈症候群）などで見つかる．前縦隔には悪性胚細胞性腫瘍や悪性リンパ腫のほか，良性奇形腫や胸腺腫などの良性腫瘍もみられる．中縦隔には悪性リンパ腫が，後縦隔には神経芽腫がよくみられる．各疾患の項目を参照のこと．

4 肝臓の悪性新生物

a. 概要
　肝臓の悪性腫瘍は80％が肝芽腫（hepatoblastoma）で乳児期に好発する．成人型の肝細胞がんは20％以下に過ぎず年長児に散見される．肝芽腫の年間発症は約40人で，抗がん剤が著効する．転移先は肺，リンパ節，腎臓の順に多い．

b. 治療
　生検後，化学療法などで腫瘍の縮小を図る．動注化学療法やリピオドールによる動脈塞栓療法も行われている．その後に腫瘍の完全切除を目指し，術後化学療法を施行する．シスプラチン，ドキソルビシン，ビンクリスチン，シクロホスファミド（CPM）などが有効な薬剤であり，多剤併用化学療法を約6コース施行される．

c. 予後
　肉眼的に全摘できれば長期生存90％であるが，肉眼的残存があると60〜70％，遠隔転移があれば30〜40％である[5]．αFPの減少がよいマーカーとなる．予後不良群では自家造血幹細胞移植も行われている．

5 神経芽腫（neuroblastoma）

a. 概要
　年間で約200人に発症し，脳腫瘍と並んで多い．発生部位は交感神経節に沿っており，副腎，後腹膜交感神経節，後縦隔などである．

b. 病因・病態
　神経への分化傾向は神経芽腫，神経節芽腫（ganglioblastoma），神経節腫（ganglioneuroma）と高度になっていき，前二者が広義の神経芽腫，後者が良性腫瘍である．神経芽腫は花冠細線維型と円形細胞型に区別される．年齢，間質の多少，神経芽腫の成熟度，核分裂・崩壊の割合（MKI）から予後の良好群と不良群を区別するShimadaの分類は有用で世界的に用いられている．がん遺伝子N-mycの増幅は予後の最重要因子であり，10倍以上で特に予後不良である．そのほか，第1番染色体短腕（1p）欠失も予後不良因子であり，TrkA高発現，Ha-ras高発現，染色体3倍体は予後良好因子である．

c. 症状
　腹部腫瘤の触知または腫瘍による圧迫症状（嘔吐，呼吸困難など）で気づかれる．腫瘍が脊椎管内へ侵入するダンベル型では両下肢麻痺，眼窩転移では眼球突出が認められる．局所浸潤や局所リンパ節転移がしばしば認められ，また遠隔転移は骨髄，肝臓，皮膚，骨，眼窩などに認められる．厚生労働省マススクリーニング事業の6カ月児尿検査により発見された乳児期の無症状の腹部神経芽腫のほとんどは，その後自然退縮し良性化することが明らかになりつつあり，本疾患に対する生後6カ月時マススクリーニングは2004年4月から休止となっている．

d. 検査
　神経芽腫はチロシンより各種カテコラミンを生成するため，高血圧を来たすことがある．またその代謝産物であるHVA，VMAの尿中濃度はよい腫瘍マーカーになる．MIBG（meta-iodoben-

zylguanidine）シンチグラフィは神経芽腫に特異的であり，遠隔転移の精査に用いられる．血清NSEもよい腫瘍マーカーであり，これらは治療反応性の評価にも用いられている．

e. 治療・予後

1歳未満においてStage Ⅰ～Ⅲ，ⅣSであれば予後良好であり（表Ⅻ-10），Stage Ⅰ，Ⅱなら経過観察または摘出のみ，Stage Ⅲなら摘出のみで腫瘍残存があっても化学療法は不要，Stage ⅣSなら化学療法で縮小傾向にさせればよいことがほとんどである．1歳以上では，遠隔転移がなければ多剤併用化学療法（ビンクリスチン，シクロホスファミド，ピラルビシン，シスプラチンなど）を3～6コース施行する間に，腫瘍が十分縮小した段階で全摘を目指す．Stage ⅣはN-myc増幅ないし骨転移がなければ化学療法と手術の後に，自家造血幹細胞移植で治癒率の向上が期待できる．しかしN-myc増幅または骨転移を認めれば，現在でも長期生存は＜30％と低く，2回移植法，同種幹細胞移植などが試みられている．

表Ⅻ-10 神経芽腫国際病期分類（INSS）

Stage	定義
Ⅰ	腫瘍が原発部位に限局し，全摘（顕微鏡的残存は不問）． 同側で離れているリンパ節に転移を認めない．
ⅡA	腫瘍が原発部位に限局するが，亜全摘（肉眼的に残存）． 同側で離れているリンパ節に転移を認めない．
ⅡB	腫瘍が原発部位に限局，不完全摘出でもよい． リンパ節は離れた同側で陽性，対側は組織学的に陰性．
Ⅲ	片側から正中を越えた腫瘍かつ亜全摘できず． または片側性の限局した腫瘍で，反対側リンパ節が陽性． または正中の腫瘍で亜全摘不能または両側リンパ節陽性．
Ⅳ	遠隔リンパ節，骨，骨髄，肝，皮膚などに転移（4Sは除外）
ⅣS	原発はStage1，2で，転移は皮膚，肝，骨髄に限る． （年齢は＜1歳）

6 腎芽腫（Wilms' tumor）

a. 概要

年間約80人が発症する．Wilms腫瘍ともいう．多分化能をもつ後腎の腎芽細胞の遺残を母地として発生する腫瘍である．Wilms腫瘍にはさまざまな奇形が合併し（表Ⅻ-11），またWilms腫瘍を合併しやすいいくつかの症候群が知られている（表Ⅻ-12）．

b. 病因・病態

Wilms腫瘍は，3細胞型すなわち未分化小細胞，上皮様構造，間質性組織を認める．これらのみからなるものは予後良好組織型である．多突起核分裂像を呈する大型細胞を有する退形成性Wilms腫瘍（anaplastic Wilms' tumor）は予後不良組織型と呼ばれる．他に鑑別すべきは予後不良な腎明細胞肉腫（CCSK：clear cell sarcoma of the kidney），きわめて難治性の腎横紋筋肉腫

表XII-11　Wilms腫瘍によく合併する奇形

泌尿生殖器系	皮膚領域
・重複腎盂尿管	・苺状血管腫
・停留精巣	循環呼吸器系
・尿道下裂	・心中隔欠損症
筋骨格系	腹部消化器系
・頭蓋の異常	・鼠径ヘルニア
・四肢の異常	・臍ヘルニア
中枢神経系	その他
・精神発達遅滞	・片側肥大
・てんかん	・無虹彩症 aniridia

表XII-12　Wilms腫瘍の発生に基づく特徴

発生母地	葉内腎芽遺残	葉縁腎芽遺残
遺伝子	WT1 (11p13)	WT2 (11p15)
症候群	WAGR症候群	Beckwith-Wiedemann症候群
	Denys-Wrash症候群	
腫瘍発育	腎内部で	腎辺縁に

様肉腫 (RTK：rhabdoid tumor of the kidney) である．CCSKは幼児期後半以降に多く，骨に転移しやすい．RTKは幼児期前半までに発症し，中枢神経腫瘍の合併も多く，22q11.2に位置する遺伝子SNF5の欠失や変異が関与している．

c. 症状・検査

腹部腫瘤のみが症状であることが多く，血尿などが時にみられる．診断は触診と，腹部の超音波やCTなどの画像検査である．

d. 治療

米国Wilms腫瘍スタディ (NWTS：National Wilms' Tumor Study) が標準的治療を確立してきた．片側腎に発生した場合は臓器摘出し，ビンクリスチンとアクチノマイシンD中心の化学療法で約半年間治療する．隣接臓器に浸潤しているか，組織上で退形成性を認めた場合，ドキソルビシンと腹部照射10.8 Gyが追加される．CCSKやRTKではシクロホスファミド，エトポシド，カルボプラチンも併用される．両側性の場合はどちらも温存して生検にとどめ，化学療法で腫瘍の十分な縮小を図った後，可能であれば腎摘出はせず腫瘍切除する．

e. 予後

予後良好組織型では長期生存率80～90％以上であるが，遠隔転移例やCCSKで60～70％，退形成性Wilms腫瘍では50％，RTKでは長期生存は困難である．

7 後腹膜奇形腫

腹部腫瘤で見つかることが多い．乳児期の後腹膜に発生するものは良性奇形腫がほとんどである．幼児期の仙骨前面のものは悪性胚細胞性腫瘍が多い．卵巣原発のものは悪性のものも良性の

ものも幅広い年齢分布を示す．鑑別診断として神経芽細胞腫，横紋筋肉腫，ユーイング肉腫，悪性リンパ腫があげられる（各疾患の項目を参照）．

8 胚細胞性腫瘍（germ cell tumor）

a. 概要

年間発症は100人余と推定されている．分化の進んだ奇形腫（teratoma）は囊胞性で，骨や歯を含む三胚葉成分を認めるためCTなどで診断が容易である．腫瘍マーカー（αFPやβhCG）は診断や化学療法の効果判定に有用であり，化学療法が著効する．

b. 病因・病態

胚細胞性腫瘍は性腺（精巣，卵巣）以外にも，松果体部から胸腹部，仙尾部までの正中に発生する．原始胚細胞の腫瘍化したものであり，未分化なものは未分化胚腫（germinoma），胎児性に微分化したものは胎児性がん（embryonal carcinoma），さらに胚外腫瘍（卵黄囊腫 yolk sac tumor，絨毛がん choriocarcinoma）と胚内腫瘍（奇形腫群：成熟，未熟，悪性奇形腫）がある（表XII-13）．なお，未分化胚腫は卵巣原発ならdysgerminoma，精巣原発ならseminomaと呼ばれる．胎児性がんや絨毛がん（choriocarcinoma）は単一組織型として発生することは少ない．乳児期に，稀に純粋な絨毛がんとして認めるが，これは母体や胎盤からの転移であり，母体も危険なので検索しなければならない．

表XII-13 胚細胞性腫瘍の組織分類

分化傾向		組織型 （略号）	腫瘍マーカー AFP	βhCG
未分化		未分化胚腫 germinoma	(−)	(+)
胎児性分化	（微分化）	胎児性がん　　　(A)	(++)	(+)
胎児性分化	胚外性	卵黄囊腫　　　　(Y)	(+++)	(−)
		絨毛がん　　　　(C)	(−)	(+++)
	胚内性	成熟奇形腫　　　(Tm) 未熟奇形腫　　　(Ti) 悪性奇形腫　　(AT, YT, CT)		

悪性像（A，Y，C，germinoma）を認めない奇形腫（Tm，Ti）は良性奇形腫といわれる．
悪性奇形腫は，A，Y，C，germinomaのいずれかの組織を併せもち，合併奇形腫ともいう．
複合型胚細胞性腫瘍は，奇形腫像を欠き，A，Y，C，germinomaの2種以上を併せもつ．

c. 発生部位

性腺原発：精巣に多いものは卵黄囊腫で乳児期に好発する．卵巣には奇形種，卵黄囊腫（yolk sac tumor, endodermal sinus tumor），未分化胚腫が多く，年齢分布は幅広い．

頭蓋内：松果体から鞍上部に発生する
頸部：新生児期にみられる
縦隔：前縦隔に発生する
後腹膜：乳児期にみられる

仙尾部：胎児期から新生児期の臀部後方に突出する巨大腫瘤は良性奇形腫であるが，乳幼児期に発見される仙骨前面のものは悪性胚細胞性腫瘍が多い

d．治療

ビンブラスチン（V），ブレオマイシン（B），シクロホスファミド（C），ドキソルビシン（アドリアマイシン，D），アクチノマイシンD（A）が有効であり，VB療法が中心（長期生存50％）であった．後にシスプラチン（P）とエトポシド（E）のEP療法が登場し，予後を改善（長期生存率80％）した[6]．良性奇形腫は摘出のみでよい．単一組織型の未分化胚腫（pure germinoma）は全摘とEP療法で治癒率は高い．

一期的に全摘できるもの以外は，化学療法で腫瘍の縮小を図り，その後に摘出される．放射線感受性も高いが，頭蓋内原発に局所照射されるのみである．現在の多剤併用化学療法の中心はE，P，V，Cであり，数コースを施行する．

e．予後

病期Ⅰ〜Ⅲは長期生存率≧80％であるが，遠隔転移があるものは≦40％であり，自家造血幹細胞移植が試みられている．

⑨ 骨肉腫（osteosarcoma）

a．概要

半数が10歳代に，次いで20歳代に好発する．1／2は大腿骨に，1／4は脛骨または腓骨に発生する．患肢切断のみでは肺転移で2年以内にほとんど死亡する．

b．治療

BCD療法（ブレオマイシン，シクロホスファミド，アクチノマイシンD），PA療法（シスプラチン，アドリアマイシン），超大量メソトレキセート療法（ロイコボリン併用），イホスファミド単独療法などが行われている．約20週間の術前化学療法を行って腫瘍を縮小し，画像的評価の後，摘出術および病理的評価を行う．化学療法の反応が良好（壊死組織≧90％）なら術前と同じ化学療法を約10週間，反応不良なら異なる化学療法を約20週間行う．

c．予後

長期生存率は70％である．しかし肺転移があれば転移巣を摘出しても30％未満と不良である．

⑩ ユーイング肉腫（ES：Ewing's sarcoma）

a．病因・病態

学童期前半に好発する．下肢の長管骨や骨盤に発生する．疼痛増強や腫脹によって気づかれる．広くユーイング肉腫族腫瘍（ESFT：Ewing's Sarcoma Family of Tumors）と呼ばれ，骨に発生する本来のユーイング肉腫（ESB：ES of Bone）のほか，軟部組織に発生する骨外性ユーイング肉腫（EES：Extraosseous ES），やや分化を示す非典型的な病理像のユーイング肉腫，さらに神経への分化傾向を認め，骨や軟部組織に発生する未分化神経外胚葉腫瘍（PNET）が含まれる．いずれも染色体転座 t(11;22)(q24;q12) とそれによる融合遺伝子EWS/FLI 1を有し，また免疫組織染色では多くでMIC 2が陽性であり，鑑別診断に用いられている．

b. 治療

　ESFTは顕微鏡的（ミクロ）転移をともなっている場合が多く，化学療法が必須である．肉眼的（マクロ）転移は約20％に認め，血行性に肺，骨，骨髄に転移する．再発は遠隔転移の顕性化であることが多い．

　放射線照射と化学療法，手術と化学療法では長期生存率はいずれも60〜70％である．放射線照射は成長障害，機能障害，二次がんなどのリスクをともなう．それゆえ機能を最大限に残す治療戦略を立てる．十分な化学療法の後に手術を試み，腫瘍の残存があれば照射を追加する．残存部分には60 Gy，周辺5 cmに50 Gyと照射量も十分に必要である．

　化学療法における留意点はプラチナ製剤（シスプラチン，カルボプラチン）が無効なこと，アクチノマイシンDの効果が弱いことである．シクロホスファミド，ビンクリスチン，ドキソルビシン，イホスファミド，エトポシドが有効である．

c. 予後

　肉眼的転移がなければ長期生存率は約60％であるが，肉眼的転移があれば予後不良で，転移部位への照射や自家造血幹細胞移植を試みるも30％以下にとどまる[7]．

11 横紋筋肉腫（rhabdomyosarcoma）

a. 概要

　年間で数十人の小児に発生する．乳幼児期に大きな，10歳過ぎに小さな発症のピークがある．未分化間葉細胞はMyoD 1遺伝子の発現で骨格筋へ方向づけられ，病理組織でのMyoD 1陽性は診断の決め手となる．身体中のどこにでも発生し，その発生部位によって全摘の可否，ひいては予後が左右される．

b. 病因・病態

　眼窩，頸部，生殖器などは予後良好な部位である．膀胱や前立腺，四肢，頭蓋内ないし傍髄膜域は予後不良部位である．遠隔転移として肺が最多で，そのほか骨髄，骨にみられる．

　病理組織は年少児では胎児型（embryonal type），年長児では胞巣型（alveolar type）が多く，後者は予後が悪い．遺伝子異常は，胎児型では11p15の片アリル欠失（LOH：loss of heterozygosity）がみられる．胞巣型では13q14のFKHR遺伝子がPAX遺伝子群と融合しており，多くはt（2;13）(q35;q14)によるPAX 3/FKHR，稀にt(1;13)(p36;q14)によるPAX 7/FKHRが認められる．

c. 治療

　米国のインターグループ横紋筋肉腫スタディ（IRS：Intergroup Rhabdomyosarcoma Study）が標準的治療を確立してきた．十分な化学療法が施行された後の，局所療法の成否が治療の鍵となる．可能なかぎり全摘を目指した後，局所に40〜50 Gy照射する．一期的に摘出が困難なら生検にとどめ，化学療法の先行で腫瘍の縮小を図った後に摘出術が行われる．化学療法の標準的治療はVAC療法（ビンクリスチン，アクチノマイシンD，シクロホスファミド）である．ビンクリスチンに加えイホスファミドとエトポシドの併用（VIE療法）も有望である．

d. 予後

組織が胎児型では無病生存率が80％に達している．しかし組織が胞巣型であるか，または予後不良部位で術後肉眼的残存があれば60％，両方の場合は45％，組織型を問わず遠隔転移があれば30％以下であり，後二者では自家造血幹細胞移植を用いた超大量化学療法の有用性が検討されている．

12 悪性リンパ腫 (malignant lymphoma)

年間発症は約100～150人と推定される．非ホジキンリンパ腫 (NHL：non-Hodgkin's lymphoma) が約90％，ホジキン病 (Hodgkin's disease) は約10％である．抗がん剤が著効し，多剤併用化学療法が施行される．放射線治療も効果的であるが，副作用から小児では特に避けるべきである．

(1) 非ホジキンリンパ腫

a. 病因・病態

セント・ジュードの分類が用いられ（表XII-14），予後に相関するため，これをもとに治療強度が決まる．

b. 診断・治療

診断は病理組織診断と表面抗原検索の両面からなされ，治療として腫瘍細胞の特性に合った化学療法が選択される（表XII-15）．

c. 予後

長期生存はStage Ⅰ～Ⅱで90％以上，Stage Ⅲで約80％，Stage Ⅳで約70％である．

表XII-14 セント・ジュードの病期分類（非ホジキンリンパ腫）

Stage	定　義
Ⅰ	単一のリンパ節領域（縦隔，傍脊髄，広範囲の腹部はStage Ⅲとする）．
Ⅱ	横隔膜の同側で，2つ以上の領域にまたがる．または腹部で切除可能．
Ⅲ	横隔膜の両側で，2つ以上の領域にまたがる．
Ⅳ	中枢神経系浸潤．または骨髄浸潤（≧25％なら急性リンパ性白血病の扱い）．

表XII-15 非ホジキンリンパ腫の組織分類と治療

分　類	特徴および治療
リンパ芽球性リンパ腫	未分化なリンパ球前駆細胞のリンパ腫．多くがT系，残りがB系．急性リンパ性白血病に準じた化学療法が著効する．
バーキットリンパ腫	分化したB細胞．病理では小型非切れ込み核細胞性リンパ腫．t(8;14)などの転座をもち，8q24上のがん遺伝子c-mycが高発現．維持療法のない，短期集中型の，数回のブロック化学療法．
びまん性大細胞性リンパ腫	ほとんどがB系．バーキットリンパ腫に準じた治療が選択される．
Ki-1リンパ腫	退形成性大細胞性リンパ腫．T系またはnull型が多くB系は少ない．B系ならバーキット型で，他は国際プロトコールで治療される．

(2) ホジキン病
a. 病因・病態
病期はアン・アーバーの分類が用いられる（表XII-16）.
b. 治療
治療はCOPP/ABVD交替療法が標準である．日本ではM（ナイトロジェン・マスタード）が使えず，MOPP療法は行われない．シクロホスファミド（C），ビンクリスチン（O），プロカルバジン（P），プレドニゾロン（P），およびアドリアマイシン（A），ブレオマイシン（B），ビンブラスチン（V），ダカルバジン（D）などが用いられる.
c. 予後
長期生存はStage I～IIIで80～100％，Stage IVで60～80％である．

表XII-16　アン・アーバーの病期分類（ホジキン病）

Stage	定　　義
I	単一のリンパ節領域.
II	横隔膜の同側で，2つ以上の領域にまたがる.
III	横隔膜の両側にまたがる.
IV	広く浸潤している.

13 組織球増殖性疾患（histiocytosis）

造血幹細胞は単球に分化して流血中を移動し，組織に入り（組織球），貪食担当のマクロファージと免疫調節の樹状細胞（ランゲルハンス細胞）に分化する．組織球症は3つのクラスに分けられている.

(1) ランゲルハンス細胞組織球症（LCH：Langerhans' cell histiocytosis）
a. 概要
年間発症は約40人である．ランゲルハンス細胞（抗原提示細胞）の増殖症で，しばしば単クローン性である．免疫組織染色でCD1a，S100蛋白，ランゲリンが，電子顕微鏡でバーベック顆粒が陽性である．多臓器に多発（MM：multi-system multi-site）しているLCHは進行性であり，特に2歳未満はしばしば致死的である．単一臓器に多病変（SM：single-system multi-site），単一臓器に単発（SS：single-system single-site）の場合は経過は穏やかである．かつて最も穏やかなものは好酸球性肉芽腫（eosinophilic granuloma），尿崩症・眼球突出・頭蓋骨打ち抜き像をともなうものはハンド・シュラー・クリスチャン病（Hand-Schüller-Christian disease），また2歳未満のMMをレテラー・シーベ病（Letterer-Siwe disease）といった.
b. 検査
中枢神経，骨，皮膚，肺，肝臓，骨髄などを侵す．全身骨X線（または骨シンチ），頭部MRI，胸部X線，腹部CT，尿浸透圧を評価する.

c. 治療

SSなら摘出後は経過観察でよい．プレドニゾロン，シクロスポリン，ビンブラスチン，メソトレキセート，シタラビン，エトポシドが有効であり，SM，MMに対し約1.5〜2年間治療する．進行性LCHの場合は同種造血幹細胞移植が適応となる．

（2）血球貪食性リンパ組織球症（HLH：hemophagocytic lymphohistiocytosis）
a. 概要

貪食細胞としての組織球（histiocyte）が反応性に増殖した病態である．誘因として，特にウイルス感染が重要で，その場合はウイルス関連性血球貪食症候群（VAHS：virus-associated hemophagocytic syndrome）と呼ばれる．一方，先天性のものは家族性赤血球貪食性リンパ組織球症（FEL：familial erythrophagocytic lymphohistiocytosis）と呼ばれ，予後不良である．

b. 症状・検査

サイトカインによる高熱や肺浸潤影，肝脾腫などがみられる．骨髄検査では活性化した組織球による血球の貪食像を認め，汎血球減少を呈する．

c. 治療

軽症ではシクロスポリン，プレドニゾロン，エトポシドで鎮静化が可能であるが，遷延する場合は多剤併用化学療法や，難治例やFELでは同種造血幹細胞移植が必要である．

（3）悪性組織球症（malignant histiocytosis）

以前よく用いられていた病理診断名であるが，組織球のがん化による腫瘍性増殖はほとんどないとされている．組織球の前段階である単球への分化段階で白血化した急性単球性白血病などがこのカテゴリーにあてはまる．

引用文献

1) Duffner P.K., Burger P.C., Cohen M.E., Sanford R.A., Krischer J.P., et al. Desmoplastic infantile gangliogliomas: an approach to therapy. *Neurosurgery*. 1994. 34:583-589
2) Zeltzer P.M., Boyett J.M., Finlay J.L., Albright A.L., Rorke L.B., et al. Metastasis stage, adjuvant treatment, and residual tumor are prognostic factors for medulloblastoma in children: conclusions from the Children's Cancer Group 921 randomized phase III study. *J. Clin. Oncol*. 1999. 17:832-845
3) Packer R.J., Goldwein J., Nicholson H.S., Vezina L.G., Allen J.C., et al. Treatment of children with medulloblastomas with reduced-dose craniospinal radiation therapy and adjuvant chemotherapy: A Children's Cancer Group Study. *J. Clin. Oncol*. 1999. 17:2127-2136
4) Shields C.L., Shields J.A., Needle M., de Potter P., Kheterpal S., et al. Combined chemoreduction and adjuvant treatment for intraocular retinoblastoma. *Ophthalmology*. 1997. 104:2101-2111
5) Ortega J.A., Douglass E.C., Feusner J.H., Reynolds M., Quinn J.J., et. Randomized comparison of cisplatin/vincristine/fluorouracil and cisplatin/continuous infusion doxorubicin for treat-

ment of pediatric hepatoblastoma: A report from the Children's Cancer Group and the Pediatric Oncology Group. *J. Clin. Oncol.* 2000. 18:2665-2675

6) Bosl G.J., Geller N.L., Bajorin D., Leitner S.P., Yagoda A., et al. A randomized trial of etoposide + cisplatin versus vinblastine + bleomycin + cisplatin + cyclophosphamide + dactinomycin in patients with good-prognosis germ cell tumors. *J. Clin. Oncol.* 1988. 6:1231-1238

7) Meyers P.A., Krailo M.D., Ladanyi M., Chan K.W., Sailer S.L., et al. High-dose melphalan, etoposide, total-body irradiation, and autologous stem-cell reconstitution as consolidation therapy for high-risk Ewing's sarcoma does not improve prognosis. *J. Clin. Oncol.* 2001. 19:2812-2820

# XIII-1

免疫機能の障害

1. 基礎知識
2. 主要疾患

基礎知識

1 形態と機能

　免疫系を担う主要なものはリンパ球，単球，マクロファージ，好中球，好酸球，好塩基球などの細胞成分と液性成分の免疫グロブリンと補体系でありこれらの働きが障害されることで免疫不全症が発生する．これらの働きと発生を理解し障害部位との対比は図XIII1-1～3に示すように免疫不全疾患の理解に役立つ．また免疫系には生来備わっている自然免疫と，病原体特異性をもち免疫記憶が成立する獲得免疫からなり効率よく微生物を排除している．自然免疫は主にナチュラルキラー（NK）細胞，マクロファージおよび樹状細胞からなり獲得免疫はT，Bリンパ球からなる．

（1）リンパ球（図XIII1-1）

　T細胞とB細胞とNK細胞に分かれる．胎生後期に骨髄でリンパ球前駆細胞が産生されB細胞は骨髄でプレB細胞から抗体産生しうる形質細胞へ分化し，T細胞は胸腺で胸腺細胞からヘルパーT細胞（CD4+），細胞障害性T細胞（CD8+）に分化する．

　B細胞は液性免疫因子である免疫グロブリンを産生する．免疫グロブリンにはIgG，A，M，D，Eの5つのアイソタイプがあり感染防御に重要なのはIgG，A，Mである．IgGは血中，組織中に最も多く存在し補体の活性化と食細胞の貪食能を亢進させる．IgAは粘膜に多く分泌され中和抗

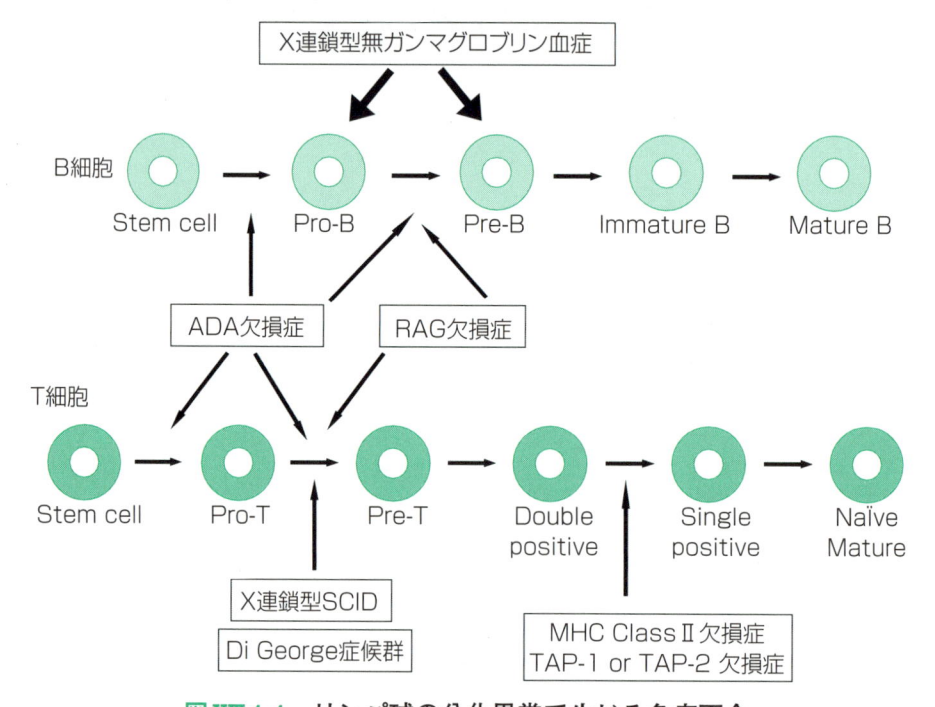

図XIII1-1　リンパ球の分化異常で生じる免疫不全
(bul K. Abbas et al. (2003) Cellular and Molecular Immunology Elsevier Science Health Science div.)

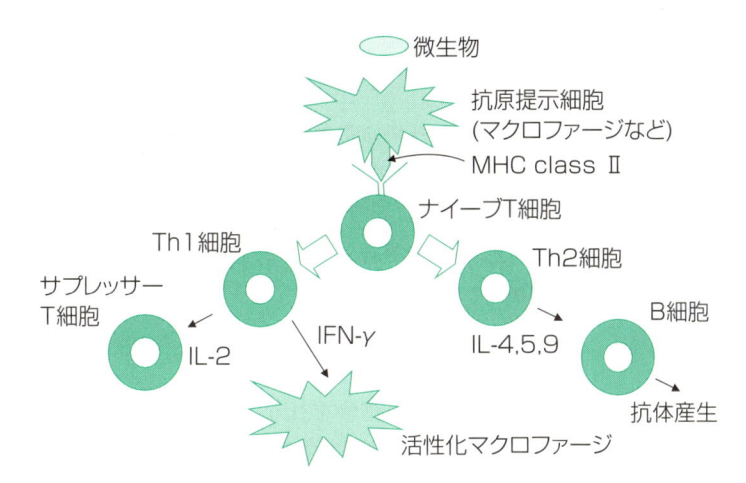

図 XIII 1-2　細菌感染防御とTh1, Th2細胞の役割
(bul K. Abbas et al. (2003) Cellular and Molecular Immunology Elsevier Science Health Science div.)

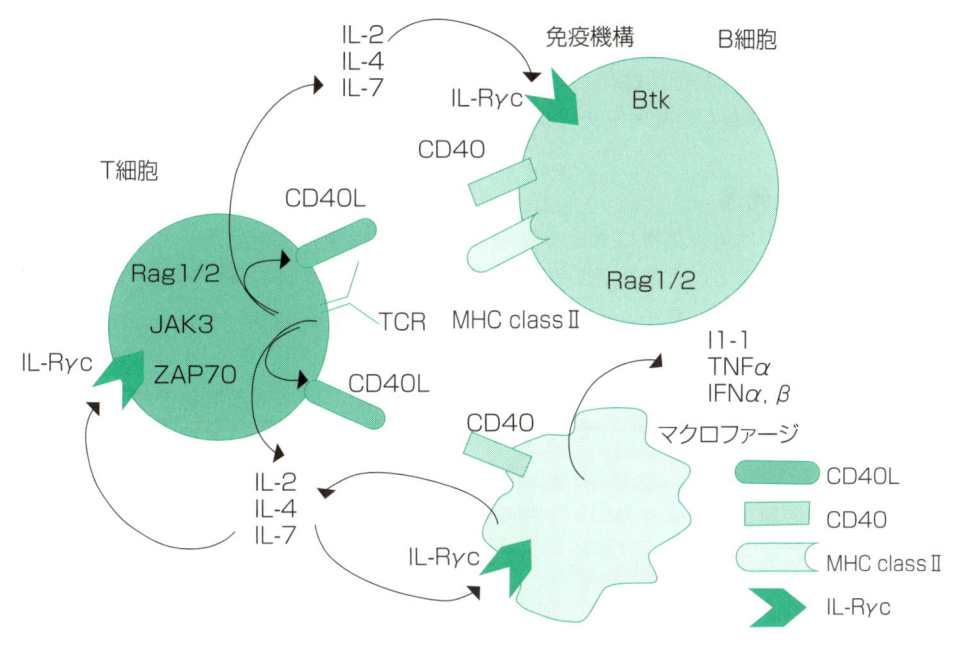

**図 XIII 1-3　T細胞, B細胞, マクロファージによる免疫ネットワークと
それにかかわるレセプターと転写因子**
(Hans D. Ochs et al. (1999) Primary Immunodeficiency Diseases: A Molecular and Genetic Approach Oxford Univ Pr.)

体として働きIgMは強力な補体結合性を有している.
　一方, T細胞は主に細胞性免疫に関与する. ヘルパーT細胞はB細胞の抗原産生を助け, 細胞障害性T細胞は直接, 微生物感染細胞を傷害する.
　NK細胞は組織適合性に関係なくウイルスなどが感染した細胞を傷害する.
　ヘルパーT細胞からサイトカイン (IL-4, 5, 9, 13) が放出されることにより, B細胞が形

質細胞に分化し，免疫グロブリンを産生する．またB細胞はメモリーB細胞へと分化し，同様の抗原に対し素早く対応しうるようになる．

抗体の病原菌傷害機能は，細菌性毒素や外来の毒素と結合した後，これらは細網内皮系[*1]によって排除されることにより発揮される．IgGは血清中最も主要な免疫グロブリンであり，マクロファージが細菌を貪食するのをオプソニン化[*2]と呼ばれる過程によって助ける．さらに抗原と複合体を作り，補体系を活性化して標的細胞を溶解する．IgAは微生物と最初に遭遇する粘膜から分泌され，微生物が侵入するのを阻害する．

（2）好中球

好中球は微生物の貪食と傷害，外来の粒子の排除を行う．補体によってオプソニン化された微生物を好中球，マクロファージなど細網内皮系で除去する．

（3）単球，マクロファージ

単球が活性化されて組織に侵入するとマクロファージとなる．マクロファージは病原微生物を貪食し殺菌する．貪食した微生物はペプチドに分解され，このペプチドは抗原としてT細胞に提示される．また同時に自己活性化したマクロファージは，蛋白分解酵素や活性酸素代謝物，IL-1，IL-6，TNF，IL-8などのサイトカインを分泌する．

（4）免疫系の発達

新生児と成人では免疫機構は大きく異なる．新生児の免疫機能は著しく未熟であり，成長するにつれ抗原に接触することで次第に免疫を獲得する．新生児はB細胞機能が低く，抗体産生能も低いが，胎盤を通過して獲得した母体由来のIgGによって保護されている．生後4～6カ月後にはこの母体由来のIgGも減少し次第に自己で産生したIgGが増加し，7～8歳で成人レベルに達する．IgA，IgMは胎盤をほとんど通過しないため，生下時には最低値を示し，その後加齢とともに増加する．IgAは母乳中に多く含まれており新生児の腸管での感染を防いでいる．新生児での血中IgA，IgM値の上昇は胎内感染を示唆する．

小児のT細胞数は成人より多い．T細胞機能は新生児期には細胞障害性T細胞優位であり抗原特異的T細胞の反応は成人と同程度である．ヘルパーT細胞は生後12カ月頃から成人と同程度になる．乳児期のNK細胞の機能はほぼ成人の2／3程度である．

❷ 主要症状と病態生理

免疫異常による症状は，①2～3カ所以上もしくは全身に重篤な細菌性感染を起こす，②3カ所以上に軟部組織や呼吸器に細菌性感染を起こす，③感染が通常では起きないような肝臓や脳などで起こる，④感染がアスペルギルスなどの通常では起こらないような病原体で起こる，⑤正常児より重症になる，などであり，繰り返すウイルス感染などは免疫異常を考えにくい．

[*1] 細網内皮系：脾臓，肝臓，骨髄その他の組織の細胞において貪食およびヘモグロビン代謝を主として行う細胞群．
[*2] オプソニン化：好中球は細菌のみでは貪食できないため，抗体や補体が細菌に取り付いて好中球，マクロファージなどの貪食細胞が処理しうるようにすること．

免疫不全の病態は傷害される免疫系によって，①抗体産生不全，②細胞免疫の異常，③複合免疫不全，の3つに大きく分類される．この他に貪食系細胞の異常や好中球減少，補体系の障害によるものがある．複合免疫不全では細胞免疫をつかさどるT細胞と，抗体産生をつかさどるB細胞の両方が傷害される．T細胞性の障害では生直後から日和見感染症を起こしやすく成長障害を来たしやすい．

3 検査

免疫機能の検査としては，まず末梢血白血球数とその分画（リンパ球，好中球，好酸球，好塩基球），血小板数を測定する．またリンパ球の分類には，リンパ球サブセット（ヘルパーT細胞割合，細胞障害性T細胞割合）の測定を行う．またT細胞数やNK細胞のNK活性を測定する．B細胞機能としてはIgG，A，M値を評価する．小児における血清IgG値は成人に比べ低いため，同年齢の平均値を基準に判断する．貪食細胞機能は，好中球数，ローダミン染色による貪食能の測定を行う．また特殊検査としてフローサイトメトリー法により細胞の表面を抗体で蛍光標識しT，B，NK細胞などの分類や細胞表面の表出分子の検出を行う．

主要疾患

1 複合免疫不全（Combined B and T cell Immunodeficiencies）（表XIII 1-1）

重症複合免疫不全症（SCID：severe combined immunodeficiency）

細胞性免疫，液性免疫のいずれも傷害されるために重度の免疫不全を呈する疾患．T細胞，B細胞の障害の程度により3型に分かれる．

1）T-B-重症複合免疫不全症
①RAG 1/RAG 2不全症
a. 病因・病態
B細胞の免疫グロブリンやT細胞のレセプターの遺伝子再構成に関与するリコンビネーション活性化遺伝子（RAG 1またはRAG 2）に欠損または変異がある．T細胞，B細胞両方が欠損し，重症の易感染性が生じる．NK細胞は存在する．
b. 症状
全くRAG活性がないために著明な胸腺低形成があり，リンパ節が認められない．低ガンマグロブリン血症を生じ重症感染症を合併する．
c. 診断
フローサイトメトリーによりT細胞レセプターの多様性の欠如を検討する．最終的にはRAG遺伝子の異常の検出を行う．
d. 治療
出生早期から感染症を生じるので早期診断，合併感染症のコントロールを行う．根本的治療は造血幹細胞移植（血液疾患の項参照）である．

表XIII 1-1　複合免疫不全（T細胞およびB細胞とも異常である疾患）

疾　患	病因，原因遺伝子
T⁻B⁻SCID 　細網異形成症 　Omenn症候群 　RAG1/RAG2欠損症	造血幹細胞の異常により白血球の分化が障害される 再構成関連遺伝子（RAG1/RAG2）ミスセンス変異によって自己反応性T細胞増加 RAG1/RAG2遺伝子の欠損によりT，B細胞の抗原受容体の再構成ができず欠損
T⁻B⁺SCID 　XSCID 　Jak3欠損症 　IL-7レセプター欠損症	サイトカイン共通受容体γ鎖の異常 サイトカイン受容体からのシグナルJak3の欠損 IL-7レセプターα鎖の欠損
T⁺B⁺SCID 　Omenn症候群 　IL-2レセプターの鎖変異または欠損	再構成関連遺伝子（RAG1/RAG2）ミスセンス変異によって自己反応性T細胞増加 IL-2レセプターの鎖変異でTリンパ球が減少
プリン代謝異常 　ADA欠損症 　PNP欠損症 　MHCクラスI欠損症 　MHCクラスII欠損症	プリン代謝物adenosineが蓄積することによるリンパ球の障害 プリンヌクレオチドフォスフォリダーゼ（PNP）遺伝子の点変異によってプリン代謝物が蓄積 細胞質内の抗原断片の提示に必要な遺伝子の欠損でMHCクラスIが細胞表面に発現しない MHCクラスIIの発現に必要な転写因子CIITAの変異でMHCクラスIIが細胞表面に発現しない
高IgM症候群 　X連鎖型高IgM 　常染色体異常高IgM	CD40L変異でB細胞のイムノグロブリンの再構成ができない．IgG，IgA，IgEの産生不全 イムノグロブリンの再構成に必要な遺伝子，AID遺伝子の異常 CD40異常でB細胞のイムノグロブリンの再構成ができない．IgG，IgA，IgEの産生不全
ZAP70不全症	T細胞の分化に必要サイトカイン受容体からのシグナルに関与するZAP70キナーゼの変異
CD3欠損症	T細胞受容体と結合するCD3が欠損するためT細胞の機能不全

(Hans D. Ochs et al. (1999) Primary Immunodeficiency Diseases: A Molecular and Genetic Approach Oxford Univ Pr.)

②アデノシンデアミナーゼ欠損症（Adenosine deaminase deficiency）

a. 病因・病態

　SCIDの15%を占める．核酸合成に必要なアデノシンデアミナーゼ（ADA）の欠損によってリンパ球が産生されなくなる．リンパ球数が他のSCIDに比べ少なく，T，B細胞ともみられない．

b. 症状

　液性免疫，細胞性免疫ともに異常を来たすことにより重度の易感染性を示す．生後3カ月までに鵞口瘡や外陰部のカンジダ症，カリニ肺炎や難治性下痢，アデノウイルス感染，真菌感染症などを発症し，著しい発育障害を来たす．感染による症状は進行性に悪化し適切な治療を行わないと致死的である．

c. 診断

　ADA欠損症では，全身の表在リンパ節，扁桃は認められず，胸腺も欠損している．遺伝子解析

を行う．

d. 治療
造血幹細胞移植が第一選択．ADA欠損症では酵素補充療法が有効である．ADA欠損症に対し，レトロウイルスにADA遺伝子を組み込んで患者に投与すると，短期間の経過であるが有効とされているが，合併症の問題があり治療法の見直しが行われている．

2）T⁻B⁺重症複合免疫不全症
①X連鎖型重症複合免疫不全症（X-SCID：X-linked severe combined immunodeficiency）
SCID（重症複合免疫不全）の50%を占め最も頻度が高い．遺伝形式はX染色体連鎖型である．T細胞の分化障害が生じる．またT細胞のB細胞に対する抗体産生促進機能にも異常を来たすため血中免疫グロブリンの濃度は低下する．T細胞が消失し，B細胞数は増加．NK細胞も消失する．

②高IgM症候群
a. 病因・病態
免疫グロブリンのクラススイッチ機構に欠陥があり，IgMを産生できるが，IgG，IgA，IgEを産生できない．血清IgMは正常または高値であり，血清IgG，IgA，IgEは低値である．好中球減少をともなう．4つの責任遺伝子（CD40リガンド遺伝子，NEMO，AID，CD4）が報告されている．

b. 症状
1～2歳頃から化膿菌による易感染性がみられ上気道炎，中耳炎などに反復罹患する．カリニ肺炎に罹患しやすい．悪性腫瘍の合併もみられる．

c. 診断
B細胞数は正常であるがIgG，IgAの低値とIgM高値を認める．フローサイトメトリー，遺伝子検査で確定する．

d. 治療
免疫グロブリンの補充の適応であるが造血幹細胞移植をしないと予後不良．カリニ肺炎の治療・予防としてST合剤の内服が必要である．

3）T⁺B⁺重症複合免疫不全症
①Omenn症候群
自己反応性T細胞のみ存在するためT細胞の機能が果たせない．症状として紅皮症，好酸球増多．
②IL-2レセプターα鎖変異または欠損
IL-2レセプターα鎖の変異または欠損により重症感染やリンパ節腫張，肝脾腫を来たす．

❷ 液性免疫不全（抗体産生不全）（表XIII 1-2）

（1）X連鎖無ガンマグロブリン血症（X-linked agammaglobulinemia）
a. 病因・病態
Bruton型無ガンマグロブリン血症ともいわれ，頻度は高く原発性免疫不全症の約10%を占める．X染色体連鎖劣性遺伝である．B細胞中の遺伝子（Btk）が変異または欠損している．Btk遺伝子

表XIII 1-2　抗体産生不全

疾　患	機能異常
X連鎖型無ガンマグロブリン血症	B細胞の分化に必要なシグナル伝達に関与するBtk遺伝子の欠損
選択的IgG欠乏症	
IgGサブクラス欠損（欠乏）症	B細胞の分化異常でサブクラスが欠損する
IgA欠損症	B細胞の分化異常，IgAの欠損または低値
分類不能型免疫不全症	B細胞の形質細胞への分化異常でIgG，IgAが低値
乳児一過性低ガンマグロブリン血症	T細胞のヘルパー機能の発達遅延で一過性にグロブリン低値となる

(Hans D. Ochs et.al. (1999) Primary Immunodeficiency Diseases: A Molecular and Genetic Approach Oxford Univ Pr.)

はB細胞の分化，成熟に重要な役割を果たしており，この遺伝子に異常があるとB細胞の分化が停止するとされる．

b. 症状

　母親からの移行抗体が消失する8カ月頃から症状が出現することが多い．肺炎，中耳炎，下痢が最もよくみられる症状であるが，血行性に播種し敗血症を発症することも多い．起因菌は抗体がオプソニン効果として働く黄色ブドウ球菌，肺炎球菌などの強毒菌が主体である．ウイルス感染症は原則的に正常に経過するが，エンテロウイルスによる中枢神経系への感染により髄膜炎，脳炎などが引き起こされる．またポリオウイルスに対しても感受性が高くポリオワクチンでポリオ様麻痺を発症することがある．上皮性の悪性腫瘍の合併頻度が高い．

c. 診断

　男児で細菌感染の反復，血清ガンマグロブリン低値，末梢血中B細胞の欠如（1％未満）をみる．一般にIgGは200mg/dL以下，IgA，Mは検出されない．フローサイトメトリーにてBtk蛋白発現の低下が確認されればほぼ確定である．

d. 治療

　感染症予防のために静注用免疫グロブリンの補充療法が行われ有効である．本症の予後は適切な抗生物質の投与と定期的な免疫グロブリン補充療法を行うことで近年改善されている．しかし気道感染の反復は気管支拡張症を来たし，呼吸不全に至り死亡につながる．またエンテロウイルスの中枢神経感染で脳炎を発症すると予後は不良である．

（2）選択的免疫グロブリン欠損症

1）IgA欠損症（Immunoglobulin A deficiency）

a. 病因・病態

　IgAには血清型と分泌型があり血清型は全身性免疫に，分泌型は粘膜における重要な感染防御を行っている．本症では，B細胞がIgAを分泌しうる形質細胞へ分化できないことにより，血清中IgA，分泌型IgAのどちらかあるいは両方欠損する．B細胞数は正常である．通常散発性だが家族性もみられる．血清IgAが5 mg/dL以下でIgG，IgMは異常を示さない．

b. 臨床症状

　全く無症状の場合もあるが，患者によっては上気道の反復感染，慢性下痢など粘膜面の易感染性を示し，それにともなって発育不全を起こすことがある．また過剰な抗原が粘膜から侵入する

ことによるアレルギー疾患の発症や自己免疫疾患の合併がみられる．

c. 診断
　小児のIgA値は個人差が大きく，経過を追って血清IgA値の測定を行い低値を確認する．
d. 治療
　対症療法を行う．予後は一般に良好である．

2) IgGサブクラス欠損（欠乏）症（IgG subclass deficiencies）
a. 病因・病態
　ヒトのIgGはγ鎖の組成と抗原性の違いにより4つのサブクラス（IgG_1, IgG_2, IgG_3, IgG_4）に分類され，異なった機能を有する．本症ではIgGレベルは正常であるが，サブクラスの1つ以上が低下し，易感染性を示す．B細胞の異常な分化に起因するとされる．
b. 臨床症状
　成人ではIgG_3欠損が，小児ではIgG_2欠損が多く，IgA欠損症としばしば合併する．IgGサブクラス欠損症は一般に種々の呼吸器系の障害，反復性中耳炎，副鼻腔炎，肺炎，気管支炎，慢性閉塞性気管支炎などを引き起こす．肺炎球菌やインフルエンザ菌に対する抗体はIgG_2であるため，これらの反復感染を引き起こす．
c. 治療
　ガンマグロブリンの補充．

(3) 分類不能型免疫不全症（common variable immunodeficiency）
a. 病因・病態
　低または無ガンマグロブリン血症を示す疾患群．IgG，A，Mの低下の程度はさまざまである．成熟B細胞数は正常である場合が多いが，免疫グロブリン産生能の低下や抗体特異的免疫グロブリン産生能低下がみられる．形質細胞への分化障害が原因と考えられている．T細胞のヘルパー機能低下がみられることもある．
b. 臨床症状
　グラム陽性球菌（黄色ブドウ球菌，肺炎球菌，髄膜炎菌）やインフルエンザ菌などを主体とする反復感染を起こす．溶血性貧血やリウマチ性関節炎などの自己免疫性疾患や悪性腫瘍の合併もみられる．
c. 診断
　すべての免疫グロブリンアイソタイプの低下．診断には他の先天的免疫不全が除外されることが必要である．
d. 治療
　ガンマグロブリンの補充．

(4) 乳児一過性低ガンマグロブリン血症（transient hypogammaglobulinemia of infancy）
a. 病因・病態
　母体由来の免疫グロブリンは生後3～4カ月時に消失し，児の免疫グロブリンが産生されるよ

うになるが，その産生が遅延する疾患．1歳頃までには正常になる．中耳炎を繰り返す程度で重篤な感染は少ない．

b. 治療
ガンマグロブリンの補充は不要．適切な抗生物質の投与を行う．

❸ その他の異常（表XIII 1-3）

（1）DiGeorge症候群（DiGeorge syndrome）
a. 病因・病態
22番染色体11.2の部分欠失が95％以上の患者にみられる．胎児期の発生において第一・二鰓弓から発生する上下顎・外耳・鼻隆起，第三・四・六鰓弓から発生する胸腺，副甲状腺，大動脈，肺動脈などに異常を生じる．
胸腺の形成程度によりT細胞数が決まり完全欠損，部分型に分けられる．完全欠損は日和見感染を含め易感染性を示す一方，部分型は年齢とともに改善することがある．また副甲状腺の欠如で低カルシウム血症を発症し新生児テタニーを生じることもある．免疫不全による易感染性は遅れてみられる．顔貌異常は，両眼解離（hypertelorism），低位で突き出した耳介，小顎，短い人中などがある．

b. 診断
血中カルシウム，リン値の測定，胸腺の検索，リンパ球数をチェックする．

c. 治療
完全型では胸腺移植や骨髄移植が試みられる．部分型は自然に免疫能が改善することがある．

（2）X連鎖リンパ増殖症候群（XLP：X-linked lymphoproliferative disease）
a. 病因・病態
T細胞の活性化に関与する遺伝子SH2D1Aの変異があり，T細胞の活性化の抑制が傷害され，障害性T細胞が増殖・活性化する．X連鎖性劣性遺伝形式をとる．

表XIII 1-3 その他の異常

疾　患	機能異常病因，原因遺伝子
DiGeorge症候群	22q11.22の部分欠失でT細胞の欠損と機能不全，心奇形，副甲状腺機能低下
Wiscott-Aldrich症候群	血液細胞の骨格を形成するWASP遺伝子の変異によりT細胞機能不全，血小板低下
Ataxia-tetengectasia	細胞周期に関与するATM遺伝子の異常でIgA欠損，T細胞低下
X連鎖リンパ増殖症候群	T細胞の活性時の抑制に関与するSH2D1Aの変異で細胞障害性T細胞の抑制ができない
骨幹端軟骨異形成症（Mckusick型）	種々の臓器形成に関与するRnase MRP遺伝子の異常
高IgE症候群	IgE，IgD高値，リンパ球の反応不全
IFN-γレセプター1，2	リンパ球上のIFN-γレセプター遺伝子の異常でIFN-γに対するリンパ球の反応または低下
IL-12レセプター異常	IL-12レセプターの異常でIL-12の関与する結核菌に対する防御不能

(Hans D. Ochs et al. (1999) Primary Immunodeficiency Diseases: A Molecular and Genetic Approach Oxford Univ Pr.)

b. 症状
致死性の伝染性単核球症や低ガンマグロブリン血症を発症する．
c. 診断
XLPの症状を呈した男性の家族歴の確認．SH2D1A遺伝子変異の同定．
d. 治療
根治療法は造血幹細胞移植である．

（3） Wiscott-Aldrich症候群
a. 病因・病態
Wiscott-Aldrich syndrome protein（WASP）遺伝子の異常．WASP遺伝子は細胞骨格の形成に関与しているとされる．X連鎖型血小板減少症（XLT：X-linked thrombocytopenia）も同じWASP遺伝子の異常である．X染色体劣性遺伝．
b. 症状
湿疹，血小板減少，易感染性を三主徴とする．出生直後から血小板減少による血便，皮下出血などの出血症状を来たすことが多い．肺炎球菌や他の化膿性菌による感染を繰り返し中耳炎，髄膜炎などを来たす．幼児期には加えてカリニ肺炎，ヘルペスウイルス感染を起こすようになる．合併症として自己免疫性溶血性貧血，腎炎，血管炎，関節炎，炎症性腸疾患が報告されている．免疫系はIgMの低値，IgA，IgEの高値があり，IgGは軽度低下している．T細胞数はやや減少しmitogen[*3]に対する反応は障害されている．XLTは血小板数低下以外に異常がみられないものをいう．
c. 診断
血小板数減少．小型血小板をみる．末梢血単核球の細胞内WASP蛋白をフローサイトメトリー法などで検出し，診断する．
d. 治療
造血幹細胞移植が根治療法である．

（4） 毛細血管拡張性失調症（Ataxia-Telengiectasia）
a. 病因・病態
Ataxia-Telengiectasiaは免疫不全による易感染性，小脳失調，眼球結膜・皮膚の毛細血管拡張などを主症状とする，常染色体劣性疾患である．リンパ球の細胞分裂，DNA修復や細胞周期に関与するといわれるAtaxia-Telengiectasia遺伝子（ATM：Ataxia-Telengiectasia mutated）の変異がある．患者の細胞は細胞周期の異常や染色体の脆弱性を示す．T細胞やB細胞のmitogen活性[*3]が低下することで易感染性を示す．
b. 症状
幼児期より進行性の小脳失調がみられ，3～6歳時には眼球結膜の充血と皮膚の毛細血管拡張，悪性腫瘍の合併がみられる．免疫異常は抗体産生，細胞性ともにみられる．すなわちIgAの選択的欠損，IgEの低下，またIgG$_1$，IgG$_2$の低下とT細胞の減少と機能低下である．気管支の反復感

[*3] mitogen活性：リンパ球を刺激して，分裂を起こさせるものをmitogenといい，この活性をmitogen活性という．主にリンパ球の増殖促進・培養を行う．

染により気管支拡張症を生じることもある．

c. 診断
臨床症状．染色体検査で，染色体の脆弱性による染色体切断や転座が高頻度にみられる．AFPが高値である．ATM遺伝子変異の検出．

（5）骨幹端軟骨異形成症　Mckusick型（Cartilage hair hypoplasia）
常染色体劣性遺伝．低身長，薄い毛髪，手関節の過伸展などがみられる．ヒルシュスプルング病や悪性腫瘍の合併がみられることもある．免疫異常では種々の程度の抗体産生不全，T細胞異常がみられる．

（6）高IgE症候群（Hyper IgE syndrome）
a. 病因・病態
比較的稀な疾患である．皮膚，肺などにブドウ球菌による反復感染を生じる．高IgE値をとる．常染色体優性遺伝．

b. 症状
乳児期より湿疹がみられ皮膚，肺，関節などにブドウ球菌による感染を反復したときにpneumatocle（気瘤）を発症する．突出した額，広い鼻梁，肉付きのよい鼻先などといった特異顔貌，易骨折性と偏側肥大がみられることがある．自己免疫疾患などを合併することもある．

c. 検査・診断
高IgE，IgDがみられIgG，IgA，IgMは正常値である．T，B，NK細胞数は正常であるが病原体に対し抗体の産生不良がみられる．血清総IgEの高値（2,000 IU/mL以上）がみられ，特に抗ブドウ球菌特異的IgEが陽性である．

d. 治療
感染のコントロール，スキンケア．

4 貪食細胞の異常 （表XIII 1-4）

好中球は皮膚，呼吸器や腸の粘膜などに存在し病原体から生体を防御している．さらに浸潤してきた病原体は貪食細胞により捕捉される．これをくぐり抜けた病原体に対し，生体は前節のごとくの細胞，液性免疫によって防御される．しかしながら好中球や貪食細胞に異常を来たすと反

表XIII 1-4　貪食細胞の異常

疾　患	機能異常，原因遺伝子
白血球接着不全症　typeⅠ	白血球表面の接着因子CD18の欠損により白血球が血管内皮に接着できない
typeⅡ	白血球が接着するときに必要なフコースの代謝異常によって血管内皮に接着できない
Chediak-Higashi症候群	微生物を障害酵素を含んだ白血球顆粒の脱顆粒が障害される
Myeloperoxidase欠損症	細胞内に取り込んだ真菌を障害できない
慢性肉芽腫症	貪食細胞の殺菌能に必要な活性酸素の産生を触媒する酵素の異常

（Hans D. Ochs et.al.（1999）Primary Immunodeficiency Diseases: A Molecular and Genetic Approach Oxford Univ Pr.）

復感染や日和見感染症を発症する.

(1) 白血球接着不全症 (LAD : leukocyte adhesion deficiency)
a. 病因・病態
LAD Ⅰ, Ⅱの2型があり, いずれも常染色体劣性遺伝を示す好中球の異常である. LAD 1 では血管を流れている好中球と血管内皮細胞との接着ができず炎症局所への遊走不全が生じる. LAD 2 はゴルジ体からの GDP fucose transporter の欠損であり, sialyl lewis X 型糖鎖に異常を認めるため, ローリングによる血管内皮との弱い接着ができない.
b. 症状
LAD 1 は臍帯脱落遅延, 皮膚・呼吸器・下部腸管・口腔などの反復する細菌 (ブドウ球菌や大腸菌) 感染症・真菌感染性などである. 膿瘍は形成しない. 好中球は 30,000/μL を超えることがある. LAD 2 では易感染性の他に神経系の障害や顔面形成異常を認める.
c. 検査・診断
特徴的な臨床症状と, 末梢血白血球増加, 好中球機能 (粘着能, 遊走能, 貪食能の低下, 殺菌能は正常), 細胞障害性T細胞および NK 細胞の機能障害をみる. LAD 1 ではフローサイトメーターで, CD11/CD18 の欠損または低下を認める. LAD 2 では好中球上の sialyl lewis X の発現欠損を検索する.
d. 治療
2型とも根治療法は造血幹細胞移植である.

(2) Chediak-Higashi 症候群 (CHS : Chediak-Higashi syndrome)
a. 病因・病態
CHS 1 遺伝子の異常であり, 常染色体劣性遺伝を示す稀な疾患. CHS では好中球の一次顆粒内に含まれ, 病原菌を障害するプロテアーゼ, エラスターゼ, カテプシンGなどが減少するために易感染性を示す. メラノサイトの異常による白皮症をともなう.
b. 症状
メラノサイトの異常による白皮症 (皮膚, 網膜, 虹彩), 銀色の髪. 運動・感覚神経ともに障害され運動失調, 感覚障害がみられる. 易感染性は好中球機能不全による粘着能, 走化能, 殺菌能の低下と NK 細胞機能の低下のためにグラム陽性, 陰性細菌によるものが多くみられる. EB ウイルスなどのウイルス感染によってウイルス関連血球貪食症候群 (VAHS : virus associated hemophagocytic syndrome) 様の症状を発現し, 致死的となることがある.
c. 治療
大量のアスコルビン酸の投与. VAHS を繰り返す場合は造血幹細胞移植が必要である.

(3) Myeloperoxidase (MPO) 欠損症
好中球貪食能の異常の中では最も多く 1/4,000 人にみられる. MPO 遺伝子の変異である. ほとんどがヘテロであり臨床上, 易感染性を示すことはないが, 稀に播種性の真菌症を発症することがある.

（4）慢性肉芽腫症（chronic granulomatous disease）

a. 病因・病態
　Catalase陽性病原体に対する好中球，単球の細胞内殺菌能が障害されることで易感染性を示す疾患．X連鎖型と常染色体劣性遺伝型がある．稀な疾患で100万人に4～5人の頻度である．X連鎖型，常染色体型ともに食細胞の殺菌機能に重要な活性酸素の産生を触媒する酵素（NADPHoxidase）の異常である．

b. 症状
　乳児期から反復する難治性感染症がみられる．初発症状は肝膿瘍，骨髄炎などで起因菌はcatalase陽性の，ブドウ球菌，グラム陰性桿菌，結核菌などである．Catalase陰性菌に対しては正常な殺菌作用を発揮する．皮膚感染による肉芽の形成や円型紅斑が本疾患に特徴的である．

c. 診断
　食細胞活性酸素産生測定：nitroblue terazolium（NBT）色素還元試験のほか，DHRテスト（DHR：dihidrorhodamine 123 fluorescence）を用いたフローサイトメトリーで測定．

d. 治療
　ST合剤の投与で感染症の予防を行う．造血幹細胞移植が唯一の根治治療であるが，感染症に対しては抗生剤投与，膿瘍に対して外科的切除が必要である．IFN-γ投与は感染回数を減少させる．BCGは播種するので禁忌である．

5 好中球減少症（表XIII 1-5）

a. 概要
　白血球数は成人するまで大きく変化する．生下時は最も多く（平均18,000/μL）12時間後には減少し生後3ヵ月時は12,000/μL，6ヵ月から6歳頃は10,000/μL，その後思春期までに成人レベルの7,500/μLに達する．好中球は新生児から乳児期前半に30～40％程度に低下した後は漸増し，乳児期以降は約4,000/μL前後でほぼ一定した値を維持する．好中球減少症の定義はおよそ1,500/μL以下であるが，臨床上問題となるのは500/μL未満の場合である．

b. 分類
　分類は表に示す通り，原因が，①骨髄において骨髄系幹細胞以外にある場合，②後天的に骨髄系または造血幹細胞に異常が出現した場合，③骨髄系および造血幹細胞の増殖，成熟に異常がある場合に分けられる．

①骨髄内で骨髄系幹細胞以外に原因がある場合
　ウイルス感染症：RSウイルスや風疹，インフルエンザなど通常小児によくみられるウイルス感染で生じ，3～8日持続するが一過性である．細菌性敗血症に合併したときは重篤な感染症となる．
　薬剤性：小児の発生率は低い．抗けいれん剤などによる薬剤過敏症によって引き起こされることもある．
　自己免疫性：好中球に対する自己抗体が産生される．自己免疫性の貧血，血小板減少症をともなうことが多く自己免疫疾患に併発することもある．

表XIII 1-5　好中球減少症

骨髄系幹細胞以外に原因のあるもの	
感染	ウイルス，細菌，寄生虫，真菌
薬剤	抗けいれん剤，抗生物質，サルファ剤，解熱鎮痛薬，ピリン系解熱薬，H₂ブロッカー，抗甲状腺薬，抗精神病薬，抗リウマチ薬など
自己免疫性	
悪性細胞の浸潤	神経芽細胞腫，リンパ腫，ゴーシエ病，
抗がん剤，放射線照射	骨髄産生が抑制される
骨髄での産生が低下	栄養不良（神経性食思不振症，vitaminB₁₂不足，葉酸不足）

骨髄系幹細胞や造血幹細胞の異常		
急性白血病		
夜間発作性血色素尿症		
再生不良性貧血		
vitaminB₁₂，葉酸欠乏		
慢性突発性好中球減少	前骨髄球で分化が停止する	

骨髄系，造血幹細胞の増殖または成熟不良		
	遺伝形式	骨髄所見
周期性好中球減少症	常優	低形成または骨髄系細胞の成熟停止
Kostmann症候群	弧発性	前骨髄球で成熟が停止
慢性良性好中球減少	常優，常劣，弧発性	さまざま．正常のこともある
Shwachman-Diamond症候群	常劣	白血病化をともなうと低形成
骨幹端軟骨異形成症	常劣	骨髄系の低形成
糖原病typ 1 b	常劣	骨髄系の低形成
Chediac-Higashi症候群	常劣	骨髄系の低形成
高IgM症候群	常劣またはX連鎖	前骨髄球から骨髄球への分化異常

(Hans D. Ochs et.al. (1999) Primary Immunodeficiency Diseases: A Molecular and Genetic Approach Oxford Univ Pr.)

②後天的に骨髄系または造血幹細胞に異常が出現した場合

白血病，再生不良性貧血，夜間発作性血色素尿症など．

③骨髄系および造血幹細胞の増殖，成熟に異常がある場合

〔周期性好中球減少症（cyclic neutropenia）〕

約3週間周期で好中球数が低下する．低下時には口腔内潰瘍，肺炎などに罹患する．Neutrophil elastase遺伝子の変異といわれている．成人すると周期がはっきりしなくなり慢性の好中球減少症に変わっていくことが多い．

〔Kostmann症候群（Kostmann syndrome）〕

前骨髄球の段階で好中球が分化を停止する．単球や好酸球の増加をともなう．化膿菌による反復する皮膚炎，肛門周囲膿瘍を起こす．10%が骨髄性白血病やモノソミー7をともなう骨髄異型性症候群を発症する．

〔Shwachman-Diamond症候群（Shwachman-Diamond syndrome）〕

膵機能障害により脂肪吸収障害を起こすため4カ月までに成長障害を来たす．骨形成の異常がみられることがある．血小板減少がみられる．骨髄性白血病やモノソミー7をともなう骨髄異形性症候群を発症することがあり予後因子である．

6 補体欠損症

補体系は約20種類の蛋白からなり，①微生物に対するオプソニン活性，②炎症部位に食細胞を遊走，③反応の起こった部位での血流の増加と毛細血管透過性亢進，④抗原抗体複合物の除去などに関与しており，それぞれの補体のもつ役割で欠損症の症状が発現する．すなわち易感染性，血管炎（腎炎，膠原病）などを生じる．C3欠損症，C5～C9欠損症，C1インヒビター欠損症などがある．

参考文献

1) Richard E., Md. Behrman et al. (2003) Nelson Textbook of Pediatrics, 17th Edition Elsevier Science Health Science div.
2) Hans D. O. et al. (1999) Primary Immunodeficiency Diseases: A Molecular and Genetic Approach Oxford Univ Pr.
3) Abul K. A. et al. (2003) Cellular and Molecular Immunology Elsevier Science Health Science div.
4) 小安重夫編集 (2003) 免疫学最新イラストレイテッド，羊土社.
5) Report of an IUIS Scientific Group : Primary Immunodeficifency Disease : Clin Exp Immunol 118 (supple) : 1-22, 1999

XIII-2

アレルギー疾患

1. 基礎知識
2. 主要疾患

XIII-2 アレルギー疾患

アレルギー疾患には気管支喘息，食物アレルギー，アトピー性皮膚炎，アレルギー性鼻炎などが含まれ近年増加している疾患群である．

① 基礎知識

1 形態と機能

アレルギーの病態においては，図XIII 2-1に示すように，肥満細胞，リンパ球，好酸球，マクロファージなどの細胞とそれらの産生するサイトカイン，化学伝達物質，IgEなどがネットワークを形成する．

Th 2細胞は図のようにナイーブT細胞から分化するが，Th 2細胞に分化するとIL-4などのサイトカインを分泌し，B細胞，肥満細胞，好酸球などを刺激しアレルギー反応が生じる．新生児期には成人に比べ，抗原提示細胞である樹状細胞によるナイーブT細胞のTh 2への分化が起こりやすいため，この時期に環境因子を主とする抗原に暴露するとTh 2への分化が誘導されやすいといわれている．よって小児のアレルギー疾患の発症においては環境因子が関与することが多く，主にダニ，ハウスダストなどの特定アレルゲンに対するIgEの産生亢進の関与が高いとされ，ダニやハウスダストへの暴露によって気管支喘息をはじめとするアレルギー反応が引き起こされる頻度が高いと考えられている．このほか，上気道感染，煙，大気汚染などの環境因子，抗原性の高い食物の摂取などによるアレルギー反応を引き起こす．遺伝的には両親がアレルギー素因を有している場合，児にアレルギーを生じる頻度が高いとされている．

2 アレルギーの分類と病態生理

アレルギーは古典的に4型に分類されている．

（1）I型・アナフィラキシー（過敏症性）反応　　即時型（15〜20分で最大の反応）

反応の免疫的担い手はIgEであり肥満細胞が重要な役割を担っている．臨床的にはアレルギー性鼻炎，喘息，アナフィラキシーなどである．肥満細胞・好塩基球には，IgEの高親和性受容体が発現しておりIgEが結合している．図XIII 2-1に示すようにダニ抗原やスギ花粉抗原などアレルゲンはこれらの細胞表面のIgEと結合し，肥満細胞，好塩基球が活性化され，その結果血管透過性が亢進し，平滑筋収縮に作用するヒスタミンが放出される．また刺激されたTh 2細胞はサイトカインを放出し，好酸球から血管透過性を亢進させるニューロトキシン，ペルオキシダーゼなどを放出させる．さらにTh 2細胞は，肥満細胞にヒスタミン等アレルギーのもととなる蛋白の産生を促進させる．また肥満細胞はIgEとその受容体と結合してIL-4やIgEの産生を促進する．

（2）II型・細胞毒性反応

ペニシリンアレルギー，自己免疫性溶血性貧血，Good Pasture症候群などが該当する．細胞膜

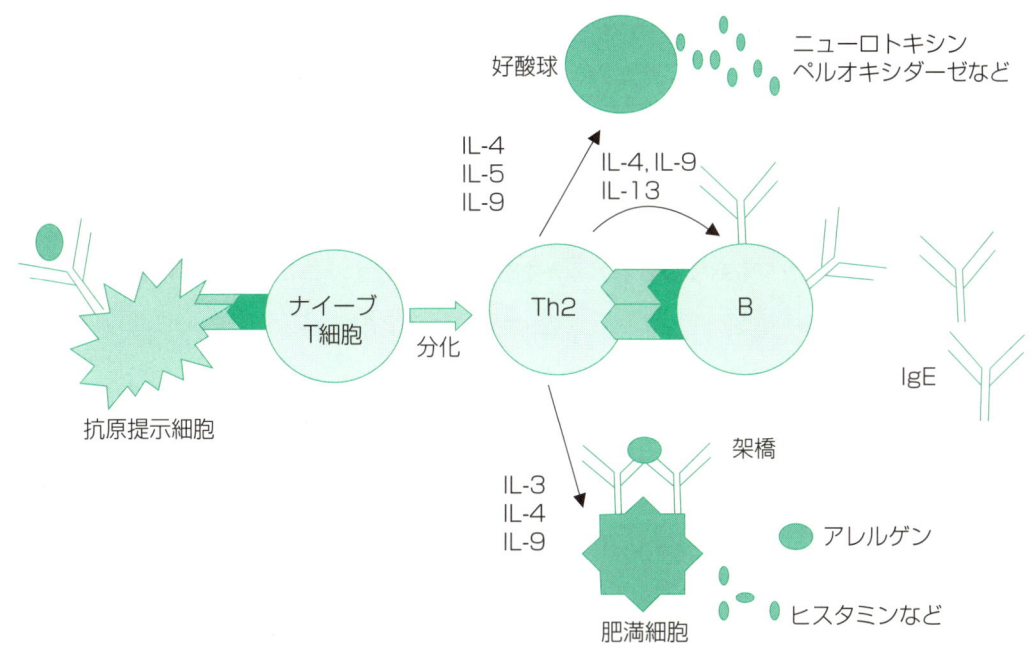

図XIII 2-1　アレルギーにおけるサイトカイン

アレルゲン：IgE放出反応を引き起こすもとになる蛋白のことである．
タイプ2ヘルパーT細胞：ヘルパーT細胞にはその機能によってタイプ1（Th1）とタイプ2（Th2）のヘルパーT細胞がある．ナイーブT細胞が刺激されてヘルパーT細胞へ分化する．Th2細胞はアレルギー疾患，特にⅠ型過敏反応において重要な役割を果たしている．
抗原提示細胞：樹状細胞，ランゲルハンス細胞，単球，マクロファージなどであり生体の末梢に存在しT細胞に抗原を提示する．
IgE：B細胞から産生される．肥満細胞の表面上のFCレセプターに結合したIgEにアレルゲンが結合することによって架橋（cross-linking）され，肥満細胞からの化学伝達物質などを遊離させる．
肥満細胞：アレルゲンとIgEとが結合しFCレセプターとの架橋反応でヒスタミン，ロイコトリエンなどの化学伝達物質を遊離する．これらの化学物質により即時型のアレルギー反応が起こる．
好酸球：Ⅰ型過敏反応においてTh2にシフトしたリンパ球からの刺激で臓器に浸潤して特異顆粒中から細胞障害物質などを分泌し慢性炎症の主体となる．

(小児内科，特集　アトピー疾患，2003，東京医学社)

に結合した抗原成分に対して，IgGあるいはIgM抗体が作られ結合する．溶血性貧血，血小板減少症などや薬剤・感染による血小板減少，顆粒球減少等が起こる．

(3) Ⅲ型・免疫複合体反応　遅発型（3〜8時間後に最大の反応となる）

全身性エリテマトーデス，糸球体腎炎，若年性関節リウマチなどである．以前作られた抗体と再度入ってきた抗原が複合体を作り（免疫複合体：immune complex），これによって起きる組織破壊である．免疫複合体に補体が結合して好中球に貪食され，血管などに付着して障害すると全身性エリテマトーデスに，糸球体に付着すると膜性糸球体腎炎となる．またアルサス反応といって抗体を過剰に保有している個体に抗原が侵入した場合もⅢ型に含まれる．

（4）Ⅳ型・細胞性免疫反応　　遅延型（24〜72時間で最大の反応）

外来抗原が侵入しマクロファージなどの抗原提示細胞に提示され，Th 1 細胞が活性化されIL-2，IFN-γなどが産生されるために組織障害が生じる．接触性皮膚炎，ツベルクリン反応などである．

3 検査

患児がアレルギー疾患をもっているかどうかを客観的に診断することが重要である．

（1）好酸球値

血液検査では末梢血中の好酸球の値が増加していることが多い．季節で値が変動すると木や草などに対するアレルギー反応をもっている可能性が示唆される．また鼻汁中の好酸球が 4 ％以上認められるときは，アレルギー性鼻炎の存在を考える．

（2）IgE

母体IgEは胎盤を通過しないので，アレルゲンに接触しない新生児の血清値は陰性である．血清IgE値はその後年齢とともに徐々に上昇し，10歳時にはプラトーに達し成人と同じレベルになる．アレルギー性疾患をもつ患者の血清IgE値は高値である．

（3）IgE RAST（RAST：radioallergosorbent test）

特定のアレルゲンに対する血中IgEのレベルを測定する簡便な方法である．食事性，植物，動物など多種類の同定が可能である．皮膚テストほど鋭敏ではないが，投与されている薬剤の影響は受けない．

（4）皮膚テスト

即時型皮膚試験にはプリックテスト，スクラッチテスト，皮内テストがある．プリックテストは抗原液を滴下した部位を針で突き刺す．スクラッチテストは表皮に注射針で傷を作り抗原液を滴下する．皮内テストは皮内に抗原液を注入する．プリックテストやスクラッチテストはIgEに感作された皮膚のマスト細胞の反応を，皮内テストはIgE依存性のアレルギー反応をみるが，真皮内の血管を傷つけるため血液中の細胞成分による影響を受ける．いずれも局所の発赤の程度で判定する．結果の信頼性は高い．

主要疾患

（1）気管支喘息（bronchial asthma）

a. 病因・病態

気管支喘息は，「発作性に笛性喘鳴をともなう呼吸困難を繰り返す疾病であり，発生した呼吸困難は自然ないし治療により軽快，治癒する．その病理像は気道の粘膜，筋層にわたる可逆性の狭窄性病変と持続性の炎症とそれに基づく組織変化からなるものと考えられている．臨床的には類

似症状を示す肺，心臓，血管系の疾患を除外する必要がある」と定義されている（日本小児アレルギー学会（2002）小児気管支喘息治療・管理ガイドライン）．

喘息の病態生理は気道の閉塞，気道過敏性，気道の慢性炎症，気道リモデリングにまとめられる．抗原刺激に対応してIgE抗体が気管支粘膜の肥満細胞や好酸球表面の高親和性IgEレセプターに結合する．同じ抗原に対しIgE抗体が反応しレセプターを架橋することにより，肥満細胞や好酸球からヒスタミンやロイコトリエンなどの化学伝達物質が放出される．ヒスタミンやロイコトリエンは気管支平滑筋の収縮を導く．また肥満細胞はIL-1，TNF-αなど前炎症性サイトカインを放出し，これらのサイトカインは急性，慢性の気道炎症に関与する．また気道における炎症ではTh1，Th2細胞のバランスが破たんし気道粘膜へTh2細胞が活性化し浸潤するため，同様の前炎症性サイトカインが産生されIgE抗体産生が促進される．こうした気道の炎症は肥満細胞，好酸球，リンパ球の浸潤による気道径の狭小化や気管上皮の剥離，気流制限の他に，冷気や煙等に対する気道の過敏性を引き起こす．

また最近，重要性が認識されるようになった病態にリモデリングがある．リモデリングは気道炎症により損傷を受けた部分が，線維化し再生しても不完全な修復が行われることをいうが，これにより気道粘膜は弾力を失い気道の可逆性が消失し慢性化，難治化する．

b. 症状・診断

夜間，早朝に増強する咳嗽がみられ，運動や激しい啼泣によって誘発されることもある．ラ音は呼気に特徴的で気道狭窄を反映し，気道狭窄が増強されると吸気性にも聴取される．さらに気道狭窄が進行すると喘鳴は減弱もしくは消失する．呼吸困難は乳幼児では努力性呼吸の有無で判断する必要がある．すなわち陥没呼吸，鼻翼呼吸，呼気の延長，起座呼吸，チアノーゼ，呼吸数の増加といった症状が出現する．また感冒や運動，タバコ，花火といった気道刺激因子，気象などで症状が誘発されることがある．診断には上記の臨床症状の他に家族歴，他のアレルギー疾患の有無や症状の出現する季節などが助けになる．気管支喘息の診断が確定すれば慢性炎症性疾患として適切な治療方針を立てる．このために発作の強度（表XIII 2-1）や重症度（表XIII 2-2）を評価し，発作型（小児気管支喘息治療・管理ガイドライン：表XIII 2-2）を決定し，治療前の臨床症状に基づき発作型分類を行い，それに従って治療方針（表XIII 2-3）を決定する．

表XIII 2-1　発作の程度の判定基準

	呼吸の状態	生活の状態					参考事項	
		遊び	睡眠	機嫌	会話	食事	SpO2	PEF
小発作	軽い喘鳴，軽い陥没呼吸をともなうことあり	普通	普通	普通	普通に話す	普通	≧96%	≧60%
中発作	明らかな喘鳴と陥没呼吸，呼吸困難を認める	やや困難	時々目を覚ます	やや不良	話しかければ返事	やや不良	92〜95%	30〜60%
大発作	著明な喘鳴，呼吸困難，起座呼吸を呈し，時にチアノーゼ	不能，またはそれに近い状態	不良，またはそれに近い状態	不良	話しかけても返事ができない	不良またはそれに近い状態	≦91%	≦30%

（日本小児アレルギー学会（2002）小児気管支喘息治療・管理ガイドライン）

表XIII 2-2　発作型分類

	症状の程度ならびに頻度
間歇型	・年に数回，季節性に咳嗽，軽度喘鳴が出現する． ・時に呼吸困難をともなうこともあるが，β_2刺激薬の頓用で短期間で症状は改善し持続しない．
軽症持続型	・咳嗽，軽度喘鳴が月1回以上，週1回未満． ・時に呼吸困難をともなうが，持続は短く，日常生活が障害されることは少ない．
中等症持続型	・咳嗽，軽度喘鳴が週1回以上，毎日は持続しない． ・時に中・大発作となり，日常生活が障害されることがある．
重症持続型1	・咳嗽，軽度喘鳴が毎日持続する． ・週に1～2回，中・大発作となり日常生活や睡眠が障害される．
重症持続型2	・重症持続型1に相当する治療を行っていても，症状が持続する． ・しばしば夜間の中・大発作で時間外受診し，入退院を繰り返し，日常生活が制限される．

(日本小児アレルギー学会（2002）小児気管支喘息治療・管理ガイドライン)

表XIII 2-3　小児気管支喘息の長期管理に関する薬物療法プラン

ステップ1 間歇型	ステップ2 軽症持続型	ステップ3 中等症持続型	ステップ4-1	ステップ4-2
発作に応じた薬物療法 抗アレルギー薬（考慮）	吸入ステロイド薬 （HFA-BDP換算～100μg/日）または，以下のいずれか，あるいは複数の併用 ・経口抗アレルギー薬 ・DSCG ・テオフィリン徐放製剤	吸入ステロイド薬 （HFA-BDP換算100～200μg/日） 以下のいずれか併用（考慮） ・経口抗アレルギー薬 ・DSCG ・テオフィリン徐放製剤	吸入ステロイド薬 （HFA-BDP換算200～400μg/日） 以下のいずれか併用（考慮） ・ロイコトリエン受容体拮抗薬 ・DSCG ・テオフィリン徐放製剤 ・長期間作用性β_2刺激薬（吸入・貼付）	専門医のもと 長期入院療法 経口ステロイド薬 （隔日療法）
			ステップ4　重症持続型	

HFA-BDP：ハイドロフルオロアルカン―プロピオン酸ベクロメタゾン

(古庄巻史，西間三馨監修，日本小児アレルギー学会作成：小児　気管支喘息治療・管理ガイドライン，2002，p.61，協和企画)

　鑑別診断としては咳嗽，笛的喘鳴などを呈する疾患として，先天性の気道形成異常，嚢胞性線維症，異物誤嚥，胃食道逆流症，副鼻腔炎などがある．異物誤嚥は突然の発症，進行性の治療抵抗性の呼吸困難で疑うが，救急治療の対象であり，常に鑑別の念頭においておく必要がある．

c. 検査
・アレルゲンの同定：P.286参照
・ピークフロー（最大呼気流量）：フローボリューム曲線での最大呼気速度で太い気管支の状態を反映するとされ発作を予測し，コントロール状態をつかむための客観的な呼吸困難の指標と

して利用される．測定できる年令は4〜6歳以上であり正しい使用法の指導が必要である．
- 経皮酸素飽和度測定：指先などで，痛みを与えずに血中の酸素飽和度の測定が行える．持続的な測定が可能であり，喘息の重症度や治療効果の判定，喘息治療のモニタリングなどに欠かせない検査である．
- 血液ガス測定：喘息の重症例においては，酸素飽和度に加えて，炭酸ガス濃度や酸塩基平衡を評価し，呼吸状態の評価を行う．

d. 治療

〔薬物療法〕

気管支喘息の治療は急性発作時の治療と長期管理に分かれる．

急性発作時は β_2 刺激薬の吸入によって初期治療を行い，反応が不十分ならテオフィリン製剤の点滴静注を追加，大発作の場合はステロイド薬の静注およびイソプロテレノールの持続吸入を行う．乳児では呼吸不全に陥りやすいので，中発作においてもステロイドの使用を考慮する．

長期管理は年長児，幼児，乳幼児の3年齢層に分かれている．表XIII 2-3に小児気管支喘息治療・管理ガイドラインにおける年長児（6〜15歳）の長期管理方針を示した．年長児では軽症持続型から吸入ステロイド薬が第一選択であり，それに経口抗アレルギー薬，DSCG（クロモグリク酸ナトリウム：インタール®），テオフィリン徐放製剤を併用する．また長時間作用型 β_2 刺激薬（吸入，貼付）の使用も推奨されている．一方，幼児（2〜5歳）においては，ステップ2までは経口抗アレルギー薬，DSCG+β_2刺激薬の定期吸入，テオフィリン徐放製剤が中心となり，吸入ステロイド薬は「使用を考慮する」となっている．ステップ3から吸入ステロイド薬が第一選択となり，他はオプションとなる．喘息発症のピークは1〜2歳であり，乳児においては早期診断，早期治療によりよい予後を確立する必要がある．乳児の治療はステップ2で経口抗アレルギー薬が第一選択となり他はオプションとなっている．

〔主な治療薬〕

テオフィリン徐放製剤：気管平滑筋に働き気管支を拡張する．最近になり抗炎症効果が報告されている．肝臓で代謝されるがその速度は個人差が大きく，血中テオフィリン濃度が上昇することで，嘔気，興奮などの副作用が発現するため血中濃度のモニタリングが必須である．

β_2刺激薬：交感神経を刺激し気管支を拡げる．発作時に使用する．最近，長時間作用性の吸入薬，サルメテロール，貼付型のツロブテロールテープが承認され使用されている．

経口抗アレルギー薬：化学伝達物質遊離抑制薬，ヒスタミン拮抗薬，ロイコトリエン拮抗薬，Th2サイトカイン阻害薬などがあり肥満細胞から化学伝達物質の遊離や作用を調節する．効果発現には約1〜2カ月必要である．

吸入ステロイド薬：直接気道に作用し気道炎症を抑制する．年齢，重症度に合わせて使用薬剤，吸入頻度を決定する．成長発達にはおおむね影響がないとされている．

〔環境整備〕

小児気管支喘息においては即時型アレルギーを起こすIgE抗体を介在することが多く，上記の薬物療法に加え環境因子の除外も重要である．タバコ，動物の毛，ホコリ，ゴキブリ，カビなどの他に木や住宅に使われる化学物質，香水などを除去する．また鼻炎や副鼻腔炎はしばしば合併していることが多く，これらの治療により気管支喘息が改善することもある．感染症ではRSウイルスやライノウイルスが喘息発作に関与しているといわれている．

e. 予後

　小児喘息の大部分（約6割）は身体の解剖学的成長や免疫学的機能の発達により10歳以降に自然治癒していく．これをアウトグローという．思春期に喘息を持ち越すと成人期にまで治らない可能性もあり，成人性喘息は小児に比べ難治性である．

　喘息死数は1997年頃から減少傾向となり，2001年には，人口10万人当たり総数3.2，男3.4，女3.0人となっている．喘息死の頻度は喘息が重症であるほど確率は高くなるが，軽症例にも喘息死がみられる．喘息死のほとんどは気道の閉塞による窒息死で，他に肺動脈圧の上昇による右心不全がみられる．喘息死を防ぐためには患児，家族に対する教育が必要である．すなわちβ_2刺激薬の吸入をハンドネブライザーなどで使用する場合は，使用回数など家族，患児に教育し，急性発作への対応，特に重症発作時の歩行禁止や酸素投与・救急医療機関への受診などを指導する．またアレルゲン除去による環境整備，定期的な受診，吸入ステロイド薬など抗炎症薬による十分な長期管理が必要である．

（2）アトピー性皮膚炎（atopic dermatitis）

a. 病因・病態

　アトピー性皮膚炎は小児の約6〜10%が罹患しその有症率は1990年代から徐々に増加している．

　アトピー性皮膚炎は免疫，アレルギー機序の関与の他に掻爬による機械的刺激，二次感染などが関与している．皮膚病変部では急性炎症である丘疹と慢性病変の苔癬化病変が混在している．急性炎症部位は皮膚の海綿状変化がみられ，抗原提示細胞やIgE高親和性レセプターをもった樹状細胞（ランゲルハンス細胞）が存在し，Th 2へ分化したリンパ球が浸潤している．慢性病変部では表皮の過形成が著明で，IgE高親和性レセプターをもった樹状細胞もみられるが，肥満細胞や好酸球が増加している．好酸球はサイトカインや化学伝達物質を分泌しアレルギー反応を増強させ，さらに組織障害性顆粒蛋白を産生する．一方IgE高親和性レセプターをもった樹状細胞は慢性期にTh 1細胞を活性化させる．さらに掻爬による機械的外傷は炎症性サイトカインの分泌を増加させる．こうした免疫的機序の他に皮膚角質層の角質細胞間脂質の減少による皮膚水分保持能の低下，掻爬による細菌等の感染により引き起こされる皮膚のバリア機能の障害も関与している．

b. 診断

　臨床症状から診断されるが日本皮膚科学会の診断基準では，①掻痒の存在，②皮疹が湿疹であり特徴的な形態と分布をとる，③皮疹が慢性経過する，を基本としている．皮疹の特徴は急性病変では紅斑，湿潤性紅斑，丘疹，鱗屑，痂皮であり，慢性病変は浸潤性紅斑，苔癬化病変が中心となる．また年齢に応じて変化する．乳児期は湿潤性の皮疹で紅斑，紅色丘疹など赤みをともない淡黄色の痂皮がみられることが多い．掻痒のため皮疹が掻爬され浸出液の漏出がみられる．幼児，学童期では乾燥性で苔癬化病変がみられ褐色の色素沈着が認められる．全例でドライスキンをともなって落屑がみられ掻爬による痂皮をともなう．皮疹の分布にも年齢的特徴があり，乳児期は顔，頭に始まり体幹，四肢に拡大する．一方，年長児では頸部，四肢屈曲部に多く，成人期では上半身に皮疹が強い．

　鑑別診断として乳児期では皮膚感染症や先天性免疫不全などがあげられる．すなわち反復する皮膚感染は重症先天性免疫不全症が疑われ，Wiscott-Aldorich症候群では皮疹に加えて血小板減少がみられる．高IgE症候群ではIgEの異常高値に加え深在性の細菌感染症が合併する．年長者

では接触性皮膚炎などとの鑑別が必要である．

c. 治療

スキンケア，増悪因子の除去，外用剤，内服薬の4つからなる．

〔スキンケア〕

アトピー性皮膚炎患者の皮膚はバリア機能の低下がみられ，少しの外的刺激によって掻痒が生じ，これに対する掻爬により感染，皮膚症状の悪化がみられる．したがって外的刺激としての汗や刺激物質はシャワー，入浴で洗い流す．保湿効果のある入浴剤も効果的である．その後なるべく早く外用剤を塗布する．保湿効果のある外用剤としては白色ワセリン（皮膚に油膜を作り水分蒸発を防ぐ），ヘパリン類似物質（水分と結合して保湿効果を発揮する），尿素（天然の保湿剤），セラミド（バリア機能を保持し保湿）などがある．

〔外用剤〕

アトピー性皮膚炎は皮膚の炎症性疾患であるため外用剤による治療の根幹はステロイド剤の塗布である．ステロイド剤には強さに応じて5段階[*5]に分けられ重症度によって使い分けされている．乳幼児，小児では成人よりワンランク低いストロング，ミディアムなどを使用する．また顔面ではミディアム以下を使用する．軟膏とクリーム製剤では軟膏の方が吸収性が高い．ステロイドの副作用として酒さ様皮膚炎[*6]を含む皮膚萎縮，感染症などがある．従来，移植免疫反応の抑制に使用されてきたタクロリムスの外用剤が開発された．タクロリムスにはこうしたステロイドの副作用がなく，抗炎症作用はステロイドではストロングクラスである．使用時に刺激感が強いためびらん部，炎症の強い部位，苔癬化部位では特にステロイドと併用することが必要である．また皮膚からの薬剤吸収を防ぐためにびらん面での使用は禁忌とされている．小児では0.03％製剤が使用される．

〔増悪因子の除去〕

アトピー性皮膚炎患者の皮膚は刺激に対する閾値が低く掻痒→掻爬が起こりやすい．煙，石鹸，新しい衣類，動物の毛，感染症などが刺激要因となる．衣類にホルムアルデヒドなどが付着している場合は洗濯してから着用する．食事は小児期以前の発症では後述するように食物アレルギーとして関与していることが少なくないが青年期以降では少ない．動物の毛，花粉などを吸入することでも増悪する．またアトピー性皮膚炎患者ではバリア機能の障害に加えステロイド外用剤による黄色ブドウ球菌や真菌感染による二次感染が起こりやすく，そのような場合は抗生物質の投与が有効である．また単純ヘルペスによるびらん，丘疹も時に合併し，重症ではカポジ水痘様発疹症を発症することがある．こうした例ではステロイド投与を一時中止する．

〔内服など全身投与〕

アトピー性皮膚炎患者での最も解決すべき問題は掻痒である．これに対し抗ヒスタミン剤など

[*5] 薬効の強さによって，Strongest（最も強い）からWeak（かなり弱い）まで5種類に分類される．（　）は商品名．
　Strongest：プロピオン酸クロベタゾール（デルモベート），酢酸ジフロラゾン（ダイアコート）
　Very strong：吉草酸ジフルコルトロン（ネリゾナ）ジフルプレドナート（マイザー）
　Strong：吉草酸ベタメタゾン（リンデロンV），吉草酸デキサメタゾン（ボアラ）
　Medium：酪酸ヒドロコルチゾン（ロコイド），プロピオン酸アルクロメタゾン（アルメタ）
　Weak：酢酸ヒドロコルチゾン（コルテス）

[*6] 酒さ様皮膚炎：長期のステロイドを（特に顔）に塗布することにより毛細血管が拡張し透けてみえるために皮膚が赤く（潮紅発作）なり，時に萎縮した状態．

の内服がされるが効果は不定である．抗アレルギー剤での有効性が明らかに証明されているものは少ないが，ケトチフェンはアトピー性皮膚炎→喘息へのアレルギーマーチと呼ばれるアレルギー症状の発展を予防しうるという報告がある．また塩酸フェキソフェナジンは二重盲験試験で掻痒感に対し有効性が示されている．

（3）食物アレルギー（food allergy）

　食物は本来生体にとっては異物であるが，消化管のリンパ組織によって抗原性を有するものとそうでないものに分けられ，吸収された食物に対しては経口寛容（oral tolerance）が成立しこの食物抗原への反応性が抑制される．この経口寛容が破綻した状態が食物アレルギーである．乳児期では分泌性IgAや消化管酵素が少ないためにこの寛容状態が成立しにくい．最近になり経口寛容のメカニズムとして経口摂取した抗原に対し局所粘膜のIgAによる免疫反応が働くことで全身免疫系への応答が抑制される機序が考えられている．すなわち肥満細胞から分泌されるIL-4によってナイーブT細胞はTh 3（ナイーブT細胞から分化してTGF-βを産生する）細胞へと分化しIgA産生を刺激するといわれている．

a. 病因・病態

　食物アレルギーにはIgE依存性とT細胞依存性の免疫反応が関与している．特定の食物に感作されると再摂取すると粘膜バリアから侵入した食物特異性IgEが存在するため肥満細胞やマクロファージ，好塩基球などの表面にある高親和性Fc ε レセプターに結合し血管拡張や筋収縮を起こすケミカルメディエーターが分泌される．一方，食物特異的T細胞はこうした刺激によって遅延性のアレルギー反応を起こす．

b. 症状

〔消化器症状〕

　食物依存性腸疾患：生後1週から3カ月以内に下痢，嘔吐などで発症し，重症の場合は食欲低下，成長障害が起こる．これらの症状は摂食してから1～3時間後に起こることが多い．食物に対するIgEは証明されていない．乳幼児は母親が摂取したような抗原により母乳を介して生じることもある．年長児の原因食物としては卵，米などが多い．

　アレルギー性好酸球性食道炎，腸炎：好酸球が消化管へ浸潤しており乳児から年長児までに発症し慢性の食道胃逆流症があり，腹痛，間欠的嘔吐などがみられる．

〔皮膚症状〕

　食物アレルギーのほとんどは摂取後まもなく発症する即時型アレルギーで，皮膚症状が主である．他に乳幼児アトピー性皮膚炎では食物に対する特異的IgE抗体が証明されることがあるが年長児での意義は多くの場合不明である．一種の接触アレルギーとして新鮮な果物，野菜などにより局所の肥満細胞がIgE依存性に活性化されて生じることがあり，口唇，舌，口蓋などの掻痒，痛みがみられる．

c. 診断

　IgEやリンパ球幼弱化試験などは参考になっても確定診断の根拠にはならない．明らかに即時型アレルギーがみられる場合以外は経口誘発試験が必須である．環境整備と推定食物アレルゲンを除去し，臨床症状が軽快した後に経口誘発試験を行う．

（4）薬物アレルギー（drug allergy）
a. 病因・病態
　前述の古典的4型に分かれる．感作から発症時期まで図XIII 2-2に示すように臨床症状が異なる．薬剤投与4～5日後に発症することは少ない．

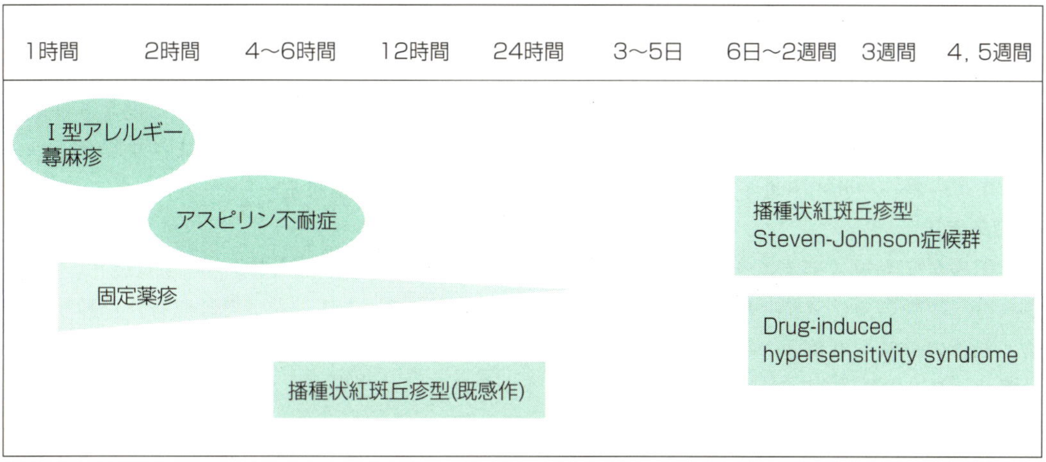

図XIII 2-2　薬剤投与開始時間と薬疹発症時間

（1時間　2時間　4～6時間　12時間　24時間　3～5日　6日～2週間　3週間　4, 5週間）

- I型アレルギー　蕁麻疹
- アスピリン不耐症
- 固定薬疹
- 播種状紅斑丘疹型（既感作）
- 播種状紅斑丘疹型　Steven-Johnson症候群
- Drug-induced hypersensitivity syndrome

b. 症状
　薬疹の特徴は汎発性分布で顔面躯幹が主体であり四肢は軽度である．左右対称であることが多い．特殊なものとしてSteven-Johnson syndrome（SJS），Toxic epidermal necrosis（TEN），Drug induced hypersensitivity syndrome（DIHS）があり粘膜病変をともなうことが多い．SJSは重症の多形浸出性紅斑と考えられ，全身に楕円もしくは円形の浮腫性紅斑を生じ，時に水泡，びらんをともなう．口腔の粘膜疹が必発であり出血性びらん口内炎，眼結膜の充血もみられる．TENは表皮の壊死性障害を特徴とし全身皮膚の水泡，びらん，角膜混濁が生じる．SJSとTENは本質的な違いはないと近年はいわれている．原因薬剤は非ステロイド系消炎鎮痛剤，抗菌剤，抗けいれん剤などが報告されている．DIHSでは発症までの期間が長く2～6週間の投与後のことが多い．咽頭痛をともなう発熱といった軽い感冒様症状の後，皮疹，高熱が出現する．強い掻痒感を訴えることが多い．顔貌は特徴的で顔面全体の浮腫状の腫脹，口唇の発赤，粘膜症状として硬口蓋に紫斑をみることがあり，初期には頸部リンパ節の有痛性腫脹をみることが多い．特定の薬剤で起こる．カルバマゼピン，フェニトインといった抗けいれん剤のほかアロプリノール，ミノサイクリン等で生じる．

c. 診断
　臨床的経過の観察が最も重要である．肝，腎機能の低下は薬剤の代謝を遅延させる．皮膚テストはパッチテスト，皮内テストが行われるが，代謝の問題があり完全ではない．

d. 治療
　DIHS，SJS，TEN以外では原因薬剤を速やかに中止する．DIHSでは原因薬剤を中止してもすぐには軽快しないためステロイドの全身投与を行った後，改善すれば減量する．SJS，TENでは

びらんした皮膚をステロイド外用剤で保護するとともに，ステロイドの全身投与やガンマグロブリン投与を行う．原因薬剤を中止しても症状が進行することが多い．

(5) アナフィラキシー (anaphylaxiy)

　アナフィラキシーとは肥満細胞や好塩基球からケミカルメディエーターが放出され，急激な皮膚症状の出現とともに，呼吸，循環動態に異常を来たす病態である．

a. 病因・病態

　アナフィラキシーが起こるには一度感作が生じ，2回目に抗原が侵入し全身性に投与された場合はⅠ型過敏反応すなわち肥満細胞，好塩基球，マクロファージが活性化しさまざまなケミカルメディエーターやサイトカインが分泌され，全身性の臓器障害が生じる．

b. 臨床症状

　上記のケミカルメディエーターやサイトカインが臓器を障害することによって症状が引き起こされる．呼吸器では気管，喉頭の浮腫，肺胞出血，肺水腫が起こり，皮膚では血管性浮腫が生じる．血管の拡張や不整脈の出現により血圧が低下し生命にかかわる場合がある．入院中の患児ではラテックス，抗生物質が原因となることが多く，それ以外の患児では食物が多い．

c. 診断

　診断は上記の急激に発症する臨床症状による．食物性はやや遅れて発症する．上記の症状が出現する前に咳嗽，喉頭異物感，蕁麻疹などが出現することがある．

d. 治療

　生命にかかわる場合が多いので迅速な対応が必要である．すなわち循環不全を改善するために酸素投与とエピネフリンの筋肉内投与，輸液，ステロイド，抗ヒスタミン投与を行う．皮膚のみの症状では抗ヒスタミン剤の内服，外用剤の塗布などを行う．症状が回復しても約4時間後に再び増悪することが多いので4時間は経過を観察する．アナフィラキシーの予防としてアレルギー反応を生じた原因物質を記録し除去するようにする．

参考文献

1) 小児内科，特集　アトピー疾患 (2003) 東京医学社
2) Richard E., Md., Behrman (2003) Nelson Textbook of Pediatrics, 17th Edition Elsevier Science Health Science div.

XIV-1

ウイルス感染症

1. 基礎知識
2. 主要疾患

① 基礎知識

　ウイルスはそれのみでは増殖できず，宿主に感染し宿主の細胞機能を利用することで自己複製を行っている生物である．

　ワクチンや抗ウイルス剤の開発により，人類はウイルス感染症を克服したかのように考えられた時代もあったが，実際には次から次へと新しいウイルス感染症が出現し，交通の発達から短期間で地球規模での流行へと発展するという問題も起こっている．平成14年に中国から流行が始まり世界へと拡大した重症急性呼吸器症候群（Severe Acute Respiratory Syndrome）はその一つの例である．

　また移植医療にともなう免疫抑制状態における潜伏感染ウイルスの再活性化や，院内感染，抗ウイルス剤の使用にともなう薬剤耐性ウイルスなどウイルス感染症の新たな問題も生じている．

1 形態と機能

（1）ウイルスの形態

　ウイルスは核酸とそれを取り囲む粒子を構造する蛋白からなっている．宿主細胞膜由来の外膜（エンベロープ）をもつウイルスもある．ウイルスは遺伝子としてDNAかRNAのどちらかをもち，それぞれ一本鎖のものと二本鎖のものがある．核酸を取り囲む蛋白質の殻はウイルスカプシドと呼ばれ，正二十面体，もしくはらせん形である．エンベロープは宿主細胞由来の脂質二重層にウイルス膜蛋白がスパイク上に配列した形態をとっている．

　ウイルスは核酸の種類や性状，カプシドの形態，エンベロープの有無などにより分類されている（図XIV 1-1，表XIV 1-1）．

（2）ウイルスの複製

　ウイルスは自己を複製するために細胞に感染することが必要である．ウイルスは最初に細胞表面にあるレセプターとの特異的結合により細胞表面に吸着し細胞内に侵入する．侵入したウイルスは，核酸の放出（脱核），遺伝情報の発現へと進む．宿主の細胞内で新たに合成された遺伝子と構成蛋白質により子孫ウイルス粒子が形成され細胞から放出される（図XIV 1-2）．

（3）ウイルスの生体への感染

　ウイルスは飛沫や飛沫核となって経気道的に，食物や水などを介して経口的に，また直接的な接触で粘膜や傷のある皮膚から，もしくは輸血や注射などの処置から血中に，といった経路で宿主に感染する．蚊など動物が媒介するウイルス感染もある．

　ウイルスが感染できる種や臓器はウイルスにより決まっており，その特異性を規定する因子として前述したウイルスレセプターが重要である．ウイルスはレセプターを介して細胞に吸着し感染するため，細胞表面にレセプターが存在するかどうかが，ウイルスが感染できるかどうかを決定する最初の条件となる．レセプターは細胞にとって重要な因子であることが多く，複数のレセ

プターをもつウイルスもある（表XIV 1-2）.

ウイルスは進入局所でのみ増殖する（局所感染，表在感染）ものもあるが，一時的に局所で増殖した後，血行性，リンパ行性，あるいは神経行性に全身の標的臓器で増殖する全身感染を起こすものもある.

通常ウイルスは宿主の防御反応により排除されウイルス感染は終息する（急性感染）．しかし一部のウイルスは体内にとどまり，持続的な感染状態（慢性感染）を続けることが知られている．

（＋）鎖RNAウイルス

	ピコルナウイルス科	カリシウイルス科	トガウイルス科	フラビウイルス科	コロナウイルス科
ゲノムサイズ(kb)	7.2〜8.4	8	12	10	16〜21
エンベロープ	なし	なし	あり	あり	あり
カプシドの対称性	正二十面体	正二十面体	正二十面体	正二十面体	らせん

（－）鎖RNAウイルス

	ラブドウイルス科	フィロウイルス科	パラミクソウイルス科
ゲノムサイズ(kb)	13〜16	13	16〜20
エンベロープ	あり	あり	あり
カプシドの対称性	らせん	らせん	らせん

分節（－）鎖RNAウイルス　　　　　　　　　　　　　　　　　分節2本鎖RNAウイルス

	オルソミクソウイルス科	ブニヤウイルス科	アレナウイルス科	レオウイルス科
ゲノムサイズ(kb)	14	13〜21	10〜14	16〜27
エンベロープ	あり	あり	あり	なし
カプシドの対称性	らせん	らせん	らせん	正二十面体

レトロウイルス

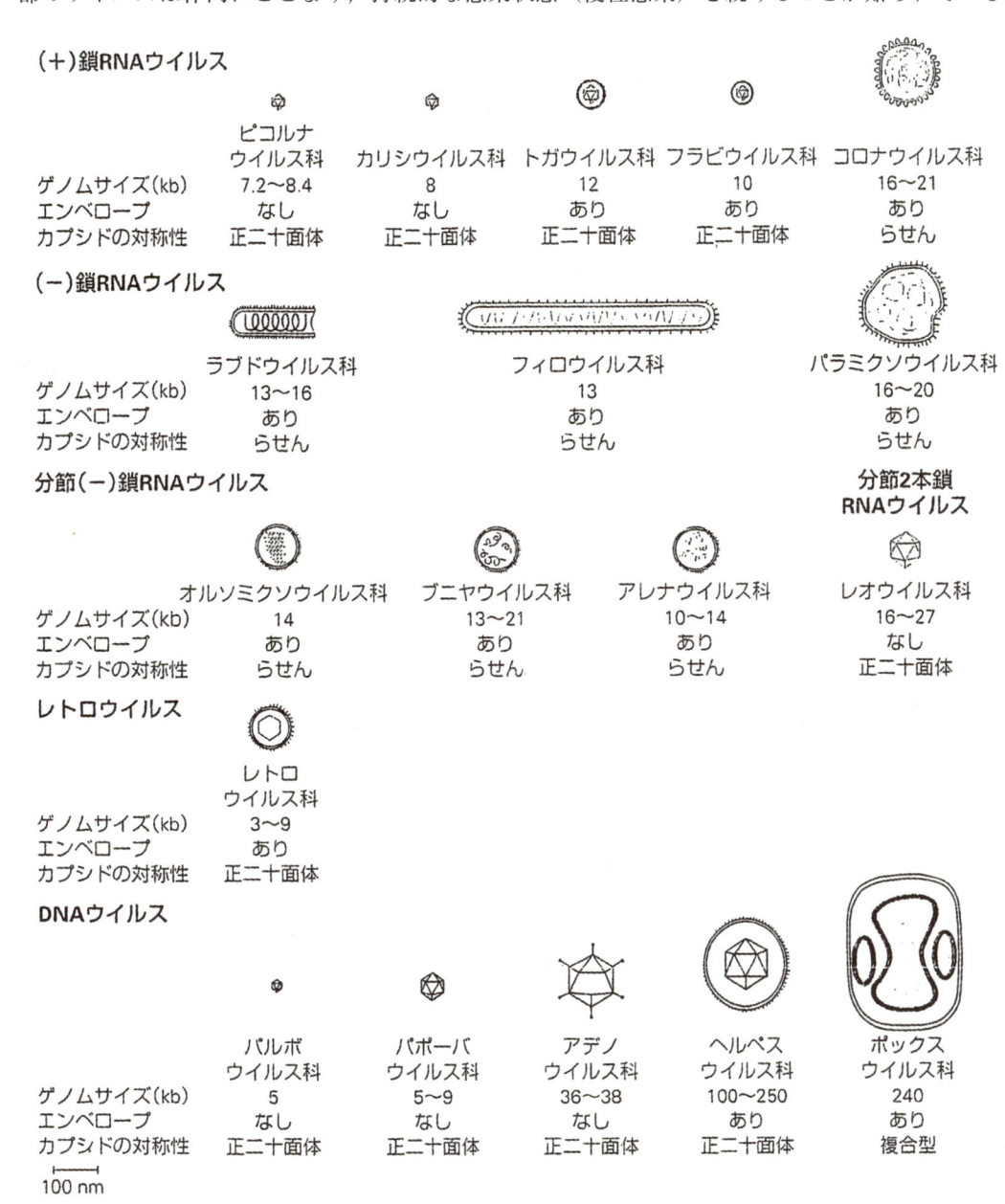

	レトロウイルス科
ゲノムサイズ(kb)	3〜9
エンベロープ	あり
カプシドの対称性	正二十面体

DNAウイルス

	パルボウイルス科	パポーバウイルス科	アデノウイルス科	ヘルペスウイルス科	ポックスウイルス科
ゲノムサイズ(kb)	5	5〜9	36〜38	100〜250	240
エンベロープ	なし	なし	なし	あり	あり
カプシドの対称性	正二十面体	正二十面体	正二十面体	正二十面体	複合型

100 nm

図XIV 1-1　ヒトに感染する主要なウイルス科および種の概略図
（ハリソン内科学15版 p.1125）

それが持続感染（persistent infection），潜伏感染（latent infection）と呼ばれるものである．持続感染とは，初感染後間欠的あるいは持続的にウイルス粒子が産生されている状態を指し，潜伏感染とは，宿主の細胞中にウイルス遺伝子は存在するものの感染力のあるウイルス粒子は産生さ

表XIV 1-1　ヒトに感染する主なウイルス

ウイルス科	代表的なウイルス
ピコルナウイルス(Picornaviridae)	ポリオウイルス
	コクサッキーウイルス
	エンテロウイルス
	エコーウイルス
	ライノウイルス
カリシウイルス(Caliciviridae)	ノルウォークウイルス
	E型肝炎ウイルス
トガウイルス(Togaviridae)	風疹ウイルス
フラビウイルス(Flaviviridae)	日本脳炎ウイルス
	セントルイス脳炎ウイルス
	西ナイルウイルス
	デングウイルス
	黄熱ウイルス
	C型肝炎ウイルス
コロナウイルス(Coronaviridae)	コロナウイルス
ラブドウイルス(Rhabdoviridae)	狂犬病ウイルス
フィロウイルス(Filoviridae)	エボラウイルス
	マールブルグウイルス
パラミキソウイルス(Paramyxoviridae)	パラインフルエンザウイルス
	RSウイルス
	ムンプスウイルス
	麻疹ウイルス
オルソミキソウイルス(Orthomyxoviridae)	インフルエンザウイルス
ブニヤウイルス(Bunyaviridae)	ハンタウイルス
アレナウイルス(Arenaviridae)	ラッサ熱ウイルス
レオウイルス(Reoviridae)	ロタウイルス
	レオウイルス
レトロウイルス(Retroviridae)	HTLV
	HIV 1,2
パルボウイルス(Parvoviridae)	パルボウイルスB19
パポーバウイルス(Papovaviridae)	ヒトパピローマウイルス
	JCウイルス
	BKウイルス
アデノウイルス(Adenoviridae)	ヒトアデノウイルス
ヘルペスウイルス(Herpesviridae)	単純ヘルペスウイルス1型,2型
	水痘帯状疱疹ウイルス
	Epstein-Barrウイルス
	ヒトサイトメガロウイルス
	ヒトヘルペスウイルス6
	ヒトヘルペスウイルス7
ポックスウイルス(Poxviridae)	痘瘡ウイルス
	ワクシニアウイルス
ヘパドナウイルス(Hepadnaviridae)	B型肝炎ウイルス

れない状態をいう．
　潜伏感染状態にあるウイルスも何らかの刺激によってウイルス粒子を産生することがある．例えば水痘帯状疱疹ウイルスは急性感染の症状として水痘を引き起こすが，治癒後ウイルスが体内に潜伏感染し，宿主の免疫力低下などをきっかけに再活性化し，帯状疱疹を発症する．

（4）小児のウイルス感染症の特徴

　小児の免疫能の特徴は，免疫の項で詳しく述べるが，新生児はB細胞機能が低く，抗体産生能も低いためウイルス感染症は重症化しやすい．しかし，母体の免疫グロブリンのうちIgGは胎盤を通過し児に移行し，母親が十分な抗体を保持している場合は生後3～6カ月頃まではその感染症には罹患しにくい．母親由来の移行抗体が消失した後，血中IgGが成人と同程度に達するのは，7～8歳に達してからである．

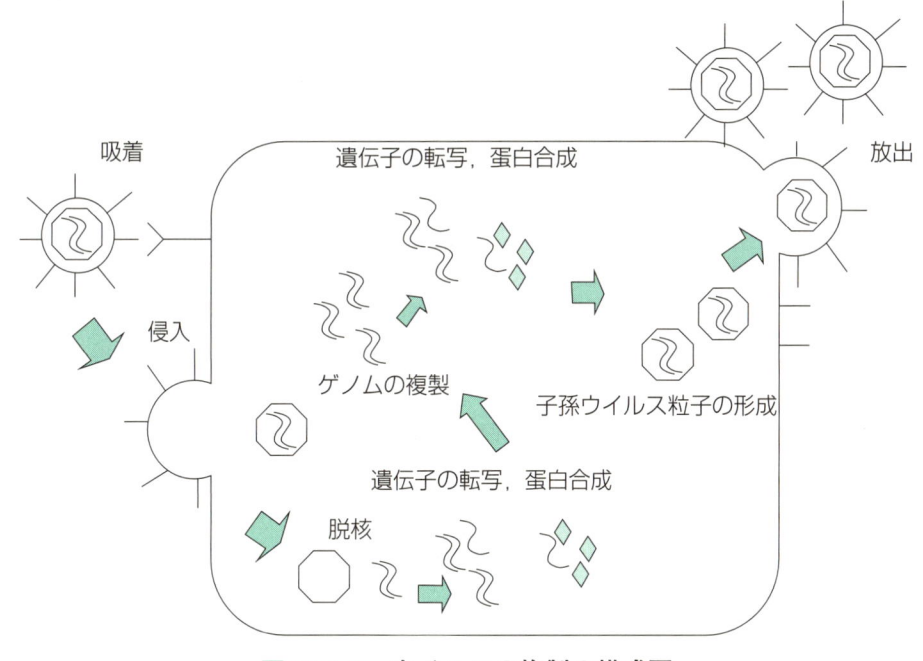

図 XIV 1-2　ウイルスの複製の模式図

表 XIV 1-2　ウイルスが用いるレセプター

ウイルス	レセプター
HIV-1	CD4，CXCR5，CCR4
ヒトヘルペスウイルス-7	CD4
パルボウイルスB19	赤芽球P抗原
麻疹ウイルス	CD150(SLAM)，CD46
インフルエンザウイルス	シアル酸
Epstein-Barrウイルス	CD21(CR2 レセプター)

2 主要症状と病態生理

(1) ウイルス感染と感染症
　ウイルスが感染しても，必ずしも症状が起こる（発症）とは限らない．ウイルス感染症の発症は，ウイルスが標的細胞や臓器に感染することで組織傷害を引き起こすことといえる．ウイルスが原因となる組織傷害には，ウイルスの増殖そのものによる直接的な傷害のみならず，ウイルス感染に対して宿主がみせる免疫反応による間接的傷害もある．感染とそれにともなう免疫反応の結果，発熱，倦怠感のような全身症状や個々のウイルスの標的臓器の傷害による症状が認められる．個々のウイルス感染症の主要症状については各論に述べる．

(2) ウイルス感染に対する宿主の反応
　ウイルスが感染症を起こすかどうかは，ウイルス自体がもつ病原性，体内に侵入するウイルス量が多いか少ないか，どういった経路で体内に侵入するかといったウイルス側の要因に加えて，年齢，それまでにどういったウイルスに感染したことがあるか，遺伝的素因といったような宿主側の要因によって決まる．
　ウイルス感染に対し宿主はさまざまな防御反応を示す．生体の最初の防御機構は皮膚の角化層や粘膜の分泌物といった物理的なバリアである．そのバリアを越えてウイルスが細胞に感染するとまず，インターフェロン，マクロファージ，NK細胞による非特異的反応が認められる．次いでウイルス特異的抗体反応，ウイルス特異的MHCクラスⅡ拘束性CD 4 陽性ヘルパーTリンパ球応答，ウイルス特異的MHCクラスⅠ拘束性CD 8 陽性細胞傷害性Tリンパ球応答（CTL）などの特異的反応がみられる．これらの特異的反応は，誘導されるのに日数を要するが，感染からの回復のために重要な反応である．また免疫学的記憶として残り，同じウイルスによる再感染を防ぐという働きをしている（図ⅩⅣ 1-3）．感染から回復した後も抗体を産生しているリンパ球はメモリー細胞として長期にわたって残り，同じウイルスが体内に侵入すると早期に増殖し再感染を防ぐ働きをしている．
　生体のこの反応を利用したウイルス感染の予防法がワクチンである．

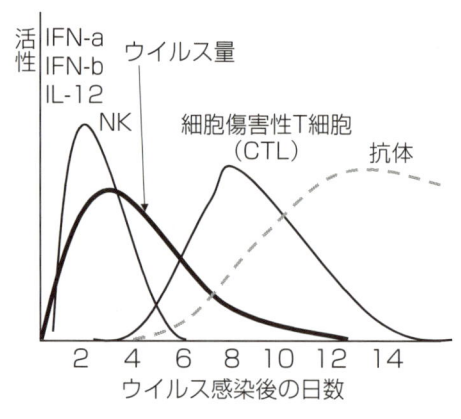

図ⅩⅣ 1-3　ウイルス感染における生体の反応

3 検査

　ウイルス感染症の検査は，原因となる病原ウイルスの検出と，患者の体内に当該ウイルスの特異的抗体の産生を検出するという2種類に分けられる．前者にはウイルスを分離同定する方法とウイルス抗原を迅速に検出する方法がある．

　病原ウイルスは適切な時期に適切に検体を採取されないと，たとえ病因であっても検出されない場合があり，また一方，検出される部位によっては陽性であっても疾患の原因とはされない場合もあるので注意が必要である．例えば健康な成人であっても，唾液中から単純ヘルペスウイルスが検出されることがある．

　病原ウイルスの診断に用いる検体の選択の基本について述べる．一般的に，腸管感染症であれば便中に排泄されるので便を検体として用いる．また呼吸器感染症では喀痰，鼻汁，鼻腔，咽頭拭い液を検体として用いる．また全身感染を起こし，ウイルス血症を来たす疾患では血液を検体とする．臨床的に髄膜炎，脳炎を疑う場合は髄液を検体として採取する．ウイルスの排出期間は個々の感染症によって異なるが，一般的には臨床症状が出現しはじめた早期にウイルスは多く排出されていることが多いため，その期間に採取することが望ましい．ウイルスの検査が陽性になるためには，ある一定量以上のウイルスが検体に含まれることが必要であり（検出感度），抗ウイルス剤などの治療開始前に採取する．

(1) ウイルス分離同定

　実際に感染性のあるウイルスを増殖させて検出する方法である．ウイルスは前述したとおり感受性のある臓器や細胞がウイルスによって決まっているので，感受性のある動物や培養細胞を用いて分離培養し，十分増殖させた後，同定する．

　同定には中和や蛍光抗体法，PCRによる遺伝子増幅などが用いられる．古典的な方法で，現在もウイルス検査の基本的手法として用いられているが，分離，同定までに日数を要する．

(2) ウイルス抗原の迅速検査

　検体中のウイルス粒子や抗原，遺伝子などを直接検出する方法である．ウイルスを増殖させないので検査結果を迅速に得ることができる．しかしその結果が陽性であっても必ずしも感染力をもつウイルスの存在を意味するものではなく，ウイルス分離の結果と一致しない，すなわち偽陰性や偽陽性の問題がある．迅速検査を利用する際には，その限界を理解したうえで臨床症状やその他の検査結果から総合的に判断する必要がある．

1) 電顕法

　ウイルス粒子の形態を直接観察することができるが，ウイルス性下痢症などのように検体中に多量のウイルスが存在する場合を除いて濃縮や精製など材料の前処理に手間がかかる．

2) 免疫学的検査

　ラテックス法によるスライド凝集試験，酵素免疫法，免疫クロマトグラフィー法による抗原の検出を行う．

これらの手法を用いた多数のキットが発売されており，特殊な機器や煩雑な操作を必要とせず，ベッドサイドで短時間で簡便に結果を得ることができるため臨床現場で汎用されている．近年は特にインフルエンザの迅速診断キットの発売が相次いでいる．

3）分子生物学的検査

病原ウイルスの核酸を検出する方法で，PCRあるいはRT-PCRによる遺伝子検出である．材料中に含まれる少量の核酸が増幅されるので潜伏感染している病原ではないウイルスが検出されるという問題もあり結果の解釈に注意が必要である．

（3）血清診断

抗体検査の目的は病原の診断と過去の感染歴の証明の2つに大別できる．急性期と回復期のペア血清で特異的抗体が上昇していれば，ウイルスの急性感染と診断できる．また急性期の特異的IgM抗体の上昇も急性感染の診断的意義が高い．抗体測定には，中和反応試験（NT：neutralization test），補体結合試験（CF：complement fixation reaction），赤血球凝集抑制試験（HI：hemagglutination inhibition test），免疫蛍光反応（IFA：indirect immunofluorescent assay），酵素免疫法（EIA：enzyme immunoassay）などが用いられる．

② 主要疾患

（1）麻疹（Measles）

a. 病因ウイルス

パラミキソウイルス科に含まれる麻疹ウイルス．

b. 症状

倦怠感，発熱，結膜炎，咳嗽などのカタル症状の後，発疹が全身に広がる．発疹出現直前，頬粘膜にコプリック（koplik）斑と呼ばれる，周囲に発赤をともなう直径1～2 mmの白い斑点が出現し診断的意義が高い．コプリック斑は発疹出現後すぐに消失する．発疹は髪の生え際や，耳介後部から出現し全身に広がり，融合し，色素沈着を残す．カタル期の感染力は非常に強く，咳による飛沫感染や，飛沫核により空気感染する．潜伏期は9～12日で不顕性感染はほとんどない（図XIV 1-4）．

合併症として脳炎，肺炎があり，発展途上国では麻疹は小児の死亡の大きな原因の一つである．

〔亜急性硬化性全脳炎（SSPE：Subacute Sclerosing Panencephalitis）〕

急性感染の後，約10年を経過してみられるきわめて稀な麻疹脳炎として知られる．これは宿主の免疫応答を逃れた麻疹ウイルスの持続感染によるもので，2歳未満に麻疹に感染した患者で比較的多くみられる．

〔修飾麻疹〕

症状の程度が軽い麻疹を指し，ワクチン接種者や移行抗体が残存する乳児など麻疹に対する部分的な免疫をもつ者に認められる．

図 XIV 1-4　麻疹の経過

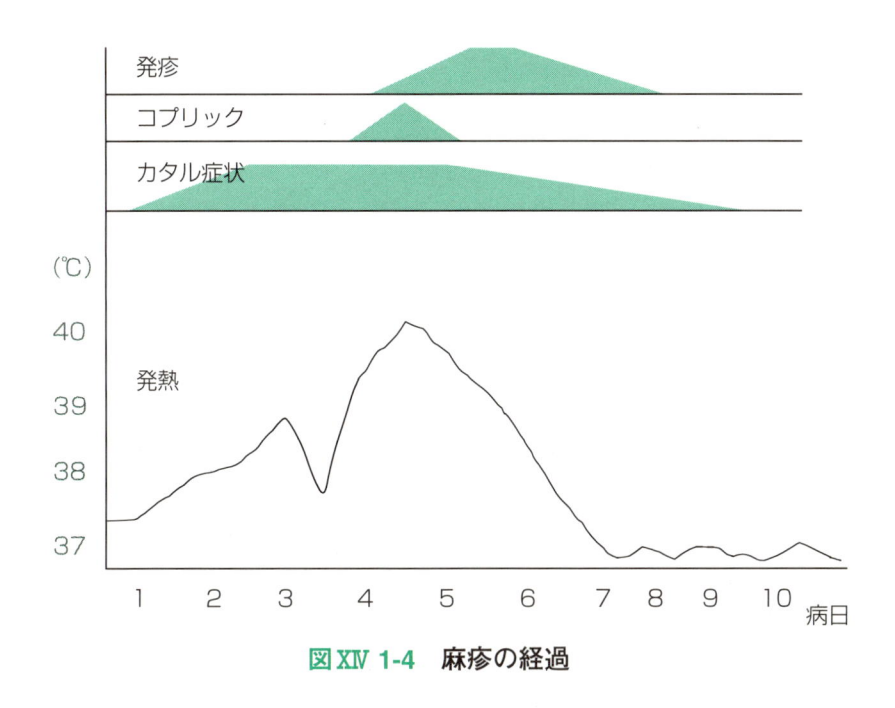

〔異型麻疹〕
　不活化麻疹ワクチンを接種された人にみられる非典型的な麻疹．数日間の発熱の後発疹が出現する．高熱，四肢の浮腫，間質性の肺病変，肝炎などがみられる．不活化ワクチンにより誘導された麻疹ウイルスに対する過敏反応が原因と考えられている．現在，不活化麻疹ワクチンは使用されていない．

c. 治療・予防
　治療は主に対症療法を行う．二次性の細菌感染症に対しては抗生物質を投与する．SSPEでは，イソプリノシンの内服とインターフェロンの髄注が有効であると報告されている．
　麻疹の予防には弱毒生ワクチン接種が有効であり，生後12カ月以降できるだけ早期の接種が望ましい．
　麻疹に罹患していない者が患者に接触した場合は72時間以内ならばワクチン接種，6日以内ならばガンマグロブリン投与により発症予防，または軽症化が期待できる．

(2) 風疹 (Rubella)

a. 病因ウイルス
　トガウイルス科に属する風疹ウイルス．

b. 症状
　約16〜18日の潜伏期の後発疹や圧痛をともなうリンパ節腫脹がみられる．発疹は顔面や耳後部から出現し全身に広がるが，融合傾向はなく，色素沈着は残さない．発熱はないことも多く，30〜40％は不顕性感染といわれている．成人例では関節炎症状をともなうこともある．感染者の鼻咽頭分泌物を介して飛沫感染する．

図XIV 1-5　風疹の経過

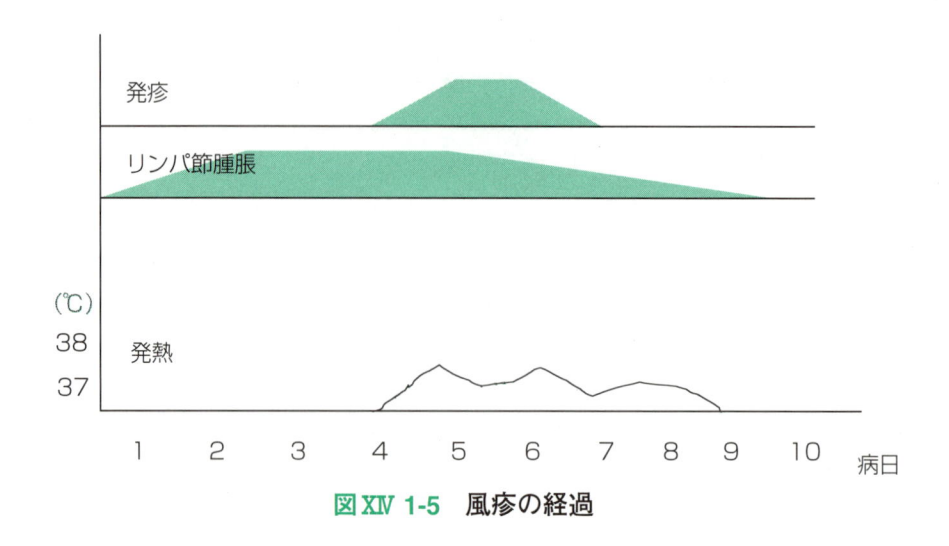

c. 先天性風疹症候群

妊娠初期の妊婦が感染すると胎児に慢性持続感染し，先天性風疹症候群（CRS：Congenital Rubella Syndrome）を起こす．胎児に対する風疹ウイルスの影響はCRSの症状は妊娠中の感染時期により重症度，症状の発現時期が異なるが，三徴候は先天性白内障または緑内障，先天性心疾患（動脈管開存症，肺動脈狭窄，心室中隔欠損，心房中隔欠損など），感音性難聴である．先天異常以外に新生児期にみられる症状には，網膜症，低出生体重，血小板減少性紫斑病，肝脾腫などがあげられる．また，幼児期以後にみられる症状には，進行性風疹全脳炎，糖尿病などがある．

d. 治療・予防

特異的な抗ウイルス療法はなく，対症療法を行う．

風疹の予防には弱毒生ワクチンが有効である．先天性風疹症候群を予防するために女性は妊娠する前にワクチンによって風疹に対する免疫を獲得すべきである．また社会全体の風疹ワクチンの接種率を上げることによって風疹の流行を抑制し，妊婦が風疹に感染する機会をできるだけ少なくすることが重要である．

ワクチンによる先天性風疹症候群の危険性はほとんどないと考えられるが，成人女性に接種した場合は2カ月は避妊を指導する．

（3）突発性発疹（Exanthem subitum）

a. 病因ウイルス

ヘルペスウイルス科に属するヒトヘルペスウイルス（HHV：Human Herpesvirus）6，HHV 7．

b. 症状

主に乳児期にみられ，3日から5日の高熱が持続した後，解熱と同時に発疹がみられる．発熱のみの時期に診断することは難しいが，下痢をともなうことが多く，またしばしば大泉門の膨隆を認める．全身状態は比較的良好であることが多いが，けいれんを合併することがある．稀に後遺症の残る神経症状を来たすものや，重篤な肝障害を来たすものがある．HHV 7 はHHV 6に比べて一般的に感染の時期が遅く，このため2度目の突発性発疹として経験されることが多い．

c. 治療・予防
主に対症療法を行う．一般に予後良好な熱性疾患であり，特に予防を必要としない．

（4）水痘（varicella）
a. 病因ウイルス
ヘルペスウイルス科に属する水痘帯状疱疹ウイルス（VZV：Varicella Zoster Virus）．
b. 症状
発疹は紅斑，丘疹，水疱，痂皮と変化することが特徴的で，発熱は中等度のことが多い．発疹は口腔内，頭皮，手掌，足底などにも出現する．免疫が正常な小児では軽症で経過することが多いが，細胞性免疫不全患者において重症化する．また成人発症例は発疹の数も多く，高熱をともない，肺炎を合併することもある．

潜伏期間は14～21日で発疹出現の2，3日前から感染力をもち，接触，空気感染する．
c. 帯状疱疹
VZVは初感染後，神経節に潜伏感染し，細胞性免疫低下時に再活性し，帯状疱疹を生ずる．知覚神経の走行に沿った痒みや痛みをともなう紅斑や水疱がみられる．感染力は水痘患者ほど強くないが，帯状疱疹患者との接触で未感染者は水痘を発症する．
d. 治療・予防
治療には抗ウイルス薬のアシクロビルが用いられる．予防には弱毒生ワクチンが有効である．未感染者が患者と接触した場合，曝露後72時間以内に緊急接種すれば発症を予防できる．免疫不全患者では水痘が重症化する危険性が非常に高く，水痘帯状疱疹免疫グロブリン（VZIG）を投与する．

（5）手足口病（hand-foot-and-mouth-disease）
a. 病因ウイルス
ピコルナウイルス科エンテロウイルス属のうち，特にコクサッキーA16やA10，エンテロウイルス71などが多い．
b. 症状
春から夏にかけて流行のピークがみられる．典型的な例では手掌，足底・足背，口腔粘膜に，また時に臀部にも水疱性発疹が出現する．軽度の発熱，咽頭痛，消化器症状を認めることもある．幼児期に多いが，稀に成人での発症もみられる．ほとんどの例で軽症であるが，エンテロウイルス71による手足口病ではマレーシアや台湾で多数の急死例が出ており，またわが国でも同ウイルスによると思われる手足口病の流行がみられ死亡例も報告されているので注意を要する．
c. 治療
大半は経過観察のみで回復する．病原ウイルスは急性期には咽頭や水泡性病変，便から排泄され感染源となりうる．
d. 予防
予防としては患者に近づかないこと，患者の手洗いを励行することが重要である．また，便中への排泄は急性期を過ぎても数週間持続するため，回復後でも特に排便後の手洗いを徹底させることも必要である．ウイルス排出期間が長く，また概して軽症ということもあり，流行阻止目的

での出席停止はあまり現実的ではない．

（6）流行性耳下腺炎（おたふく風邪，ムンプス）（mumps）
a. 病因ウイルス
パラミキソウイルス科ムンプスウイルス．
b. 症状
潜伏期は16～18日であるが，感染した者のうち30～40％は明らかな症状を呈さずに終わる（不顕性感染）．症状のあるものでは発熱，頭痛などの非特異的な症状とともに"耳痛"を訴えるようになり，両側または片側の耳下腺腫脹に気づかれることが多い．通常は1週間から10日で軽快するが，無菌性髄膜炎，精巣炎，膵炎，難聴などが合併症としてみられることがある．特に無菌性髄膜炎（耳下腺症状のある者の10～15％）は頻度が高く，注意が必要である．また思春期以後の男性では精巣炎の頻度も高い（20％程度）が，精巣炎で不妊になることは稀である．難聴は2万例に1例と頻度は低いが，永続的な障害のため無視できない合併症の一つである．こういった合併症が耳下腺腫脹を呈しない症例にみられることもある．

薬剤，細菌，エンテロウイルスなどでも耳下腺腫脹を来たすことがあるため，反復する耳下腺炎・耳下腺腫脹がみられた場合ムンプスウイルス以外も考慮すべきである．
c. 治療・予防
治療は原則として対症療法のみである．感染予防にはワクチンが利用でき，接種者の約90％が抗体を獲得するといわれている．ただし，ワクチンでも低頻度ながら無菌性髄膜炎を起こしうることが知られている．患者と接触した直後のガンマグロブリン投与も行われているが，現在のところその効果は疑問視されている．

（7）急性灰白髄炎（ポリオ）（polio）
a. 病因ウイルス
ピコルナウイルス科エンテロウイルス属ポリオウイルス．1～3型がある．
b. 症状
不顕性感染（90～95％），発熱，頭痛，咽頭痛などの症状のみの不全型（約5％），不全型の症状に加えて無菌性髄膜炎がみられるが，麻痺を残さない非麻痺型（1～2％），および主に下半身に非対称性の麻痺を認める麻痺型（0.1～2％）がある．中枢神経症状が出る場合，小児では二相性の症状を呈することが多い．麻痺型では髄膜刺激症状や発熱が軽快するころ筋肉痛や腱反射亢進がみられ，やがて弛緩性麻痺に進展する．麻痺は回復することも多いが，12～18カ月経過しても残存するものは永続的になる可能性が高い．このような脊髄麻痺の他に球麻痺を呈することがあり，この場合呼吸障害，嚥下困難，発語障害などがみられる．
c. 治療・予防
治療は対症療法のみである．特に球麻痺がみられる例では呼吸管理を必要とすることがある．予防には経口生ワクチンおよび不活化ワクチンが使用されるが，わが国では生ワクチンによる予防がなされている．生ワクチンは安価かつ接種方法も簡単でありながら著しい効果をあげ，2002年までにアメリカ大陸，日本を含む西太平洋地域，およびヨーロッパ大陸での野生型ポリオ根絶が達成された．現在のところ野生株のポリオはインド周辺およびアフリカの一部に限局されてい

る．しかし，一方で生ワクチン接種者には稀に毒性復帰したワクチン由来のポリオウイルスによる発症（VAPP：vaccine associated paralytic poliomyelitis）がみられることがあり，特に野生株が根絶された地域において問題になっている．このため海外ではVAPPを起こさない不活化ワクチンを導入する国が増えており，わが国でも導入する動きが出ている．

（8）EBウイルス感染症（EB virus infection）
a. 病因ウイルス
　　ヘルペスウイルス科 Epstein-Barr（EB）ウイルス．
b. 症状
　　他のヘルペスウイルス同様，初感染後体内に潜伏感染し，免疫機能が低下すると再活性化する．幼児期の初感染は通常無症状だが，思春期以後では伝染性単核球症を発症することが多くなる．このほかEBウイルスが関連する疾患は実に多彩であり，バーキットリンパ腫，上咽頭がん，悪性リンパ腫などの腫瘍性病変もあれば慢性活動性EBウイルス感染症，EBウイルス関連血球貪食症候群などの非腫瘍性の疾患もある．また最近では胃がんとの関連も指摘されている．以下にいくつかの疾患について簡単に述べる．

①伝染性単核球症
　　40℃前後の発熱，咽頭・扁桃炎，肝脾腫がみられ，肝機能障害や皮疹もみられる．症状は1週間程度から長いものでは数週間持続することがあり，稀に脾腫大から脾破裂を起こすこともある．通常は軽快するが，血球貪食症候群や慢性活動性EBウイルス感染症に移行する例が知られている．

②慢性活動性EBウイルス感染症（CAEBV：Chronic active Epstein-Barr virus）
　　ウイルスの増殖が終息せず活動を続けている状態と考えられ，長期にわたり感染症状が持続する予後不良の疾患．蚊アレルギーとの関係がみられることがある．

③血球貪食症候群（HLH：hemophagocytic lymphohistiocytosis）
　　ウイルス感染後に多いが，特にEBウイルスが多い．伝染性単核球症の経過中に汎血球減少や肝機能障害，DICを来たし，骨髄などで血球貪食像がみられる．

④移植後リンパ球増殖性疾患（PTLD：post-transplant lymphoproliferative disease）
　　臓器移植後の免疫抑制剤投与中の患者に発生する，腫瘍性疾患．発熱，リンパ節腫大などをともなう．

c. 治療・予後
　　伝染性単核球症は対症療法のみで軽快することが多い．しかしPTLDを含む腫瘍性疾患，あるいは非腫瘍性でも，慢性活動性EBウイルス感染症や血球貪食症候群等は予後不良であった．
　　治療として抗ヘルペスウイルス剤であるアシクロビルやガンシクロビルなどの大量投与も行われていたが，未だ有効性は確立されていない．最近になってこれらの疾患に対し強力な化学療法，造血幹細胞移植，EBV特異的CTL療法，抗CD20モノクローナル抗体などによる治療が行われるようになり，予後の改善が期待されている．

（9）サイトメガロウイルス感染症（cytomegalovirus infection）
a. 病因ウイルス
　　ヘルペスウイルス科ヒトサイトメガロウイルス．

b. 症状

初感染後体内で潜伏感染する．初感染は通常無症状，時に肝炎や伝染性単核球症様の症状を示すことがある．また免疫機能が正常に保たれていれば，再活性化時もほぼ無症状である．しかし臓器移植後やHIV感染症，膠原病などの基礎疾患のため免疫機能が低下している場合，再活性化により肺炎，肝炎，網膜炎，腸炎，脳炎などを発症し，基礎疾患や治療に対する反応性によっては致死的である．また胎児期に母体が初感染を起こすと，児が先天性サイトメガロウイルス感染症となることがある．この場合，重症度は個々の症例で大きく異なり，無症状のものから発熱，皮疹，網膜・脈絡膜炎，脳内石灰化，難聴，肝機能障害，血小板減少，呼吸器障害などがみられるもの，とさまざまである．予後も死亡するもの，中枢神経症状を含む重度の障害を残すものから健常児と変わらないものまで幅広い．また新生児期に全く無症状であっても，難聴が進行していたことが幼児期に判明することがあり，継続的な観察が必要である．母体中での再活性化によっても先天性サイトメガロウイルス感染症を起こしうるが，頻度および重症度は初感染のものと比べて一般的に低いとされる．

c. 治療・予防

抗ウイルス剤としてはガンシクロビル，フォスカルネットが有効である．同じヘルペスウイルス科の単純ヘルペスや水痘帯状疱疹ウイルスに対して用いられるアシクロビルは，サイトメガロウイルスには無効である．正常な免疫機能がある場合，初感染時にみられる肝炎などの症状には上記の抗ウイルス剤は通常必要なく，対症療法のみで改善する．しかし特に骨髄移植後などでは初感染・再活性化とも致死的経過を取るため，迅速な抗ウイルス剤投与が必要である．臓器移植患者においてはサイトメガロウイルス感染兆候を症状が出現する前に検出し薬剤投与を行うのが主流であり，そのための検査として抗原血症法やPCR法などが用いられている．

先天性サイトメガロウイルス感染症ではガンシクロビルを使用することは稀であるが，最近では難聴や神経学的予後の改善に有効であるという報告もある．ただし副作用に対する検討が十分でないため，投与は慎重にすべきである．また欧米や日本でも近年，妊娠可能年齢の女性のサイトメガロウイルス抗体保有率が低下してきており，先天性サイトメガロウイルス感染症が増加することが懸念されている．この予防のため，現在ワクチンの開発が進められている．

(10) インフルエンザ (Influenza)

a. 病因ウイルス

オルソミキソウイルス科に属するインフルエンザウイルス．インフルエンザウイルスはA，B，Cの3型に分類されるが，ヒトの間で流行し問題となるのはA型とB型である．

b. 症状

発熱，頭痛，関節痛などの全身症状をともなう急性の呼吸器疾患である．A型では周期的に抗原変異が起こり，時に世界的な大流行がみられる．合併症としては肺炎が最も多く，高齢者や基礎疾患群ではインフルエンザの感染による死亡例がみられる．

c. インフルエンザ関連脳症

インフルエンザウイルスの感染にともなう小児の脳症がわが国では問題になっている．主にA型インフルエンザが感染した5歳以下の小児にみられ，インフルエンザの発熱の0〜2日以内に神経症状が出現することが多く，致命率も高い．その病態はまだ不明で有効な予防法や治療法も

わかっていない.

d. 治療・予防
インフルエンザの予防には不活化ワクチンが，治療には抗ウイルス薬のアマンタジン，オセルタミビル，ザナミビルが用いられる．抗ウイルス剤は予防的にも投与される．

(11) 遅発性ウイルス感染症
感染後緩徐に進行し，数カ月〜数年を経過した後発症する疾患．亜急性硬化性全脳炎（SSPE），進行性多巣性白質脳症（PML），また厳密にはウイルス性疾患ではないがクロイツフェルト・ヤコブ病（CJD）などがこれに含まれる．

1）亜急性硬化性全脳炎（SSPE：subacute sclerosing panencephalitis）
a. 病因ウイルス
麻疹ウイルス（P.302参照）．
b. 症状
麻疹罹患の後，数年を経過してから性格変化，行動異常，ミオクロニー発作が出現し，次いで筋硬直や嚥下障害，昏睡，後弓反張が出現する．発症から数カ月〜2年で死に至る．
c. 治療・予防
イソプリノシンの内服，インターフェロンの髄腔内投与が症状の進行を遅らせるのに有効であるとされる．また最近，リバビリンの静脈内あるいは髄腔内投与も試みられている．予防は麻疹に罹患しないようワクチン接種を行うことであるが，ワクチン接種が推奨されていない乳児期に麻疹に罹患するとSSPEになりやすいとされており，麻疹の流行そのものを抑制することが最重要である．

2）進行性多巣性白質脳症（PML：progressive multifocal leukoencephalopathy）
a. 病因ウイルス
パポーバウイルス科JCウイルス．
b. 症状
白血病や悪性リンパ腫，その他悪性疾患，SLE，結核，最近ではAIDSなどのために低免疫状態にある患者に発症する．片麻痺，記憶力低下，視力障害や言語障害，意識障害などの大脳症状がみられ，進行性に障害される部位が拡大する．
c. 治療・予防
稀な疾患であるが，発症すれば予後は非常に悪く，数カ月から1年で死亡することが多い．治療は原疾患のコントロールに成功し免疫状態が改善すれば症状の進行が止まることもある．

3）クロイツフェルト・ヤコブ病（CJD：Creutzfeldt - Jakob disease）
a. 病因・病態
ウイルスではなく，異常な感染性蛋白質（プリオン）である．最近ヨーロッパを中心に報告が相次いだ新型のCJD（variant CJD, vCJD）は，牛海綿状脳症（BSE：bovine spongiform encephalopathy）と関係すると考えられるようになった．

b. 症状

食欲不振，不安や抑うつ，性格の変化，行動異常やミオクローヌスがみられ，数カ月の間に急速に痴呆，歩行障害などの症状が進む．中年期以後に多いとされるが，vCJDは20歳代の若年者に多い．通常1〜2年ほどで死に至る．

c. 治療・予防

有効な治療法はなく，対症療法のみである．予防は汚染した手で眼などの粘膜に触れないこと，注射針などによる刺傷を避けるなどである．またvCJD，BSEは経口感染が疑われており，注意を要する．

(12) 後天性免疫不全症候群（AIDS：acquired immunodeficiency syndrome）

a. 病因ウイルス

レトロウイルス科ヒト免疫不全ウイルス（humann immunodeficiency virus：HIV）．

b. 症状

HIV感染から2〜3週間後に発熱，咽頭痛，頭痛，リンパ節腫脹といった症状が現れる．この初期症状が1週間程度続いた後，自然に軽快する．次いで数年から10年間に及ぶ無症状の時期を経た後，有効な抗HIV療法がなされなければ発熱やリンパ節腫脹などの症状の出現をみるようになり，さらには表XIV 1-3にあげるような疾患を発症してAIDSとなる．免疫状態は血液中のCD 4陽性リンパ球数と相関し，200/mm^{3}以下になるとカリニ肺炎やサイトメガロウイルス感染症など，日和見感染症を発症するリスクが高くなる．

c. 治療・予防

HIVに対しては逆転写酵素阻害剤2種類とプロテアーゼ阻害剤1種類を組み合わせて使うhighly active antiretroviral therapy（HAART）が現在の主流である．HAARTの導入によってHIV感染症患者のAIDS発症，およびAIDS患者の死亡率は低下したが，結局は患者を根治させるものではないこと，したがっていずれは耐性ウイルスが出現すること，副作用が多い，高価なため服薬を継続できない，など多くの問題がある．また抗HIV薬は他の薬剤と相互作用を示すことが多く，併用禁忌の薬剤も非常に多いため実際の治療に苦慮することもある．治療の開始時期，効果判定はCD 4陽性リンパ球数と血中のHIV-RNA量，および臨床症状で評価する．ただし小児では成人と若干異なるので注意が必要である．またHIV治療は日進月歩なので，常に最新の情報に目を光らせておかなければならない．日和見感染症および悪性疾患を合併したときには，それらに対する治療薬を投与する．

予防は感染経路を絶つこと，すなわち不特定多数との性行為を避ける，コンドームを着用する，患者を採血する際には手袋を着用し針刺し事故を防ぐためリキャップしない，などである．また母子感染を予防するには分娩前と分娩中の抗HIV薬投与，帝王切開術，新生児への抗HIV薬投与，母乳の禁止などで対応する．現在インテグラーゼ阻害剤など新しいタイプの薬剤やHIVに対するワクチンが開発中であり，今後の成果が期待されている．

表XIV 1-3　AIDSと診断されるための指標となる疾患（Indicator Disease）

A．真菌症
　1．カンジダ症（食道，気管，気管支，肺）
　2．クリプトコッカス症（肺以外）
　3．コクシジオイデス症
　　1）全身に播種したもの
　　2）肺，頸部，肺門リンパ節以外の部位に起こったもの
　4．ヒストプラズマ症
　　1）全身に播種したもの
　　2）肺，頸部，肺門リンパ節以外の部位に起こったもの
　5．カリニ肺炎　（注）原虫という説もある
B．原虫症
　6．トキソプラズマ脳症（生後1カ月以後）
　7．クリプトスポリジウム症（1カ月以上続く下痢をともなったもの）
　8．イソスポラ症（1カ月以上続く下痢をともなったもの）
C．細菌感染症
　9．化膿性細菌感染症（13歳未満で，ヘモフィルス，連鎖球菌等の化膿性細菌により以下の
　　　いずれかが2年以内に，2つ以上多発あるいは繰り返して起こったもの）
　　1）敗血症
　　2）肺炎
　　3）髄膜炎
　　4）骨関節炎
　　5）中耳・皮膚粘膜以外の部位や深在臓器の膿瘍
　10．サルモネラ菌血症（再発を繰り返すもので，チフス菌によるものを除く）
　11．活動性結核（肺結核または肺外結核）
　12．非定型抗酸菌症
　　1）全身に播種したもの
　　2）肺，皮膚，頸部，肺門リンパ節以外の部位に起こったもの
D．ウイルス感染症
　13．サイトメガロウイルス感染症（生後1カ月以後で，肝，脾，リンパ節以外）
　14．単純ヘルペスウイルス感染症
　　1）1カ月以上持続する粘膜，皮膚の潰瘍を呈するもの
　　2）生後1カ月以後で気管支炎，肺炎，食道炎を併発するもの
　15．進行性多巣性白質脳症
E．腫瘍
　16．カポジ肉腫
　17．原発性脳リンパ腫
　18．非ホジキンリンパ腫
　　LSG分類により
　　1）大細胞型
　　　　免疫芽球型
　　2）バーキット型
　19．浸潤性子宮頸がん
F．その他
　20．反復性肺炎
　21．リンパ性間質性肺炎／肺リンパ過形成：LIP/PLH complex（13歳未満）
　22．HIV脳症（痴呆または亜急性脳炎）
　23．HIV消耗性症候群（全身衰弱またはスリム病）
　※　C11活動性結核のうち肺結核およびE19浸潤性子宮頸がんについては，HIVによる免疫不全を
　　示唆する症状または所見がみられる場合に限る．

（サーベイランスのためのHIV感染症／AIDS診断基準（厚生省エイズ動向委員会，1999）より抜粋）

参考文献

1) E.Braunwald and A.Fauci, et al.（2003）ハリソン内科学15版, p.1125, MEDSi
2) 厚生省エイズ動向委員会, サーベイランスのためのHIV感染症 / AIDS診断基準
3) 永田恭介（1996）ウイルスの生物学, 羊土社
4) 永井美之, 渡邊治雄編（1997）ウイルス細菌感染newファイル, 羊土社
5) E.Braunwald and A.Fauci, et al.（2003）ハリソン内科学15版, MEDSi
6) Krugman S, Katz S.L., Gershon A.A. et al.（1998）, Infectious disease of children 10th edition, Mosby Year Book.
7) Knipe DM, Howley PM, et al., Fields Virology 4th edition（2001）, Lippincott Williams & Wilkins.
8) 感染症発生動向調査週報（IDWR）「感染症の話」, 国立感染症研究所感染情報センター http://idsc.nih.go.jp/kansen/index.html
9) Centers for Disease Control and Prevention, Health Topics A to Z, http://www.cdc.gov/health/default.html
10) 吉田　茂（2002）エンテロウイルス71脳炎, 臨床とウイルス, Vol.30 No.4 224-232
11) 清水博之（2002）ワクチン由来ポリオウイルスによるポリオ流行, 臨床とウイルス, Vol.30 No.5 329-335
12) 橋爪　壮（2002）国産IPVの特徴とポリオ根絶への役割, 臨床とウイルス, Vol.30 No.5 336-343.
13) 森島恒雄, 慢性活動性EBウイルス感染症とその治療, 臨床と微生物, Vol.26 No.5 1999.9 487-491.
14) Shinsaku Imashuku, Clinical features and treatment strategies of Epstein-Barr virus associated hemophagocytic lymphohistiocytosis, Critical Reviews in Oncology/Hematology 44（2002）259-272.
15) Whitley R.J., Cloud G, Gruber W, et al., Ganciclovir treatment of symptomatic congenital cytomegalovirus infection : results of phase II study. J Infect Dis 175（1997）, 1080-1086.
16) Pass R.F., Burke R.L., Development of cytomegalovirus vaccines: prospects for prevention of congenital CMV infection. Semin Pediatr Infect Dis. 13（3）（2002）196-204.
17) Tomoda A, Nomura K, Shiraishi S, et al., Trial of intraventricular ribavirin and interferon-alpha combination therapy for subacute sclerosing panencephalitis（SSPE）in Japan. No To Hattatsu. 35（4）（2003）321-326.
18) 難病情報センター「診断と治療指針」http://www.nanbyou.or.jp/site/
19) 厚生労働省遅発性ウイルス感染調査研究班, クロイツフェルト・ヤコブ病診療マニュアル［改訂版］
20) 日本臨床内科医会編, 松田重三, 増田研二共著, HIV / エイズ診療の手引き　第2版（1999）, 文光堂
21) 平成13年度厚生労働省科学研究費補助金エイズ対策研究事業「HIV感染症の治療に関する研究」班, 抗HIV感染症ガイドライン（2002）

XIV-2

小児細菌感染症

1. 基礎知識
2. 主要疾患

基礎知識

1 小児の細菌感染症の主な原因菌

　小児は成人に比し感染症に罹患しやすい．ウイルス感染は自然治癒傾向が強いが，細菌感染は抗菌薬による治療が有効であり，抗菌薬の選択のために，原因菌の検出や推定が大切である．感染症の診断には，まず感染臓器の同定から始め菌を推定するが，小児では年齢によって感染症の種類や主な原因菌が異なる．また，同じ菌でも抗菌薬の感受性は時代により，病院によっても異なるので，各病院での最近の薬剤感受性のデータが抗菌薬の選択に役に立つ．
　小児の細菌感染症の主な原因菌を，よくみられる菌を太字で表XIV 2-1に示した．

2 小児における耐性菌と抗菌薬の適正使用

　抗菌薬耐性菌として，MRSA（メチシリン耐性黄色ブドウ球菌），VRE（バンコマイシン耐性腸球菌），多剤耐性緑膿菌などの病院でみられる菌が知られている．一方，小児では肺炎，中耳炎や細菌性髄膜炎のような市中感染症の原因菌として，PRSP（ペニシリン耐性肺炎球菌）とBLNAR（βラクタマーゼ陰性アンピシリン耐性インフルエンザ菌）という2つの耐性菌の増加が危惧されている．肺炎球菌とインフルエンザ菌は表XIV 2-1に示すように，中耳炎，肺炎，髄膜炎など多種の感染症の原因菌として最も頻度が高い．元来，両菌は小児の上気道に保菌されているが，経口抗菌薬が広く投与された結果，上気道にPRSPとBLNARが増加していると考えられている．小児の上気道感染症は抗菌薬が無効で自然治癒するウイルス性のものが大半であり，抗菌薬の適正使用による耐性菌の減少が求められている．現在では日本を除く多くの国では髄膜炎などの重症感染症の原因となるインフルエンザ菌に対するワクチンを乳児期から接種しており，劇的な効果が得られている．

3 症状

　多くは発熱をともなう急性感染症である．菌の種類や感染病巣に応じて多彩な症状がみられる．呼吸器症状（鼻水，咽頭痛，咳，痰，呼吸数の増加，呼吸困難など），消化器症状（腹痛，下痢など），泌尿器症状（排尿痛，頻尿，腹痛，腰痛など），中枢神経症状（頭痛，嘔吐，けいれん，意識障害など）などがみられる．また腸管出血性大腸菌感染では，毒素に基づく多彩な症状がみられることもある．
　高齢者や乳児では，発熱や他覚症状が乏しく，発見が遅れることがあるので，注意が必要である．全身症状の進行にともなって脱水などの全身症状にも注意する．
　結核などの慢性に経過する感染症では，他覚症状に乏しいことが多く，病態の注意深い観察が必要である．

表 XIV 2-1　小児の細菌感染症の主な原因菌

分　類	菌　名	主な耐性菌	感染症
グラム陽性球菌	**黄色ブドウ球菌** MRSA[1]	*Staphylococcus aureus*	伝染性膿痂疹，ブドウ球菌性熱傷様皮膚症候群，肺炎，膿胸，骨髄炎，関節炎，心内膜炎，毒素性ショック症候群，新生児TSS様発疹症，ブドウ球菌性食中毒
	A群溶血性連鎖球菌	*Streptococcus pyogenes*	咽頭炎，猩紅熱，丹毒，膿痂疹，蜂窩織炎，劇症型連鎖球菌感染症
	B群溶血性連鎖球菌	*Streptococcus agalactiae*	新生児肺炎，細菌性髄膜炎
	肺炎球菌 PRSP[2]	*Streptococcus pneumoniae*	中耳炎，副鼻腔炎，肺炎，細菌性髄膜炎，骨髄炎，敗血症
	口腔内連鎖球菌	*Streptococcus oralis, S.anginosus* など多数	緑色レンサ球菌（*S.oralis* 他）心内膜炎 ミレリグループ（*S.anginosu* 他）膿胸，咽後膿瘍，硬膜下膿瘍など
グラム陽性桿菌	リステリア菌	*Listeria monocytogenes*	細菌性髄膜炎，敗血症
グラム陰性球菌	髄膜炎菌	*Neisseria meningitidis*	細菌性髄膜炎，敗血症
	淋菌	*Neisseria gonorrhoeae*	淋病，咽頭炎
	モラキセラ・カタラーリス	*Moraxella catarrhalis*	中耳炎，気管支炎
グラム陰性桿菌	**大腸菌**	*Escherichia coli*	尿路感染症，新生児細菌性髄膜炎，腸炎，出血性腸炎，溶血性尿毒症症候群
	赤痢菌	*Shigella*	腸炎
	サルモネラ菌	*Salmonella*	急性胃腸炎，腸チフス（*S.typhii* など）
	ビブリオ菌	*Vibrio cholerae* など	コレラ，胃腸炎（腸炎ビブリオ）
	セラチア菌	*Serratia marscens*	肺炎，敗血症，新生児細菌性髄膜炎
	クレブシエラ菌	*Klebsiella pneumoniae*	肺炎，敗血症，新生児細菌性髄膜炎
	緑膿菌	*Pseudomonas aeruginosa*	肺炎，敗血症
	インフルエンザ菌 BLNAR[3]	*Haemophilus influenzae*	中耳炎，副鼻腔炎，肺炎，喉頭蓋炎，細菌性髄膜炎，敗血症，関節炎
	百日咳菌	*Bordetella pertussis*	百日咳
	カンピロバクター菌	*Campylobacter jejuni*	腸炎，細菌性髄膜炎（*C.fetus*）
	ピロリ菌	*Helicobacter pyroli*	胃十二指腸潰瘍，急性胃炎
	レプトスピラ	*Leptospira*	ワイル病，肺炎，無菌性髄膜炎
	バルトネラ菌	*Bartonella henselae*	猫ヒッカキ病
嫌気性菌	破傷風菌	*Clostridium tetani*	破傷風
	ボツリヌス菌	*Clostridium botulinum*	ボツリヌス
	ディフィシール菌	*Clostridium difficile*	偽膜性腸炎
抗酸菌	結核菌	*Mycobacterium tuberculosis*	初感染結核，肺結核，胸膜炎，髄膜炎，粟粒結核，脊椎炎
マイコプラズマ	マイコプラズマ	*Mycoplasma pneumoniae*	肺炎，無菌性髄膜炎
クラミジア	肺炎クラミジア	*Chlamydia pneumoniae*	気管支炎，肺炎
	クラミジア・トラコマチス	*Chlamydia trachomatis*	肺炎（新生児期），結膜炎 尿道炎，卵管炎
	オウム病クラミジア	*Chlamidya psittaci*	肺炎
リケッチア	コクシエラ	*Coxiella burnetii*	Q熱（肺炎，気管支炎）

1）MRSA（メチシリン耐性黄色ブドウ球菌）
2）PRSP（ペニシリン耐性肺炎球菌）
3）BLNAR（βラクタマーゼ陰性アンピシリン耐性インフルエンザ菌）

4 検査

1）一般血液検査

一般血液検査では，白血球数の増加や，好中球の核の左方移動（桿状核の割合いの増加），LDHの上昇などがみられることが多い．CRPは炎症反応産物として，細菌による感染症の存在の目安になる．

2）画像検査

病巣の診断には，CT，MRIなどの画像検査が有用である．近年特に呼吸器感染，肺結核におけるCT診断の有用性が高まっている．

3）病原体の培養

細菌感染症においては，病原体の培養と同定が，治療方針の決定に重要である．培養においては，抗菌薬投与前に検体の確実な採取が必要である．呼吸器感染では喀痰の採取が重要であるが，幼児での採取は困難であり，鼻腔吸引による気道内分泌液の採取を行うこともある．乳児の結核感染の診断には胃液を採取することがある．尿路感染では雑菌が混じらないようにすることが重要であり，無菌操作による採尿が困難な乳児では，導尿を行うこともある．胸水に対しては胸水穿刺により胸水液を採取して培養を行う．

② 主要疾患

1 百日咳

a. 病因・病態

百日咳は百日咳菌（*Bordetella pertussis*）・パラ百日咳菌による急性呼吸器感染症で，特徴的な症状を示す．DPT三種混合ワクチンが実施され，患者数は減少しているが，ワクチン接種前の新生児・乳児の重症例が依然として存在する．ワクチンによる免疫は10年を超えると不十分となり，学童や成人が感染し，乳児への感染源となっている．

b. 症状

潜伏期間：6〜20日（平均7日），カタル期，けい咳期，回復期の3期に分けられ，発症後の経過は6〜10週間と長い．通常，百日咳では発熱はみられない．

カタル期：1〜2週で，鼻汁，くしゃみなどの感冒症状のみだが，感染力はこの時期に最も強い．

けい咳期：2〜4週続く．咳が増え，乾性咳嗽が特に夜間に多くみられるようになり，次第に連続性の咳嗽（スタッカート）となる．顔面は紅潮し，長引けばチアノーゼが出現する．咳嗽が終わればヒューという吸気音が聞かれ（笛声），一連の咳嗽発作が終了する．咳嗽発作は反復し（レプリーゼ），嘔吐をともなうことが多い．咳嗽発作のため，顔面浮腫や眼球結膜の出血，舌小帯潰瘍などがみられる．3カ月以下の乳児では咳嗽発作後チアノーゼをともなった無呼吸発作を起こすことがある．また，咳嗽発作も目立たず，反復する無呼吸発作ととらえられること

もある．無呼吸には徐脈をともなう．けいれん，意識障害（百日咳脳症）が起こる場合がある．百日咳肺炎は多くはないが，重症例が多く，呼吸管理を要する．

回復期：咳嗽発作の回数や程度が次第に減少する．1～2週続く．

c. 検査・診断

臨床像における，2週間以上続く咳嗽，連続性咳嗽，笛声，顔面紅潮，嘔吐などの特徴に注意して診断する．

d. 治療

3カ月以下の乳児に発作性の無呼吸やチアノーゼがあれば百日咳を考慮する．重症化が懸念される場合は入院が望ましい．薬物療法はマクロライド系の抗菌剤が細菌学的に有効であるが，除菌には14日投与が必要である．経静脈投与ではピペラシリンが有効である．けい咳期に治療を始めても症状の改善は少ない．鎮咳剤，去痰剤，気管支拡張剤の内服，重症例では免疫グロブリン療法が試みられ，無呼吸発作が軽減する例が多い．無呼吸発作をパルスオキシメーターや心拍モニターで監視し，口腔内の吸引やバッグとマスクで蘇生するが，重症例では気管内挿管，人工呼吸管理が必要である．

無治療ではけい咳期の間は感染性があるが，有効な抗菌薬投与後は5日間で菌が消失する．接触者にエリスロマイシンによる発症予防を考慮する．

② ジフテリア

a. 病因・病態

ジフテリア菌（*Corynebacterium diphteriae*）の感染により発症する．患者や無症候性保菌者の咳などにより，飛沫を介して感染する．感染症法2類感染症で届出が必要である．ジフテリアトキソイドの予防接種（3種混合ワクチンとして）により，日本では年間数例の発症である．しかし政権崩壊によるワクチン接種率の低下で旧ソ連圏では1990～1995年で約125,000人の患者が発生し，4,000人以上の死亡が確認されている．ジフテリア毒素は微量で細胞の蛋白合成を抑制する．毒素により気道粘膜の破壊，壊死を生じ，気道にフィブリンが多く剥離しがたい偽膜が形成される．毒素は血中に入り，心臓・神経に作用し合併症を惹起する．

b. 症状

潜伏期は2～4日である．感染部位により全身症状に差がある．

①鼻ジフテリア

乳児に多い．感冒症状で始まり，熱はあっても微熱で，次第に漿液血性・膿性の鼻汁を呈する．悪臭がある．鼻孔・口唇のびらん，鼻中隔の偽膜がある．毒素性合併症はない．

②扁桃，咽頭ジフテリア

倦怠感，食欲不振，咽頭痛，微熱などで徐々に始まり，1～2日で偽膜を生じる．頸部リンパ節が腫脹し，重症の場合は牛頸（bull neck）と表現されるほど頸部が腫脹する．毒素性の合併症が多く，軽症例では10日ほどで治癒する．中等症では心・神経合併症，重症例では呼吸循環不全のため死亡する．

③喉頭ジフテリア

咽頭ジフテリアからの進展例が多いが，原発例もある．喉頭原発例は毒素性合併症は少ない．

喘鳴，嗄声，乾性咳嗽がみられ，偽膜による喉頭狭窄のため陥没呼吸を生じ，重症狭窄例では致死的である．

④合併症

心筋炎：抗毒素が遅れた患者，局所病変が重症な患者に多い．多くは発症後10〜14日頃に出現，第Ⅰ音微弱，心電図で不整脈，ST上昇，PR延長，房室ブロックなどがみられる．心不全を引き起こす．

神経炎：重症例に合併する．3〜7週後に出現，知覚神経より両側性の運動神経が障害されるのが特徴で，一般には完全に治癒する．軟口蓋麻痺が最も多い．眼麻痺は視力低下と複視や斜視がみられる．横隔膜麻痺，四肢麻痺がみられることがある．

c. 診断

早期に臨床的に診断し，抗血清の投与で重大な危険を防ぐことが大切である．しかし，近年は患者数が大変少なく，臨床診断が困難となっている．分離にはレフラー培地などを用い，材料は偽膜がよい．培養と菌の毒素産生を調べる．

d. 治療

抗菌薬としてペニシリン系やマクロライド系の投与を7〜14日，培養で連続3回陰性を示すまで行う．毒素が体内諸組織に沈着する前に抗毒素により中和する目的で行う抗毒素療法が重要である．毒素はウマ血清なのでアナフィラキシー防止のために皮内テストを行う．

e. 予防

予防には，予防接種が有効である．患者に接した場合は予防接種歴があればトキソイドの追加免疫と抗菌薬の使用，予防接種歴がない場合は抗毒素と抗生剤の併用が必要である．

③ ブドウ球菌感染症

(1) 病態の特徴

1) 一般的特徴

ブドウ球菌はグラム陽性球菌で皮膚，粘膜，呼吸器，腸管の正常菌叢として存在する．コアグラーゼ陽性の *Staphylococcus aureus*（黄色ブドウ球菌）と陰性の *S.epdermidis*（表皮ブドウ球菌）などに分類されている．コアグラーゼ陰性菌は病原性が弱いが，免疫能低下時の日和見感染菌として重要で，また体内に人工的な設置物（カテーテル，ペースメーカー，脳室シャントチューブなど）があると菌血症・敗血症の原因菌となる．

ここでは病原性の強い黄色ブドウ球菌感染症について述べる．

2) 黄色ブドウ球菌感染症の特徴

黄色ブドウ球菌は抗菌剤に耐性を獲得しやすく，多剤耐性菌であるメチシリン耐性黄色ブドウ球菌（MRSA）として院内感染菌として問題になっていることはよく知られている．MRSAにはバンコマイシン，テイコプラニン，アルベカシンが有効である．黄色ブドウ球菌は，①臓器感染として，皮膚軟部組織感染症，骨・関節炎，肺炎・膿胸，脳炎，髄膜炎など，ほとんどの臓器に病変を作ることと，②局所感染と毒素産生による全身症状を呈する，という2つの臨床像がある．外毒素としては食中毒を起こすエンテロトキシン，表皮剥離毒素，TSST-1などを産生する．し

かし，上気道，尿，便の培養で検出されても，単なる定着菌，汚染菌であることも多い．

（2）各種病型の症状と治療

1）伝染性膿痂疹

a. 病因・病態
2～7歳の小児に好発し，夏季に多い．皮膚表層の感染症で，接触によって容易に感染し各部位に広がるため「とびひ」とも呼ばれている．

b. 症状
初発は小紅斑，小水疱で始まり，1～2日で直径10～20mmに拡大するのが特徴で，水疱はすぐ破れ，びらん面が痂疲化する．虫刺やアトピー性皮膚炎の擦過部位，口周囲・四肢など露出部に好発するが，頭部にはあまりみられない．後述するブドウ球菌性熱傷様皮膚症候群に発展することがあり注意が必要である．一部はA群溶血性連鎖球菌が原因である．

c. 治療
すべての発疹の消毒を行う．経口抗菌薬としてはセフジニルやミノマイシンが投与される．メチシリン耐性黄色ブドウ球菌（MRSA）が増加しているが，経口抗菌薬としてはミノマイシン，ST合剤に感受性を有する菌が多い．

2）ブドウ球菌性熱傷様皮膚症候群（SSSS：staphylococcal scalded skin syndrome）

a. 病因・病態
黄色ブドウ球菌が産生する表皮剝脱毒素が血中に入り，全身皮膚に日焼け様の発赤を生じる疾患である．

b. 症状
時に伝染性膿痂疹が先行するが，多くは38℃台の発熱，不機嫌があり，眼や鼻，口周囲の発赤，びらんがみられ，同時に，顔面，頸部，腋窩，鼠径部が発赤する．日焼けと同じく，発赤部位の痛みは強い．発赤部位を擦過すると水疱が生じ，ニコルスキー徴候という．やがて水疱形成し，薄く，羊皮様皮膚剝脱が生じる．乳幼児に多い．新生児と成人では重症例がみられるが，通常は軽症である．鼻腔，咽頭，皮膚などから黄色ブドウ球菌が分離される．

c. 治療
経口摂取が不良であれば，輸液が必要である．消毒剤と保湿剤によるスキンケアを行うが，接触痛が強いので包帯などは避け，柔らかい素材の衣服を着用させる．膿痂疹と同様にMRSAの増加がみられるが，抗菌薬の必要性には議論がある．新生児例などではバンコマイシンなどの抗MRSA薬を投与する場合もある．自然治癒傾向が強く1週間程度で治癒する．

3）セツ・癰・面疔・汗腺膿瘍：丹毒
黄色ブドウ球菌が毛囊に感染し毛囊炎から毛囊周囲まで発赤したものをセツ，多数集簇すると癰，顔面にできると面疔という．汗腺に感染すると汗腺膿瘍を起こす．丹毒は真皮深層までの浅在性蜂窩織炎である．

4）毒素性ショック症候群（TSS：toxic shock syndrome）

a. 病因・病態
黄色ブドウ球菌の産生する毒素（多くはTSST-1）が血中に入り，多数のTリンパ球を活性化することで，皮膚症状・全身症状を引き起こす．多数のTリンパ球を活性化する細菌毒素をスーパー抗原という．小児では熱傷の後に生じることが多い．

b. 症状
熱傷部位の感染所見は軽微であることが多い．急に高熱が出現し，びまん性紅斑あるいは潮紅，結膜充血，苺舌などの症状と多臓器障害を示すが軽症例も多い．

c. 診断
診断基準は表XIV 2-3 を参照．日本の新生児ではTSST-1産生MRSAによる軽症例が多発しており，新生児毒素性ショック様紅斑症（NTED）と呼ばれている．

d. 治療
全身状態に応じた治療と黄色ブドウ球菌感染部位のドレナージ・感受性のある抗生物質投与で

表XIV 2-2 膿皮症の分類

原因菌＼部位	黄色ブドウ球菌 皮膚附属器感染症 汗腺	黄色ブドウ球菌 皮膚附属器感染症 毛囊	黄色ブドウ球菌 非皮膚附属器感染症	連鎖球菌
表皮	汗孔炎	Bockhart 膿痂疹	伝染性膿痂疹 SSSS	伝染性膿痂疹
表皮 真皮		毛囊炎 尋常性毛瘡	慢性膿皮症 SSSS 丹毒	丹毒
真皮 皮下	乳児多発性 汗腺膿瘍 化膿性汗腺炎	癤 癤腫症 癰	蜂窩織炎	蜂窩織炎

表XIV 2-3 ブドウ球菌性毒素性ショック症候群（TSS）診断基準

1. 発熱：38.9℃以上
2. 発疹：びまん性斑状紅斑
3. 低血圧
4. 以下のうち3つを含む．
   a．消化器：嘔吐もしくは下痢
   b．筋：重症筋痛もしくはCPKが正常の2倍以上
   c．粘膜：膣，口腔咽頭，結膜の充血
   d．腎：BUNか血清クレアチニンが正常の2倍以上もしくは感染のない膿尿
   e．肝：T-BilかASTかALTが正常の2倍以上
   f．血液：血小板減少（10万/μL以下）
   g．中枢神経：見当識障害・意識変調
5. 落屑：発病後1〜2週間で出現（手掌と足蹠）
6. 他の診断の除外

あるが，免疫グロブリン製剤はTSST-1抗体を含有しており，毒素中和効果で著効することが多い．

5）食中毒

黄色ブドウ球菌に汚染された食物中のエンテロトキシンを摂取して発症する．菌が付着した手でにぎったおにぎりが原因として多い．エンテロトキシンは加熱しても毒性は消えない．接種後2〜7時間で激しい嘔吐，水様性下痢で発症するが発熱はなく，12〜24時間で改善する．

6）肺炎

1980年代までは黄色ブドウ球菌による乳児の重症の肺炎が多発したが，その後激減した．膿胸と気瘤が特徴である．

7）骨・関節炎

小児では骨・関節炎の90％が黄色ブドウ球菌が原因で，血行感染が多い．大腿骨と脛骨の骨幹端部に好発する．新生児期のMRSAによる股関節炎が増加している．

8）心内膜炎

口腔内連鎖球菌に次いで多い．黄色ブドウ球菌による心内膜炎は心奇形をともなっていないことも多い．

9）敗血症

原発感染巣から菌が二次的に流血中に入り発症する．感染源不明例の黄色ブドウ球菌菌血症では心内膜炎を疑い，心エコー検査を行う．心内膜炎が疑われれば，4週間抗菌剤治療を行う方がよい．

10）MRSA

黄色ブドウ球菌はMRSAを含めて医療従事者の手指を介して接触感染で広がる．MRSAが検出された患者では手洗いなどの標準予防策以外に隔離の必要性などを検討する．またMRSAは医療従事者自身が保菌していたり，環境に付着していることがあるので，日頃から各患者の診療を始める前に手指消毒を行う習慣が大切である．また，MRSA保菌者の寝具，衣服にはMRSAが付着しているので，密接な接触ではガウンを着用する．聴診器，血圧計など患者と接触する器具を専用にするなどの対策をとる．MRSAは院内感染菌として大きな術後患者に重症感染症を惹起し，大きな問題となっている．そのため術前にムピロシン鼻腔塗布などで除菌が試みられることもある．

4 溶血性連鎖球菌

連鎖球菌はグラム陽性球菌で溶血環にはα（不完全溶血），β（完全溶血），γ（非溶血）の3型がある．心内膜炎の原因である口腔内の緑色レンサ球菌はα溶血，猩紅熱や咽頭炎の原因であるA群溶血性連鎖球菌（*Streptococcus pyogenes*）はβ溶血である．新生児・乳児期初期の感染菌であるB群溶血性連鎖球菌（*S.agalactiae*）はαとβの中間で，α'の溶血を示す．

（1）A群溶血性連鎖球菌

a. 病因・病態

咽頭炎の病因微生物の多くはアデノウイルスなどの非細菌性であるが，A群溶血性連鎖球菌（GAS）は急性咽頭炎の15～20％程度を占める．GASはヒトーヒトの飛沫感染で感染する．潜伏期間は1～7日（平均3日）．GASには多数の血清型があり，異なる血清型に何回も感染する．しかし，発赤毒は共通し，免疫ができるので，発疹は1回のみである．

b. 症状

GASによる急性咽頭炎は年齢により臨床像が異なる．3歳未満の幼児では微熱，漿液性の鼻漏など非特異的である．3歳以上，特に学童では，発熱，咽頭痛を訴え，診察では扁桃の著しい発赤腫脹と所属リンパ節の圧痛，口蓋の出血斑，苺舌がみられる．典型例では顔面を除く，全身に細かい紅斑が出現し，猩紅熱と呼ばれる．

c. GAS感染の2次症

GAS感染の2次症として，リウマチ熱，急性糸球体腎炎がみられるが，リウマチ熱はきわめて稀である．GASによるその他の感染症としては，6歳以下に多い膿痂疹，高熱と顔面・耳介・四肢に境界明瞭な浮腫状紅斑を特徴とする丹毒などがある．劇症型A群溶血性連鎖球菌感染症は敗血症，軟部組織感染症，骨髄炎などを生じ，成人に多く半数程度が死亡する疾患である．小児では水痘罹患中に発症することが多い．患肢の切断などを要するので，ビブリオ・ブルニフィカスとともに，「人食いバクテリア」と呼ばれた．

d. 診断・治療

細菌学的診断法として咽頭培養，迅速診断としてGAS抗原の検出キット，血清学的診断法として数週間後に上昇するASO，ASKなどがある．治療は10日間経口ペニシリンが投与される．

（2）B群溶血性連鎖球菌

B群溶血性連菌（GBS）は母体の腸管，陰部，外陰部に保菌され，新生児に垂直感染することが多い．生後5～7日以内に発症する肺炎・髄膜炎・敗血症が多い早発型と生後10日～3カ月に発症する髄膜炎が多い遅発型がある．妊娠中の保菌状況の検査と保菌者に対する分娩中のペニシリン投与が勧告され，早発型の発症が減少した．GASもGBSもペニシリンに感受性である．

5 細菌性赤痢

a. 病因・病態

赤痢とは粘血便をともなう感染性腸炎を指し，赤痢菌，赤痢アメーバ，腸管出血性大腸菌，カンピロバクターによる腸炎でみられる．赤痢菌は*Shigella dysenteriae*（1898年　志賀潔発見），*S.flexneri*, *S.boydii*, *S.sonnei*, の4血清型があり，近年は*S.sonnei*による軽症赤痢が多い．感染源は汚染された食品，水であるが，少量の菌量で感染するので，小児ではヒトーヒトの糞口感染も多い．成人では海外旅行での感染が多い．

b. 症状

潜伏期間は1～3日で発熱と腹痛で始まり，嘔吐は少なく，やがて少量頻回に膿粘血便を排泄する裏急後重（テネスムス，しぶり腹）が典型例である．最近は軽症で軽度の水様下痢で終わる

ことも多い．診断は抗菌薬投与前の便培養である．周囲の流行状況にも注意する．菌が検出されれば，2類感染症として保健所に届け出る．末梢血白血球数増多，CRP上昇がみられる．

c. 治療

抗菌薬はホスホマイシン，ニューキノロン系を投与し，除菌を確認する．耐性菌が増加している．ニューキノロン系は実験用の幼若犬に関節障害を生じ，小児への投与が制限され，ノルフロキサシンのみが使用許可されているが，小児への安全性が認められつつある．

6 腸チフス

a. 病因・病態

サルモネラ菌である，腸チフス菌（*Salmonella typhi*）とパラチフスAの菌血症を腸チフスという．感染源はほとんどが海外旅行であるが，稀に保菌者からのヒト－ヒト糞口感染や輸入食品が原因となる．

b. 症状

潜伏期間は6～14日．症状は発熱，頭痛，腹痛で始まり，高熱が続くようになる．下痢と便秘が半々で，重症例では下血，腸穿孔を生じる．肝脾腫，比較的徐脈，前胸部や腹部にバラ疹をみることがある．検査では白血球の増多はなく，核左方移動，CRP高値，肝機能異常がみられ，血液培養で菌が検出される．

c. 治療

抗菌薬はニューキノロン系が第一選択である．

7 下痢原性大腸菌

一般的特徴

大腸菌は新生児期の髄膜炎，尿路感染症など，さまざまな臓器の感染症の原因となるが，感染部位により，異なった病原性をもつ大腸菌が関与している．下痢の原因となる大腸菌を下痢原性大腸菌と呼ぶが，その中にも病原性の違いにより腸管病原性大腸菌，腸管毒素性大腸菌，腸管細胞侵入性大腸菌，腸管出血性大腸菌，腸管凝集性大腸菌などに分類され，定着因子や毒素などの病原性因子が同定されている．大腸菌はO抗原の血清型でも分類されるが，O-157としてよく知られている大腸菌は腸管出血性大腸菌（EHEC）血清型O-157である．

（1）腸管出血性大腸菌（EHEC）

a. 病因・病態

血清型O-157，O-26，O-111などで志賀毒素（ヴェロ毒素ともいう）という細胞毒を有する大腸菌は腸管出血性大腸菌（EHEC）と呼ばれる．EHEC感染症は感染症法で第3類として，届出が必要である．EHEC感染症は食品や水を介して感染するが，最も多いのはレバ刺しなどの牛肉の生食である．少量の菌で感染するので生肉に使用した箸などからも感染する可能性がある．

b. 症状

潜伏期間は2～5日で，無症状から強い腹痛と頻回の血便の出血性大腸炎まで程度はさまざま

である．典型例では初日は水様下痢であるが，翌日から腹痛，血便がみられ，発熱はないことが多い．さらに一部の症例で，発症後3～7日で溶血性尿毒症症候群（HUS）を合併する．HUSは溶血性貧血，血小板減少と急性腎不全が三徴で，けいれん，意識障害などの中枢神経症状を合併する例がある．HUSは低年齢に多く，幼児の出血性大腸炎では10％程度がHUSへ進行する．検査では白血球数正常，CRP低値が多いが，HUSへ進展する症例では白血球数とCRPが高値である．

c. 診断

EHEC感染症の診断には抗菌薬投与前の便を培養し，大腸菌の志賀毒素陽性を検出する必要がある．家族や保育所，幼稚園などの流行状況，生肉など原因食の摂取状況などが参考になる．下痢をともなうHUSはEHEC感染症であり，同じ食事を食べた無症状の家族の便からEHECが検出されることがある．

d. 治療

小児EHECの治療はノルフロキサシンやホスホマイシンの経口投与を行うが，抗菌薬の有効性については議論が多い．HUSを発症すると無尿例では血液透析や腹膜透析が必要となる．輸血の適応は少ない．中枢神経症状のある場合は予後不良例が多い．

（2）腸管毒素原性大腸菌（ETEC）

腸管毒素性大腸菌はLT，STという毒素を産生し，下痢を生じる．コレラによく似た大量の水様性下痢が特徴で，発熱はない．海外旅行で感染することが多い．

表XIV 2-4-① 下痢原性大腸菌の特徴

下痢原性大腸菌	便の性状					発熱	腹痛	嘔吐	特徴
	泥状	水様	粘液	血液	膿				
腸管出血性大腸菌（EHEC）				+++		+	+++	+	感染部位は大腸．志賀毒素(ヴェロ毒素)を産生．血便と激しい腹痛が主症状の出血性大腸炎．小児は溶血性尿毒症症候群を続発することがある．O-157, O-26, O-111など．
腸管毒素原性大腸菌（ETEC）	+++	−	−	−	−	−	++	+++	感染部位の小腸で増殖後，エンテロトキシン（ST, LT）を産生．下痢を主症状とする急性胃腸炎で，下痢はコレラ様で，米のとぎ汁様．発熱はほとんどない．旅行者下痢症の主要原因．
腸管組織侵入性大腸菌		+	++	+	+	++	++	++	大腸粘膜に侵入して増殖．赤痢様症状．下痢は粘血便で，発熱，腹痛をともなう．軽症例では赤痢様症状を呈するとは限らない．
腸管病原性大腸菌（EPEC）	++	++	+	±	±		++	+++	感染部位は小腸．乳幼児に多い．サルモネラ様症状．下痢，腹痛，悪心，嘔吐を生じ，多くは菌血症を併発．
腸管付着性大腸菌（EAEC）	2週間以上に遷延する下痢の原因菌として分離される例が多く，EPECと類似の症状を呈する．本菌についてはまだ知見が集積されている段階で，他の菌に比べ詳細は不明．								

表XIV 2-4-②　鑑別を要する小児の感染性腸炎

	病原体	年齢	季節	原因食品	水	ヒト–ヒト感染	症状 発熱	嘔吐	下痢	血便	腹痛	検査 CRP
ウイルス	ノロウイルス	幼児～成人	晩秋～冬	さまざま		◎	△～×	◎	○～×	×	△～×	低
ウイルス	ロタウイルス	乳幼児	冬～春	−		◎	○	○	◎	×	△～×	低
細菌	サルモネラ	幼児～成人	夏～秋	卵，卵製品肉類	×	△～×	◎	○	◎	○～×		高
細菌	カンピロバクター	幼児～成人	通年	鶏肉	○	×	○～×	×	○	○	△	中
細菌	O-157	幼児～学童高齢者	夏～秋	焼肉外食生レバー	○	◎	○	△～×	◎	◎	◎	低

8 破傷風

a. 病因・病態

破傷風は，破傷風菌（*Clostridium tetani*）が産生する外毒素の一つである神経毒素（テタノスパスミン）により強直性けいれんを引き起こす感染症である．破傷風菌は土壌に広く存在し，外傷，熱傷，骨折などの創傷部位から侵入し，嫌気的条件で増殖し，毒素を産生する．日本では毎年100人程度が発症，ほとんどは成人である．

b. 症状

〔全身性破傷風〕

潜伏期間は受傷後3～14日，最短1日，長い例では数カ月のことがある．外傷部位は挫滅組織を含むことが多いが，外傷部位が不明である場合もある．不穏，頭痛，倦怠感が先行し，開口障害（トリスムス）で緩徐に始まる．顔面筋のけいれんによるけい笑と呼ばれる特有の表情を呈する．その後全身の強直性けいれんに進み，背部筋の緊張による後弓反張がみられる．痙攣は視覚・触覚などの刺激で誘発される．他に呼吸筋けいれんによる窒息，括約筋けいれんによる尿閉，脊椎圧迫骨折，交感神経の興奮による不整脈，高血圧，発汗などがみられる．経過中意識は清明であり，強い疼痛を感じる．症状は1週間程度進行し，3週目頃から徐々に改善する．死亡率は約50％である．破傷風では初発症状から，全身性けいれんが始まるまでの時間をオンセットタイムといい，これが48時間以内である場合，予後は不良であることが多い．

〔新生児破傷風〕

臍帯より感染し，日齢3～10日に全身性破傷風で発症する．

c. 診断

約2週前の創傷，開口障害，けい笑，全身けいれん，意識は清明などより，臨床診断を行う．脳波，髄液検査は正常である．

d. 治療

外科的処置として抗毒素を投与後，創傷部位の壊死組織の除去を行う．破傷風ヒト免疫グロブ

リンを筋注する．比較的大量のペニシリンを投与する．対症療法として，音，光，知覚による刺激を避ける．けいれん，緊張に対してジアゼパム，鎮静に対して向精神薬を投与する．重症例では集中治療室で人工呼吸下に筋弛緩剤を使用する．

e. 予防
乳児期から3種混合ワクチンを行う．外傷時の予防として，3種混合ワクチン接種歴が不明または2回以下では，小さな傷には破傷風トキソイドを，大きな外傷にはトキソイドと破傷風ヒト免疫グロブリンを接種する．3種混合ワクチンを3回以上接種した場合は最終接種後10年以後であればトキソイドを接種する．

⑨ 髄膜炎菌感染症

a. 病因・病態
髄膜炎菌（*Neisseria meningitidis*）はグラム陰性双球菌で，莢膜多糖の血清型から分類されるが，起炎菌として分離されるものはA，B，C，Y，W-135が多く認められ，A，B，Cが全体の90%以上を占める．世界的には細菌性髄膜炎の主要な原因菌であり，アフリカの中央部の髄膜炎ベルトと呼ばれる多発地帯が知られる．欧州や米国でも流行がある．日本は例外的に本感染症が少なく年間10例前後の届出数である．感染症法では4類全数把握感染症に指定されている．患者または保菌者から飛沫感染によって伝染する．

b. 症状
潜伏期間は3〜4日である．感染しても発症するのはごく一部で，多くは菌が消失するか，保菌者になる．発症する場合はまず上気道炎を起こし，2次的に菌血症を起こす．このうち一部は自然治癒するが，その他は転移病巣を生じ，髄膜炎へ進展する．補体の第7，8，9因子の欠損を有する症例が発症しやすい．症状は発熱，悪寒，全身倦怠感，斑状丘疹，出血斑などの発疹などで，髄膜炎になると頭痛，嘔吐，項部硬直などがみられる．髄液検査では多核球優位の細胞増加，糖減少，蛋白増加がみられる．髄膜炎の死亡率は5歳以下で5%，成人では10〜15%である．劇症型の場合は突如発症し，激烈な頭痛，嘔吐，高熱，けいれん，意識障害を呈し，全身皮下出血，チアノーゼ，血圧低下から，多くは12〜48時間以内にDIC，多臓器不全で死亡する．Waterhouse-Friderichsen症候群と呼ばれ，剖検では副腎出血がみられる．劇症型髄膜炎はインフルエンザ菌や肺炎球菌などでもみられる．

c. 診断
流行地域では高熱，斑状丘疹があれば本症を疑い，血液培養，白血球数，CRPなどの検査を行う．髄膜炎では血液，髄液培養で菌が検出される．髄液中の抗原検出キットではA・B・C型が同定される．

d. 治療
問題となる耐性菌はないのでペニシリンG，セフォタキシム，セフトリアキソンなどで治療し，効果発現も早い．劇症型では集中治療室でショックに対する治療が必要だが，予後不良である．

英国では全員にワクチン接種が行われているが，本感染症の少ない日本では不要である．アフリカの髄膜炎ベルトへの旅行者は十分注意する必要がある．患者の同居人にはリファンピシンの予防的投与が勧められている．

⑩ 結核

a. 病因・病態

結核菌（*Mycobacterium tuberculosis*）はいったん染色されると，酸，アルコール等の強い脱色作用に抵抗を示すので抗酸菌とも呼ばれる．日本の結核新患者は年間約4万人，15歳未満は約200人である．結核の感染様式は空気感染症で，飛沫核が空中に漂い，経気道的に肺に感染する．肺野に初感染巣を形成し，肺門リンパ節に限局し，拡大せずに見かけ上治癒する．この間に免疫が成立し4～6週でツベルクリン反応*が陽性となる．病原体と宿主の感染防御力のバランスが崩れた場合，肺結核として発症し，二次結核といわれる．感染者の5～15％が発病し，感染後1～2年が多い．肺結核は肺尖部の空洞が多く，排菌が多く感染力が強い．さらに血行性，リンパ行性に全身臓器へ伝播すると関節炎，脊椎炎，胸膜炎，髄膜炎，尿路結核などの臓器感染と全身菌血症の粟粒結核があるが，感染力は弱く，肺外結核に分類する．これに対して乳幼児結核では感染即発症し，一次結核といわれ，結核性髄膜炎，粟粒結核を起こしやすい．小児期の結核は3歳以下が60％を占め，90％以上は父母，祖父母などの家族からの感染である．小児の結核では空洞は少なく，喀痰中の結核菌の排泄も少ない．学童以上では成人同様肺結核が多い．

b. 症状

乳幼児結核の多くは家族内発症者を認めたときの家族内検診など定期外検診や医療機関で発見され，乳児や学童の定期検診での発見例は少ない．初感染から1～6カ月で始まる初期徴候は発熱，体重減少，盗汗，悪寒などである．

c. 診断

結核が疑われれば，ツベルクリン反応，胸部CT，3日連続早朝胃液検査（塗抹，培養，PCR）を行い排菌の有無を検査する．従来の小川培地では1～2カ月を要したが液体培地MGITでは数週間で陽性となる．感染力は塗抹染色で菌陽性の場合ガフキー番号で表現される．家族の胸部レントゲン検査は感染源の同定のみならず，菌の検出が困難な症例の診断にも役立つ．結核性髄膜炎では造影頭部CT，MRIで水頭症を発症していることが多い．

表XIV 2-5 ツベルクリン反応記載方法

a1：発赤の長径　a2：発赤の短径 b1：硬結の長径　b2：硬結の短径 c1：二重発赤の長径 c2：二重発赤の短径	例） $\dfrac{b1 \times b2}{a1 \times a2}$　$(c1 \times c2)$ 　　　　　（副反応があれば記入）

d. 治療

感染源との接触があるが検査で発症を示唆する所見がないときはINH 6カ月間の化学的発症予防を実施する．結核の治療は，抗結核剤INH，RFP，SMが基本で，重症例ではEB，PZAを追加

＊ ツベルクリン反応：ツベルクリン（PPD）を0.1mL皮内接種し，48時間後に硬結，発赤，二重発赤を計測し，表XIV 2-5，図XIV 2-1のように記載する．0～9mm ならば陰性（1995年より），10mm以上は陽性（弱陽性：発赤のみのもの，中等度陽性：発赤に硬結をともなうもの，強陽性：硬結があり，二重発赤・水疱・壊死などをともなうもの）．BCG接種後はツベルクリンによる感染の診断は困難である．

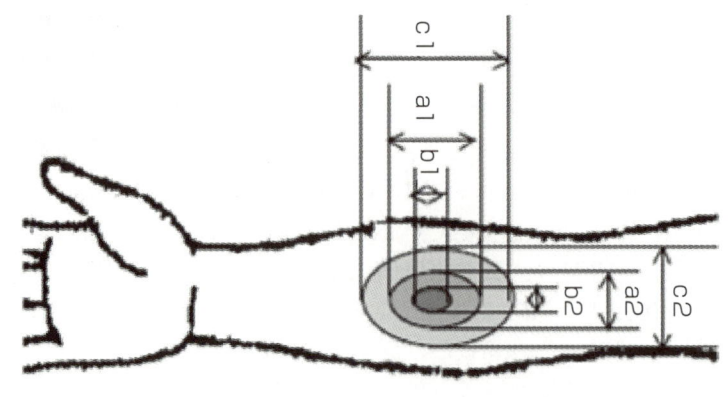

図 XIV 2-1　ツベルクリン反応測定方法

する．病初期から耐性菌を出現させないように多剤併用短期療法を行う．多剤耐性結核菌が増加しており，薬剤選択には，家族の菌も含め，抗結核剤の耐性検査を参考にする．

e. 予防

　乳児期のBCG接種は結核性髄膜炎や粟粒結核などの重症結核には70～80％の高い有効性を認め，肺結核は50％発病率が低くなるといわれる．BCG接種について見直しがなされ，2003年度から，小学校，中学校でのツベルクリン・BCG接種は中止となった．また，2005年から生後6カ月までに，ツベルクリン反応を省略したBCGの直接接種が行われている．これはツベルクリン反応の偽陽性が多いため，結核未感染乳児のBCG接種機会が失われているとの考えからの方針変更である．今後は結核患者の発生時に家族内，グループ内検診を充実させることに重点が移されることとなった．

11 敗血症

a. 病因・病態

　敗血症は細菌および細菌の産生する毒素が血液中に侵入したことによる全身性の重篤な症状をともなった症候群と定義されてきた．サイトカインの研究から感染症以外でも同様の病態を示す疾患も含めて全身性炎症反応症候群（SIRS：systemic inflammatory response syndrome）と呼

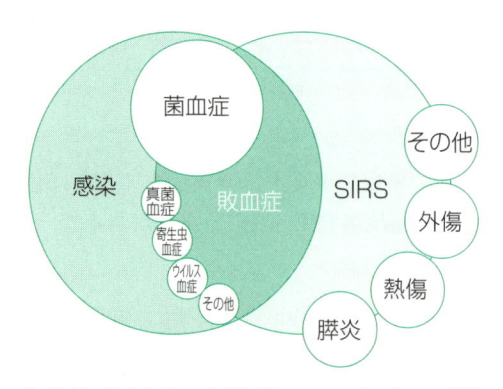

図 XIV 2-2　全身性炎症反応症候群（SIRS）および敗血症の定義

ばれるようになり，敗血症は感染によって起こったSIRSと定義された（図XIV 2-2，表XIV 2-6）. SIRSではショック，DIC，ARDS（急性呼吸窮迫症候群），多臓器不全（MODS）を合併する頻度が高い．集中治療の必要例が多い．成人領域の敗血症は血液疾患，悪性腫瘍，胆嚢炎，腎盂腎炎，血管カテーテル留置（カテーテル敗血症），免疫不全などの基礎疾患をもつ症例に発症する場合がほとんどである．しかし，小児では新生児，乳児を中心に基礎疾患のない症例も多いことが特徴である．学童以上では白血病・悪性腫瘍などの免疫不全を背景に発症する場合が多く，MRSAを含む黄色ブドウ球菌，コアグラーゼ陰性表皮ブドウ球菌，緑膿菌などが問題となる．小児敗血症の年齢別主要原因菌を表XIV 2-7に示す．

表XIV 2-6　全身性炎症反応症候群（SIRS）および敗血症の定義

全身性炎症反応症候群（SIRS）	種々の重篤な臨床上の障害に対する全身性の炎症反応で，以下の2項目以上を満足するもの（数字は成人用） ①体温：＞38度　もしくは　＜36度 ②脈拍：＞90／分 ③呼吸数：20／分＜　または　PaCO₂ 32mmHg＞ ④白血球：12,000／μL＜　か　4,000／μL＞，または幼弱白血球10%
敗血症	感染によって起きたSIRS
重症敗血症	敗血症＋血圧低下・循環不全・臓器機能障害の存在
敗血症性ショック	重症敗血症＋輸液に反応しない血圧低下
菌血症	血液中に細菌が存在している状態

表XIV 2-7　小児敗血症の年齢別主要原因菌

年齢群	主要原因菌
新生児	黄色ブドウ球菌 B群溶血性連鎖球菌 腸内細菌（大腸菌，クレブシエラ，エンテロバクター） 緑膿菌，アシネトバクター 真菌
乳児	黄色ブドウ球菌 肺炎球菌 インフルエンザ菌 大腸菌 サルモネラ菌
幼児	黄色ブドウ球菌 肺炎球菌 インフルエンザ菌 サルモネラ菌
学童	黄色ブドウ球菌 コアグラーゼ陰性ブドウ球菌 クレブシエラ 緑膿菌

b. 症状

発熱，悪寒，四肢冷感，全身倦怠感，頻脈・多呼吸，筋肉痛，発疹，ショックなど多彩な症状を呈する．病状が進行すると乏尿，意識低下，チアノーゼ，黄疸，出血傾向などが出現する．新生児期では何となく元気がないという，非特異的な症状を示す場合も少なくない．敗血症では急速に全身状態が悪化することも多い．

c. 診断

敗血症の臨床症状を迅速に把握し，できるだけ抗菌薬投与前に，血液培養，感染巣からの検体を採取し，塗抹検査と培養を行う．

d. 治療

中心静脈や尿カテーテルが病原体侵入門戸であれば，抜去し，膿瘍では切開排膿など，原発巣への処置を行う．酸素投与，人工呼吸，ショック，DICへの治療など，必要な治療を行う．

12 リケッチア感染症

リケッチアは生きた細胞内でしか発育できない（偏性細胞内寄生性）グラム陰性細菌で，保有動物と媒介する節足動物が存在することが多い．日本では恙虫病，日本紅斑熱，Q熱の原因となるリケッチアがある．

(1) 恙虫（ツツガムシ）病

a. 概要

ダニの一種の恙虫が恙虫病リケッチア（*Orientia tsutsugamushi*）の保有動物と媒介動物を兼ねている．恙虫は孵化後の幼虫期にのみほ乳動物に吸着し，組織液を吸い，この時にリケッチアが感染する．北陸，東北地方では4～6月と10～11月，関東以西では10～1月に患者が発生する．

b. 症状

野山で吸着を受けた後，潜伏期は5～14日で，発熱，発疹，刺し口が三主徴である．典型的な症例では39℃以上の高熱をともなって発症し，皮膚には特徴的なダニの刺し口がみられ，その後数日で体幹部を中心に発疹がみられるようになる．発熱，悪寒，頭痛，関節痛などの症状がみられ，リンパ節腫脹，体幹，顔面などに斑状丘疹性の発疹がみられる．重症例では肺炎症状，昏睡，DICなどを認めて死亡する場合もある．

c. 検査・診断

検査では白血球数減少，核の左方移動，血小板減少，CRP高値，トランスアミナーゼ上昇などがみられる．確定診断はペア血清で恙虫病リケッチアに対する抗体上昇を証明する．

d. 治療

ミノサイクリンやドキシサイクリンなどのテトラサイクリンが著効を示す．

(2) 日本紅斑熱

a. 特徴

紅斑熱群リケッチア症は広く世界にみられる．日本でも1984年に患者が初めて報告され，日本紅斑熱と呼ばれるようになった．本症は紅斑熱群リケッチアの一種*Rickettsia japonica*を起因病原

体とし，野山に入りマダニに刺咬されることにより感染する．関東以南にみられる．患者の発生は4～10月，春と秋にピークがある．

b. 症状

野山へ入り，マダニに刺咬され，2～8日で発症する．2～3日発熱後，頭痛，悪寒，戦慄をもって急激に発症する．高熱とともに手足，手掌，顔面に小紅斑が多数出現する．刺し口はほぼ全例にみられる．検査では白血球数減少傾向，核の左方移動，血小板減少，CRP高値，トランスアミナーゼ上昇などがみられ，重症例ではDICとなる．確定診断はペア血清による日本紅斑熱リケッチアに対する抗体上昇による．

c. 治療

治療はテトラサイクリンが著効を示す．

(3) Q熱

a. 特徴

Q熱はリケッチアの一種*Coxiella burnetii*による人獣共通感染症の一つである．1935年オーストラリアの屠畜場の従業員の間で流行した原因不明の熱性疾患（Query fever＝不明熱）として発見された．*C.burnetii*は他のリケッチアと異なり，媒介節足動物がなく，農村部では家畜との接触，都市部ではペットの関与が考えられるが，広範囲に空気感染を起こすことも報告されている．

b. 症状

臨床的には急性Q熱と慢性Q熱がある．*C.burnetii*に感染しても約半数は不顕性感染に終わる．潜伏期間は2～6週間，平均20日程度で急激な発熱で発症する．軽症では感冒様症状のみである．典型例では40℃の発熱，疲労，倦怠感，頭痛，筋痛などをともない，インフルエンザに似る．肺炎，肝炎を併発することがある．慢性Q熱では大部分が心内膜炎の病型で基礎に弁膜疾患を有する例が多い．日本での報告はまだ少ない疾患である．

13 スピロヘータ感染症

スピロヘータ目はグラム陰性のらせん状菌で，トロポネーマ属，ボレリア属，レプトスピラ属があり，おのおの，梅毒，ライム病，レプトスピラ病－ワイル病が主な病気である．

(1) 梅毒

a. 病態

梅毒は*Treponema pallidum*の感染症で，ほとんど性交によって感染する．先天性と後天性の感染があるが，小児では先天性が問題となる．感染症法では第5類7日以内に全数届出が必要である．

b. 症状

〔後天性梅毒〕

感染は3期に分けられる．第1期は通常陰部の感染部位の皮膚や粘膜に無痛性の潰瘍（硬性下疳）を呈する．1～2カ月後に第2期の多形発疹が現れる．発疹は手掌や足蹠を含む全身性である．陰部には扁平コンジロームができる．全身性リンパ節腫脹，発熱，食欲不振，脾腫，関節痛，虹彩脈絡膜炎などの症状をともなう．その後，潜伏期間が続き，潜伏性梅毒という．初めの2～3年の間に第2期の梅毒が繰り返すこともある．第3期はゴム腫と心血管梅毒で，数年から数十

年も続く．神経梅毒は中枢神経の*T.pallidium*感染で，どの時期でも現れる．

〔先天性梅毒〕

あらゆる病期の梅毒をもった妊婦から経胎盤的に感染し，1/4が死産か流産，1/4が周産期死亡．早期症状は2歳まで，通常は3カ月以内に出現する．発熱，肝脾腫，黄疸，貧血，脱毛，指・趾の爪の脱落，虹彩脈絡膜炎，骨X線の変化，血性鼻汁をともなう鼻炎，手足の斑点状丘疹，末梢血の類白血病性反応などがみられる．遅発性症状としてハッチンソンの三主徴（ハッチンソン歯（半月状切歯），実質角膜炎（5～20年），神経性難聴（10～40年）が知られる．

c. 診断

菌の培養はできない．暗視野顕微鏡で病変部位からのスピロヘータを証明する．多くは血清学的検査によるが，2つのタイプの血清診断を使う．*T.pallidium*を抗原に使用したトレポネーマテストとカルジオリピンを使用した脂質抗原テストである．前者にはTPHAテスト，FTA-ABSテスト，後者にはワッセルマン反応，ガラス板法，RPRテストなどがある．表XIV 2-8のように判定する．妊娠中に罹患することを考慮して母体の梅毒検査は妊娠初期と後期に行うことが望ましい．

早期性先天性梅毒の診断は母親が妊娠中梅毒に罹患していたことが必要条件であるが，妊娠中の検査が感染早期で陰性あるいは検査後に感染した場合など，母親の診断がついていないときや治療が不完全なとき，児が無症状の場合に診断が難しい．梅毒感染があればその他の性感染症をともなっている危険性が高いことに注意すべきである．

d. 治療

ペニシリンG10～15万単位/kg/日を10～14日間静注することが勧められている．臨床的血清学的経過観察を注意深く行う．

表XIV 2-8　母子の梅毒血清反応解釈

脂質抗原テスト		トレポネーマテスト		解釈
母	子	母	子	
−	−	−	−	母子とも非梅毒，または潜伏期
+	+	−	−	母に梅毒なし（生物学的偽陽性）
+	+/−	+	+	母の梅毒，妊娠中の梅毒治療と子の梅毒の可能性
+	+	+	+	母の最近または以前の梅毒と子の梅毒
−	−	+	+	母梅毒治療完了，母ライム病など

（2）ライム病

マダニによって媒介される*Borrelia burgdorferi*の感染症で，日本では本州中部以北（特に北海道および長野県）で見出されている．第1期は感染後数日～数週に現れる遊走性紅斑，インフルエンザ様随伴症状，第2期は数週～数カ月後に出現する神経症状，関節炎，心筋炎，眼症状などさまざまな臓器の症状がみられる．診断は血清診断，ペニシリン，テトラサイクリンが有効である．

（3）レプトスピラ病ーワイル病
a. 病因・病態
　レプトスピラ病はスピロヘータ目のLeptospira属の感染症である．レプトスピラは生物を離れて生存する唯一のスピロヘータである．極地を除き，世界的に最多の人獣共通感染症である．ラットなどのげっ歯類，豚などの家畜，犬などのペットが保菌し，尿に本菌を排泄し，汚染された土壌や水に接触し，傷ついた皮膚や粘膜から人に感染する．職業病として農業，食肉，調理，下水，炭坑などが知られ，最近では川や池での水泳，カヌー，いかだなどのレクリエーションでの感染，犬などのペットからの感染が知られる．世界的には近年洪水後の集団感染，発展途上国の過密都市での多発が問題となっている．日本では稀な病気であり，乳幼児には少なく，成人男子に多い．

b. 症状
　潜伏期間は2〜30日，多くは10日前後である．病態は全身の血管傷害である．軽症型と重症型がある．いずれも最初の1週間は菌血症期で，高熱，悪寒，頭痛，下痢，腹痛，筋肉痛が特徴で，眼球結膜充血がみられる．菌血症期が終わり，解熱あるいは微熱となるが，重症型では5日目頃から黄疸が出現する．黄疸，腎不全，出血傾向は重症型（ワイル病）の三主徴である．第2週以後は抗体が産生され，免疫期と呼ばれ，無菌性髄膜炎を発症することがある．重症型では腎不全などの多臓器障害が出現する．死因はショック，肺出血，ARDS，多臓器不全などで，乏尿例の予後は特に不良である．重症型は全体の10％程度，重症例の死亡例は10〜50％程度である．培養は専用培地で数週間を要する．特異的な血清診断は研究所に依頼する必要がある．

c. 治療
　ストレプトマイシン，ゲンタマイシン，ペニシリンが有効とされている．

14 原虫感染症

　原虫とは動物と植物との中間に位置する単細胞の動物群の総称である．消化管に寄生するものとしては，赤痢アメーバ，ランブル鞭毛虫，クリプトスポリジウムなどがあり，ニューモシスチス・カリニによる肺炎，マラリア，トキソプラズマなどが臨床的に問題となる．

（1）赤痢アメーバ
　地球上のヒトの10％に感染がみられる．日本では男性同性愛者，海外での感染が多く，小児では稀である．シストと栄養型があり，保菌者・患者の便中のシストの糞口感染でうつる．シストは体内で栄養型に成熟し，便中に多量のシストが排泄される．アメーバ赤痢，肝膿瘍，脳膿瘍を生じる．診断のためには糞便からの虫体の証明，血清抗体検査が行われる．治療はメトロニダゾールの内服である．

（2）カリニ肺炎
a. 病因・病態
　*Pneumocystis carinii*は真菌に近く，分類上は定まっていない．カリニ肺炎（PCP）は先天性免疫不全や悪性腫瘍の治療中，副腎皮質ステロイドや免疫抑制剤の投与中，AIDSなど，免疫不全患者に日和見感染して発症する．PCPの危険がある場合，ST合剤の予防投与がきわめて有効である．

生後数カ月で感染するが通常は発症せず，細胞性免疫が著しく低下した状態で発症する．

b. 症状

カリニ肺炎は重症肺炎でレントゲン上も広汎な陰影を呈し，胸部CTも特徴的である．検査では真菌と同じくβ-D-グルカンの上昇，KL-6の上昇，喀痰，胃液中のカリニ原虫のグロコット染色による証明，PCRによるDNAの検出が有用である．

c. 治療

ST合剤の点滴，ペンタミジン点滴などが行われる．

（3）マラリア

a. 病因・病態

Plasmodium属の4種の病原虫と疾患，熱帯熱，三日熱，四日熱，卵型マラリアがある．アフリカなどの流行地では多数の小児が感染する．推定患者発生は年間2億人である．流行地で感染する例がほとんどである．

b. 症状

潜伏期間は1～2週間で，マラリア発作と呼ばれる悪寒戦慄，高熱，頭痛で発症，熱は2～3時間持続し，大量の発汗とともに解熱する．発熱間隔は48時間（三日熱），72時間（四日熱）で熱帯熱では稽留熱もある．熱帯熱が最も重症で，脳性マラリア，腎不全，肝不全，溶血性貧血などから死亡することがある．

c. 診断

診断には旅行歴，症状，末梢血中の原虫の証明で行う．末梢血中の原虫の形態学的特徴から病型を鑑別する．

d. 治療

抗マラリア薬の使用法としては発熱発作の治療と三日熱，四日熱にみられる再発に対する治療，流行地を訪問する際の予防投与がある．特効薬であったクロロキンに耐性のマラリアが増加している．

（4）トキソプラズマ感染症

a. 病因・病態

*Toxoplasma gondii*はほとんどの鳥類，ほ乳類に感染しうる．ネコ科動物を終宿主として，オーシストがネコ糞便中に排泄され，外界に出て成熟する．牛や豚を含む中間宿主はさまざまな臓器に囊子を形成し，囊子は宿主の生涯を通じて生存する．ヒトは囊子を含んだ肉を不完全な調理法で摂取したり，土などから芽胞化したオーシストを偶発的に摂取することにより感染する．日本人成人の感染率は平均20％程度である．

b. 症状

〔先天性感染〕

先天性感染は母親が妊娠中に初感染した結果として生ずる．胎児への感染は約40％で，その約40％に症状がみられる．妊娠中の初期に感染した方が胎児への感染率は低いが重症である．診断にはELISA法によるIgG，IgM抗体価検査を行う．胎児の感染は臍帯血IgMや羊水中のトキソプラズマDNAのPCRによる検出を行う．治療は母体が初感染した場合，症状は無～軽度であるが，

妊娠期間中スピラマイシンを投与する．妊娠17週以後はピリメタミンとスルホンアミド（ファンシダール®）の併用を1カ月間行うことで，胎児への感染を半減できる．また，超音波検査で水頭症など胎児の感染徴候の検査を行う．先天的に感染を起こした乳児の70〜90％は出生時無症状であるが，数カ月から数年後にはかなりの頻度で視覚障害や学習障害，精神発達遅滞が現れる．生後4週の間に貧血，発疹，全身性リンパ節腫脹，肝腫大，脾腫大，黄疸，血小板減少などがみられる．子宮内の脳髄膜炎の影響で髄液異常や水頭症，小頭症，網膜脈絡膜炎，けいれんが出現しうる．頭蓋内石灰化がCTなどでみられる．

〔後天性感染〕

後天性感染では症状は少ない．稀にリンパ節炎をみる．AIDSではCD 4 細胞が100/μL以下に減少すると脳炎，脳膿瘍を発症する．

15 真菌感染症

一般的特徴

骨髄移植や抗がん剤による悪性腫瘍の治療，ステロイド薬や免疫抑制薬による治療により，原病の予後は改善したが，抵抗力の低下した患者で真菌感染症が増加している．新生児期・乳児期は免疫が未熟であり，抗菌薬の長期使用による菌交代現象やカテーテル留置などとともに真菌感染症の重要な因子である．真菌感染症には表在性と深在性があるが，後者は免疫不全患者にみられる．基礎疾患と真菌には関連があり，好中球減少を来たす急性白血病や再生不良性貧血ではカンジダ症やアスペルギルス症が多く，細胞性免疫能が障害されるエイズではクリプトコッカス症が問題となることが多い．深在性真菌症の診断は難しく，補助診断として血液中のカンジダ抗原，アスペルギルス抗原，（1→3）-β-D-グルカンなどの検査が行われる．

(1) カンジダ症

a. 病因・病態

主に*Candida albicans*による感染で，本菌は口腔，消化管，膣の常在菌として存在し，新生児・乳児の感染は母親の膣より経産道感染する．

b. 症状

〔表在性感染症〕

皮膚，粘膜，鵞口瘡（口腔粘膜の小紅斑の上に白色丘疹→綿様の偽膜），口内炎，膣，亀頭炎，鼠径部や腋窩の間擦疹，爪甲周囲炎などを生じる．軽症の粘膜，皮膚感染は健常乳児にもよくみられる．免疫不全では食道炎がみられる．

〔深在性感染症〕

播種性カンジダ症，眼内炎，肝・脾臓のカンジダ膿瘍，腹膜炎，心内膜炎が比較的多い．髄膜炎，脳炎，膀胱炎，腎盂腎炎，肺炎は稀である．深在性カンジダ感染症は好中球減少の患者に発病する．中心静脈栄養カテーテル輸液中に生じやすい．

c. 検査

病巣の擦過物のグラム染色で紫色の酵母を証明する．通常は無菌の検体（血液，髄液，生検組織など）からの培養分離，組織の顕微鏡的観察で診断する．喀痰，尿，便培養中のカンジダは単

なる定着で感染症ではないことが多い．しかし培養が陰性であってもカンジダ症を否定はできない．
d．治療

　皮膚には抗真菌薬のクリーム，軟膏，口腔粘膜にはアンホテリシンBシロップ，深在性カンジダ症にはアンホテリシンBの静注，好中球が正常ならフルコナゾール，ミカファンギンを使う．

（2）アスペルギルス
a．病因・病態

　主に*Aspergillus fumigatus*による感染症で，空気中の真菌を吸入して発症する．多くは免疫不全状態における日和見感染であり，致死的となることがある．

〔侵襲性アスペルギルス症〕

　抗がん剤，移植患者，大量ステロイドなどの好中球減少症と細胞性免疫不全でみられる．ほとんどが肺炎である．血管への浸潤と危機的出血が特徴である．検査は生検組織の菌糸の証明が確実である．建築工事などの振動で環境中のアスペルギルスが増加し感染が増えるといわれる．無菌室のHEPAフィルターはアスペルギルスを防ぐために設置されている．治療はアンホテリシンBとミカファンギンであるが，難治である．

〔アレルギー性気管支肺胞アスペルギルス症〕

　反復性発熱，喘鳴，好酸球増多，IgE増多，アスペルギルス抗体の証明，喀痰のアスペルギルスの検出．ステロイドによる治療を行う．イトラコナゾールが投与されることもある．

〔アスペルギローマ〕

　嚢胞性線維症や気管支拡張症など慢性肺疾患により生じた空洞にアスペルギルスが定着し菌塊（fungus ball）を作った状態で，ほとんどが無症状である．

（3）クリプトコッカス
a．病因・病態

　主に*Cryptococcus neoformans*による．ハトの排泄物中に多い．空気中の真菌の吸入で感染する．ほとんどがAIDS，悪性リンパ腫，膠原病など免疫不全症に発症する．臨床的には髄膜炎が多い．

〔クリプトコッカス髄膜炎〕

　数日〜数週間の経過で頭痛，発熱，髄膜刺激症状で発症する．髄液細胞増多，糖減少，墨汁染色，ラテックス凝集反応でクリプトコッカスを同定する．

b．治療

　アンホテリシンB，フルコナゾールで治療する．治癒後も再発予防のためフルコナゾール内服を続ける．

16 寄生虫

　寄生虫症は線虫類，吸虫類，条虫類に属する寄生虫の感染によって起こる疾患である．原虫は単細胞であるが，寄生虫は多細胞で，まとめて蠕虫とも呼ぶ．寄生虫はそれぞれ特有の生活環を有し，人体内で成虫になるものは一定の寄生部位をもつ．これに対してヒト以外の動物が固有宿主であって，人体には感染するが成虫にならず，幼虫にとどまるものがいて，幼虫移行症が問題

になる．

（1）回虫症
ヒト回虫症は1950年代頃までは国民の60％以上が罹患していたが，上下水道の完備，人工肥料の普及などで激減した．しかし有機野菜ブームで保有者が散見されるようになった．無症状が多いが虫体を吐物や糞便中に排泄されて見つかることがある．便中の虫卵検査が有用である．イヌ・ネコ回虫症は幼虫包蔵卵を摂取後，幼虫のままヒトの体内を移動する幼虫移行症を起こし，肝臓や眼内に寄生し，肝炎やブドウ膜炎を起こす．幼虫であり，虫卵は排泄されない．

（2）広東住血線虫症
アフリカマイマイなどの貝，ナメクジなどから感染した広東住血線虫はヒトの体内では脳に達し，やがて死滅する．このとき好酸球性髄膜炎や髄膜脳炎を惹起する．末梢血の好酸球は10％を超え，髄液細胞増多があり，好酸球は20〜90％を占める．通常は対症療法で1カ月で後遺症を残さず治癒する．日本では沖縄県，静岡県などから報告がある．

（3）蟯虫症
蟯虫の雌成虫は夜間睡眠中に肛門外へ出て，ピン状の尾を支えに肛門周囲を激しく動き回りながら産卵し，死滅する．このときの掻痒と掻き傷への細菌感染による肛門周囲炎が病状である．肛門のひだを広げて蟯虫検査用テープを貼って，鏡検で虫卵検査を行う．便中に卵は出ない．毎晩雌成虫が産卵するのではないので，複数回検査を行うと発見率が向上する．駆虫剤（コンバントリン®）1回投与で90％以上陰性化する．家族全員に投与する，また，幼若虫に効果がないので成熟する10日目に再投与することが理想的である．

（4）アニサキス
アニサキスはクジラ，イルカなどが宿主である．中間宿主であるサバなどを生食後6〜12時間で胃粘膜に頭部を刺入したアニサキスによる激烈な上腹部痛，悪心・嘔吐が胃アニサキス症である．内視鏡で剔出除去する．魚類の十分な加熱で予防する．

（5）条虫症
海産魚から感染し腸管に寄生する裂頭条虫は，サナダムシとして知られる．サケやマスの刺身，ルイベなどから感染する．肛門からヒモ状の虫体が出てきて，持参することが多い．

（6）エヒノコッカス症
北海道ではキタキツネ・イヌ・ネコなどが多包虫に感染しており，直接接触あるいは汚染された水を介して感染する．虫卵は体内で孵化し，多くは肝臓に定着して増殖し，多胞性嚢胞を形成し，肝臓を破壊していくが，進行はきわめて緩徐で，数年から十数年の潜伏期，十数年にわたる進行期から肝不全の末期へ進行する．腹部エコーやCTで偶然に発見されることがある．血清学的診断法が有用である．アルベンダゾールが有効といわれる．

表XIV 2-10　主な寄生虫症

	寄生虫名	感染経路	主な症状と治療
条虫類	広節裂頭条虫 日本海裂頭条虫	サケ，マス等の刺身やルイベ，スモークサーモン等	軽い腹痛，下痢．治療にはプラジカンテル．ガストログラフィン注入法は費用，ゾンデによる苦痛が問題
	無鉤条虫	牛肉の生食	成虫だけが寄生する．治療は広節裂頭条虫に同じ
	有鉤条虫 〃（嚢虫）	生豚肉，牛肉 虫卵で汚染された食物	幼虫として体内に入った場合は，成虫となるが，軽い胃腸症状ですむ．虫卵を摂取した場合は嚢虫（幼虫）症を起こす．嚢虫が眼球，脊髄，脳等で形成されさまざまな神経症状を起こす．治療は，成虫は広節裂頭条虫に同じ．嚢虫症では外科的摘出のみ
	エヒノコッカス	北海道のキタキツネ，イヌ・ネコ	動物との接触，汚染された水などの摂取で感染．肝臓や脳に嚢子が形成され10～20年で肝不全などの症状を呈する
	マンソン孤虫 (幼裂頭条虫)	ヘビ，カエル，ニワトリ，スッポン，カモ等	幼虫の体内移行による移動性皮下腫瘤を形成．発熱，胸痛，腹痛，下痢等を起こす．治療は外科的摘出
吸虫類	宮崎肺吸虫	サワガニの生食	幼虫が体内移行して，肺に寄生し，気胸，胸膜炎，胸水貯留等を起こす．治療はプラジカンテル
	横川吸虫	淡水魚（アユの背ごし，シラウオのおどり食い，ウグイ）	無症状．多数寄生すると，腹痛，下痢を起こし，稀に脳や心臓の毛細血管栓塞を起こす．治療はプラジカンテル
	日本住血吸虫	経皮（ミヤイリガイから水中に遊出）	消化管症状，肝脾腫，肝硬変．中国地方，山梨など，日本では1996年撲滅．輸入例増加．プラジカンテル
線虫類	アニサキス	各種海産魚（アジ，サバ，サケ，マス等）の刺身やルイベ．本来は鯨などの胃に寄生	胃粘膜に穿入した幼虫の分泌液や排泄液によるアレルギー反応で胃腸症状，腹膜炎様症状が起こる．生食後6～12時間で発症．治療は内視鏡的・外科的摘出，対症療法
	ヒト回虫	有機野菜 井戸水	腸管に寄生，肺炎，消化管症状，虫体嘔吐，虫体排泄で気づかれる．商品名コンバントリンが有効
	鉤虫症	ヒトから排泄，経皮，経口感染	十二指腸に寄生し，吸血による貧血．コンバントリン
	蟯虫症	ヒト-ヒト　糞口感染	夜間に肛門周囲へ産卵し，掻痒を生じるテープ法で検査 商品名コンバントリンが有効
	糞線虫症	土壌からの経皮感染	腸管感染症（重症例では麻痺性イレウスなど），播種性糞線虫症（腸内細菌による敗血症，髄膜炎）．沖縄・奄美地方 サイアベンダゾール，アイバメクチンが有効
	広東住血線虫	アフリカマイマイ，リンゴガイ，ナメクジ，カエル等	幼虫が中枢神経に寄生し，好酸球増多性髄膜炎を起こし，軽度発熱，頭痛，筋肉痛，頸部痛から激しい頭痛と頸部強直，知覚異常を起こす．自然治癒する

XV 精神機能の障害

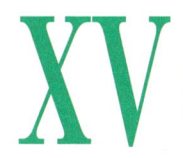

1. 基礎知識
2. 主要疾患

① 基礎知識

1 形態と機能

　精神機能をつかさどるのは，脳である．運動・体知覚・聴覚・視覚・運動性言語・感覚性言語などに関しては，脳のどの部分が主に関与しているのかが，おおよそではあるが判明してきている（図XV-1）．ところが，精神機能に関しては，前頭葉・側頭葉内側・大脳辺縁系などの関与が深いと示唆されているが，まだ明らかになっていない部分が多い．したがって，ここで紹介する疾病・障害について，原因が推定されているものもあるが，確定されていない場合がほとんどである．

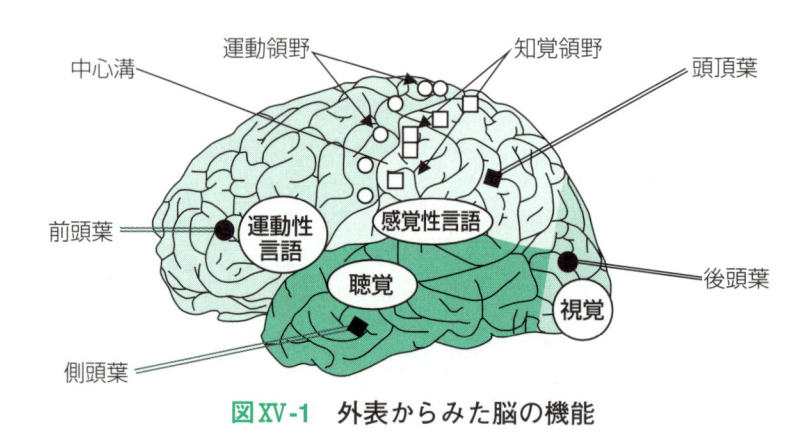

図XV-1　外表からみた脳の機能

2 精神機能の発達的特徴

　小児の精神機能の発達については，ピアジェの分類（1956），エリクソンの説（1963）がよく引用される．

　ピアジェは0～2歳を感覚運動的段階とし，すべての認識は目の前の物への直接の知覚や運動に依存し，みえていない物を思い浮かべることはできない時期とした．その中で年齢をさらに6段階に分けている．次に2～6，7歳は前操作的思考期とし，心象や表象が生じるようになるが，論理的思考は乏しい時期，6，7～12歳は具体的操作期として論理的思考ができるようになる．11，12歳以降は命題あるいは形式的操作期として具体的な対象物がなくても言語や記号のうえで推理ができるようになる時期として，幼児期からの直感的思考から抽象的思考への発達段階の理論を提起している．

　エリクソンの説は，人の社会生活の中で，人との関係性の中で，心理社会的発達段階を理論づけているのが特徴である．①乳児期の信頼と不信の時期：母親との信頼関係を構築する時期．②幼児期前期の自律性と恥・疑惑の時期：しつけを通して，親との信頼関係の中での自己形成をす

る時期．③幼児期後期の自主性と罪悪感の時期：前期で培われた信頼性の上に対社会的な自主性が育つ時期．失敗や過度の規制は罪悪感となり劣等感に結びつく．④学童期の勤勉性と劣等感の時期：基本的な信頼関係の中で勤勉性が育ち，自主性が身についていないと劣等感となる．⑤思春・青年期の同一性と同一性混乱の時期：発育急伸と性的成熟により，情緒不安定，人格混乱が起こる．家族や友人との信頼関係の中で自分は何者であるかを確立する時期としている．エリクソンの説の特徴は，人の心理的発達には信頼と不信の拮抗の因子があること，また前段階の発達が基本になって次の段階の発達がうまくいくことを示していることである[1]．

3 主要症状と診断基準

　精神機能の異常と関連して出現してくる主要症状としては，言語発達遅滞，落ち着きがない，多動，不注意，異常運動，こだわり，かんしゃく，不眠，低い学習能力，反抗，食思不振，緘黙，幻覚，妄想，排泄障害，汚言，強迫，異食など，多様である．さらに，異なる障害が同じ症状（例えば言語発達遅滞など）を共有する場合も多く，鑑別診断に注意しなければならない．

　いわゆる医学的な身体的疾患とは異なり，確定診断をつけることが非常に難しい一群である．そのために診断は症状の組み合わせで判定されることが多い．この章でも頻回に出てくるが，アメリカ精神医学会の精神疾患の診断・統計マニュアル（DSM），ならびに世界保健機関（WHO）の国際疾病分類（ICD）では，そのような診断方法が採用されている．

　ここで注意しておきたいことは，たとえ診断基準に合致したとしても，もしも本人がそれによって日常生活上（職業，学業，社会活動など）著しく障害を受けていなければ，必ずしもその診断をつける必要はないといわれている．ただし，介護者がその障害について知っておくことは重要である．

4 検査

　各種心理検査が実施されるが，小児科領域での目的としては，①知能測定：知的水準あるいは発達水準の把握，②視知覚の検査，③言語発達，語彙の検査，④多動などの行動評価，⑤広汎性発達障害の程度を知る検査などが主に使用されている．いずれの場合も，心理検査の結果のみで判断するのではなく，あくまでも面接・観察をベースとして，総合的に臨床診断がなされる．

　ここでは，①の検査として用いられる，知能検査・発達検査について説明する．対象年齢や検出する精神機能の種類によって使い分けられるが，わが国でよく使われるものとして，田中・ビネー式検査，ウェクスラー児童用知能検査第3版（以下WISC-Ⅲと略す），K-ABC法などがある．年少の子どもに対しては，精神発達だけではなく運動発達・言語発達・社会性の発達も含めた，発達検査が行われ，新版K式発達検査法がよく使用されている．以上述べた検査は，検査者が個別に検査を行うため検査時間も1時間以上かかる．一方，スクリーニング用として簡便に調べることができる発達検査として，津守・稲毛式乳幼児精神発達診断法，遠城寺式乳幼児分析的発達検査法，改定日本版デンバー式発達スクリーニング検査がある．用途に応じた使い分けが必要である．

② 主要疾患

1 発達障害

　2002年度に文部科学省が行った調査の結果，軽度発達障害（学習障害，注意欠陥多動性障害，高機能自閉症）が疑われる子どもは，小学校・中学校通常学級在籍児童生徒の約6.3％に認められることが判明し，にわかに注目度が増している障害群である．ここでは軽度発達障害を含む，発達障害について述べる．

（1）知的障害（MR：mental retardation）（精神遅滞）
a. 概要
　子どもがもつ複数の機能（運動，言語，社会，認知など）が全般的に遅れを示している状態を指す．発達という要素を考慮すると精神遅滞の方が用語としては近いかもしれないが，ここでは知的障害としてまとめる．

b. 定義
　アメリカ精神医学会の精神疾患の診断・統計マニュアル第4版（以下DSM-Ⅳと略す）の定義では，以下に述べる3点を満たしていなければならない．①明らかに平均以下の知的機能を有すること（個別に施行された知能テストでの知能指数がおおむね70以下に相当）．②同時に存在する適応能力の障害もしくは困難を有する．これらは，意思伝達，自己管理，家庭生活，社会的・対人的技能，地域社会資源の利用，自律性，発揮される学習能力，仕事，余暇，健康，安全などの能力のうち，少なくとも2つに制限が認められることから判断される．③発症は18歳未満である．

c. 病因・病態
　原因が同定されるのは全体の約半数といわれており，未だに原因不明の知的障害が多いのも事実である．原因が明らかになっている症例では，多くが先天性のものであり，遺伝子異常（アミノ酸代謝異常症，ミトコンドリア異常症，結節性硬化症など），染色体異常（ダウン症と呼ばれる21トリソミー，猫なき症候群と呼ばれる5番短腕モノソミー，XXX症候群，プラダー・ウィリ症候群，アンジェルマン症候群など），脳奇形（水頭症，滑脳症，厚脳回症など），胎内感染症（先天性風疹症候群，先天性サイトメガロ感染症，先天性トキソプラズマ感染症，単純ヘルペス感染症など），胎児アルコール症候群などがある．一方，後天的な原因としては，中枢神経系感染症（脳炎，髄膜炎），頭部外傷後遺症，愛情剥奪症候群，栄養失調，児童虐待などがある．

d. 診断
　一般に，WISC-Ⅲなどのいわゆる知能テストから得られる知能指数（IQ）だけを取りあげて，知的障害があるかどうかを論議する傾向にあるが，実際には上記の②，③も考慮に入れなければならない．重症度については，一般にIQで分類しており，50～69が軽度，35～49が中度，35未満が重度となる．大まかには，軽度は言語による意思疎通は可能だが社会生活に介助が必要，中度は言語による意思疎通はできないがある程度の理解は可能，重度は外界からの刺激に対してきわめて限られた反応しかできない状態と考えられている．

e. 治療

原因疾患が明らかな場合はその治療に準ずるが，多くの場合は教育的指導が中心になる．

（2）学習障害（LD：learning disabilities）

a. 概要

子どもがもつ全般的な知的発達に遅れはないが，特定の機能に低下が認められる状態を指す．医療の場よりも，教育現場においてよく認められる状態であるが，その定義がまちまちであり臨床場面で混乱が認められる．

b. 定義

ここでは1999年の文部科学省（当時の文部省）の定義を引用する．

「学習障害（learning disabilities）とは，基本的には全般的な知的発達に遅れはないが，聞く，話す，読む，書く，計算する又は推論する能力のうち特定のものの習得と使用に著しい困難を示すさまざまな状態を指すものである．学習障害は，その原因として，中枢神経系に何らかの機能障害があると推定されるが，視覚障害，聴覚障害，知的障害，情緒障害などの障害や，環境的な要因が直接の原因となるものではない．」

c. 病因・病態

原因はまだ明らかにされていないが，中枢神経系の機能障害であると推定されている．文部科学省の調査では，小学校・中学校の通常学級在籍児童生徒のうちの約4.5％に学習障害が疑われた．

d. 診断

したがって，学習障害の子どもたちはほとんどが通常学級に在籍している．その中で，話しことば，読み書き，あるいは算数に特に著明な障害を認め，学習の妨げになっているような場合を学習障害と呼んでいる．したがって学習障害と診断する際には，どのような領域で特に障害を示しているのかを把握しておく必要がある．それによって，おのずから対処・指導の方法が異なる．

医療の場における診断基準であるDSM-Ⅳでは，学習障害（learning disorders）の項目に，読字障害，算数障害，書字表出障害を含んでいる．略号は同じLDであるが，医療では聞く・話すに対応する診断名はなく，非常にまぎらわしい．

e. 指導

現在，教育現場では，言語障害通級指導教室（通称「ことばの教室」）でこれらの子どもたちの話しことばあるいは読み書きの指導が行われている．

（3）広汎性発達障害（PDD：pervasive developmental disorders）（自閉症）

DSM-Ⅳでは，広汎性発達障害の中に，①自閉性障害，②レット症候群（障害），③小児期崩壊性障害，④アスペルガー症候群（障害），⑤特定不能の広汎性発達障害，が含まれている．①，④，⑤がいわゆる自閉症スペクトラムという概念に相当するので，本項では②および③は割愛する．

自閉症というと，1943年にレオ・カナー（Leo Kanner）が「情緒的接触の自閉的障害」として報告した幼児症例11例のような，知的障害をともなう重度の自閉症のことを，多くの人は心に思い浮かべていた．ところが，1981年にローナ・ウィング（Lorna Wing）がそれまで自閉症と呼ばれてきた子どもたちと共通の特徴をもちながら，程度が軽い一群の子どもたちが存在することを報告した．その特徴が，1944年にハンス・アスペルガー（Hans Asperger）がすでに報告してい

る4人の小児例に酷似することから，アスペルガー症候群と呼ぶことを提唱した．

ウィングはこれら二者に共通して認められる特徴を三つあげ，①社会性・対人関係の障害，②コミュニケーションの障害，③想像力の障害（こだわりに通じる），としてまとめた（ウィングの3つ組みと呼ばれている）．これら三つの障害を有する病態を，自閉性スペクトラムあるいは広汎性発達障害と呼んでいる．図XV-2には，広汎性発達障害に対する最近の考え方を示した．

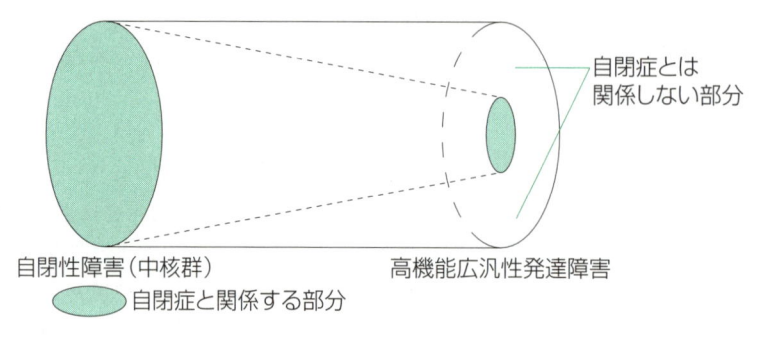

図XV-2 広汎性発達障害（自閉症スペクトラム）の考え方

この円筒形の断面が人の特徴を表すと仮定する．自閉症の中核をなす自閉性障害では，特徴のすべてが自閉症と関係する特徴で占められており，容易に気づかれる．一方，高機能自閉症やアスペルガー症候群と呼ばれる高機能広汎性発達障害では，自閉症と関係する特徴は一部を占めるだけで，大半は自閉症とは関係のない特徴であり，一見すると普通の子どもと見間違われてしまう．一般の人たちは，自閉症と関係する特徴はもっていないと考えられる．

原因はまだわかっていないが，「心の理論」と呼ばれる，他者の心的状態を読む能力に欠けるのではないかと考えられている．今後のさらなる研究が待たれるところである．

いわゆる自閉症と診断されながら，その後発達を示し会話なども可能となった症例を高機能自閉症と呼ぶが，アスペルガー症候群との異同が問題にされることがある．ここでは，高機能自閉症とアスペルガー症候群がほぼ同じ対象を含んでいると考えて高機能広汎性発達障害としてまとめる．

1）自閉性障害，いわゆる自閉症
a. 概要
視線が合わず，ことばを話すことができず，意味のない行動（一般の人たちからみると）をとる，というのが一般的な自閉性障害の子どもの様子である．DSM-IVによれば，3歳までにウィングの3つ組みのいずれかが明らかに存在し，最終的には三つの特徴すべてがそろうとされている．

有病率は0.2～0.3％といわれている．知的障害をともない，てんかんを合併することも少なくない．

b. 治療
治療は，TEACCHプログラム[*1]と呼ばれる，視覚化と構造化を中心とした指導を行うと効果的であるとされている．

2）高機能広汎性発達障害
a. 概要
視線は合うが他人の気持ちや表情が読めない，ことばは話すが単調でピッチが高く方言が話し

[*1] TEACCHプログラム：ノースキャロライナ大学精神科のショプラー教授のグループが開発した広汎性発達障害およびコミュニケーション障害がある子どものためのプログラム．就学中および卒業後まで，生涯にわたる療育および支援プログラムである．

にくい，こだわりがかえってよい方向に働き，物知りで「豆博士」のようになる，というようなプロフィールも考えられる．

通常学級に在籍することが多く，文部科学省の調査では約0.8％の子どもで疑われた．知的発達は自閉性障害に比べると良好で，中には非常に高い知能指数を示す子どももいる．小学校高学年になってくると他児との軋轢が増加し，いじめの対象となり，不登校に陥ることも稀ではない．

b. 治療

治療はまだ確立されたものはないが，やはり視覚に訴える方法が試されている．キャロル・グレイ（Carol Gray）が考案した，社会生活ストーリーと呼ばれる，漫画を使った方法が有効であるといわれている．また，社会のルールを教えるため，3コマあるいは4コマの漫画を使っていくことも提案されている．さらには，本人への告知をどのように行うかも，予後を左右する大切な問題である．

（4）注意欠陥／多動性障害（ADHD：attention deficit / hyperactivity disorder）

a. 概要

注意欠陥／多動性障害（以下ADHDと略す）は，DSM-Ⅳでは破壊的行動障害（反抗挑戦性障害，行為障害）とともにまとめられているが，臨床では軽度発達障害としてまとめられることが多いので本項で論じる．

DSM-ⅣにおけるADHDの診断基準を表XV-1に示す．不注意優勢型，多動性－衝動性優勢型，両者の特徴を併せもつ混合型に分けられる．

文部科学省の調査で，小学校・中学校通常学級に在籍する児童生徒の約2.5％で疑われることが判明した．

b. 病因・病態

原因は，脳の前頭葉における神経伝達物質（特にドーパミン）のレベルが年齢に合った発達をしていない（発達の未熟さの）ためであると考えられている．遺伝が原因の一つであるとも考えられており，両親のいずれかがADHDであると判明することが少なくない．

c. 症状

症状は，上記の分類型で異なる．不注意優勢型では，いわゆる不注意が中心で，教室内ではあまり目立たず，教師・保護者が気づかないことも多い．それに対して，多動性－衝動性優勢型の場合は，集団でじっとしておれず，授業中でも教室内をうろうろする，友人とすぐけんかになることなどから，気づかれやすい病態と考えられる．

d. 治療

治療としては，まず学校・家庭での指導が重要である．ほめることを中心に対応し，自尊感情が育つように配慮する．子どもの周りにはなるべく気が散る物は置かない環境調整法と呼ばれる方法，ごほうびを使って好ましい行動を増強する行動療法と呼ばれる方法，などが用いられている．薬物療法も有効で，メチルフェニデート（リタリン®）が使用されることが多いが，あくまでも学校・家庭での指導の補助として用いられるべきである．

DSM-Ⅳでは，ADHDと広汎性発達障害の合併は認めていなかったが，改訂版のDSM-Ⅳ-TRでは両者の合併に関しても基準がゆるくなっている．臨床の場面では両者の合併と考えられる症例に遭遇することは少なくなく，今後，診断にあたって注意が必要な点であろう．

表 XV-1　ADHDの診断基準（DSM-IV）

A．(1)か(2)のどちらか：
　(1)以下の不注意の症状のうち6つ（またはそれ以上）が少なくとも6カ月以上続いたことがあり，その程度は不適応で，発達の水準に相応しないもの：
　　不注意
　　　a）学業，仕事，またはその活動において，しばしば綿密に注意することが，できない，または不注意な過ちをおかす．
　　　b）課題または遊びの活動で注意を持続することがしばしば困難である．
　　　c）直接話しかけられたときにしばしば聞いていないようにみえる．
　　　d）しばしば指示に従わず，学業，用事，または職場での義務をやり遂げることができない（反抗的な行動または指示を理解できないためではなく）．
　　　e）課題や活動を順序立てることがしばしば困難である．
　　　f）（学業や宿題のような）精神的努力の持続を要する課題に従事することをしばしば避ける，嫌う，またはいやいや行う．
　　　g）（例えば，おもちゃ，学校の宿題，鉛筆，本，道具など）課題や活動に必要なものをしばしばなくす．
　　　h）しばしば外からの刺激によって容易に注意をそらされる．
　　　i）しばしば毎日の活動を忘れてしまう．
　(2)以下の多動性－衝動性の症状のうち6つ（またはそれ以上）が少なくとも6カ月以上持続したことがあり，その程度は不適応で，発達水準に達しない：
　　多動性
　　　a）しばしば手足をそわそわと動かし，またはいすの上でもじもじする．
　　　b）しばしば教室や，そのほかの，座っていることを要求される状況で席を離れる．
　　　c）しばしば不適切な状況で，よけいに走り回ったり高いところへ上がったりする（青年または成人では落ち着かない感じの自覚のみに限られるかもしれない）．
　　　d）しばしば静かに遊んだり余暇活動につくことができない．
　　　e）しばしば"じっとしていない"またはまるで"エンジンで動かされるように"行動する．
　　　f）しばしばしゃべりすぎる．
　　衝動性
　　　g）しばしば質問が終わる前にだし抜けに答えてしまう．
　　　h）しばしば順番を待つことが困難である．
　　　i）しばしば他人を妨害し，邪魔する（例えば，会話やゲームに干渉する）．
B．多動性－衝動性または不注意の症状のいくつかが7歳未満に存在し，障害を引き起こしている．
C．これらの症状による障害が2つ以上の状況において（例えば，学校【または仕事】と家庭）が存在する．
D．社会的，学業的または職業的機能において，臨床的に著しい障害が存在するという明確な証拠が存在しなければならない．
E．その症状は広汎性発達障害，精神分裂病，またはその他の精神病性障害の経過中にのみ起こるものではなく，他の精神疾患（例えば，気分障害，不安障害，解離性障害，または人格障害）ではうまく説明されない．

（高橋三郎，大野　裕，染谷俊幸訳（1996）DSM-IV　精神疾患の診断・統計マニュアル第4版，医学書院より）

2 社会行動の異常

（1）反抗挑戦性障害（ODD：oppositional defiant disorder）

a. 概要
　有病率はアメリカでは2〜16％と報告されているが，日本における有病率は明らかではない．アメリカでは思春期以前は女性より男性に多く認められるが，思春期以降は性差を認めないといわれている．

b. 診断
　反抗挑戦性障害のDSM-Ⅳの診断基準を表XV-2に示す．基準からわかるように，基本的特徴は少なくとも6カ月持続し，目上の者に対して拒絶的，反抗的，不従順，挑戦的な行動を繰り返す様式である．一過性の反抗的行動は学齢期以前の子どもから青年期まで広く認められるので，特にこれらの発達期に反抗挑戦性障害の診断を下すには注意が必要である．

表XV-2　反抗挑戦性障害の診断基準（DSM-Ⅳ）

A．少なくとも6カ月持続する拒絶的，反抗的，挑戦的な行動様式で，以下のうち，4つ（またはそれ以上）が存在する： 　（1）しばしばかんしゃくを起こす． 　（2）しばしば大人と口論をする． 　（3）しばしば大人の要求，または規則に従うことを積極的に反抗または拒否する． 　（4）しばしば故意に他人をいらだたせる． 　（5）しばしば自分の失敗，不作法を他人のせいにする． 　（6）しばしば神経過敏または他人からイライラさせられやすい． 　（7）しばしば怒り，腹をたてる． 　（8）しばしば意地悪で執念深い． 　注：その問題行動が，その対象年齢および発達水準の人に普通に認められるよりも頻繁に起こる場合にのみ，基準が満たされたとみなすこと． B．その行動上の障害は，社会的，学業的，職業的機能に臨床的に著しい障害を引き起こしている． C．その行動上の障害は，精神病性障害または気分障害の経過中にのみ起こるものではない． D．行為障害の基準を満たさず，またその者が18歳以上の場合，反社会性人格障害の基準も満たさない．

（高橋三郎，大野　裕，染谷俊幸訳（1996）DSM-Ⅳ　精神疾患の診断・統計マニュアル第4版，医学書院より）

c. 症状
　症状は通常8歳以前に明らかになり，思春期以降に認められるようになることはない．反抗挑戦性障害が行為障害に発展する先行因子であるともいわれている．

d. 対応
　ADHDがある子どもが，適切な指導・対応をされなかった場合に，二次的に反抗的行動（無視，口論）が出現し反抗挑戦性障害の診断を満たすことがある．この場合には，指導・対応を適切に行うことにより反抗的態度は減少あるいは消失する．

(2) 行為障害 (CD：conduct disorder)

a. 概要

　日本における明らかな有病率は報告されていない．アメリカでは，ADHDと診断された子どものうち約3分の1が行為障害に至ると報告されているが，この点については文化的・社会的な違いも関係するといわれており，日本では確認されていない．

b. 診断

　行為障害のDSM-Ⅳの診断基準を表ⅩⅤ-3に示す．基準からわかるように，基本的特徴は他者の基本的人権または主要な年齢相応の社会的基準や規則を無視する行動様式が，反復または持続することである．小児期発症型と青年期発症型に分けられ，臨床的な重症度から，軽症・中等症・

表ⅩⅤ-3　行為障害の診断基準（DSM-Ⅳ）

A．他者の基本的人権または年齢相応の主要な社会的規範または規則を侵害することが反復し持続する行動様式で，以下の基準の3つ（またはそれ以上）が過去12カ月の間に存在し，基準の少なくとも1つは過去6カ月の間に存在したことによって明らかとなる．

人や人物に対する攻撃性
 (1) しばしば他人をいじめ，脅迫し，威嚇する．
 (2) しばしば取っ組み合いの喧嘩を始める．
 (3) 他人に重大な身体的危害を与えるような武器を使用したことがある（例えば，バット，煉瓦，割れた瓶，小刀，銃）．
 (4) 人に対して身体的に残酷であったことがある．
 (5) 動物に対して身体的に残酷であったことがある．
 (6) 被害者に面と向かって行う盗みをしたことがある（例えば，背後から襲う強盗，ひったくり，強奪，武器を使っての強盗）．
 (7) 性行為を強いたことがある．

所有物の破壊
 (8) 重大な損害を与えるために故意に放火したことがある．
 (9) 故意に他人の所有物を破壊したことがある（放火による以外で）．

嘘をつくことや窃盗
 (10) 他人の住居，建造物または車に侵入したことがある．
 (11) 物や好意を得たり，または義務をのがれるためしばしば嘘をつく（すなわち，他人を"だます"）．
 (12) 被害者と面と向かうことなく，多少価値のある物品を盗んだことがある（例：万引き，ただし破壊や侵入のないもの，偽造）．

重大な規則違反
 (13) 13歳以前から始まり親の禁止にもかかわらず，しばしば夜遅く外出する．
 (14) 親または親代わりの人の家に住み，一晩中，家を空けたことが少なくとも2回あった（または，長期にわたって家に帰らないことが1回）．
 (15) 13歳以前から始まりしばしば学校を怠ける．

B．この行動の障害が社会的，学業的，または職業的機能に臨床的に著しい障害を引き起こしている．
C．その者が18歳以上の場合，反社会性人格障害の基準を満たさない．

（高橋三郎，大野　裕，染谷俊幸訳（1996）DSM-Ⅳ　精神疾患の診断・統計マニュアル第4版，医学書院より）

重症に分類される．反抗挑戦性障害に比べ，より深刻な行動様式の持続が含まれており，法律を犯す行動様式も多い．

（3）神経症性障害

1）強迫性障害（OCD：obsessive-compulsive disorder）

a. 診断

強迫性障害のDSM-Ⅳの診断基準を表XV-4に示す．強迫性障害では，反復する強迫観念と強迫行為を単独にあるいは同時にもつ．

表XV-4 強迫性障害の診断基準（DSM-Ⅳ）

A．強迫観念または脅迫行為のどちらか
　（1）と（2）と（3）と（4）によって定義される強迫観念
　　（1）反復的，持続的な思考，衝動，または心像であり，それは障害の期間の一時期には，侵入的で不適切なものとして体験されており，強い不安や苦痛を引き起こすことがある．
　　（2）その思考，衝動または心像は，単に現実生活の問題についての過剰な心配ではない．
　　（3）その人は，この思考，衝動，または心像を無視したり抑制したり，または何か他の思考または行為によって中和しようと試みる．
　　（4）その人は，その強迫的な思考，衝動または心像が（思考吹入の場合のように外部から強制されたものではなく）自分自身の心の産物であると認識している．
　（1）と（2）によって定義される強迫行為
　　（1）反復的行動（例：手を洗うこと，順番に並べること，確認すること）または心の中の行為（例：祈ること，数を数えること，声を出さずに言葉を繰り返すこと）であり，その人は強迫観念に反応して，または厳密に適用しなくてはならない規則に従って，それを行うよう駆り立てられていると感じている．
　　（2）その行動や心の中の行為は，苦痛を予防したり，緩和したり，または何か恐ろしい出来事や状況を避けることを目的としている．しかし，この行動や心の中の行為は，それによって中和したり予防したりしようとした物とは現実的関連をもっていないし，または明らかに過剰である．
B．この障害の経過のある時点で，その人は，その強迫観念または強迫行為が過剰である，または不合理であると認識したことがある．
　注：これは子供には適用されない．
C．強迫観念または強迫行為は，強い苦痛を生じ，時間を浪費させ（1日1時間以上かかる），またはその人の正常な毎日の生活習慣，職業（または学業）機能，または日常の社会的活動，他者との人間関係を著明に障害している．
D．他の第1軸の障害が存在している場合，強迫観念または強迫行為の内容がそれに限定されていない（例：摂食障害が存在する場合の食物へのとらわれ，抜毛癖が存在している場合の抜毛，身体醜形障害が存在している場合の外見についての心配，物質使用障害が存在している場合の薬物へのとらわれ，心気症が存在している場合の重篤な病気にかかっているというとらわれ，性嗜好異常が存在している場合の性的な衝動または空想へのとらわれ，または大うつ病性障害が存在している場合の罪悪感の反復思考）．
E．その障害は，物質（例：乱用薬物，投薬）または一般身体疾患の直接的な生理学作用によるものではない．

（高橋三郎，大野　裕，染谷俊幸訳（1996）DSM-Ⅳ　精神疾患の診断・統計マニュアル第4版，医学書院より）

① 強迫観念

　強迫観念とは，自分の意思に反して繰り返し浮かぶ考えであり，侵入的で本人はこれを不適切であると体験しており，考えないように努力するが，それでも自分の意思に反して浮かんでくるものである．その人は，強迫観念が自分自身の心の産物であり，外から押しつけられたものではないということがわかっている．強迫観念に対して多くの人は著しい不安と苦痛を抱いている．一般的な強迫観念としては，汚染についての反復思考（握手で汚染すること），反復する疑念（扉に鍵をかけていなかったのではないか），物を特定の順に並べたいという欲求，恐ろしい衝動などがある．

② 強迫行為

　強迫行為とは，強迫観念の不安や苦痛を防ぐためまたは軽減するために繰り返し過剰になされる行動である．その行動は反復行動（手を洗う，順序を正す，確認する）あるいは心的行為（祈る，数える，黙ってことばを繰り返す）であり，その目的は楽しみや満足を得るためではない．

　強迫観念または強迫行為は，著しい苦痛を引き起こしているか，時間を費やしているか（1日1時間以上使う），またはその人の正常な日常的，職業的機能，または通常の社会的活動や他者との関係を著しく妨害しているものを指す．

b. 治療

　治療は，薬物療法と精神療法がある．

① 薬物療法

　薬物療法では，近年SSRIと呼ばれる，脳内神経伝達物質であるセロトニンを調節する薬物が有効であることがわかってきた．

② 精神療法

　精神療法では，認知・行動療法（誤った学習を是正し，新しい学習を促進させる心理療法）がある．強迫観念に対しては，エキスポージャーと呼ばれる，不安に向き合い馴れさせる方法がとられ，強迫行為に対しては，反応防止法というその行為を阻止する治療法が用いられることがある．

2）チック症（tic）

a. 概要

　チックとは，不随意で突然生じる，急速，反復性，非律動性，常同的な，限局した筋群の運動や発声である．チックは抵抗できないものとして体験されるが，ある程度の時間は抑制することができ，睡眠中は著明に減弱する．運動性チックには，まばたき，首の急激な動き，肩すくめ，顔しかめ，跳び上がる，足を踏み鳴らすなどがある．音声チックには，咳ばらい，うなる，鼻をならす，ほえる，汚言症，反復言語などがある．

　有病率は，チック障害全体で約1％，トゥレット症候群では0.04％といわれている．

b. 分類

　チック症とは，チックによって特徴づけられる疾患で，①一過性チック障害，②慢性運動性または音声チック障害，③トゥレット症候群（障害）に分類されている．

①一過性チック障害

　1つまたは複数の運動性および音声チックが，1日に何度も起こり，ほとんど毎日少なくとも4週間認められるが，12カ月以上にわたることはない．

②慢性運動性または音声チック障害

　運動性チックまたは音声チックのいずれかが存在するが，両者がみられることはない．チックは1日中頻回に起こり，ほとんど毎日または1年以上の期間中間歇的に認められ，この期間中3カ月以上連続してチックが認められない期間はない．

③トゥレット症候群

　複数の運動性チックと1つまたはそれ以上の音声チックが存在する．これらは同時に，またはこの障害の異なった時期に出現することがある．チックは途絶えることなく頻回に起こり，1年以上にわたって反復して起こる．本症候群は，著しい苦痛，または社会的，職業的，または他の領域における機能の著しい障害を引き起こす．汚言症を示すことで有名であるが，必ずしも全症例に認められるわけではない．トゥレット症候群は，学習障害，ADHD，強迫性障害に随伴することがある．

c. 病因・病態

　心理的な疾患とされてきたが，トゥレット症候群の研究から遺伝的・生物学的要因も示唆されるようになった．ADHDの治療薬である中枢神経刺激剤（メチルフェニデート）の投与により，チックが悪化する症例があることから，神経伝達物質の関与も指摘されている．

d. 治療

　治療の基本となるのは，支持的精神療法および環境調整である．重症と考えられる場合には薬物療法も試みられる．多くのチックは1年以内に消失する．一生治らないと考えられていたトゥレット症候群でも，最も症状が重い10歳代前半以降は軽快に向かい，チックが消失する症例もある．

3）摂食障害（神経性食欲不振症：anorexia nervosa，異食症）

　DSM-IVでは摂食障害として，神経性食欲不振症と神経性大食症をあげている．ここでは小児期に関連ある障害として神経性食欲不振症と，幼児期または小児期早期の摂食障害としての異食症を取りあげる．

①神経性食欲不振症

a. 定義・概要

　神経性食欲不振症とは，思春期の女子に好発し，自己の身体の形や大きさの認知に重大な障害を呈し，強い痩せ願望や肥満恐怖などのため，不食や摂食制限を来たす結果，著しい痩せとさまざまな身体・精神症状を生じる状態を指す．さらに，初潮後の女性の場合は無月経となる．病識が乏しいことが多い．一方で，強迫的に多量の食物を摂取しつづけ（盗み食いなど），その後，嘔吐して体重増加を防ぐ過食型の神経性食欲不振症も増えている．

b. 診断

　日本での診断基準では標準体重の20％以上の減少，DSM-IVでは15％以上の減少となっている．

c. 病因・病態

　原因は，生物学的・心理的・社会的要因が複雑に相互作用し合っていると考えられている．初

潮発来前の発症は成熟拒否と関連し，青年期では強い痩せ願望と関連があるとされている．
d. 治療
　治療には，入院治療と外来治療がある．入院治療は，身体的に生命の危険がある場合や自殺の恐れがある場合は断固として必要である．経管栄養や高カロリー輸液，無月経の治療などの身体的治療も併用される．外来治療では，精神療法・家族療法・行動療法・認知行動療法・薬物療法などが組み合わされて試みられる．死亡率は6〜20%と報告されており，身体的合併症が半数以上を占め，あとは自殺，心臓血管系の原因不明の突然死などが報告されている．

②異食症
a. 概要
　異食症の基本的特徴は，非栄養物質の摂取が少なくとも1カ月間持続することである．幼児および年少児では，絵の具，石膏，紐，毛または布を食べ，年長児では動物の糞，砂，昆虫，葉，または小石を食べることもある．食物を嫌うことはなく，これらの行動は発達的にみて不適切で，文化的にも認められる習慣でもない．
b. 経過
　有病率は1〜6歳で10〜30%といわれ，必ずしも少なくはない．大半の例では，この障害は数カ月持続し，その後寛解する．知的障害を合併している場合には，異食症の危険が高くなり，持続する傾向がある．

（4）排泄障害（遺糞症，遺尿症）
概要
　遺糞症の特徴は，生活年齢が4歳児以上で，大便を不適切な場所（衣服，床など）に排出することが反復して起こる状態を指す．ほとんどの場合不随意的である．失禁が故意である場合には，反抗挑戦性障害または行為障害の特徴も存在することがある．便を塗りつけることは，故意にあるいは，不随意的に排出した便を取り除いたり，隠そうとして，偶然に起こる．遺尿症の合併が4分の1程度に認められる．

1）遺糞症
　5歳児の1%が遺糞症をもっているとされ，男児で多く認められる．DSM-Ⅳでは2つの経過型が記載されており，排便の自制が確立されたことのない「原発」型と，排便の自制が確立された後にこの障害が起こってきた「続発」型である．遺糞症は数年持続するが，慢性となることは稀である．

2）遺尿症
a. 概要
　遺尿症はすでに排尿コントロールが達成されていると考えられる年齢で認められるときに異常と判断する．したがって，一般には5歳以上を対象とする．夜間のみ起こるタイプと昼間のみ起こるタイプがある．昼間の遺尿症は女児に多く認められ，9歳以降ではあまり認めない．遺尿は登校日の午後の早い時間帯に最も多く起こる．昼間の遺尿症は，社会的不安または学校や遊びに対して心が占有されているために，用便に行きたがらないことによって起こることがある．

b. 頻度・治療

　5歳での遺尿症の有病率は，男児7％，女児3％，10歳では男児3％，女児2％，18歳では男性1％で，女性はそれ以下といわれている．遺糞症と同じく，排尿の自制が確立されたことがない「原発」型と，排尿の自制が確立された期間があった後にこの障害が現れる「続発」型に分けられる．治療として，三環系抗うつ剤が使用されることがある．

（5）夜驚症（night terror），夢中遊行

1）夜驚症
a. 概要

　夜驚症は，2～12歳の男児に多く，入眠後30分～3時間の間に，突然起きて強い不安や恐怖を示す状態である．持続は1～10分で，脈拍・呼吸数の増加，発汗，立毛などをともない，周囲からの働きかけには応じない．まもなく再入眠し，朝起きたときには何も覚えていない．

b. 経過

　予後は良好で青年期までには消失することが多い．てんかん発作の1型である複雑部分発作との鑑別が必要なことがある．

2）夢中遊行
a. 概要

　夢中遊行は夜驚症と近い疾患であり，夜驚症に続いて夢中遊行に移行することがある．症状は，睡眠中に起き上がり，目的なく歩き回る，服を着るなどの行動をすることがある．目は開けていても意識は混濁している．しかし，障害物はうまく避けて歩いている．

b. 経過

　6～12歳の男児に多く，数年間続くが，成人になるまでにはほぼ消失する．夜驚症と同じく，てんかん発作の複雑部分発作との鑑別が必要なことがある．

（6）緘黙症
a. 概要

　緘黙症とは，言語能力や知的能力がほぼ正常であるにもかかわらず，言語による他者との交流を拒み，比較的長期にわたって沈黙を続ける病態を指す．特定の場面（幼稚園，学校，その他の屋外活動）で子どもの発語が難しくなる場合を場面緘黙症と呼ぶ．家庭を中心とする親密な場面ではよく話せるため診断は比較的容易である．ことばは話せないが，動作の表現ができる者，筆談ができる者，絵が書ける者など症状は多様である．有病率は約0.2％で女児が男児より高率に発症する．

b. 治療

　治療としては，精神療法（遊戯療法，箱庭療法），行動療法（オペラント条件づけ療法），家族療法（両親へのカウンセリング），環境調整療法などが試されている．

3 精神病性障害

（1）児童期統合失調症（精神分裂病）

a. 概要

　精神分裂病と呼ばれていたが，近年統合失調症と呼ぶ傾向にあり，本項では統合失調症を使用する．以前は，先に述べたカナーが報告した幼児自閉症が，統合失調症の早期発症型であるという考え方が大勢を占めていた．その後，1978年に出版されたWHOの国際診断ICD-9において，小児自閉症と児童期統合失調症は明確に区別され，1980年に発表されたDSM-Ⅲでは，幼児自閉症は発達障害の中に位置づけられ，統合失調症から分離された．現在では，成人期に発症する統合失調症と小児期に発症する統合失調症で，基本的には大きな違いはないとされているので，一般的な統合失調症についてDSM-Ⅳの診断基準を概説する．

b. 診断

　基本的特徴は，①妄想，②幻覚，③解体した会話（頻繁な脱線または減裂），④ひどく解体したまたは緊張病性の行動，⑤感情の平板化・思考の貧困・意欲の欠如のうち少なくとも2つが，1カ月の期間（治療が成功した場合はより短い期間）の大部分を通して混在し，少なくとも6カ月間その障害が続いている，としている．

c. 頻度・特徴

　基本的には小児期の統合失調症であっても，このような症状を認めるが，ここでは特に小児で特徴的な症状を記述する．有病率は0.02～0.04％と低く，男児が女児よりも多く発症し，2～4倍高いという報告がある．一般には5歳以上になって幼児期統合失調症は現れると考えられている．5歳前の場合，正常でも空想上の友人をもっていたり，空想上の人物を信じていたりすることがあるため，診断が困難である．発症様式として，1年以内に発症する急性発症型と正確な発症時期を同定することが難しい潜在性発症型があるが，小児期では予後が悪い潜在性発症型が多いといわれている．

d. 症状

　発症前の前駆症状として，学業成績の低下，集中力の低下という症状がしばしば出現するということである．発症時の症状の中で幻覚が最も多いが，その中でも幻聴が80％前後の子どもに認められた．成人に比して幻視が多いと指摘する研究者もいる．そのほか，妄想や思考障害の存在も報告されている．

e. 治療

　治療は抗精神病薬を使用する薬物療法に加えて，支持的精神療法や家族への心理教育的アプローチなど心理的治療手段を併用することも必要である．

4 情緒障害

a. 概要

　このことばは行政上の用語として生まれ，明確な概念規定がないままに広く用いられている．DSM-Ⅳにも情緒障害という分類はない．臨床的には，単一の障害を指しているのではなく，家族内人間関係の障害や，その他の感情的葛藤により，正常な感情生活に支障を来たしている状態ま

たは，それが行動・性格・身体の異常として現れている状態を意味する．

b. 症状

すなわち，実際的な臨床症状としては，心身症（頭痛，嘔吐，下痢など），神経症（夜驚，拒食，吃音，夜尿，抜毛，登校拒否，緘黙，ヒステリーなど），反社会的行動（窃盗，怠学，家出，非行，暴走など）があげられる．

このように情緒障害は各種の障害にともなって発生してくると考えられる．教育システムの中で，情緒障害児学級と呼ばれる障害児学級が知られているが，在籍している子どもたちの障害はさまざまである．

参考文献

1) 高橋三郎，大野　裕，染谷俊幸訳（1996）DSM-IV　精神疾患の診断・統計マニュアル第4版，医学書院
2) 花田雅憲，山崎晃資編（1998）臨床精神医学講座11　児童青年期精神障害，中山書店
3) 小野次朗，榊原洋一編著（2002）教育現場における障害理解マニュアル，朱鷺書房
4) 小林利宣編（1990）教育臨床心理学中辞典，北大路書房

XVI-1

感覚機能の障害
［1］視覚

1．基礎知識
2．主要疾患

1 基礎知識

1 形態と機能（表ⅩⅥ 1-1）

（1）視覚の発達
　生後1カ月で短時間の固視が可能であり，生後2〜3カ月で追視ができるようになる．3〜4カ月児は視力は0.01〜0.02，12カ月で0.2〜0.25，1歳半〜2歳半で0.5〜0.6，3〜5歳で1.0〜1.2と成人レベルになる．

表ⅩⅥ 1-1　視覚器の構成

眼球	外膜：角膜・強膜 中膜：ぶどう膜（虹彩・毛様体・脈絡膜） 内膜：網膜
	内容物：水晶体・硝子体
視神経	
眼球付属組織	眼瞼 結膜 涙器（涙腺・涙道） 外眼筋

（2）眼球（eye ball）（図ⅩⅥ 1-1）
　眼球はほぼ球状．生下時は直径約17mmで，成人では約24mmになる．眼球で受け取られた情報は，視神経を通じ，後頭葉の視中枢に達する．

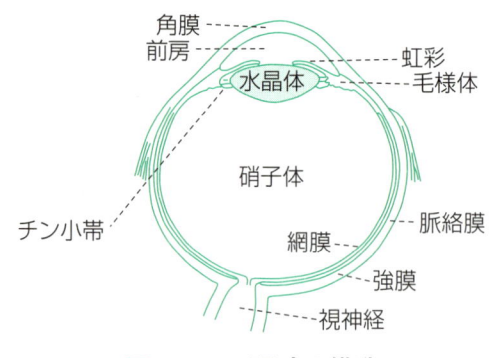

図ⅩⅥ 1-1　眼球の構造

1）外膜（outer coat）
①角膜（cornea）
　眼球外膜を形成する透明な組織．直径約10〜12mm．正常では血管はない．
　光線を屈折させて眼内に光を送る．

②強膜（sclera）
　角膜と連続し眼球外膜を形成．結膜の下にある白色の強靱な組織で，透明性はない．眼球の形を保持し，眼球内容物を保護している．厚さ約1mm．

2）中膜（middle coat）
ぶどう膜（uvea）
　眼球中膜を形成．血管とメラニン色素が豊富で，肉眼的にぶどうに似ておりこの呼び名がある．虹彩，毛様体，脈絡膜で構成される．
〔虹彩（iris）〕
　中央に瞳孔があり，カメラのしぼりに相当．瞳孔括約筋（副交感神経支配）と瞳孔散大筋（交感神経支配）で，瞳孔の大きさを変化させ，眼内に入る光の量をコントロールしている．
〔毛様体（ciliary body）〕
　毛様体筋の収縮，弛緩により水晶体の厚さを変え，調節（ピント合わせ）を行う．毛様体上皮細胞は眼内を循環する房水を産生している．
〔脈絡膜（choroid）〕
　厚さは約0.1〜0.2mm．豊富な血管で網膜の一部を栄養する．色素が多く，眼内に入った光の乱反射を防ぐ．

3）内膜（inner coat）
網膜（retina）
　眼球内膜を形成．カメラのフィルムに相当する．光を感受し，情報を視神経に伝える．厚さは約0.1〜0.3mm．組織学的に10層に分かれている．
　視細胞には錐体と桿体がある．錐体は網膜の中心に多く，明所で働き視力や色覚に関与する．桿体は網膜周辺部に多く，暗所で働き暗順応に関与する．

（3）眼球内容物
1）水晶体（lens）
　カメラのレンズに相当．角膜と同様に光線を屈折させ，網膜に像を結ばせる働きがある．血管はなく透明な組織．水晶体嚢という組織に包まれ，チン（Zinn）小帯によって毛様体とつながっている．毛様体筋の状態によって厚さが変化し，調節を行う．

2）硝子体（vitreous）
　血管はなく光を透過させる．眼球内容物容積の約8割に相当し，眼球形状の保持に役立っている．99％は水分で，その他コラーゲン線維や，ヒアルロン酸等が含まれる．

3）視神経（optic nerve）（図XVI 1-2）
　網膜からの情報を視中枢に連絡する．トルコ鞍上の視交叉までが視神経．脳神経（Ⅱ）で，直径約3mm．長さ約35〜50mm．視交叉より中枢に向かうと，視索，視放線となり後頭葉の視中枢に分布する．

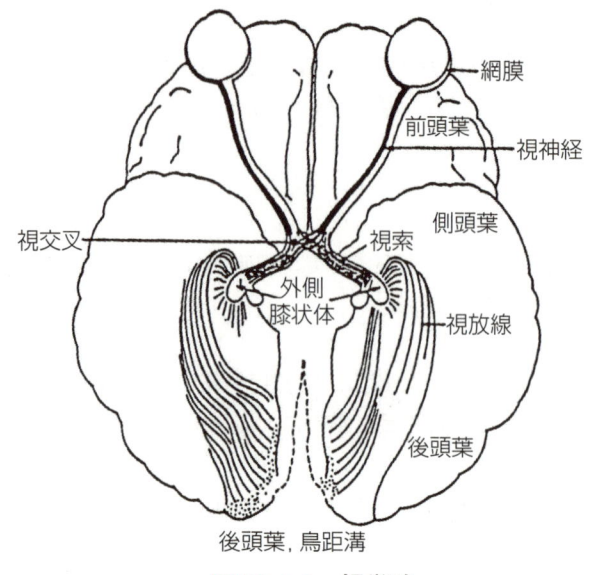

図 XVI 1-2　視覚路

（4）眼球付属組織（図XVI 1-3）
1）眼瞼（eye lid）
　いわゆるまぶた．睫毛とともに，異物の侵入予防に役立っている．眼瞼縁には油や汗を分泌するマイボーム腺などの瞼板腺が開口している．

2）結膜（conjunctiva）
　強膜の上にあり，角膜を除く眼球表面と眼瞼の裏側を覆う粘膜．眼球を覆うものを球結膜（bulbar conjunctiva），眼瞼を覆うものを瞼結膜（palpebal conjunctiva）という．涙液や粘液を分泌して眼表面の免疫反応に関与し，異物，細菌から眼球を守る．

3）涙器（lacrimal apparatus）
　涙の産生と，涙の眼外への排泄を行う組織．
①涙腺（lacrimal gland）
　涙を生成する組織．涙は眼球表面をうるおし保護する．
②涙道（lacrimal passeage）
　涙を排出する組織．涙は，上下の鼻側眼瞼縁にある涙点から涙小管，涙嚢，鼻涙管を通り鼻腔に排出される．

4）外眼筋（extraocular muscle）（図XVI 1-4）
　強膜に付着し，眼球を動かす筋肉．4直筋（上・下・内・外）と2つの斜筋（上・下）の6種類がある．外直筋は外転神経（VI），上斜筋は滑車神経（IV），その他の筋は動眼神経（III）支配．

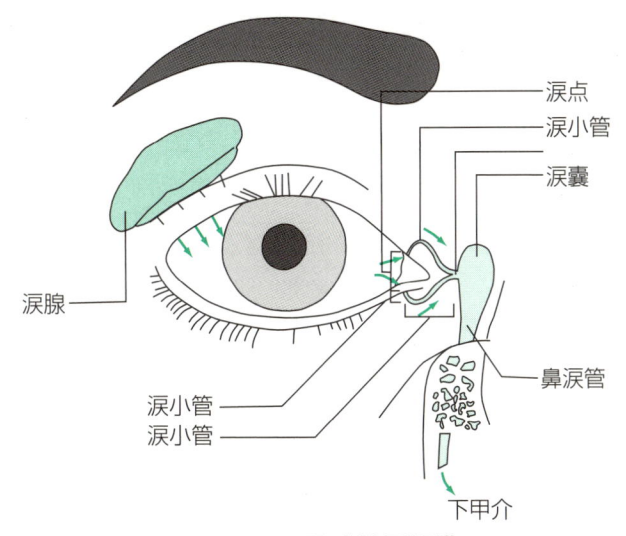

図ⅩⅥ1-3　眼球付属組織

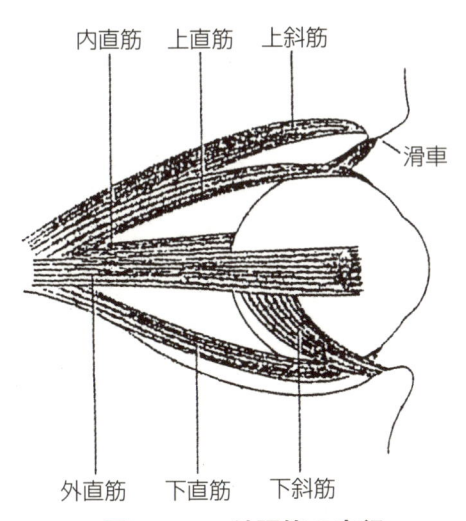

図ⅩⅥ1-4　外眼筋の走行
右眼を耳側からみた図

2 主要症状と病態生理

　小児は，症状を自分で表現できないことがある．そのため，他覚症状にて，親が異常に気づき，眼科受診し疾患が発見されることも多い．

(1) 視力障害 (visual disturbance)（表ⅩⅥ1-2）

　視力障害を起こす疾患は多様にある．小児は病状が進行し，斜視，眼球振盪が起こりはじめてから，視力障害がわかる場合もある．片眼性の場合は発見が遅れる場合がある．

表XVI 1-2　小児の視力障害を起こす疾患

先天異常	先天白内障・先天緑内障・第一次硝子体過形成遺残・コロボーマ・小眼球・眼瞼下垂など
腫瘍	網膜芽細胞腫・視神経膠腫など
屈折異常	遠視・乱視・近視
外傷	角膜裂傷・外傷性白内障・網膜剥離・被虐待児症候群など
炎症	ぶどう膜炎（サイトメガロ網膜炎, イヌ回虫症など） 視神経炎・角膜炎（ヘルペス性角膜炎など）

（2）充血（injection）

充血は，結膜充血（conjunctival injection），毛様充血（ciliary injection）に分けられる．炎症が強い場合は両者が合併する．結膜充血は結膜の血管が原因で生じ，可動性があり，血管収縮剤で改善する．毛様充血は角膜より深部の充血で角膜を囲むように充血し，角膜周囲の充血が強い．血管収縮剤で改善せず，ぶどう膜などの疾患に合併する．

（3）眼脂（discharge）

眼脂は眼球の分泌物に炎症細胞，細菌などが混合したものである．正常時でも分泌されるが，結膜炎などで分泌が亢進する．漿液性，粘液性などの性状がある．

（4）流涙（epiphora）

涙道の通過が悪いために起こる導涙性流涙，分泌過剰で起こる分泌性流涙がある．先天性鼻涙管閉塞症，眼瞼内反症（逆睫毛），角膜異物，結膜炎虹彩毛様体炎，緑内障などで起こる．

（5）白色瞳孔（leukocoria）（図XVI 1-5）

眼内の病的組織のため，網膜からの反射が瞳孔から白く見える状態．

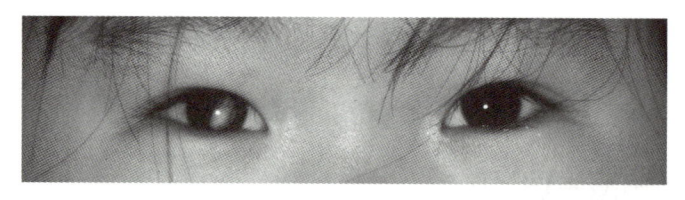

図XVI 1-5　白色瞳孔（右眼網膜芽細胞腫）

網膜芽細胞腫，コーツ（Coats）病，コロボーマ，ぶどう膜炎（イヌ回虫症など），第一次硝子体過形成遺残，未熟児網膜症（進行例），家族性滲出性硝子体網膜症などの疾患で白色瞳孔を呈するときがある．

（6）複視（diplopia）

1つのものが2つに見える状態．単眼複視は片眼で見た状態で起こり，水晶体脱臼などで起こる．両眼複視は両眼で見た状態で起こり，斜視などで起こる．

（7）斜視（strabismus）

両眼の視線がそろって固視対象に向かず，一眼が固視対象以外に向いている状態．器質的疾患がない場合もあるが，先天白内障などで斜視を続発している場合があり鑑別が重要．

3 検査

小児の検査は恐怖心を与えずに行うことが必要．検査協力が得られない場合には，抑制を要する場合がある．重要な検査は催眠下や全身麻酔下にて行う場合がある．

（1）細隙灯顕微鏡検査

眼科用の生体顕微鏡を用い，眼球の観察を行う．角膜，水晶体などの観察ができる．前置レンズの使用により網膜，硝子体の観察も可能．

（2）眼底検査（図XVI 1-6）

瞳孔より網膜・硝子体を見る検査．凸レンズを用い，直像鏡，倒像鏡などの器械を使用する．

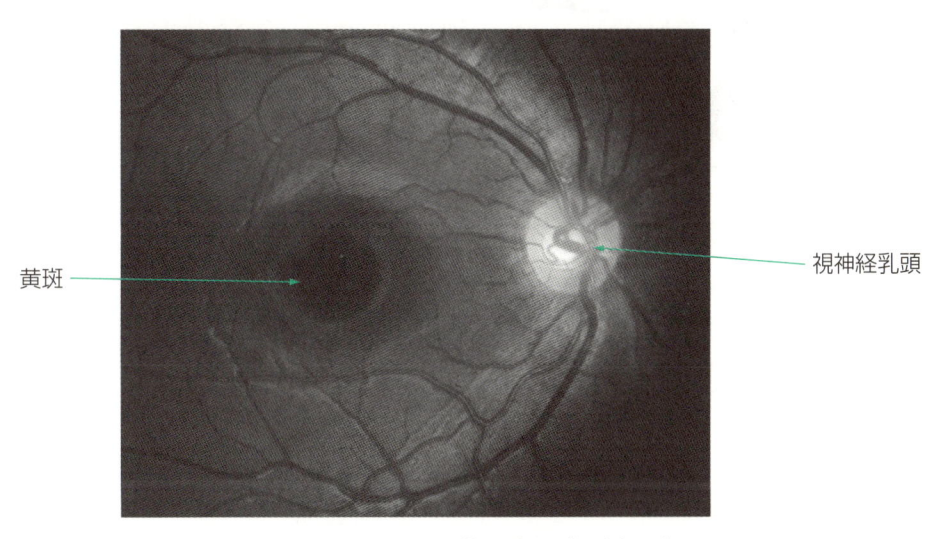

黄斑　　　視神経乳頭

図XVI 1-6　正常眼底写真（右眼）

（3）屈折検査

近視，遠視など屈折値を測定する検査．

1）覚屈折検査

被検者の応答により測定する．レンズ交換法，クロスシリンダーなど．

2）屈折検査

被検者の応答は不要．検影法，オートレフケラトメーターなど器械で測定する．小児は他覚屈

折検査を行う場合が多い．

小児は調節力が大きいため屈折検査で大切な調節因子の除去が難しく，正しい屈折値が検出できない場合がある（遠視が少なく測定されやすい）．正確な屈折値を検出するには，アトロピン，シクロペントレートなどの調節麻痺剤を点眼する必要がある．

（4）視力検査（図XVI 1-7）

わが国で行われている代表的な視力検査法は，ランドルト環視標を用いた検査である．これは最小分離域（二点が分離して見分けられる閾値）を測定している[1]．

小児の視力検査は，複数の視標が並んでいる字づまりの検査表より，視標を一つ一つ提示する字一つ検査の方が視力がよい．この状態は読み分け困難といわれる．3歳未満の小児ではランドルト環での測定は難しく，PL（preferential looking：選択視）法などの検査が行われる[2]．

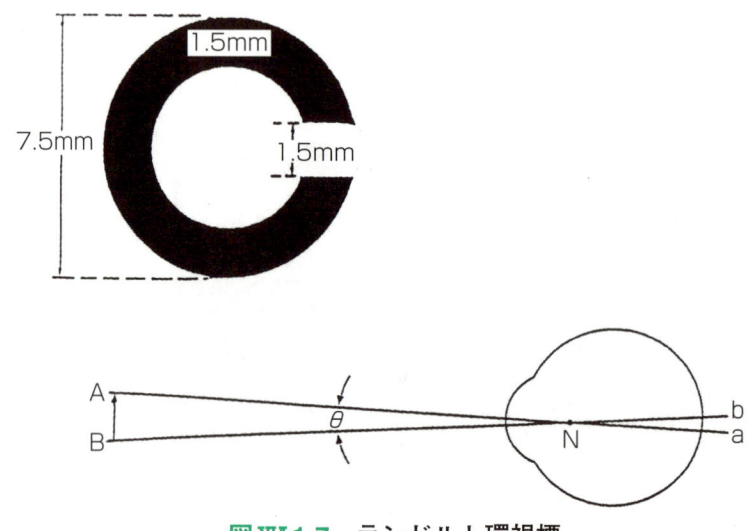

図XVI 1-7　ランドルト環視標

5mの距離から1.5mmの環の切れ目を認識できた場合，視角が1分となるようになっている．これが認識できたら，視力1.0と定められている（θ：視角）．

（5）眼圧検査

眼内の圧を測定する検査．緑内障，ぶどう膜炎などで上昇する．被検者の号泣時などは正しく測定できず，催眠下で検査を行う必要がある．測定方法は，触診や，ゴールドマン眼圧計，電気眼圧計（トノペン®），気体眼圧計などがある．

（6）電気生理学的検査

1) 網膜電位図（ERG：electroretinogram）：網膜活動電位を記録．網膜全体の機能評価に用いる．
2) 眼電図（EOG：electroculogram）：眼球の静止電位を利用し，網膜機能検査，眼球運動の記録を行う．
3) 視性誘発電位（VEP：visual evoked potential）：視覚刺激をした際に得られる誘発脳波．視

路障害の検査，視機能評価を行う．

（7）色覚検査
1) 色覚検査表：正常と異常を分けるスクリーニング検査．石原表，東京医科大学式色覚検査表などがある．
2) パネルD-15テスト：異常の程度をみる検査法．
3) アノマロスコープ：色覚異常の正確な診断をする検査法．

（8）視野検査
　一点を固視したときに見える範囲を視野という．視野検査は，視野の広がりや感度をみる．簡便な対座法や，ゴールドマン視野検査などがある．眼疾患のほか，心因性視力障害，視路障害などで視野に変化が起こる．

（9）斜視検査
1) 眼位検査：斜視の状態や斜視角の測定を行う．交代遮蔽試験，交代プリズムカバーテスト，角膜反射法など．
2) 両眼視機能：近見立体視表，大型弱視鏡など．
3) 眼球運動検査：ヘス（Hess）赤緑試験，眼電図など．

② 主要疾患

1 屈折異常（図XVI 1-8）

　調節休止時に明視できる点を遠点という．遠点が無限遠にあるものを正視（emmetropia）という．正視以外が屈折異常である．屈折異常が軽度の場合は，日常的にも臨床的にも問題にならない．中程度以上の屈折異常の場合は明視できず，小児では視機能の発達が妨げられ，弱視や斜視になることがある．

　屈折異常の分類には，
1) 近視（myopia）：遠点は眼前有限距離
2) 遠視（hypermetropia）：遠点は眼後有限距離
3) 乱視（astigmatismus）：遠点が一点にならない

がある．
　屈折異常の検査には，視力検査・屈折検査・角膜形状検査などがある．

（1）近視
a. 病因・病態
　遠点が眼の前方有限距離にあるため，調節をしない状態では近くがよく見え，遠方が見えにく

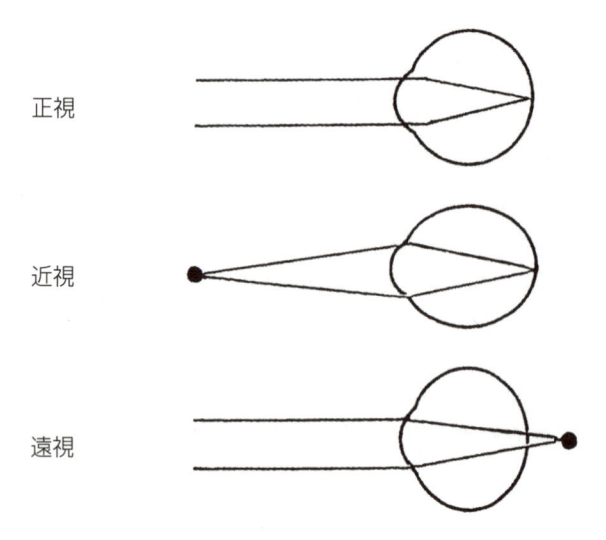

図 XVI 1-8 屈折状態による遠点の違い
調節休止時に明視できる点を遠点という．正視では遠点は無限遠．

い．凹レンズで矯正される．小児の近視の場合，全身疾患や未熟児網膜症など他の眼疾患によるものがある．

b. 症状
視力障害など．

c. 治療
弱視や日常生活に不自由がある場合は，眼鏡などによる矯正．

（2）遠視

a. 病因・病態
遠点が眼の後方有限距離にあるため，調節をしない状態では遠方も近方も見えにくい．凸レンズにより矯正される．小児は軽度の遠視があることが多い．

b. 症状
軽度の場合は症状がないときが多い．眼精疲労，視力障害（特に近見），弱視や調節性内斜視の原因になる．

c. 治療
視力低下，弱視，調節性内斜視がある場合，眼鏡などによる矯正．

（3）乱視

a. 病因・病態
光の入る方向により，屈折力が異なり，遠点が一定にならず，網膜全体に一度に鮮明な像が投影されない．

b. 症状
視力障害，単眼複視など．

c. 治療

眼鏡などによる矯正．不正乱視にはコンタクトレンズが向いている．

（4）不同視（anisometropia）
a. 概要・定義
左右の眼の屈折値が異なる状態．
b. 病因・病態
臨床的には2ジオプター以上の差があると問題になることが多い．成人では眼精疲労，小児では弱視の原因になる場合がある．
c. 症状
眼精疲労，視力障害など．
d. 治療
眼鏡などによる矯正．不同視差が大きい場合，眼鏡での矯正は成人では眼精疲労が出るためコンタクトレンズ装用が向いている．小児は成人に比べ不同視差が大きくても眼鏡装用が可能．

（5）屈折異常により起こる病態：弱視（amblyopia）
a. 概要・定義
視力の発育する時期（生後から3〜4歳）に屈折異常や斜視などのために網膜に鮮明な像が結ばれず，視機能の発育が妨げられた状態．
b. 病因・病態
視機能の発育が不十分で，屈折矯正，器質的疾患の治療を行っても視力が出ない．重度の場合は不可逆性．
c. 徴候と症状
視力障害，斜視．検診で発見されることも多い．
d. 分類
①屈折異常弱視：遠視性が多い．
②不同視弱視：遠視性が多く，屈折異常の強い方がなりやすい．
③斜視弱視：恒常性斜視の斜視眼がなりやすい．
④形態覚遮断弱視：先天白内障，重度の眼瞼下垂などで十分な視覚情報が伝わらずに生じる．
e. 検査と診断
視力検査，屈折検査，斜視検査，眼底検査など．
f. 治療
眼鏡装用，検眼遮蔽，アトロピン点眼など．

2 眼球運動異常

眼球運動異常は，眼球運動を起こす中枢神経から眼球運動神経核，眼球運動神経，外眼筋までの神経経路異常．眼窩内腫瘍などの機械的な運動障害，斜視などで起こる．ここでは小児に多い斜視について記載する．

斜視（strabismus）

a. 概要・定義
両眼がそろって固視対象に向かず，視線が一致しない状態．

b. 病因・病態
正面視での眼位異常．眼球運動時に共同で眼球が動かず眼位異常が出る．複視や両眼視機能障害が起こる．

c. 分類
眼位方向での分類．
①内斜視：乳児内斜視，調節性内斜視など．
②外斜視：間歇性外斜視，恒常性外斜視など．
③上下斜視：上斜筋麻痺，交代性上斜位など．

d. 症状
複視，眼位異常，頭位異常など．

e. 検査
（P.365「斜視検査」参照）．

f. 治療
眼鏡装用，手術など．

g. 代表的な疾患
①乳児内斜視
　生後6カ月以内に発症する[3]．斜視角が大きく，交代性上斜位など他の斜視を合併することが多い．2～3歳頃までには手術が必要．
②調節性内斜視
　2歳以上に発症することが多い．遠視をともない，眼鏡装用により遠視矯正を行う．眼鏡装用で眼位が改善されるものは調節性内斜視，眼鏡装用でも斜視角が残存するものは部分調節性内斜視で，残余斜視角に対して手術が必要になることがある．
③偽内斜視
　内眼角贅皮により内斜視に見える状態．実際には斜視はない．
④間歇性外斜視
　外斜視の中で最も多い．正位の時と外斜視の時がある．外斜視は眠い時などぼんやりしたときに出やすい．正位の時があり，両眼視機能は良好な時が多い．斜視角が大きかったり，両眼視機能が不良な時に手術をする場合がある．

3 色覚異常[4]

a. 概要・定義
錐体には赤・緑・青それぞれの色に反応する3種類がある．先天色覚異常は網膜の錐体物質の障害が原因と考えられている．

b. 分類（表ⅩⅥ 1-3）

①先天色覚異常

多いのは，第1異常と第2異常（赤緑色覚異常）．非進行性．X染色体劣性遺伝で，女児に少なく，男児に多い．日本人の有病率は男性約5％，女性約0.3％．

②後天色覚異常

網膜，視神経などの疾患にともない出現．

c. 検査

（P.365「色覚検査」参照）

d. 治療

先天色覚異常に対する治療法はない．後天色覚異常では原因疾患の治療．

表ⅩⅥ 1-3　先天色覚異常の分類

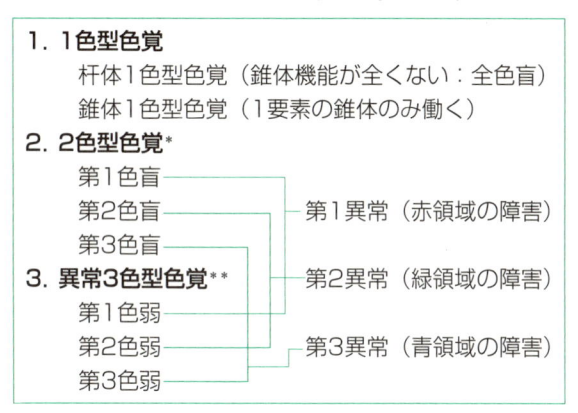

1. 1色型色覚
    - 杆体1色型色覚（錐体機能が全くない：全色盲）
    - 錐体1色型色覚（1要素の錐体のみ働く）
2. 2色型色覚*
    - 第1色盲 ── 第1異常（赤領域の障害）
    - 第2色盲 ── 第2異常（緑領域の障害）
    - 第3色盲 ── 第3異常（青領域の障害）
3. 異常3色型色覚**
    - 第1色弱
    - 第2色弱
    - 第3色弱

*　赤，緑，青の3要素のうち1要素が欠損している状態
**　3要素のうち1要素が弱い状態

4 先天異常

（1）眼球・眼瞼・涙道疾患

1）無眼球・小眼球（anophthalmos／microphthalmos）

2）先天性鼻涙管閉塞症

a. 概要・定義

鼻涙管の狭窄・閉塞により起こる．多くは鼻涙管開口部のハスナー弁狭窄が原因．

b. 病因・病態

乳児に多くみられる．鼻涙管の閉塞・狭窄により，涙液がうまく鼻腔に流れず，流涙や眼脂がみられる．

c. 徴候・症状

繰り返し起こる流涙，眼脂．

d. 治療
自然寛解があるため，涙囊マッサージや抗生剤の点眼で治療をする．改善しない際，涙道ブジーを行う．

3）その他
先天性眼瞼下垂など．

（2）角膜疾患
小角膜，角膜デルモイドなど．

（3）水晶体疾患
先天白内障[5]（congenital cataract）
a. 概要・定義
水晶体に混濁を認める状態．
b. 病因・病態
眼内に十分な光が入らず視力低下が起こる．乳幼児で起こった場合，形態覚遮断弱視の原因となる．適切な時期の手術，術後管理が大切．
c. 原因
遺伝性（常染色体優生遺伝が多い），ウイルス性（先天性風疹症候群，サイトメガロウイルスなど），眼や全身疾患（ガラクトース血症，ダウン症候群，第一次硝子体過形成遺残など）との合併など．原因が特定できないことも多い．
d. 徴候・症状
視力障害が長期間続くと，眼振，斜視等を併発する．視力障害，瞳孔異常（白く見える）など．
e. 治療
混濁の程度，両眼性か片眼性か，進行性か停止性かなどで，手術時期や方法が決定される．高度の混濁の場合は，生後3カ月以内に手術を行う．

手術は水晶体切除術．術後は無水晶体眼（強度遠視）となり，コンタクトレンズ装用による屈折矯正が必要．眼鏡は不等像の問題があり適当でない．年長児ではコンタクトレンズの代わりに眼内レンズを手術時に挿入する場合もある[6]．

（4）緑内障[7]（glaucoma）
先天緑内障
a. 概要・定義
眼圧上昇により視神経が障害され，視野障害，視力障害を引き起こした状態．
b. 病因・病態
正常眼では毛様体で産生された房水が眼内を循環し，静脈などから眼外へ流出する経路があり，眼圧が一定に保たれている．この経路の障害で眼圧上昇が起こる．小児の緑内障の多くは眼球の構造の（隅角）発生異常と考えられている．他の眼疾患（網膜芽細胞腫など）に続発したり，眼や全身の異常（無虹彩症，スタージ・ウェバー（Sturge-Weber）症候群など）に合併することも

ある.
c. 症状
角膜浮腫，流涙，羞明，牛眼（角膜が眼圧のため伸展し，角膜径が大きくなる状態）．
d. 治療
眼圧下降を目的とした治療が行われる．
①薬物治療
　点眼剤：ピロカルピンなど．
　内服：アセタゾラミドなど．
②手術
　線維柱帯切開術(trabeculotomy)，線維柱帯切除術(trabeculectomy)，隅角解離術(goniotomy)など．

（5）ぶどう膜疾患
コロボーマ（先天ぶどう膜欠損），先天無虹彩など．

（6）網膜疾患
1）第一次硝子体過形成遺残
a. 概要・定義
硝子体が線維血管組織で占められるために白色瞳孔を呈する疾患の1つである．
b. 病態・症状
硝子体動脈を含む第一次硝子体が胎生5～6週にかけて過形成を起こし遺残したもの．
c. 検査・診断
眼底検査と超音波断層検査が有効．
d. 治療
多くは併発する網膜剥離に対する治療のみで，本疾患に対する根本的な治療法はない．

2）未熟児網膜症
a. 概要・定義
　網膜血管は胎生9カ月頃発育が完了する．未熟児出生で出生後血管が発育する場合，異常新生血管が発生する．増悪因子は，酸素投与，出生体重，脳室内出血など多因子が考えられている．
b. 病態・症状
　網膜内の異常新生血管の増殖が進行すると，硝子体中に増殖組織が形成される．さらに病状が進行すると網膜剥離を起こし，失明に至る．
c. 検査・診断
　定期的な眼底検査で治療が必要な症例を早期に見つけることが重要．
d. 治療
　網膜症が進行すれば，網膜冷凍凝固術やレーザー光凝固術を行う．網膜剥離まで病状が進行した場合は，網膜復位術，硝子体手術．

3) その他

家族性滲出性硝子体網膜症，黄斑低形成など．

4) 網膜芽細胞腫（retinoblastoma）

a. 概要・定義

網膜由来の悪性腫瘍．がん抑制遺伝子障害が原因として考えられている[8]．

b. 病因・病態

眼内に発生するため視力障害が起こる．進行すると緑内障などを併発する．脈絡膜や視神経に浸潤し，血行転移や視神経を通じ頭蓋内に転移する．

c. 徴候・症状

白色瞳孔，斜視，視力障害，続発緑内障による充血など．

d. 検査・診断

眼底検査，超音波検査，CTなど．

e. 治療

レーザー光凝固術，冷凍凝固術，眼球摘出術，化学療法，放射線照射など．

(7) 視神経疾患

視神経低形成，朝顔症候群など．

引用文献

1) 三島済一編（1984）最新眼科学，27-31，朝倉書店
2) Teller D.Y., 1974, Visual acuity for vertical and diagonal gratings In human Infants., *Vis.Res.* 14:1433
3) Von Noorden G.K. (1988) A reassessment of infantile esotropia., *Am. J. Ophthalmol*, 1-10
4) 弓削経一編（1978）視能矯正―理論と実際―，63-70，金原出版
5) Nelson L.B. (1998) Pediatric Ophthalmology, 258-274, W.B.SAUNDERS COMPANY.
6) Brady (1995) Cataract surgery and Intraocular lens implantation in children, *Am. J. Ophthalmol*, 1-9.
7) Nelson L.B. (1998) Pediatric Ophthalmology, 283-294, W.B.SAUNDERS COMPANY.
8) Knudson A.G. (1971) Mutation and cancer:Statistical study of retinoblastoma., *Proc. Nat. Acad. Sci.*, 820-823.

参考文献

1) 小川　三著（1989）分担解剖学3，金原出版
2) 所　敬編（1999）現代の眼科学，金原出版
3) 山本節編（2003）小児眼科・診療の最前線，金原出版
4) 丸尾敏夫編（1999）眼科検査法ハンドブック，医学書院
5) 丸尾敏夫編（1993）眼科診療プラクティス4 斜視診療の実際，2-7，文光堂

6) Bruce D. Moore (1997) Eye Care for Infants and Young Children, 155-175, Btterworth-Heinemann 2.
7) 丸尾敏夫他編 (1998) 斜視・弱視診療アトラス, 金原出版
8) 丸尾敏夫他編 (1996) 視能矯正学, 金原出版
9) 植村恭夫編 (1990) 小児の眼底疾患, 医学書院
10) Flynn J.T. (1992) Retinopathy of Prematurity, A Clinicians Guide, Springer-Verlag.
11) 箕田健生編 (1999) 眼内腫瘍, 147-210, 金原出版

XVI-2

感覚機能の障害
［2］耳鼻咽喉科疾患

1．基礎知識
2．主要疾患

基礎知識

1 形態と機能

（1）小児期の発達的特徴

　耳鼻咽喉科領域において，小児期は，先天性の奇形にともなう病的な状態が多い．また構造的な未熟さから，耳管の狭窄症や中耳炎などを来たしやすく，鼻閉も起こりやすい．また先天性の喘鳴や，喉頭の炎症による呼吸困難を来たしやすい．自覚的な訴えが乏しいため，難聴や嗅覚障害の発見が遅れることがあるので，注意が必要である．異物に起因する病的状態が多いことも特徴である．

（2）耳（聴覚）(ear)（図XVI 2-1）

　耳は解剖学的に，外耳，中耳，内耳に分けられ，それに続く内耳神経，中枢の経路により聴覚系を構成している．

1) 外耳 (external ear)

　耳介と外耳道からなる．時として先天性の奇形がみられる．

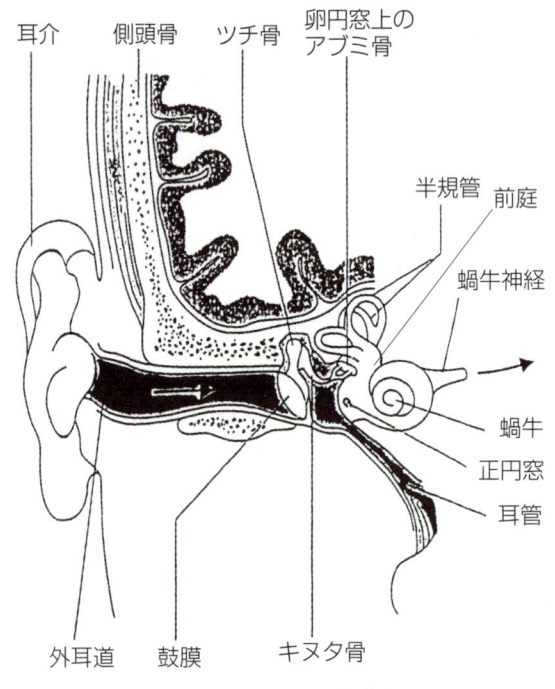

図XVI 2-1　耳の解剖
（二宮石雄他編（2002）スタンダード生理学　p.358，文光堂，東京）

2）中耳 (middle ear)

鼓膜，鼓室，耳管，乳突洞からなる．音を伝える（伝音）機能の最も重要な部分である．鼓室にはツチ骨，キヌタ骨，アブミ骨と呼ばれる3つの耳小骨がある．耳管は鼓室と上咽頭をつなぐ管であり，鼓膜の内の気圧を調整する．この機能が悪いと，耳閉感を起こし，また（滲出性）中耳炎の原因にもなる．特に小児において重要である．

3）内耳 (internal ear)

前庭，半規管，蝸牛からなり，前2器官が平衡機能，蝸牛が聴覚機能に関係している．前庭は位置の感受や水平および垂直運動に関係し，半規管は回転運動に関係している．また迷路反射の重要な中枢であり，前庭眼反射，前庭脊髄反射，前庭自律神経反射などの基点となる．これらの反射系は，幼少児では未発達であり，成長とともに確立される．

耳の機能には聴覚機能と平衡機能の2つがある．聴覚機能について説明する．音とは空気の振動であり，耳介は集音器，外耳道は共鳴器として作用する．音は鼓膜を振動させ，3つの耳小骨により増強され前庭窓を介して蝸牛に伝えられる．内耳（蝸牛）に伝えられた音の振動は，蝸牛の基底膜を振動させコルチ器の有毛細胞が刺激されることにより電気信号に変換される．この電気エネルギーが約3万本の聴神経に伝わり，核→上蝸牛神経オリーブ核→下丘→内側膝状体→聴皮質→連合野として伝導され，脳において音（言葉）として認識される．

（3）鼻 (nose)

解剖学的に，外鼻，固有鼻腔，副鼻腔の3部位に分けられる．

1）外鼻 (external nose)

鼻根，鼻背，鼻翼，鼻尖，人中などからなる．鼻根，鼻背の上部は骨（鼻骨）からなり，残りの鼻背（鼻中隔軟骨），鼻翼，鼻尖などは軟骨からなり，全体で外鼻を構築している．鼻骨骨折は多くの場合，鼻背部の鼻骨と鼻中隔軟骨の間で起こる．

2）固有鼻腔 (nasal chamber)（図XVI 2-2）

大きく鼻前庭，鼻中隔，鼻腔側壁に分けられる．鼻中隔により左右二室に分かれる．前方は前鼻孔，後方は後鼻孔で上咽頭に開く．鼻前庭とは，鼻腔入口部のいわゆる鼻毛の生えている部分を指す．鼻中隔は薄い粘膜で覆われており，成人になると半数以上で左右いずれかに彎曲し鼻閉の原因になるが，小児では少ない．鼻前庭部から約1 cm後方の鼻中隔前下部粘膜付近はキーゼルバッハ部位と呼ばれ，血管に富み鼻出血の原因としてきわめて重要である．鼻腔側壁には下鼻甲介，中鼻甲介，上鼻甲介と呼ばれる粘膜を被った骨様突起物がある．鼻の温度や湿度を一定に保ち，異物除去などの働きを有すると同時に，高度に腫脹すると鼻閉の原因ともなる．

3）副鼻腔 (paranasal sinus)（図XVI 2-3）

上顎洞，篩骨洞，前頭洞，蝶形骨洞の4つからなる．この部分の炎症が副鼻腔炎（いわゆる蓄膿症）であり，小児では重要である．

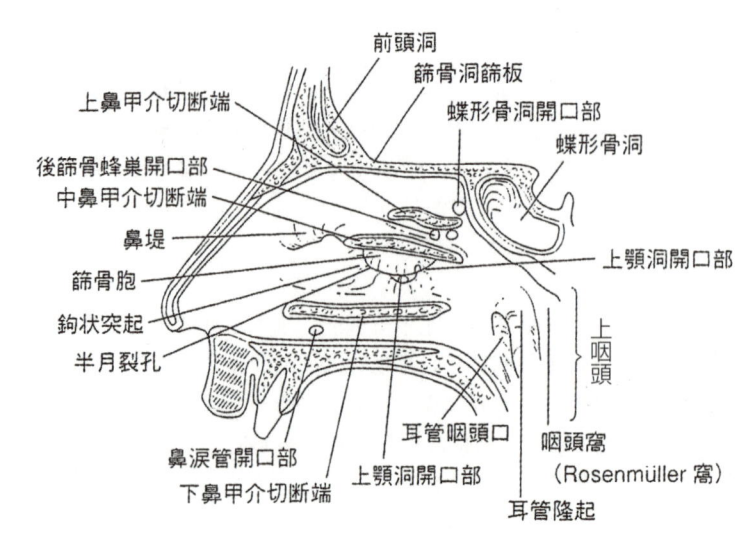

図 XVI 2-2　鼻の構造

(荻野　敏 (2001) 鼻・口腔・咽頭部, フィジカル・アセスメントのための解剖・生理学事典, 臨牀看護27 (13)：1925-1932)

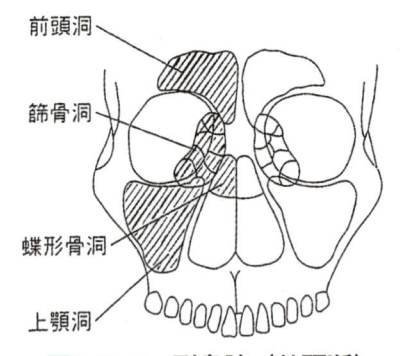

図 XVI 2-3　副鼻腔（前頭断）

(荻野　敏 (2001) 鼻・口腔・咽頭部, フィジカル・アセスメントのための解剖・生理学事典, 臨牀看護27 (13)：1925-1932)

　鼻の代表的な生理機能としては，①呼吸機能，②嗅覚機能，③構音機能，④反射機能（くしゃみなどにより異物を排除する機能）などがあるが，生活するうえで最も重要なのが呼吸機能である．つまり，鼻腔より肺へ空気を取り込み，除塵，加湿，加温を行う機能をいう．空気が鼻腔を通ることにより，口腔，咽頭ではほぼ100％に加湿され，約36℃に加温される．

（4）口腔・咽喉頭（図XVI 2-4）

1）口腔（oral cavity）

　前方は口唇，後方は軟口蓋，口蓋舌弓により咽頭と境され，上方は口蓋，下方は舌，側方は頬粘膜により囲まれた空間をいう．大きく口唇，舌，口蓋，唾液腺（各唾液腺の開口部が口腔にあるため，このように分類されることが多い）から構成されている．

2）咽頭（pharynx）

　頭蓋底から第6頸椎に至る気道および消化管の一部なっているところで，上咽頭（鼻部），中咽

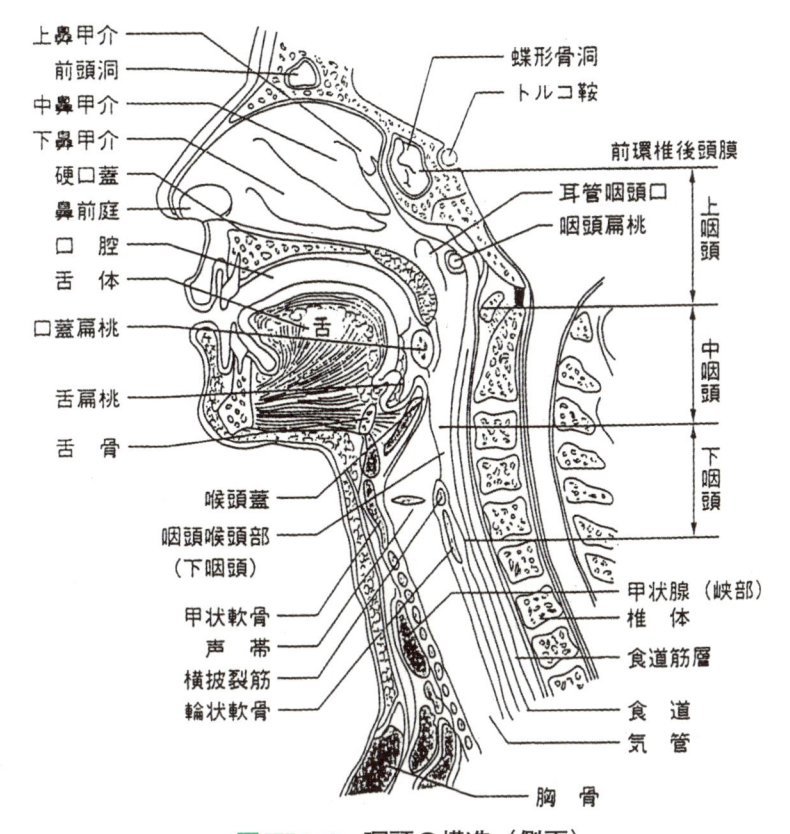

図 XVI 2-4　咽頭の構造（側面）

(荻野　敏（2001）鼻・口腔・咽頭部，フィジカル・アセスメントのための解剖・生理学事典，臨牀看護27（13）：1925-1932)

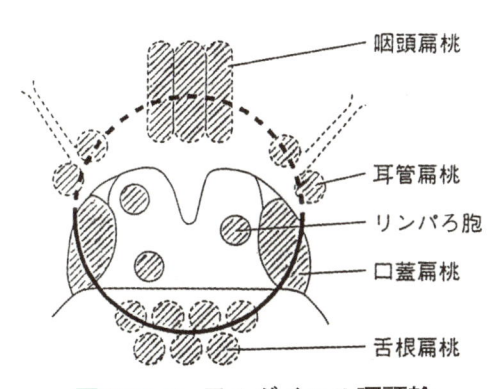

図 XVI 2-5　ワルダイエル咽頭輪

(荻野　敏（2001）鼻・口腔・咽頭部，フィジカル・アセスメントのための解剖・生理学事典，臨牀看護27（13）：1925-1932)

頭（口部），下咽頭（喉頭部）に分けられる．上咽頭には咽頭扁桃（アデノイド）があり，側壁には耳管開口部があり，ともに乳幼児，小児の耳管狭窄症，（滲出性）中耳炎の発症，増悪に関係している．感染に関して重要な器官としてワルダイエル（Waldayer）咽頭輪（扁桃輪）がある（図XVI 2-5）．上〜下咽頭にある扁桃組織（リンパ組織）（咽頭扁桃，耳管扁桃，口蓋扁桃，舌根扁桃，

咽頭後壁の孤立リンパろ胞）が，咽頭を輪のように取り巻いていることから呼ばれている．幼少児では咽頭扁桃，耳管扁桃が相対的に大きいことから，上記の疾患の発症に関連してくる．

3）喉頭（larynx）

軟骨，じん帯，筋肉で囲まれた器官で，上気道の一部を形成している．後方は下咽頭を隔てて第4〜6頸椎に位置する．後述する発声機能に関連する．

口腔・咽喉頭の生理機能としては呼吸に関係する上気道としての機能と，消化に関係する上部消化管としての2つの機能を有している．すなわち，①咀嚼機能，②嚥下機能，③味覚，④構音，発声機能，⑤呼吸機能であり，口腔・咽喉頭の疾患により，それらのほとんどあるいは一部が障害を受ける．

2 主要症状と病態生理

（1）耳（聴覚）

耳に関連した主症状としては，耳痛，耳漏，難聴，耳鳴，眩暈（めまい）の5つである．このうち小児に関連の深い耳痛，耳漏，難聴についてその病態を含め説明する．

1）耳痛（otalgia，ear pain）

ほとんどの場合，外耳，中耳の炎症で出現する．中耳の炎症（中耳炎）では難聴をともなう．急性の場合に，より痛みは強い．急性中耳炎では鼓膜は発赤し，中耳内に滲出液，膿のたまっている場合には鼓膜の膨隆がみられる．外耳炎では，通常難聴はともなわない．耳介の牽引や圧迫により疼痛の増強をもたらすことがある．小児ではしばしば急性中耳炎と外耳炎を合併し，明確に区別できないことも多い．咽喉頭炎や扁桃炎の場合にも，時として耳痛として訴える小児もある．

2）耳漏（otorrhea，ear discharge）

耳（外耳道）からの分泌物の総称である．小児においては外耳炎や急性中耳炎経過中の鼓膜穿孔によることが多い．難聴の有無，耳痛の有無などが診断の補助になる．

3）難聴（hearing loss，hearing impairment，deafness）

外耳道から中枢までの音の伝達機構の障害で起こる．難聴は大きく，中耳までにその原因がある伝音性難聴と内耳以降の感音性難聴，その両者が悪い混合性難聴の3つに分類できる．小児の伝音性難聴としては中耳炎（急性，滲出性など）が最も多いが，耳垢栓塞，外耳道異物，先天性の外耳，中耳の奇形の場合などもある．感音性難聴の原因としては，先天性が多く，他にムンプスなどのウイルス感染によるものもみられる．診断にあたっては外耳および鼓膜所見，聴力検査，画像診断などが必要である．

（2）鼻

鼻に関連した症状としては，鼻痛，くしゃみ，鼻漏，後鼻漏，鼻閉，鼻出血，嗅覚障害など多

くのものがある．乳幼児，小児において重要なもののいくつかについて説明する．

1) くしゃみ (sneezing)

鼻粘膜にある三叉神経を介するいわゆる反射機能である．本来は異物除去のための生体反応である．アレルギー性鼻炎で起こりやすいが，感冒の初期でも起こる．

2) 鼻漏 (rhinorrhea, nasal discharge)

鼻からの分泌物の総称である．水様性，粘性，粘膿性などの性状に分けられる．水様性鼻漏はアレルギー性鼻炎や感冒（急性鼻炎）の初期にみられる．粘性，粘膿性は副鼻腔炎の際に認められることが多い．鼻腺や副鼻腔粘膜からの分泌が主なものである．アレルギー性鼻炎の鼻漏は，くしゃみと同様中枢を介する反応で，鼻腺から分泌され，好酸球が多く認められる．

3) 鼻閉 (nasal obstruction, nasal blockage)

鼻甲介の腫脹，浮腫などにより起こる．小児では鼻腔における鼻甲介の割合が大きいため，成人と比べ鼻閉を起こしやすい．鼻漏が貯留しても起こる．アレルギーや炎症が原因として重要である．乳幼児では異物が原因のことも少なくない．問診を十分に取る必要がある．

4) 鼻出血 (epistaxis, nasal bleeding)

鼻から出る出血をいう．小児ではほとんど鼻中隔の前端近くのキーゼルバッハ部位からの出血である．止まりやすいが繰り返すことも多い．乳幼児，小児では全身疾患に関係した鼻出血もかなりの頻度でみられる．白血病，血友病，血小板減少性紫斑病など血液疾患に関連したものや，肝疾患との関連にも注意を払う必要がある．なお，思春期の女児においては代償性月経としての鼻出血もみられる．

5) 嗅覚障害 (dysosmia, olfactory disturbance)

第1脳神経の障害や鼻炎などに合併する．小児では訴えることは少ない．ダウン症候群ではしばしば合併する．

(3) 口腔，咽喉頭

主要な症状としては，咽頭痛，嗄声，味覚障害，嚥下障害，呼吸障害，いびき，構音障害などがある．

1) 咽頭痛 (pharyngeal pain)

多くの場合，咽頭（扁桃），喉頭の炎症で起こる．しばしば発熱，局所の発赤，腫脹をともなう．小児では特に扁桃炎に注意する必要がある．多くは細菌感染であるが，時にウイルス感染も原因となる．

2) 嗄声 (hoarse voice, hoarseness)

声帯の障害で起こる．喉頭の疾患の場合ほとんど出現する．成人では炎症，腫瘍を考慮する必

要があるが，小児では炎症と小児結節（大声を出すことにより声帯に結節ができた状態）が多い．声帯のパピローマも重要である．乳幼児では異物にも注意する．

3）呼吸障害（dyspnea, respiratory disturbance）

上気道〜下気道（気管支，肺）の狭窄，疾患で起こる．炎症，異物，喘息などを考慮する．扁桃が大きいことにより訴える場合もある．咳，疼痛，発熱などの合併の有無が診断の参考となる．

4）嚥下障害（dysphagia）

多くの場合，咽頭〜食道の通過障害で起こる．

3 検査

(1) 耳（聴覚）

1）標準純音聴力検査（pure tone audiometry）（図XVI 2-6）

通常行われている聴力検査である．125〜8,000Hzの音を聞かせ，それぞれの聴力レベルを測定する．小学生からは施行可能であるが，乳幼児では以下に述べる検査が用いられる．

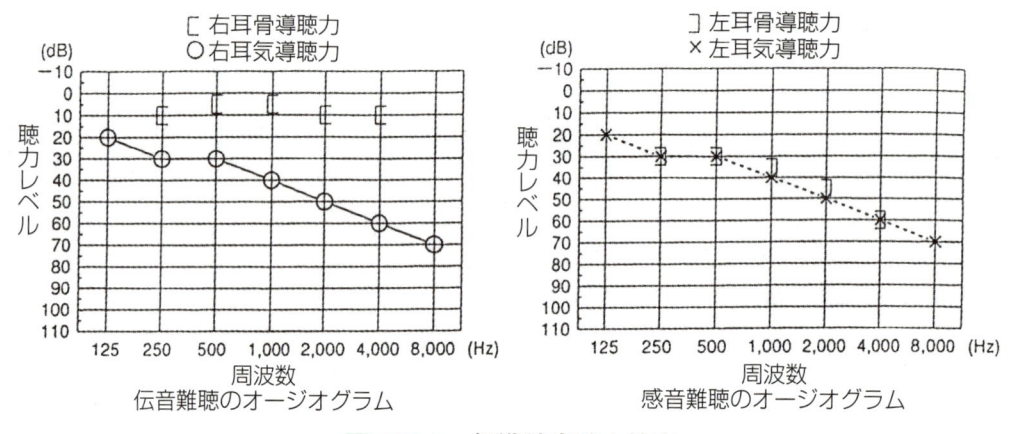

図XVI 2-6　標準純音聴力検査

（千田英二他（2001）聴覚，フィジカル・アセスメントのための解剖・生理学事典，臨牀看護27（13）：2107-2111）

2）幼児聴力検査（infant audiometry）

条件詮索反射聴力検査（COR），遊技聴力検査，覗き絵検査などがある．音を聴いたときの反射を利用した簡易の検査として，モロー反射，驚愕反射，聴性行動反応聴力検査などがある．

3）インピーダンス聴力検査（impedance audiometry）

鼓膜，耳小骨の音響インピーダンスを測定する検査法で，ティパノメトリーと耳小骨筋反射検査がある．ティパノメトリーは中耳疾患の診断に有用で，滲出性中耳炎，耳管狭窄の診断に用いられる．

4）ABR（聴性脳幹反応）（auditory brainstem response）
音刺激から約1/100秒までの時間の反応を，頭につけた電極から拾い，波形を約1,000回加算したものである．正常ではⅠ～Ⅶ波まで観察される．脳死の判定にも用いられる．

5）平衡機能検査（equilibrium test）
簡易の立ち直り反射として，両脚直立検査，単脚直立検査，Mann検査などがある．眼振を診る検査として回転性後眼振検査，温度性眼振検査などが行われる．

6）画像診断（diagnostic imaging）
X線撮影（断層撮影），CTスキャン，MRIなどが用いられる．きわめて有用であり，特に奇形や腫瘍，手術の際には絶対的に必要な検査である．

（2）鼻，口腔，咽喉
1）画像診断（diagnostic imaging）
特に副鼻腔炎や腫瘍の時に行われる．X線撮影，CTスキャン，MRIなどが用いられる．

2）嗅覚検査（olfactometry）
わが国ではアリナミンテスト，T＆Tオルファクトメトリーが用いられる．乳幼児，小児では実際の施行は難しい．

3）味覚検査（gustometry）
電気味覚検査，ろ紙を用いる味覚検査がある．小児では適応となる症例は少ない．

② 主要疾患

各領域における小児，乳幼児における主な疾患について概要を記載する．

1 耳（聴覚）疾患

（1）先天異常（奇形）（malformation）
外耳（耳介，外耳道），中耳に認められることが多い．副耳，袋耳，小耳症（無耳症），先天性耳瘻孔，中耳奇形などがある．

1）先天性耳瘻孔
先天性耳瘻孔の頻度が最も高く，50人に1人みられ，耳輪脚前部に最も好発する．多くは無症状であるが，感染を起こすと腫脹，疼痛を来たす．切開排膿，抗菌剤での治療を行うが，繰り返す場合は瘻孔摘出術を行う．小耳症（無耳症）ではしばしば外耳道閉鎖症を合併する．治療として形成術を行う．

2）中耳奇形

中耳奇形としては耳小骨の奇形（欠損，癒着など）が多い．難聴の程度などにより手術の適応となる．

（2）感染症

1）外耳炎（external otitis）

外耳道に炎症や感染が起こったもので，外耳道の発赤，腫脹を来たす．耳介の圧迫，牽引で痛みを生じる．難聴は通常ともなわない．局所処置，抗菌剤，鎮痛剤の投与を行う．

2）急性中耳炎（acute middle otitis）

a. 病因・病態

鼻炎（副鼻腔炎）（感冒を含む）や咽頭炎，扁桃炎の後に起こることが多い．急激に細菌感染が中耳腔に広がり発症する．原因菌としては肺炎球菌，インフルエンザ菌の頻度が高いが，最近は耐性菌が問題となってきている．

b. 症状

耳痛，難聴を来たし，鼓膜の発赤，膨隆，全身的にも発熱することが多い．

c. 治療

最近は抗菌剤による治療が行われるが，疼痛著明な場合は鼓膜切開が有効である．排膿により耳痛，発熱は改善する．

3）慢性中耳炎（chronic middle otitis）

鼓膜に穿孔が生じ，3カ月以上続く状態をいう．難聴，耳漏を訴える．根本的治療は手術である．乳幼児，小児では少ない．なお，本疾患の特殊なタイプとして真珠腫性中耳炎がある．小児でも時としてみられる（多くは先天性）．絶対的な手術の適応である．

4）滲出性中耳炎（otitis media with effusion）

a. 病因・病態

鼓膜の内側（中耳腔）に滲出液の貯留した病態をいう．乳幼児，小児（小学校入学前）と高齢者に多い．原因は明確ではないが，急性中耳炎からの移行（治療が不十分），耳管の機能不全，アレルギー，アデノイドなどとの関連が指摘されている．本疾患の軽度・初期の場合，耳管狭窄症，耳管カタルと診断されることもある．

b. 症状

難聴，耳閉感を主訴とし，耳痛は通常ともなわない．

c. 治療

貯留液の排出などを目的に耳管通気治療，鼓膜切開，鼓膜チューブ留置術などが行われる．大部分は学童期に治癒するが，発症の多くが言語取得時期であるので積極的な治療が必要である．

（3）難聴（hearing loss, deafness）

先述したように中耳炎など外耳から中枢のいずれの障害でも起こるが，言語習得期前の難聴に

ついて記す.
　出生1,000人に1人の割合で存在するといわれ，約半数が原因不明とされている．この原因不明例の約半数がGJB 2遺伝子異常（コネキシン26の異常）と考えられている．残りの遺伝性難聴についても現在研究が進んでいる．その他の原因としては先天性風疹症候群が重要であり，髄膜炎（ウイルス感染などによる），内耳奇形，中耳（伝音系の）奇形などがある．一部の外耳，中耳に原因がある疾患以外は現在までのところ治療法はない．

（4）めまい（vertigo, dizziness）
　内耳炎，メニエール病などで起こるが，小児では少ない．いわゆる車酔いが起こりやすく，内耳（半規管）−中枢との反射経路の協調不全が関連していると思われる．

2 鼻疾患

（1）先天異常（奇形）（malformation）
　代表的なものとして後鼻孔閉鎖症がある．先天性に鼻孔の後部（咽頭との境界）が閉鎖している．両側性に起こると哺乳時にチアノーゼが生じる．早期に手術の必要があるが，不十分な手術だと再閉鎖を生じやすい．

（2）感染症
1）急性鼻炎（acute rhinitis）
　いわゆる感冒の初期の病態である．水様性鼻汁，鼻閉が主症状であり，微熱を訴えることもある．アレルギー性鼻炎と鑑別が困難なことも多い．総合感冒薬，抗ヒスタミン薬などを用いる．通常は数日で粘性の鼻漏に変化し，1週間ほどで軽快する．

2）副鼻腔炎（sinusitis）
　経過，症状により急性と慢性に分けられる．
〔急性副鼻腔炎〕
a. 病態・症状
　風邪の後に頬部の腫脹，疼痛，粘膿性鼻漏を訴え，時に全身的に発熱や眼痛を訴える．副鼻腔X線撮影で上顎洞などに陰影を認める．
b. 治療
　多くは抗菌剤と鎮痛剤での治療を行う．

〔慢性副鼻腔炎〕
a. 病態・症状
　数カ月以上にわたる慢性の鼻閉，粘（膿）性鼻漏，後鼻漏を訴える．いわゆる蓄膿症であり，特に上顎洞と篩骨洞に起こりやすい．頭痛，頭重感，集中力の低下を訴える症例も少なくない．最近はアレルギー性（好酸球性）副鼻腔炎が増加している．なお，小児では画像診断上，アレルギー性鼻炎の30％以上で副鼻腔炎を合併している．

b. 治療
治療としてはマクロライド系抗生物質の有効性が認められている．小児例では手術の適応例は少ないが，最近はほとんど内視鏡下手術が行われる．

〔新生児上顎骨髄炎〕
a. 病態
上顎洞が未発達の新生児に細菌感染が起こり発症する．全身的にもきわめて重篤な疾患．
b. 治療
早期からの入院，抗菌剤の点滴注射，腐骨の除去術などが必要である．

(3) アレルギー性鼻炎 (allergic rhinitis, nasal allergy)
小児では最も重要な鼻疾患である．発作性・反復性のくしゃみ，水様性鼻汁，鼻閉を症状とし，IgEを介する典型的なⅠ型アレルギーである．原因抗原としては小児ではハウスダスト(HD)，ダニが重要である．スギなどの花粉を原因とする小児も最近は増加している．そのほかペット，カビなども原因となるが，食物が原因の鼻炎は少ない．喘息，アトピー性皮膚炎との合併例も多い．治療としては原因抗原の回避・除去を基本に，抗ヒスタミン薬などの薬物治療，免疫療法を行う．

(4) 鼻出血 (epistaxis, nasal bleeding)
先述した．アレルギー性鼻炎の症状として受診する患者もある．常に全身の状態にも注意をはらう必要がある．止血が困難な症例に対しては，ベロックタンポン*を用いる．

(5) 鼻腔異物 (foreign body in nasal cavity)
おもちゃ，ティッシュペーパーなどが多い．奥に入り見えにくい場合も少なくない．悪臭のある鼻漏で気づくこともある．鉗子などで除去する．

3 口腔，咽喉頭疾患など

(1) 先天異常（奇形）
1) 口唇裂（兎唇，唇裂）(cleft lip, cheiloschisis)
顔面裂奇形の一種で，口唇の先天性破裂をいう．破裂の程度，場所により分類される．生後2～5カ月頃に口唇形成術を行う．

2) 口蓋裂 (cleft palate)
口蓋の破裂した奇形．破裂の程度により，不完全口蓋裂，完全口蓋裂，粘膜下口蓋裂に分類される．1～2歳頃に口蓋粘膜骨膜後方移動術が施行される．

---

* ベロックタンポン：鼻腔後部などの止血の難しい出血に際して行われる方法で，母指頭大のガーゼタンポンを後鼻腔に固定する．

（2）感染症

1）咽喉頭炎（pharyngolaryngitis）

咽頭，喉頭粘膜の炎症を広く表す．疼痛，嚥下痛，発熱，嗄声などを訴える．細菌やウイルスの感染，非特異的な刺激も原因となる．のどの安静，うがい，必要に応じ抗菌剤，鎮痛剤などを使用する．

2）扁桃炎（tonsillitis）

急性，慢性に分類される．

①急性扁桃炎

高熱，悪寒戦慄，咽頭痛，全身倦怠感など重症の症状を訴える．抗菌剤，鎮痛解熱剤を使用する．

②慢性扁桃炎

慢性扁桃炎の症状は多くは微熱，咽頭異物感，疼痛など軽度のことが多いが，急性の炎症を繰り返す場合などには口蓋扁桃摘出術の適応となる．

3）耳下腺炎（parotitis）

乳幼児，小児の唾液腺炎としてはムンプス以外は多くない．臨床症状，抗体価などから診断する．対症療法を行う．

（3）アデノイド（腺様増殖症）（adenoid vegetation）

a. 病態

咽頭扁桃およびその付近のリンパろ胞の増殖肥大に原因する症候群をいう．

b. 症状

耳管狭窄による難聴，鼻炎（鼻閉，鼻漏），口呼吸，いびき，アデノイド顔貌など多彩な症状を呈する．咽頭扁桃は5歳頃をピークに次第に縮小する．

c. 治療

必要に応じアデノイド切除術を行う．

（4）気道，食道異物（foreign body in airway / in esophagus）

1）気道異物

a. 病態

多くは気管支に起こり，成人では右気管支に多いが，小児では左右差はない．小児では豆類（特にピーナッツ）が多い．

b. 症状・診断

診断の際にはピーナッツを口に入れ突然咳込む，チアノーゼを起こしたなどという病歴聴取が重要である．X線検査では異物が写ることはほとんどないが，肺炎症状，チェックバルブ所見などがみられることもある．

c. 治療
内視鏡による異物の除去である．緊急の対処が必要な症例も少なくない．

2) 食道異物
硬貨，ボタン型電池などがある．食道入口部など3カ所で起こりやすい．異物があれば摘出を行う．特にボタン型電池では胃粘膜を損傷させるため早期の摘出が必要となる．

XVII

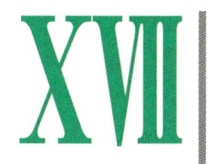

皮膚機能の障害

1. 基礎知識
2. 主要疾患

基礎知識

1 形態と機能

(1) 皮膚の構造

　皮膚は身体の外表面を被う最大の臓器であり，外界からの刺激に対し身体を保護し，周辺の変化に対して身体を順応させる機能をもつ．皮膚の生理作用として対外保護作用，体温調節作用，知覚作用，分泌排泄作用（汗，皮脂），免疫機能，経皮吸収作用などがある．皮膚は表皮，真皮，皮下組織および皮膚付属器からなっている（図XVII-1）．

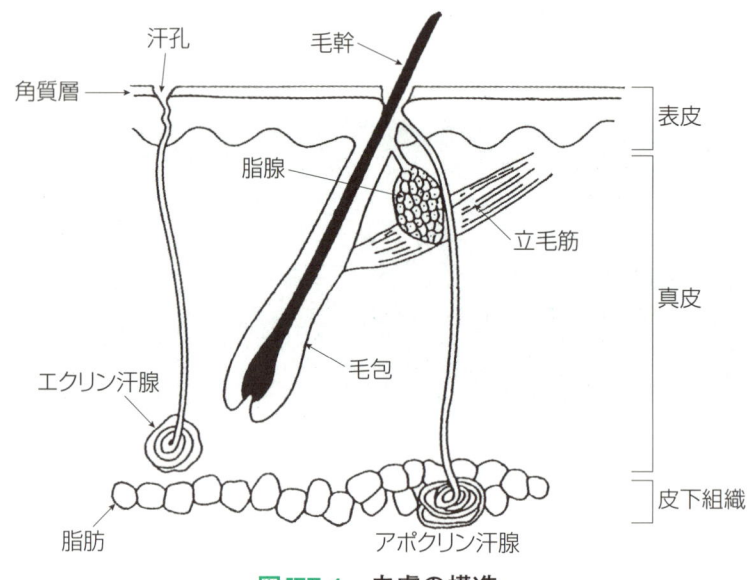

図 XVII-1　皮膚の構造

①表皮
　角化細胞（ケラチノサイト）とメラノサイトで構成されるが，大部分角化細胞からなる．角化細胞は表皮最下層で分裂し，ケラチンを形成しながら上行し角質層を形成する．角質層は水分保持機能をもち，皮膚のバリア膜となっている．メラノサイトは色素産生細胞で，メラニンを生産し光線の防御を行う．

②真皮
　膠原線維・弾力線維などの線維蛋白と基質で皮膚の構造を保っている．線維芽細胞・組織球などの細胞が存在し，血管，リンパ管，神経が分布する．

③皮下組織
　ほとんど脂肪細胞の集団で皮下組織は脂肪を貯え，外的刺激に対するクッションとして働き，また絶縁体として体温の低下を防ぐ．

④**皮膚付属器**

　毛，脂腺，エクリン汗腺，アポクリン汗腺，爪．

（2）小児の皮膚の特徴

　小児の皮膚は未発達で，薄く，柔らかく，乾燥しており，外部に対するバリア機能が弱い．体重の割に体表面積が大きく，特に成人に比べて顔面頭部の割合が大きく，下肢の割合が小さい．

　表皮，真皮ともに成人に比べてその厚さが薄く，学童期から思春期になるに従って成人の厚さになっていく．真皮では結合織間の間隙が多く，そのため，外力に対する防護力が弱い．新生児期は特に角質の構造が弱くバリア機能が不十分で，この傾向が続く幼児期までは外部刺激に対する抵抗力が弱い．

　新生児期は母体ホルモンの影響を受け，皮脂分泌が盛んであるが，この時期を過ぎると皮脂の分泌は低下し，乳幼児・小児の肌は乾燥傾向を示すようになる．小児の皮膚が「みずみずしい」というのは誤りである．この傾向は皮脂分泌が始まる思春期まで続き，多くの小児は乾燥した冬には乾皮症を生じる．

　新生児期では母体からのホルモンの影響で鼻に脂腺肥大がみられることがあるが，これは1週間ほどで消退する．

　体温調節にはエクリン汗腺からの汗が関与している．小児では体重あたりの体表面積が成人に比べて大きいので熱放射や不感蒸泄が多い．また，汗腺の数は小児と成人で同じであるため，小児の汗腺密度は高くなり，高温多湿の環境では成人より発汗は多い．アポクリン汗腺は小児では認められず，思春期になって出現する．

（3）主要症状と病態生理

1）かゆみ（itch）

　皮膚疾患ではかゆみをともなうことが多い．かゆみは疼痛の一種で，物理的，化学的刺激で皮膚に過剰に生じた各種化学物質（ケミカルメディエーター）が神経終末を刺激して起こり，知覚神経により中枢に伝えられる．かゆみを起こす生理活性物質は，ペプチド，ヒスタミン，アセチルコリンなどである．

2）発疹（eruption）

　目でみてわかる皮膚の病変を発疹という．発疹はみえない部分も含めた皮膚の炎症や増殖を反映するもので，個々の発疹の形態や組み合わせ分布により病変の深さ，程度，原因など診断の助けとなる．

a. **斑（macula）**：立体変化はなく限局的で色調の変化のみ．
　紅斑（erythema）：血管の拡張充血による皮膚の潮紅で，押さえると消える．
　紫斑（purpura）：皮膚内出血のため紫紅色を呈し，押さえても消えない．
　その他，白斑，褐色斑など：皮膚色素異常によるものも含まれる．
b. **丘疹（papule）**：1 mmから5 mmくらいまでの限局性の隆起をいう．角化性，炎症性など原因により形態が異なる．炎症が強いと丘疹の先端に透明な漿液が溜まり小水疱ができたものを漿液性小丘疹という．

- c. **結節（nodule）**：丘疹より大きい限局性隆起をいう．丘疹との移行に近いものは小結節，はるかに大きく増殖傾向の強いものは腫瘤という．
- d. **水疱（bulla）および小水疱（vesicle）**：被膜を作って中に漿液が溜まり，内部が透けてみえるものをいう．そのうち5 mmくらいまでの小さなものを小水疱という．
- e. **膨疹（wheal）**：皮膚の限局性浮腫で境界鮮明な扁平隆起で，多くはかゆみをともない，短時間で消退する．蕁麻疹，虫刺症にみられる．
- f. **鱗屑（scale）**：角層が正常より厚くなり，これが脱落した状態をいう．
- g. **痂皮（crust）**：かさぶた．浸出液，膿汁，壊死組織が乾固したものをいう．
- h. **びらん（erosion）**：表皮の欠損で，搔破や外傷によって起こる．

（4）検査
1）貼付試験（patch test）パッチテスト
　化学物質や薬剤，化粧品などの刺激性あるいはアレルギーの原因になっているかどうかを調べる検査法である．調べる物質を溶液あるいは軟膏に溶解して希釈し，患者の皮疹のない皮膚面にパッチテスト用絆創膏を用いて閉鎖性に（closed patch test），あるいは開放性に（open patch test）貼付して通常24～48時間接触させ皮膚反応の有無をみる．接触性皮膚炎や薬疹の原因物質の検索に用いる．

2）顕微鏡検査
　虫体（疥癬，シラミ），真菌（白癬菌，カンジダ菌）などを直接鏡検で確認する．真菌検査の場合は水酸化カリウム水溶液で角質を溶かしてから行う．

② 主要疾患

1 湿疹・皮膚炎（eczema・dermatitis）

（1）おむつ皮膚炎（diaper dermatitis）：おむつかぶれ
a. 病因・病態
　おむつ着用部に生じる非アレルギー性皮膚炎．尿，便の刺激，おむつの機械的刺激，密封環境による．
b. 症状
　おむつの当たる部分，特に外陰周辺，肛囲に紅斑，漿液性小丘疹，びらんを認める．カンジダ症との鑑別が必要（顕微鏡検査）である．
c. 治療
　おむつの密封環境を改善し，肌の汚れを早く取り去ることが原則となる．そのため，おむつの交換を頻繁にする必要がある．おむつ交換ごとに局所の洗浄，清拭を行う．清拭はおむつに包まれた部分全体をぬるま湯でしぼった柔らかいガーゼなどで力を入れずに行い，市販の清浄綿などは使用しない．清潔にした後，油性軟膏を塗布する．症状がひどいときにはステロイド外用剤の

塗布が必要になるが，皮膚カンジダ症の併発に注意が必要である．

（2）乳児脂漏性皮膚炎（infantile seborrheic dermatitis）：くさ
a. 病因・病態
　新生児から乳児期初期の生理的な脂腺機能亢進に，乳児期の皮膚が透過性が高く，皮膚炎が湿潤性になりやすいことが加わり起こる．
b. 症状
　生後2〜8週の間に発症することが多い．皮脂分泌の多い部位（脂漏部位：頭部，眉毛部，鼻唇溝，胸骨部）および腋窩，おむつ部など間擦部に淡黄色油脂性鱗屑を付着した境界明瞭な紅斑を認める．乳児期のアトピー性皮膚炎と鑑別が難しいことがある．
c. 治療
　予後は良好で大多数の症例では3〜4週間の経過で治癒する．軽症の場合，毎日入浴し石鹸で局所を軽く洗って鱗屑痂皮を除去し清潔に保つだけでよい．厚い痂皮はオリーブ油で軽く拭き取る．炎症が強い場合は弱いステロイド外用剤を短期間塗布する．

② 紅色汗疹（miliaria rubra）：あせも

a. 病因・病態
　小児は体表の汗腺密度が高く基礎代謝も高いので成人より汗をかきやすい．高温多湿環境で一度に多量の汗をかくと汗の皮表への流出障害が起こり，赤いあせも（紅色汗疹）が生じる．
b. 症状
　1〜2mm大の紅色小丘疹が急速に出現，発赤をともないかゆみが強い．掻破して湿疹化しやすく細菌感染が加わって膿痂疹や汗腺膿瘍となることがある．
c. 治療
　風通しをよくして汗を吸いやすい通気性のよい衣服を着用する．こまめに汗を拭き，多量に汗をかいたらシャワー浴をする．湿疹化した部分には弱いステロイド外用剤を短期間塗布する．

③ 虫刺症（insect bite）：虫さされ

a. 病因・病態
　カ，ノミ，シラミ，ダニ，ブユ，クモ，ハチ，ムカデなどの刺咬による皮膚病変である．最近ペットの飼育増加によりネコノミ，イヌノミ刺症が増加している．また，幼稚園，保育所や小学校でアタマジラミの集団発生をみることがあり，学校保健上の問題となっている．
b. 症状
　かゆみをともなう丘疹，発赤が一般的であるが，時に水疱，痂皮をともなう．皮疹から，何に刺されたかを特定するのは難しい．ハチ類やムカデなどは刺された直後に激痛が生じるので診断をつけやすい．ハチ刺症では激痛，発赤，腫脹を来たし，時に全身の蕁麻疹とアナフィラキシーショックを起こす．
　蚊刺症でも小児では水疱形成や腫脹の強い例があり，稀に発熱，リンパ節腫脹などの全身症状

を起こすこともある．
　アタマジラミでは頭のかゆみと毛幹に付着する卵，虫体の存在で診断する．
c. 治療
　一般に局所にステロイド軟膏の外用と抗ヒスタミン薬の内服を行う．
　アタマジラミの治療にはスミスリンパウダー®を使用するが，他の虫刺症では殺虫剤は用いない．

④ 伝染性軟属腫（molluscum contagiosum）：みずいぼ

a. 病因・病態
　伝染性軟属腫ウイルスによる感染症で直接接触により感染する．プールで感染することも多い．
b. 症状
　小児の体幹，四肢に直径1～5 mm大の光沢のある正常皮膚色から淡紅色の丘疹が多発する．2 mm以上になると中央が臍窩状に陥凹することが多い．つぶすと白色内容物が排出される．アトピー性皮膚炎児に多くみられ，丘疹が小さい場合はアトピー性皮膚炎の皮疹と鑑別が難しいことがある．
c. 治療
　最も確実な方法は先端が輪になったピンセット（トラコーマ摂子）で丘疹内容物を圧出除去することである．圧出後はイソジン液®で消毒する．この方法は痛みをともなうので多発する場合は困難となる．局所麻酔剤テープを前もって貼付するのもよい．液体窒素凍結療法や40％硝酸銀塗布も行われる．
　小さい丘疹はイソジン液®を塗布して自然消退を待つこともあるが，あまり丘疹が増加すると治療が困難となるので数が少ないうちに処置する方がよい．

⑤ 母斑（nevus）：あざ

　皮膚に限局した色調や形態の先天性の異常で，生後まもなくからみられる場合が多いが，小児期以後に発現することもある．色素性，血管性，そのほか種々の皮膚構成成分からなるさまざまな母斑が存在する．

（1）蒙古斑（mongolian spot）
　胎生期真皮メラノサイトの残存によって起こり，出産時あるいは生後1カ月頃までに灰青色斑が臀部・仙骨部に発生する．黄色人種，黒人種にはほぼ100％認められるが，白人種には稀である．通常7～8歳までに自然消退するので治療の必要はないが，臀部・仙骨部以外に生ずる異所型蒙古斑は消退傾向が少ないので露出部で色調が濃い場合，レーザー治療の対象となる．

（2）苺状血管腫（strawberry mark）
　一般に赤あざといわれる血管性母斑の代表的なものに単純性血管腫と苺状血管腫がある．苺状血管腫は乳児の血管腫の中で最も多く，未熟な毛細血管増殖によって起こる．生後1カ月くらいまでの間に毛細血管拡張あるいは紅色小丘疹として発症し，これが融合拡大して隆起性となり，

生後 6 カ月くらいまで増殖傾向を示す．完成した血管腫は表面顆粒状，鮮紅色の柔らかい腫瘍でイチゴの実のような外観を示す．

苺状血管腫は生後 6 カ月から 1 年の間に自然消退しはじめる．小型のものであれば瘢痕を残さず治癒するが，大型のものは消退してもしわの多い皮膚面や瘢痕を残したり，7〜8 歳になっても消退しないことがある．

従来は原則として自然消退を待ち（wait and see），消退後にしわ，たるみ，瘢痕が残った場合，形成外科的治療をするのが一般的であったが，現在では顔面など露出部や大型のものに対しては発症初期の扁平な紅斑のうちに色素レーザーを照射して隆起を防ぎ瘢痕を残さないよう治療することも多い．

(3) その他

新生児期には扁平母斑（茶色のあざ），母斑細胞性母斑（ほくろや黒色のあざ），太田母斑（片側性の眼瞼周囲の褐青色斑），単純性血管腫（赤あざ）など各種母斑が認められる．扁平母斑，母斑細胞性母斑は自然消退しない．

サーモンパッチ（salmon patch）は前額正中に生じる淡いサーモンピンク斑で単純性血管腫の一種であるが，生後 1 年半で自然消退する．同じ単純性血管腫でもうなじに生じたウンナ（Unna）母斑は色調が濃く自然消退しない．色調の濃い単純性血管腫はレーザー治療の適応となる．

乳児期に発症する太田母斑には早期のレーザー治療が有効である．このように母斑により経過が異なり，早期治療が適応となる母斑があるので早期の確実な診断が必要である．

参考文献

1) 斉藤隆三，宮地良樹，瀧川雅治編（2004）やさしい小児皮膚科学，文光堂
2) 石橋康正，吉川邦彦編（1999）幼少児によくみられる皮膚疾患，医薬ジャーナル

XVIII

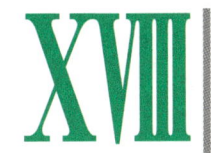

出生前の疾患

1. 基礎知識
2. 主要疾患

1 基礎知識

1 遺伝について

　遺伝とは体格や毛髪の色，血液型などの生物学的特徴が精子や卵子を通じて親から子どもに伝わる現象である．

　精子の中には23本，卵子の中にも23本の染色体があり，受精すると46本になる．図XVIII-1は正常な男性の染色体である．1～22が常染色体で，それぞれ両親から引き継いでいる．XとYが性染色体である．男性の染色体は46,XY，女性は46,XXと表記される．父親からの遺伝情報と母親からの遺伝情報が共同に作用してひとまとまりの設計図になるわけで，一個の小さな受精卵から10カ月で約3,000gの新生児に成長する情報が凝縮されている．胎児はある時期には「エラ」や「しっぽ」のような構造をもつ時期があり，生命の誕生から30億年かけて人類が進化してきた道筋を，10カ月の胎内生活で再現する．特に最初の1～2カ月が胎児の発育に重要で，基本的な体の構造はこの期間にほぼできあがる．特殊な薬剤，ウイルス感染，放射線被曝，飲酒や喫煙が影響すると胎児の健康に問題が生じることがある．

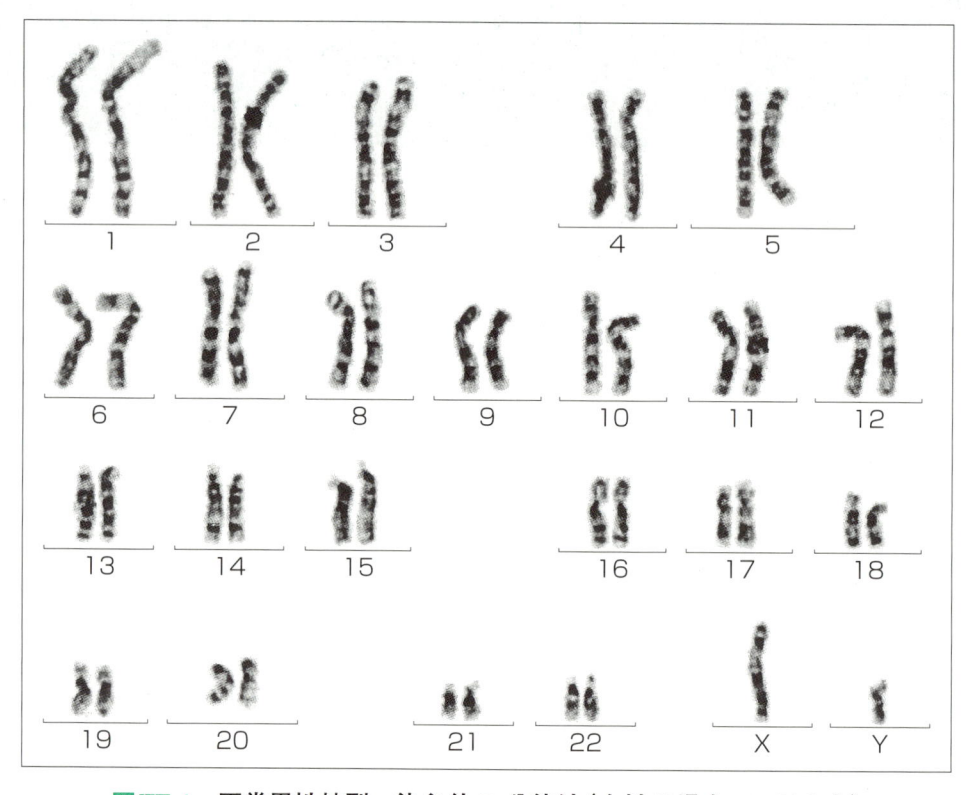

図XVIII-1　正常男性核型　染色体G-分染法（女性の場合，Xが2本）

染色体は顕微鏡でないと見えない小さな物質で，細胞の核の中に存在する．細胞が分裂するときに，染色体はコピーされる．これを繰り返すことにより，成人で60兆個ある体の細胞にはすべて同じ遺伝情報が入る．脳，心臓，肝臓，血液などの各器官や臓器がうまく働くのも遺伝子がそれぞれの持ち場で働くからであり，遺伝子は人間の生涯を通じて作用しつづける．遺伝子のもとはDNA（デオキシリボ核酸）という物質である．一つの細胞の中にあるDNAをつなぎ合わせると1m以上になる．目に見えない細い糸が絡まってコンパクトに細胞の中に収まっていることになる．

染色体を百科事典に例えれば，遺伝子はその中の項目ということができる．遺伝子とは体を作る設計図である．ヒトの遺伝子は約3万個あり，遺伝子は染色体の中にコンパクトに収められて，精子と卵子を通じて次世代に伝えられる．染色体異常があれば，その染色体の中の遺伝情報が働きすぎたり不足したりして症状を呈する．遺伝子異常は染色体に異常はないが，3万個の遺伝子の中の特定の遺伝子の働き方に問題があって症状を呈するものである．

ヒトゲノム計画という研究プロジェクトは，人間の遺伝子の暗号をすべて解読することが目的であり，すでにほとんど完了したといわれる．ただし，それはあくまで塩基配列という，単純な暗号を解読するだけであり，暗号のもつ深い意味を読みとるのはまだまだ先の話である．生命の不思議なメカニズムや精神活動などがすべて解き明かされるというものではなく，遺伝子治療にすぐに応用されるというものでもない．

❷ 先天異常

先天異常は，出生時に認める形態的異常と潜在する機能的異常に大別される．前者は先天奇形，後者は先天代謝異常などがある．しかし，従来，先天奇形症候群と考えられていた疾患が，先天代謝異常であると判明した例もあり，先天奇形と代謝異常を厳密に区別できない場合もある．先天異常は，外表奇形から生後すぐに診断される場合もあれば，後日乳幼児健診などで診断される場合もある．先天異常でも成人期になってから診断されるものもある．小奇形などの身体所見を詳細に観察し，記録する．必要に応じて画像診断，染色体検査，代謝異常スクリーニング，酵素活性測定などを実施する．家族歴や妊娠経過などの問診は当然重要である．次項で述べるように遺伝性疾患の場合は家系図の作成が重要である．先天異常に対しては後述するように遺伝カウンセリングが必要である．

先天異常の原因は大きく分けると遺伝要因と環境要因（外因性）がある．遺伝要因はその人の遺伝子で決まる部分である．一方の要因だけですべてが決まるわけではなく，両要因が複雑に関与して発病や重症度を決めている．図XVIII-2は疾病に対する遺伝要因と環境要因の関わり方を模式的に示したものである．この図で示すように，左側は遺伝要因が強い疾病，右側は環境要因が強い疾病である．感染症や薬物でも抵抗力や感受性を決める遺伝子の働きに個人差（遺伝要因）があり，同じ外因を受けても症状の現れ方は異なる．同じ外因でも個体によって罹患の有無や重症度に差がみられるのは，感受性，閾値を決定する遺伝的因子の関与が原因の一部である．また同一家系の中に現れた遺伝性疾患であっても，発症時期や重症度に差がみられることが少なくない．遺伝的に差がないはずの一卵性双生児でも症状に差が存在する場合がある．これは，環境要因の修飾と考えられる．

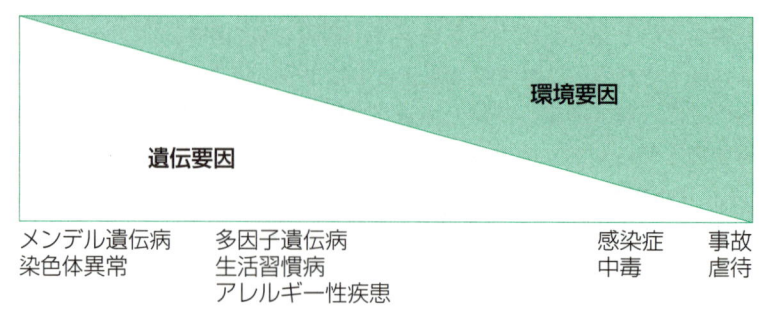

図 XVIII-2　小児の疾病にかかわる遺伝要因と環境要因

　ビタミンの一種の葉酸欠乏は先天異常の危険因子である．葉酸摂取により神経管閉鎖障害（二分脊椎や無脳症）の一部は予防可能であり，妊娠前からの葉酸摂取が勧められている．葉酸の代謝過程の酵素の遺伝子の変異が神経管閉鎖障害の原因とされる．妊娠の可能性のある女性は妊娠前から1日400μgの葉酸を摂取することが望ましい．過去に神経管閉鎖障害児の出産歴のある場合は1mgを摂取する．

　近年，妊産婦の喫煙率が上昇している．喫煙は胎児にさまざまな成長や発達面で悪影響をもたらすことが知られている．多指症などの先天異常の率が高くなる．小児期から喫煙習慣を身につけないような教育の場での指導が望まれる．胎児性アルコール症候群も大きな問題であり，妊婦の飲酒は児の先天異常や発達障害を招く．

　先天性風疹症候群の発生を減らすためには，小児の予防接種を推進し，風疹の流行を阻止することが重要である．このように，可能な範囲で外因を避ける努力を行うことは公衆衛生学の課題である．

3　先天異常の原因別分類

（1）単一遺伝子病

　単一遺伝子の変異によって発症する疾患である．常染色体性優性，常染色体性劣性，X連鎖性，Y連鎖性，ミトコンドリア病に分類される．ヒトのメンデル遺伝病は下記のホームページでオンラインで閲覧可能である．OMIMはOnline Mendelian Inheritance in Manの略である．
　http://www.ncbi.nlm.nih.gov

1）常染色体性優性遺伝（図XVIII-3）

　遺伝子は基本的には精子と卵子の中に同じものが1コピーずつ入っている．それが共同して働くわけであるが，片方が正常に働かなくても，もう一方があれば病気にならずにすむことが多い．一方の異常だけで病気になるものが優性遺伝の病気である．病気を起こす遺伝子が正常の遺伝子よりも強く作用する．しかし，病気になる遺伝子をもっていても発症しなかったり，非常に軽症という場合もある．兄弟でも症状に差が出ることがある．親に遺伝子異常がなくても突然変異で子どもに発病する場合がある．常染色体性優性遺伝の場合，家系で数世代にわたって多数の患者がいる場合がある．

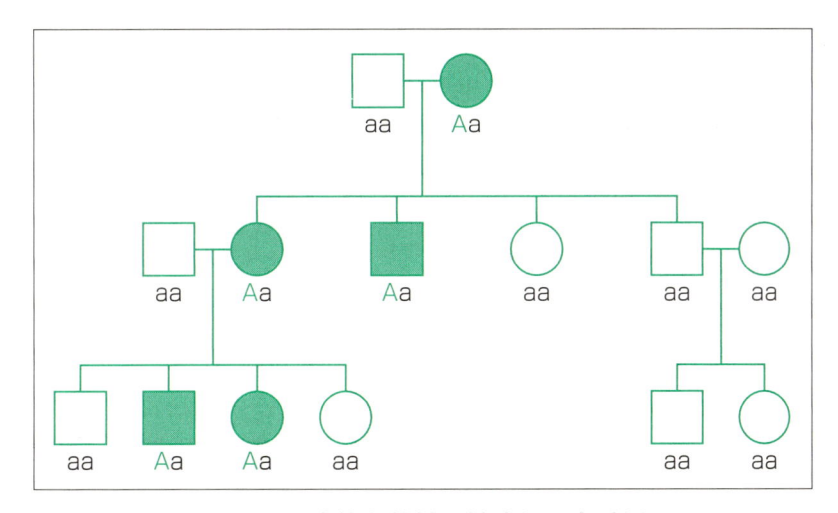

図XVIII-3 常染色体性優性遺伝の家系例

　ある優性遺伝の疾患の家系図である．四角は男性，円が女性である．Aが優性遺伝の病気の遺伝子を，aが正常の遺伝子を示す．塗りつぶした人物が患者で，Aaの遺伝子の組み合わせをもつ．aaは正常の遺伝子の組み合わせで正常である．父親か母親の一方が病気の遺伝子（A）をもっていれば，子どもの50％がその遺伝子を引き継いで病気になる．

2）常染色体性劣性遺伝（図XVIII-4）

　原則的には，両親がともにある遺伝子に変化をもっていて，それを両方とも子どもが引き継いで病気になる場合は劣性遺伝である．両親が近親結婚の場合は劣性遺伝の可能性が高くなるが，最近では近親結婚の率は減ってきている．突然変異による場合もある．先天代謝異常症（アミノ酸，糖や脂肪などの体を構成する化学物質の合成や分解に必要な酵素の異常）などは劣性遺伝病のことが多い．劣性遺伝性疾患は知的障害を呈する疾病が多い．

3）X連鎖性（伴性劣性）遺伝（図XVIII-5）

　46本の染色体のうち，2本は性染色体で，男性はXとY（46,XY），女性はXとX（46,XX）からなる．X染色体は女性は2本もつが，男性は1本しかない．女性の場合は1本のX染色体に病気の原因になる遺伝子があっても，もう1本のXにある遺伝子が正常に働けば，病気にならない．ところが，男性の場合はXの代わりにYしかなく，Yには必要な遺伝情報が含まれていないので，病気になる．女性の場合は，病気の原因になる遺伝子をもっていても発病せず，保因者となる．保因者女性から生まれた男児は50％の確率で病気になる．また，女性は50％の確率で保因者になる．X連鎖性の遺伝性疾患には，進行性筋ジストロフィー，血友病などがある．保因者でも軽い症状がみられる場合がある．

　親の遺伝子を子どもが引き継ぐということから，親の責任で小児が病気になると考えてしまう人がいるが，それは間違った解釈である．遺伝病は決して誰かの責任で生じるものではない．誰でも複数の常染色体性劣性遺伝の病気の遺伝子の保因者である．その人の健康を左右することはないが，たまたま同じ遺伝子に異常をもつ人と巡り会って子どもが生まれた場合，25％の確率で

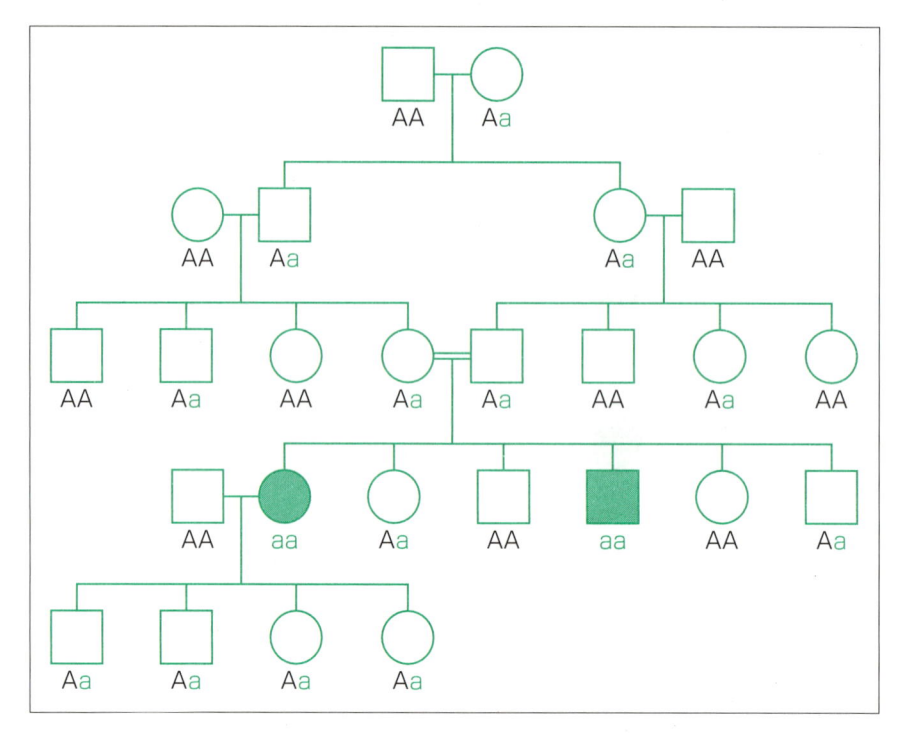

図 XVIII-4　常染色体性劣性遺伝の家系例

　Aが正常遺伝子，aが病気になる遺伝子である．劣性遺伝なので，AAは正常，Aaは保因者，aaが患者である．この例では近親結婚（＝二重線で示す．この例ではいとこ結婚になる．）があり，6人の子どものうち，2人が患者である．両親が保因者（Aa）の場合，理論的には25％が患者（aa），25％が正常者（AA），50％が保因者（Aa）になる．患者（aa）と正常者（AA）の子どもは全員保因者（Aa）になる．

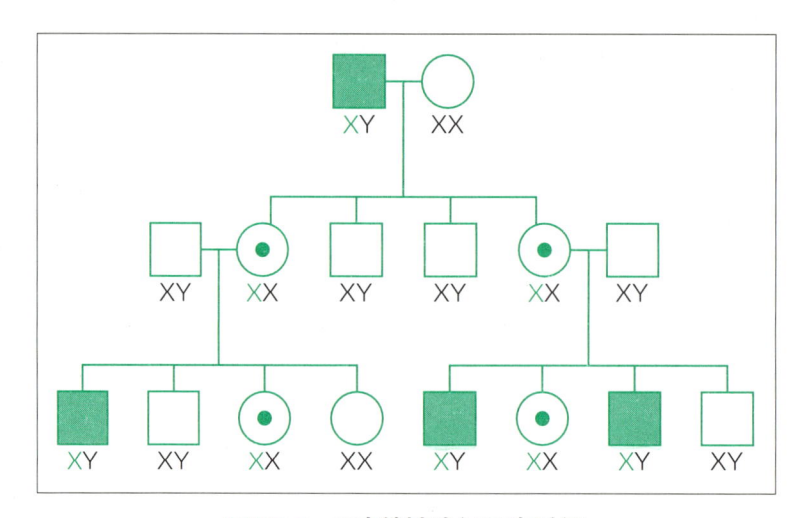

図 XVIII-5　X連鎖性遺伝の家系例

　Xが正常な遺伝子のX染色体，X（緑色）が病気の遺伝子をもつX染色体である．患者（男性）の子どもは原則として病気にはならない．患者（男性）の子どもが女性だと50％が保因者になる．保因者の子どもは25％が患者で25％が保因者（病気ではない），50％が正常である．

病気の遺伝子が重なり，発病に至る．また，誰でも多因子遺伝病の可能性をもっている．完璧な遺伝情報をもつヒトは存在しない．

　遺伝子は親から子に伝わるときに，必ず一定の変化が起こる．たまたまその変化が遺伝子の重要な部分に生じると疾病の原因となる．個人の遺伝子配列は0.1％の差があるといわれ，この差が個人差を作っていると考えられている．このような遺伝子の変化は生物の進化で重要な意味をもつ．その環境に適した変化であれば進化につながるし，適していなければ病気になる．遺伝子の変化は決して特別な現象ではない．

（2）多因子遺伝病

　複数の遺伝子と環境因子の関与による遺伝病である．各種の生活習慣病や気管支喘息などのアレルギー性疾患は多因子遺伝病である．ヒルシュスプルング病や水頭症などは，多因子遺伝病によるものと単一遺伝子病によるものが存在する．多因子遺伝病は同一家系内で再発することが多いが，メンデルの法則にはあてはまらない．

（3）染色体異常

　染色体検査は臨床検査として広く普及している．末梢血数mLを採血すれば，2〜3週間で検査結果が得られる．しかし，通常の臨床検査と異なる点は，結果によっては他の家族の染色体検査にまで波及する可能性があり，検査にあたってはインフォームド・コンセントが必要である．

　染色体の数や形に変化のある人は一定の割合で存在する．流産や死産になるもの，生後すぐに外表奇形や内臓奇形などで気づかれるもの，小児期の成長や発達の問題と関係するものもあれば，不妊症の原因として成人になってはじめて診断される場合もある．

　染色体異常としては，各種の数的異常，構造異常（欠失，転座，逆位など）が知られる．例えば，21番染色体が1本多く3本の場合は21トリソミー（ダウン症候群），10番染色体の長腕が一部重複している場合は10q部分トリソミー，5番染色体短腕の一部が欠けている場合は5p部分モノソミーという．全出生児の約0.6％に染色体異常は見いだされるが，受精の段階ではさらに多く，出産までに淘汰されるものが多い．早期流産の原因の半数が染色体異常であるという報告もあり，染色体異常は誰でも遭遇しうる現象である．また，均衡型転座といって，番号の異なる染色体同士で一部が入れ替わっているが，過不足が生じていない場合もある（均衡型でも小さな欠失や特定の遺伝子の機能喪失を招く場合はある）．親が均衡型転座保因者で児が不均衡になり，先天異常や発達障害，習慣性流産，不育症の原因となっている場合もある．9番染色体の逆位は1％に認められ，一種の正常変異であり，病的意義はない．最近は従来の染色体検査（G分染法）などでは診断できなかった微細な染色体異常を同定するFISH法が進んでいる．後述する22q11.2欠失症候群，プラダー・ウィリ症候群やウィリアムス症候群などである．これらは隣接遺伝子症候群や染色体微細欠失症候群と呼ばれ，単一遺伝子異常と染色体異常の中間に位置づけられる．

（4）外因性

　出生前の疾患は遺伝子や染色体異常だけが原因ではない．特定の薬物，化学物質，環境汚染物質などの催奇形因子，TORCHなどの先天性感染症，放射線被曝，母体糖尿病やフェニルケトン尿症などの母胎疾患が先天異常と関係する．器官により影響を受けやすい時期に差が認められる．

薬物としては過去にはサリドマイドによる四肢奇形が問題になった．抗てんかん剤や抗凝固薬のワーファリンなどでも先天異常症の例がある．妊娠中の飲酒による胎児性アルコール症候群はよく知られている．先天性感染症では先天性風疹症候群や先天性サイトメガロウイルス感染症が重要である．

子宮による圧迫や羊膜索による先天異常例もある．後述する絨毛検査では，実施時期が早すぎると胎児の四肢欠損が合併症としてみられたという報告がある．

(5) 出生前診断

出生前診断とは，出生前に超音波などによる画像診断や，胎児由来の組織や細胞を採取して胎児の疾病罹患の有無を調べる技術である．胎児診断とも呼ばれる．一部の疾患では胎児治療が行われたり，出生後の治療を各科連携のもとに円滑に行う体制を組むことが可能になる一方，人工妊娠中絶につながる場合もある．胎児にとっては治療を目的としない「診断」の場合もありうる．出生前診断は母親の身体的負担であると同時に，家族全員の大きな精神的な負担となる．出生前診断は「生命の選択」「障害者の生きる権利の剥奪」につながるという批判があり，さまざまな分野で議論が行われている．児が障害をもって生まれてきても，生命の尊厳に差はなく，すべての誕生は祝福されるべきである．障害をもちながらもすべての児は生命の輝きを放ち，その支援に努める人々もたくさんいる事実を知るべきである．出生前診断にあたっては，さまざまな角度から必要十分な説明を行い，精神的支援を受けた夫婦が自己決定できる環境が求められる．人工妊娠中絶を選択するに至った場合は，心的外傷に対するケアが必須である．出生前診断に対する考え方は諸外国で大きな差がある．出生前診断に関する各種の問題については文献1），2）を参照のこと．日本人類遺伝学会は表XVIII-1のような出生前診断に関する見解を発表している．

表XVIII-1 日本人類遺伝学会の出生前診断に関する見解（1994年12月発表）

1. 妊娠前半期に行われる出生前診断は，胎児が重篤な遺伝性疾患などに罹患している可能性があり，何らかの手法により精度の高い診断情報が得られる場合に，考慮される．その手法には羊水，絨毛，胎児試料などを用いた細胞遺伝学的，遺伝生化学的，分子遺伝学的，病理学的な解析法の他，胎児を対象とした機器診断がある．
2. 絨毛採取，羊水穿刺など侵襲的な出生前診断は下記のような妊娠について考慮される．
   a. 夫婦のいずれかが染色体異常の保因者
   b. 染色体異常児を分娩した既往を有する場合
   c. 高齢妊娠
   d. 妊婦が重篤なX連鎖遺伝病のヘテロ接合体
   e. 夫婦のいずれもが重篤な常染色体性劣性遺伝病のヘテロ接合体
   f. 夫婦のいずれかが重篤な常染色体性優性遺伝病のヘテロ接合体
   g. その他，重篤な胎児異常の恐れのある場合
3. X連鎖性遺伝病の診断のために検査が行われる場合を除き，胎児の性別を告知してはならない．
4. 出生前診断技術の精度管理については，常にその向上に努めなければならない．

1）超音波診断

超音波検査は胎児の発育の状態，羊水や胎盤の状態，先天異常の診断に用いられる非侵襲的で

有用な検査である．先天異常は超音波検査で妊娠中に診断される機会が増加している．無脳症，水頭症，二分脊椎，水腎症，先天性心疾患，臍帯ヘルニアなどが診断される．帝王切開が必要か経腟分娩可能かを判断する資料になるとともに，専門的治療を早期に進めるために必要な情報が得られる．妊娠10～12週にかけてみられるnuchal translucencyは後頸部から背部にかけての皮下の液体貯留で，ダウン症などの染色体異常との関連が示唆される．頸部の著しい浮腫（hygroma）はターナー症候群などの疾患と関連がある．

2）羊水診断

羊水診断とは，羊水を採取してその中に存在する細胞や代謝産物あるいは細胞の酵素活性などを調べることにより，胎児の疾病を診断する方法である．実際には胎児の皮膚からはがれ落ちた細胞（皮膚繊維芽細胞）を採取して染色体を検査することを指す場合が多い．染色体だけでなく，遺伝子診断まで行われる場合がある．また，羊水中に含まれる物質を調べて先天性代謝異常症を調べることも可能である．

羊水検査は妊娠15～17週頃行われることが多い．超音波で胎児の位置を観察し，羊水腔に針を刺して約15 mLの羊水を採取する．この中に含まれる細胞を培養して染色体検査を行うわけであるが，結果が判明するまでに約2～3週間程度要する．

羊水検査の主な適応は，次の①～③に分けられる．

①高齢妊娠：ダウン症候群の一般的な頻度は出生700～1,000人に1人であるが，その率は年齢とともに高くなり，40歳以上では50～100人に1人程度になる．
②過去に染色体異常症の妊娠・出産の既往がある場合：1人目が標準型ダウン症候群の場合，次子がダウン症候群の確率は2～3倍に増加するという統計データがある．
③親に均衡型転座がある場合：児に不均衡の状態が生じて染色体異常児になる可能性が10％前後（転座をもつ親が父親か母親か，あるいは染色体の転座の状態によってこの率は変わる）になる．

これらの要件を満たす場合，染色体検査が検討されることになる．

羊水検査は300件に1件程度で流産を引き起こすリスクがある．また，培養が成功しない場合もある．羊水中の細胞を用いた検査では，微細な染色体異常は判明しないこともあり，注意が必要である．当然ながら，染色体に異常のない疾病は診断できない．また，胎児に染色体異常が判明した後には慎重な対応が求められる．正確な遺伝カウンセリングとともに，母親の精神的トラウマへの対応が必須である．

3）絨毛診断

羊水検査とは異なり，絨毛組織を採取し，染色体などを検査する方法である．羊水検査より早く，妊娠9～11週頃に実施可能である．しかし，胎児への侵襲性が問題で3％前後で流産が誘発されることがあり，適応は慎重にすべきである．染色体だけでなく，絨毛細胞からDNAを取り出して遺伝子診断に利用することも可能である．絨毛採取は技術的に難しく，実施施設は限られている．

4）母体血清マーカーテスト

二分脊椎や無脳症では母体血清中のα胎児蛋白（AFP）が高値を示すが，ダウン症候群や18ト

リソミー（疾患についてはそれぞれの項目参照）では逆に低値を示す．母体血清マーカーテストはAFPと胎盤由来ヒト性腺刺激ホルモン（hCG），非抱合型エストリオール（uE3）の3種の物質を母親の血液検査で調べ，胎児がダウン症候群の確率を調べる検査である．トリプルマーカーテストとも呼ばれる．クアトロテストは上記の3種に加えて，ダイマー型インヒビンの4種類を測定する．この検査は母親の血液検査なので，胎児への侵襲はともなわないが，あくまで確率を調べるもので確定診断ではなく，偽陽性の率が高いことが問題である．検査後，高い確率値が出た場合，確定診断（羊水検査）を行うことになる．検査導入後，妊婦や医療関係者が混乱した事例が多く報告され，未だ十分な評価を得ておらず，今後の研究調査の必要性が指摘されている．

厚生科学審議会先端医療技術評価部会の出生前診断に関する専門委員会では，医師は母体血清マーカー検査を受けることを，個々のカップルや妊婦に積極的に勧めたり，宣伝するような活動を行ってはならないと定め，母体血清マーカー検査を施行する場合にはインフォームド・コンセントの取得，十分なカウンセリング，専門機関との連携体制，検査後の支援体制の配慮が必須であるとしている．

外国ではこの検査を知らせなかった医師が，ダウン症候群児を出生した母親から訴えられたという事例もある．

（6）新生児マススクリーニング

先天代謝異常症は酵素欠損などのためにアミノ酸，糖，脂質などの生体内の物質の代謝にアンバランスが生じるものである．疾病によっては一刻を争って代謝異常の是正，補充療法などを行う必要がある．新生児マススクリーニングとは生後早期に診断し，治療を開始して小児の死亡や障害の予防を行う検査である．

検査は，すべての新生児を対象にして行われる．生後4～7日目に新生児のかかとから採血した血液をろ紙にしみこませ，都道府県の検査機関に郵送して行われる．

現在の適用疾患は次の6種である．治療は小児慢性特定疾患治療研究事業により，公費で行われる．①フェニルケトン尿症，②ガラクトース血症，③ホモシスチン尿症，④メイプルシロップ尿症，⑤副腎過形成症，⑥先天性甲状腺機能低下症（クレチン症）．

（7）遺伝子診断

近年，遺伝子診断が可能な疾患が増加している．商業ベースで実施されるものもあれば，国内外の特定の研究機関に依頼が必要な場合もある．遺伝子診断では，家系の検索を行うことにより未発症の患者や保因者の診断が可能になる場合もあり，十分なインフォームド・コンセントが必要である．遺伝子診断は一般的には末梢血のリンパ球で行われるが，羊水中の細胞や絨毛を用いて出生前遺伝子診断を行うことも可能である．出生前診断への応用については倫理的な面を十分検討する必要がある．次に日本人類遺伝学会による「遺伝性疾患の遺伝子診断に関するガイドライン」を表XVIII-2に示す．関連10学会による「遺伝学的検査に関するガイドライン（2003）」は，以下のホームページで参照できる．

京都大学　いでんネット　　信州大学　GENETOPIA

表XVIII-2　遺伝性疾患の遺伝子診断に関するガイドライン（日本人類遺伝学会　1995年9月発表）

　ヒトDNAを用いた診断（以下遺伝子診断）が可能な遺伝性疾患の数は年々増加し，その臨床的な有用性は広く認められている．しかし他方，遺伝子診断前後の遺伝カウンセリングの必要性，及び診断によって得られた個人の遺伝子情報や診断に用いた生体試料の取り扱いなど，慎重に検討すべき問題も生じてきた．遺伝子診断は発症した患者について診断確認のために行われる他，その情報を基にして発症していない家族，クライエントについて保因者診断，発症前診断，出生前診断などを目的として施行される．遺伝子診断には病因となる変異遺伝子が直接検出可能な場合と間接的にDNA多型を利用しそれの有無をかなりの確率で検出可能な場合がある．実施にあたり，それぞれの疾患，遺伝子情報，採取された生体試料などに基づき適切な診断法が選択される．遺伝性疾患の遺伝子診断の施行に際しては，それを受ける者（以下被検者という）及びその家族の人権を守り，適正な遺伝子診断の普及をはかり，日本人類遺伝学会が平成6年12月に提案した「遺伝カウンセリング，出生前診断に関するガイドライン」に準拠し，次に掲げる各項目に留意することを提言する．

1. 遺伝性疾患は同一疾患であっても，その遺伝子変異，臨床像，予後，治療効果などはしばしば，多彩である．遺伝子診断の施行にあたっては，これらに十分留意しなければならない．
2. 遺伝子診断前カウンセリングに際して，カウンセラーは被検者に通常の遺伝カウンセリングの他，遺伝子診断の目的・方法及び精度，特に不可避な診断限界などについて正確な情報を伝えなければならない．説明は口頭に加えて，各疾患ごとに文書を作成し遺漏なきように努めるのが望ましい．
3. 遺伝子診断に際しては被検者からインフォームド・コンセントをとらなければならない．クライエント及びその家族は知る権利と共にそれを拒否する権利（知らないでいる権利・知りたくない権利）も有しており，いずれも尊重されなければならない．特に成人期発症の遺伝性疾患の発症前診断については複数回の診断前カウンセリングを施行し，被検者本人の自主性に基づいた意志決定であることを確認する．この場合，複数のカウンセラーで対応するのが望ましい．
4. 自主性に基づいて意志決定を行う権能がないと判断され，代理人により決定される場合，その決定は被検者の利益を保護するものでなければならない．
5. クライエントが遺伝子診断を要求しても，医師は社会的，倫理的規範に照らして，もしくは自己の信条として同意できない場合はそれを拒否することができる．
6. 遺伝子診断は，完成された手法で熟練した手技によらなければならない．正確を期するため複数の検査機関による検査も考えられる．検査にあたる機関は常に精度の向上に努めると共に，診断後の追跡調査も含め，一定の精度管理下に置かれるのが望ましい．
7. 診断結果は，十分な遺伝子解析の知識をもち，対象疾患にも精通した複数の専門家によって判断されなければならない．
8. 診断結果は被検者にとって理解し易い言葉で説明されなければならない．この中には，変異遺伝子と病状の関係などの疾患予後も含まれる．仮に診断が不成功であったり，診断結果が不正確であってもその内容を明確に被検者に伝える．
9. カウンセラーは診断結果の説明に際して，被検者単独であるよりも被検者が信頼する人物の同席が望ましいと判断されれば，これを奨める．被検者は診断のための検査を受けても途中で中止を申し出たり，結果の告知を拒否することができる．
10. 診断後カウンセリングは必須であり，必要と判断された場合は経時的に続ける．
11. 遺伝子解析で得られた個人情報は直接カウンセリングにあたった者により，守秘義務にしたがって管理され，それを本人以外に伝えてはならない．権能がないと判断され代理人の決定によって遺伝子診断が行われた場合の結果は，その代理人にのみ伝えられる．但し，必要があって本人の同意が得られた場合，もしくは同意が得られなくても，情報を伝えることで特定の個人が蒙る重大な被害が防止でき，そうした必要性が十分にあると判断された場合は守秘義務はとかれる．しかしこうした判断はカウンセラーが行うのではなく所轄の倫理審査委員会などに委ねなければならない．
12. 遺伝子診断使用後の検体は，被検者及びその家族の利益のために保存できる．検体は本来の目的以外に使用してはならない．検体に関する個人情報は守秘義務の対象となる．もしも関連した疾患の診断などに将来使用する可能性があると判断された場合は，個人を特定する情報は削除されて提供される旨を明確に説明し，別に文書で同意を得ておかなければならない．

(8) 遺伝カウンセリング

　先天性の疾病では，遺伝カウンセリングが重要である．遺伝カウンセリングとは，クライエントやその家族がもつ遺伝性疾患や状態を医学的・科学的にわかりやすく説明し，医学的処置や検査を理解させ，必要な遺伝サービスや社会資源の利用ができるように援助し，クライエントの自己決定のもとに最適な意志決定や行動がとれるように支援を行うことである．指示的であってはならず，クライエントの自立的意志決定の尊重が大前提であり，あくまでクライエントの幸福を目指すものである．カウンセリングは十分な知識と経験をもった専門家が行うべきである．遺伝子や染色体に関する知識だけでなく，倫理面，心理学や社会福祉に関する知識も必要である．マイナス面のみを強調して受容過程を阻害することのないように配慮する．近年，各種先天異常の自然歴，長期予後についての研究も増えており，カウンセラーにはそうした知識も要求される．疾病の内容やクライエントのおかれた状況によってはクライエントが大きなショックを受けたり，拒否的な反応を示す場合もある．クライエントは児の予後について不安をもつとともに，先天異常の原因について誤解したり，周囲から責められたりすることがあり，正確な情報の伝達とともに心理的ケアを行うべきである．臨床遺伝に詳しい医師，各領域の専門医師，遺伝カウンセラー（医師に限らない），看護師，心理職などのチームによる対応が望まれる．医療・保健・福祉の円滑な連携が重要である．必要に応じて保健師の家庭訪問や保健相談，その他，可能な社会資源を検討する．受容過程でのさまざまな問題は医療サイドのみで解決するものではなく，他の関係機関・職種による包括的な支援体制が望まれる．養育医療，育成医療，小児慢性特定疾患治療研究事業，特別児童扶養手当，身体障害者手帳や療育手帳など利用可能な制度の情報を適宜提供する．個人情報の守秘について細心の注意を払わなければならない．

　遺伝カウンセラーは医師だけに限らず，専門的トレーニングを受けた認定遺伝カウンセラー制度ができている．今後，遺伝医療の進展とともにその需要は増すものと思われる．詳細は日本遺伝カウンセリング学会ホームページや，http://plaza.umin.ac.jp/~GCを参照のこと．

　近年，遺伝性疾患や染色体異常，各種先天異常症では親の会やサポートグループが活動し，有用な情報を提供している．例えば，日本ダウン症ネットワーク（http://jdsn.gr.jp/）は毎年ダウン症フォーラムを開催し，ダウン症に対する社会の理解を深めることに貢献している．その他にも多くの疾病の親の会，患者会が組織され，専門家のサポートを得ながら活動している．同じ疾病をもつ患者からの情報が大きな支えとなる場合が多いが，紹介する場合には活動内容を把握し，患者家族の受容や心理状況をみて適切なタイミングで行うべきである．

② 主要疾患

(1) 染色体異常症

1) ダウン症候群（21トリソミー）

a. 病因・病態

　特徴的顔貌，精神運動発達遅滞，先天性心疾患などを呈する最も多い染色体異常症である．ダウン症候群では21番染色体が1本過剰で3本ある（標準型の場合）．トリソミーのトリは"3"を意味する接頭詞であり，21番染色体が3本あるので21トリソミーと呼ぶ．21番染色体の遺伝情

報が作用しすぎることが病因である．精子や卵子を作る減数分裂の際に，染色体は通常23本になるが，24本や22本になることがある．24本の精子か卵子が23本の相手と受精すると47本の染色体構成になる．1本多い染色体が21番の場合がダウン症候群である．早期の流産の原因の半分は染色体のアンバランスであるといわれているが，21トリソミーの受精卵が100個あったとすると，生まれてくるのは10個程度である．逆に考えると，生まれてきた児はそれだけ生命力が強いということもできる．誰でも精子や卵子の一部に染色体が多かったり少なかったりするものが含まれている．ダウン症候群を含めた染色体異常児の妊娠，出産は決して特定の人の特別な現象ではない．

ダウン症候群は一般的には出生700～1,000人に1人であるが，母親の年齢とともに率が上がり，40歳以上では50～100人に1人の割合になる．

21番染色体が3本あり，染色体が47本になっている標準型が95％を占める．21番染色体の転座による転座型が4～5％，染色体が正常46本とダウン症候群47本の混合するモザイク型が1～2％ある．転座型には遺伝性の場合があり，同胞で再発する可能性が10％程度ある．モザイク型は発達障害の程度が軽症の場合がある．

b. 症状

ダウン症候群は「みんな同じような顔をしている」という人がいるが，決してそうではない．次に述べるように，確かにダウン症候群の身体所見には共通した部分があり，医師はそれを根拠にして染色体検査をする．しかし，必ず親に似たところやそれぞれの個性的なところがみられる．

①外表奇形：顔貌は丸顔で，平坦，頭部の前後径が短く，頸が短い傾向がある．生後すぐの場合はうなじの部分がむくんで，皮膚がたるんでいる場合がある．これは，だんだんと吸収されてわからなくなる．目尻が外側に向かって斜めに上がっている（眼瞼裂斜上）．眼の鼻側部分が皮膚のひだで覆われている（内眼角贅皮）．頭髪は細くまっすぐで，生えるのが遅い傾向がある．指が太く短い傾向があり，親指以外は指の屈側の皮膚のしわ（屈曲線）は2本であるが，小指のしわが1本（第5指単一屈曲線）の場合がある．手のひらの掌紋が1本につながっていることがある（猿線）が，これは一般的にもみられる．

②耳鼻科的・眼科的合併症：涙が鼻にぬけていく通り道（鼻涙管）が狭く，目やにが多いことがある．先天性白内障，斜視，遠視，眼振など眼科的合併症に注意する．難聴，滲出性中耳炎，アデノイド肥大などの耳鼻咽喉科合併症の精査も必要である．

③心・内臓疾患：先天性心疾患が約50％で合併する．心内膜床欠損症（共通房室弁），心室中隔欠損，ファロー四徴症などが多い．以前はダウン症候群に対しては心臓手術を行わない時代があった．今は大きく考え方は変わり，心臓手術など積極的な治療により予後は改善される．先天性食道閉鎖，十二指腸閉鎖・狭窄，ヒルシュスプルング病，鎖肛などの消化管奇形の例も約10％ある．

④頸椎の異状：第1頸椎と第2頸椎の関節が不安定になり，脊髄を圧迫することにより，頭部を傾けていたり，歩行が不安定になることがある．急激な運動麻痺が生じることもある．頸椎の検査は定期的に必要である．

⑤血液・内分泌疾患：ダウン症候群では新生児期に一過性の白血病様の血液異常がみられることがある．約1％に白血病を合併する．甲状腺機能異常の例もある．

⑥発達：歩行開始は遅れ，2～3歳前後になる例が多いが，5歳以降になる例もある．知的障害

もさまざまな程度で合併する．軽度で社会適応も順調な例から，有意語が得られず，対人関係の育ちにくい例まである．平均的には性格は明るく，社交性がある．

c. 治療
各種合併症に対して，定期的な検診を行い，適切な治療を行うことでQOLの向上が期待できる．早期療育も工夫が行われている．保育所など小児の集団参加により発達を伸ばす取り組みが有用である．さまざまな分野で一定の能力を発揮するダウン症候群児（者）も注目されている．普通小学校で健常児とともに学習する「ノーマライゼーション」「インクルージョン」の考え方が普及しつつある．療育手帳や特別児童扶養手当，心疾患に対して小児慢性特定疾患治療研究事業などの制度がある．

2）13トリソミーと18トリソミー
a. 病因・病態
それぞれ常染色体の13番と18番が1本多く，染色体数は47本である．ダウン症候群と同様，転座型やモザイク型もある．18トリソミーは出生5,000人に1人程度の罹患率である．13トリソミーはそれより少ない．

b. 症状
子宮内発育遅延である．多くの患児は生後1週以内に死亡する，予後不良の疾患である．指の重合など多発奇形を認める．先天性心疾患や中枢神経奇形が予後を決定することが多い．18トリソミーは小脳低形成，13トリソミーは全前脳胞症を呈することが多い．状態が急激に悪化する場合には看取りの医療が必要になる．従来は13トリソミーと18トリソミーは医療の対象外と考えられていたが，最近は数年以上生存する例も徐々に増えており，心疾患などに対して手術を行っている報告もみられる．

c. 治療
13トリソミーや18トリソミーと診断し，全例致死的で治療対象外という考え方は問題であろう．出生後すぐに短命と診断されるとその後の両親の受容が悪くなる場合がある．染色体異常の発生機序について正確に説明し，誤った理解で自責の念に苦しむことのないようにカウンセリングが必要である．退院まで至った場合は，利用可能な社会資源を活用し，家族全体の支援を進める体制が必要である．

3）ターナー症候群（ターナー女性）
a. 病因・病態
ターナー症候群は，染色体異常のうちの性染色体異常の中で最も代表的な疾患である．表現型は女性で，出生2,000人に1人程度の罹患率である．病名という印象を少なくするため，ターナー女性とも呼ばれる．

女性の染色体は46,XXであるが，ターナー症候群の染色体は45,Xである．そのほか，X染色体の一部が欠けていたり，リング状になるなどさまざまなパターンがある．正常な46,XXと異常染色体とがモザイクになっている場合もある．

b. 症状
新生児期に手背足背のリンパ性浮腫を認めることがある．大動脈縮窄などの先天性心疾患の合

併例がある．身体所見としては，翼状頸，外反肘などの特徴がある．乳幼児期に滲出性中耳炎になりやすい．次第に低身長が目立ちはじめ，成人で140cm前後である．思春期の二次性徴が遅れ，無月経・乳房発育不全などの症状がある．性腺機能不全があり，卵巣は線維性の索状組織であり，例外的な場合を除いて妊娠はできない．知的な発達は良好な場合が多いが，図形・空間認知などに苦手な面がある．

c．治療

根本的な治療はないが，低身長と性腺機能不全に対して治療が行われる．低身長に対しては成長ホルモン補充療法が行われる．不妊であるが，女性ホルモン投与により身体的女性化はある程度可能である．

成長とともに，患者自身がターナー症候群であることを理解すべき時期がくる．低身長，妊娠・出産の可能性が低いことなど，精神的支援も重要である．結婚生活は普通に送ることはできる．妊娠例もあるが，流産や死産，児の先天異常の率が一般より高めである．患者会として，ひまわりの会が活動している．

4）クラインフェルター症候群

染色体は47,XXYで男児の500～1,000人に1人の割合である．精子を作る機能に問題があり，不妊症のことが多い．内臓奇形はなく，健康で普通に生活している場合が多く，不妊症の精査で染色体検査を受けて診断に至る場合がある．女性化乳房を認め，軽度の精神発達遅滞を合併することがある．

5）4p⁻症候群

4番染色体短腕の部分的欠失による．子宮内発育遅延，小頭症，特徴的顔貌（眉間部が突出して眉が弓の形になる，眼間開離，耳介低位，高口蓋など），精神運動発達遅延，発育障害がみられる．けいれんの合併が多い．

6）5p⁻症候群

5番染色体短腕の部分的欠失による．新生児期の子猫に似た泣き声が特徴的なので，かつては「猫鳴き症候群」と呼ばれたが，病名に動物の名前を使用するのは不適切であり，5p⁻症候群と正式な病名で呼ぶべきである．子宮内発育遅延，新生児期の子猫様の泣き声，小頭症，特徴的顔貌（円形顔貌，眼間開離，小顎，耳介低位，高口蓋など），精神運動発達遅延，発育障害がみられる．発達遅滞に対して療育を行う．

（2）先天異常症候群

先天異常症候群は，先天的な形態異常や機能異常を一定のパターンで有し，疾患単位として確立したものである．数は多く，年々新しい疾患単位が増加している．先に主な染色体異常症をあげたが，先天異常症候群の中にも微細な染色体異常が原因と判明したものがある．単一遺伝子の異常による場合もある．ここでは，特に小児医療の現場で接する機会の多い，数種類の先天異常症候群について記載する．

1) プラダー・ウィリ症候群（Prader-Willi Syndrome : PWS）

a. 病因・病態

　プラダー・ウィリ症候群（PWS）は1956年にはじめて報告された．出生10,000から16,000人に1人くらいの率で，年間に日本で100人前後の患者数と推定される．

　生後早期は筋緊張の低下，哺乳力低下が主な症状である．3歳頃からは食欲亢進と肥満が大きな問題になる．低身長，精神運動発達遅滞，性腺機能低下もみられる．

　遺伝子によっては父親から由来したものと母親から由来したもので働き方の異なるものがあり，遺伝子刷り込み現象と呼ばれている．プラダー・ウィリ症候群の約70％の症例では，15番の染色体に微細な欠失が存在し，欠失のある15番染色体は父親から受け継いだものである．残りの約30％の症例では，父親由来の15番染色体がなく，2本とも15番染色体は母親由来である．このようにプラダー・ウィリ症候群は，父親由来の15番染色体にある必要な情報が不足することが病因である．同胞例は稀であるが，存在する．

b. 診断

　プラダー・ウィリ症候群は以前は早期診断は困難といわれ，肥満がかなり進行してから診断されることもあったが，最近は染色体検査（FISH法という微細な欠失も同定できる方法）を用いて乳児期に診断されることが多い．通常のG分染法では異常は同定できない．

c. 症状

　新生児期から乳児期では，筋肉の緊張が低下して，フロッピーインファントの状態になる．おとなしく，あまり声を出して泣かず，いつも寝ているような状態になる．哺乳障害はほぼ全員で出現し，鼻腔チューブ栄養が一時的に必要である．筋緊張低下のため，運動発達が遅れる．一人歩きができるのは2～3歳前後である．軽度ないし中等度の精神遅滞も合併する．

　眼の形がアーモンド型であるとか，いつも少し口を開けていて，口角が下がり，口の形が魚の口の形に似ているなどといわれるが，これは表情に関係する筋肉の緊張が低いことと関係する．髪の毛の色が茶色っぽかったり，皮膚の色素が薄い．手足は小さい．

　1歳半以降，多くは3～4歳頃から，食欲が亢進する．油断すると急激に高度肥満になる．視床下部にある食欲をコントロールする中枢の異常が過食の原因と考えられる．目の前にあればあるだけ際限なく食べようとする．隠れ食いや盗み食いがみられる場合もある．

d. 治療

　プラダー・ウィリ症候群の診断を受けた後は，定期的な専門医療機関でのフォローが必須である．小児科だけでなく，栄養士による栄養指導，理学療法や作業療法，言語療法などのリハビリテーション，視聴覚機能の検査，心理士職による発達相談などを積極的に行う．

2) 22q11.2欠失症候群

a. 病因・病態

　22q11.2欠失症候群は，先天性心奇形（Cardiac anomaly）が診断の契機になる場合が多い．心奇形としてはファロー四徴症，総動脈幹症，大動脈弓離断などの円錐部動脈幹奇形が主である．そのほか，特徴的顔貌（Abnormal facies），胸腺低形成による細胞性免疫不全（Thymic hypoplasia），口蓋裂（Cleft palate），副甲状腺機能低下による低カルシウム血症（Hypocalcemia）を認めることがあり，所見の頭文字をとってCATCH 22症候群とも呼ばれる．CATCH 22は他の

意味もあるので疾病の名称としては不適切であり,「22q11.2欠失症候群」の方が正式な名称である.

b. 症状・診断

22q11.2欠失症候群は,一般には円錐動脈幹奇形の小児で特徴的顔貌(口が小さい,見鼻翼部分の切れ込み)と鼻声の合併に注意することで診断される例が多い.重症の早期死亡例から,乳幼児健康診査で軽度発達遅滞のために専門機関に紹介される例まで,本症の症状の現れ方は幅が広い.本症の発生率は高く,3,000～5,000人に1人といわれる.

粘膜下口蓋裂による鼻孔からのミルクの噴出,開鼻声,構音障害,摂食障害などが頻度の多い所見としてみられる.滲出性中耳炎などの耳鼻咽喉科疾患の合併症や斜視,屈折異常などの眼科疾患の合併症についても精査が必要になる.本症の多くは染色体G分染法では異常は認めず,染色体FISH法による22q11.2欠失が確定診断になる.両親の一方に児と同じ欠失を認める場合があるが,親は一般に軽症である.親に欠失があれば,次子の罹患の確率は50%である.

c. 治療

各専門科において粘膜下口蓋裂,鼻咽腔閉鎖不全,滲出性中耳炎,視聴覚障害等の合併症を精査することが重要である.発達の評価を行い,適切な療育や言語訓練を行う.就学後も,注意欠陥多動症,学習障害等に注意して,フォローを行う.

3) ウィリアムス症候群

ウィリアムス症候群は7番染色体長腕の微細な欠失が原因である.小妖精様顔貌,大動脈弁上狭窄,肺動脈狭窄などの心血管異常,精神運動発達遅滞が特徴である.乳児期には哺乳障害,体重増加不良がみられる.性格は明るく,人との関わりを求め,多動傾向がある.大きな音を怖がり,耳をふさぐ行動がみられるが,音楽を好む傾向がある.

4) ルービンスタイン・テイビ症候群

低身長,特徴的な目鼻の形,高口蓋,小頭症,幅広い親指あるいは太い指先が特徴である.精神遅滞をともなうが,その程度はさまざまである.生後よくある問題は,哺乳・摂食不良,呼吸器系の感染,中耳炎,眼感染と涙管閉塞症を含む異常,慢性の便秘,眼科的合併症,心疾患,椎体変形,胃食道逆流と嘔吐,腎疾患と整形外科の問題がときにみられる.

5) ソトス症候群

5番染色体のNSD 1という遺伝子領域の微細欠失例とNSD 1遺伝子だけの異常例とがある.頭囲が大きく,前頭突出し下顎は細い.眼間解離,眼裂斜下など特徴的顔貌である.体格が大きく,発育が促進する.心奇形や泌尿器奇形例もある.精神運動発達は遅れる.

6) 歌舞伎症候群

日本で発見された症候群である.歌舞伎役者を思わせる特徴的な切れ長の眼瞼がみられる.鼻先は平たく,耳介は大きい.指腹部の膨らみが特徴的である.精神運動発達遅滞を呈する.心奇形や泌尿器系の合併症を認める例がある.まだ原因は不明である.

7）ピエールロバン症候群

　口蓋裂，小下顎を特徴とする．気道が狭く，呼吸や嚥下に問題が生じることがある．スティックラー症候群はピエールロバン症候群に強度近視など眼科的異常を合併するので，必ず眼科検査を受ける．

参考文献

1）神崎秀陽，玉置知子編（2000）周産期遺伝相談，Ladies Medicine Today，医学書院
2）佐藤孝道著（1999）出生前診断―いのちの品質管理への警鐘，有斐閣選書
3）千代豪昭著（2000）遺伝カウンセリング―面接の理論と技術，医学書院

ダウン症候群関連

4）NPO法人日本ダウン症ネットワーク著（2000）みんな大すき，かもがわ出版
5）藤田弘子著（2000）ダウン症児の赤ちゃん体操―おや子で楽しむふれあいケア―，メディカ出版
6）一色玄，安藤忠編（1990）ダウン症児の発達医学，医歯薬出版

染色体異常や先天異常症候群の検索に利用

7）梶井正，新川詔夫，黒木良和，福嶋義光編（1998）新先天奇形症候群アトラス，南光堂
8）阿部達生，藤田弘子編（1997）新染色体異常アトラス，南光堂
9）日本臨牀　領域別症候群（2001）先天異常症候群　上・下，日本臨牀社

XIX

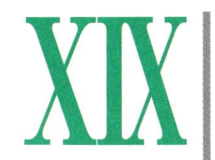

新生児の異常

1. 基礎知識
2. 主要疾患

① 基礎知識

1 形態と機能

新生児の形態は他のどの年齢層にもみられない特徴があるので，正常な所見を知っておく必要がある．

頭部：新生児の頭蓋骨縫合線は解離しており，左右の前頭骨と側頭骨に囲まれた菱形の部分を大泉門，左右の後頭骨と側頭骨に囲まれた三角の部分を小泉門という．
　出生時には小泉門ははっきり触れないことが多いが，大泉門が触れないのは異常であり，早期頭蓋骨癒合症や小頭症を疑う．頭部の腫瘤は比較的よくみられる所見で，骨縫合線を越える産瘤と，越えない頭血腫がある．前者は産道を通るときの先進部にみられる皮下浮腫で生後早期に自然に消退する．

眼／耳／鼻／口腔：眼球結膜出血は正常産でも時々みられ，自然消退する．結膜の黄染は黄疸の程度をよく反映するので，診察の際は必ずチェックする．眼脂がよくみられるが，これは新生児の場合，鼻涙管が狭いためであり，軽くマッサージし清潔を保つだけで軽快することが多い．耳介低位はさまざまな先天奇形症候群にみられる所見である．新生児は鼻呼吸のため，呼吸障害の際は鼻翼呼吸が目立ちやすい．歯肉にみられる白色の腫瘤は上皮真珠と呼ばれるもので，自然消退するので放置してよい．口唇口蓋裂を見落とすことはないが，口蓋裂のみのこともあるので，よく口腔内も観察する．

皮膚：成熟児の場合，出生時にべっとりとしたクリーム状の胎脂が全身にみられる．これは，皮膚の保護や保温の役割もあるため，無理に拭き取る必要はなく自然と落ちていく．落屑や亀裂は，過期産児や胎盤機能不全による子宮内発育遅延児などにみられるが，これも自然に軽快するため治療は要しない．出生直後から数日にかけてよくみられる丘疹とそれを取り囲む紅斑は，中毒疹と呼ばれる正常な所見で放置してよい．蒙古斑も臀部や四肢によくみられるが，通常数年かけて色調は薄まり消失していく．

胸腹部：正常新生児の心拍数は毎分120～140回，呼吸数は毎分40～50回と成人に比較して非常に多い．腹部は正常でもやや膨隆している．

外陰部：男児の停留睾丸は出生直後は必ずしも異常とはいえないが，必ず経過観察する．女児では性器出血（新生児月経）がときにみられるが，母親由来の女性ホルモンの影響のためで放置してよい．

2 主要症状と病態生理

（1）何となくおかしい，元気がない（not doing well）

この表現は漠然としているが，身体の異状を全身で訴える新生児にとって最も重要な所見である．活気がなくなる，泣き声が弱い，皮膚の色が悪い，末梢が冷たいなど，経験を積んだ医師や

看護師は直感で児の変調に気づくものである．この症状は，敗血症，髄膜炎などの重篤な感染症，先天性代謝異常，心不全などの初期症状が考えられる．

（2）呼吸障害

新生児は，肺自体や気道，胸郭，呼吸筋，呼吸中枢などが未熟なため，呼吸障害を来たすことが多い．呼吸障害の症状として，陥没呼吸，呻吟（うーん，といううなり声），鼻翼呼吸，無呼吸などがあげられる．正常新生児の呼吸数は，毎分40〜50回である．60回を超えると多呼吸であり，換気面積が減少する病態のとき，一回換気量を増加させるために起こる．吸気時に肋間などの陥没をともなう陥没呼吸は，肺コンプライアンス（肺の膨らみやすさ）が低下している状態や，上気道の閉塞などで起こる．新生児では胸郭も柔らかく陥没呼吸が目立ちやすい．呻吟は，呼気時に声門を狭めて胸腔内に自ら陽圧をかけて肺が虚脱しないようにする防御反応と考えることができる．成熟児にみられるこれらの呼吸障害は，一過性多呼吸，先天性肺炎，心不全，多血症，重症感染症，先天代謝異常などのときにみられる．

（3）チアノーゼ（Cyanosis）

中心性チアノーゼ（全身性チアノーゼ）と末梢性チアノーゼ（四肢末端のみのチアノーゼ）に分けられるが，臨床的に重要なのは前者である．チアノーゼは呼吸器の疾患や，循環器疾患のみならず，感染症，代謝性疾患，血液疾患でも起こりうる．基本的には酸素を投与すべきであるが，動脈管依存性の先天性心疾患は，酸素投与が状態を悪化させるので，的確な診断が重要である．

（4）吐血・下血

出生時の処置にともなう少量の上気道内の出血や，血性羊水すなわち母体血の嚥下に起因する吐血や下血を認めることがある．血液が，母由来か新生児本人のものかを鑑別するにはアプトテスト（p.418参照）を行う．新生児本人の消化管出血で，ヘパプラスチンテストの低値を認めた場合は真性メレナ（ビタミンK欠乏症）といい，ビタミンKの投与が有効である．

（5）けいれん

新生児にみられるけいれんは表XIX-1のような原因が考えられる．発作にはいくつかの臨床像がある．新生児に特有の発作として，瞬目や吸てつ，舌の出し入れを繰り返す，あるいは手足をボート漕ぎやペダル漕ぎのように規則的に動かす，などがあり，これらを微細発作という．また，伸展と硬直を呈する強直性発作，四肢をリズミカルに動かす間代性発作が知られている．

表XIX-1　主な新生児けいれんの原因

低酸素性虚血性脳症
頭蓋内出血
低血糖
低カルシウム血症
先天代謝異常
母体投与の薬物の離脱

(6) 黄疸

　黄疸は新生児期に最も多くみられる兆候であるが，生理的黄疸と病的黄疸を見極めることが重要である．病的黄疸とは，生後早期，特に24時間以内に出現するもの，急激にビリルビン値が上昇するもの（5 mg/dL/日以上），直接ビリルビンの上昇である．病的黄疸は中枢神経に後遺障害を残す場合があるため，時期を逃さず治療を行うことが肝要である．

③ 検査

(1) 採血法

　新生児は，循環血液量が少ないので，採血量を極力少なくするように検査計画を立てなければならない．また，血管も細く少ないので，採血法も工夫が必要となってくる．微量の場合は足底の踵の外側を注射針かランセットで浅くカットし，自然に出てくる血液を毛細管に吸い取る．手背の表在静脈から採血する場合は，滴下法を用い，注射針のみを穿刺し，自然滴下してくる血液を採取する．

(2) アプトテスト（Apt test）

　新生児の吐血や下血をみたとき，母体血か児血かを鑑別するのに用いられる．
　胎児ヘモグロビンはアルカリに抵抗性があるが，成人ヘモグロビンはアルカリで変性することを利用する．吐下血を5～10倍の蒸留水を加えて溶血させ遠心後に0.1 N水酸化ナトリウム溶液を等量加えて変色しなければ新生児血，黄茶色化すれば成人血である．

(3) 頭部エコー

　新生児は大泉門という超音波入射窓が存在するため，エコーを用いて頭蓋内の病変を非侵襲的に保育器内でとらえることができる．頭蓋内出血，脳室周囲白質軟化症，水頭症，脳血流の測定による脳浮腫の観察に欠かせない検査である．

② 主要疾患

(1) 新生児仮死

a. 病因・病態

　新生児仮死は出生時の呼吸循環不全であり，その本態は低酸素血症と虚血，そして代謝性アシドーシスである．原因はさまざまであるが，胎児仮死に続発することが多い．仮死の原因を表に示した（表XIX-2）．

b. 症状（評価）

　新生児仮死の評価にはアプガール（APGAR）スコアが使われる（表XIX-3）．これは，皮膚の色（appearance），心拍数（pulse），刺激に対する反応（grimace），筋緊張（activity），呼吸（respiration）の頭文字をとったものであり，各項目に0～2点をつけ，その合計で5～7点を軽度仮死，4点以下を重度仮死とするものである．通常1分値と5分値を判定し，1分値は分娩直

前の状態を反映し，5分値は予後と相関するといわれている．

c. 予防・治療

新生児仮死は胎児仮死に引き続き起こることが多いので，胎児仮死を発見し素早く対応することが肝要である．そのためには，胎児心拍モニターや超音波断層装置を用いた産科的管理が最大の予防策である．

そして次に大切なことは，いかに適切な新生児蘇生を行うかである．まず，分娩を扱う施設において，必ず用意しておくべきものを表XIX-4に示した．これらは毎日点検し，清潔度を保ち，使用に関しても熟練しておくことが望ましい．また，表XIX-5にあげた蘇生の最小限必要な薬品は常に準備し，これらも毎日点検し蘇生に備えておく．

表XIX-2　新生児仮死の原因

出生前……	母体のショック
	胎盤機能不全による胎児低酸素症
	双胎間輸血症候群
	胎児水腫
出生時……	常位胎盤早期剥離
	子宮破裂
	臍帯脱出
	臍帯巻絡
出生後……	緊張性気胸
	胎便吸引症候群
	横隔膜ヘルニア
	出血性ショック

表XIX-3　アプガール（APGAR）スコア

	0点	1点	2点
皮膚の色	全身チアノーゼまたは蒼白	体幹はピンク，四肢はチアノーゼ	全身ピンク
心拍数	なし	100/分以下	100/分以上
刺激に対する反応	刺激に反応なし	刺激に顔をしかめる	刺激で泣く
筋緊張	だらっとしている	四肢を少し曲げる	四肢屈曲して活動
呼吸	なし	不規則な呼吸	強く泣く

表XIX-4　分娩の立ち会いに必要な設備と器具

ラジアントウォーマー
温めたタオルやガーゼ
酸素，できれば濃度調節のできるブレンダー
人工換気用バッグ（ジャクソンリース）
フェースマスク
吸引，口腔用と気管用のチューブ
喉頭鏡
気管内チューブ
聴診器
パルスオキシメータ
心拍モニター

表XIX-5　準備すべき薬品

メイロン（炭酸水素ナトリウム8.4%製剤）
カルチコール（8.5%グルコン酸カルシウム）
生理食塩水
ブドウ糖（5%，10%，20%）
ボスミン

〔蘇生の手順〕

　実際の手順を図XIX-1に示した．まず蘇生に先立ち，素早く産科情報を入手し，起こりうる事態を予測する．母体の週数や多胎か単胎か，羊水が混濁しているか否かなどをチェックし，人員や室温の準備をして出産に立ち会う．特に重要なポイントは，羊水混濁がある場合は胎便吸引症候群を引き起こさないために，換気に先立って羊水を吸引すること，また，低体温にさせてしまうと蘇生は成功しないので，羊水をよく拭き取り，室温にも気を配ること，気管内挿管に慣れていない場合は，無理に挿管せず，マスク換気を行う方がよい，などである．

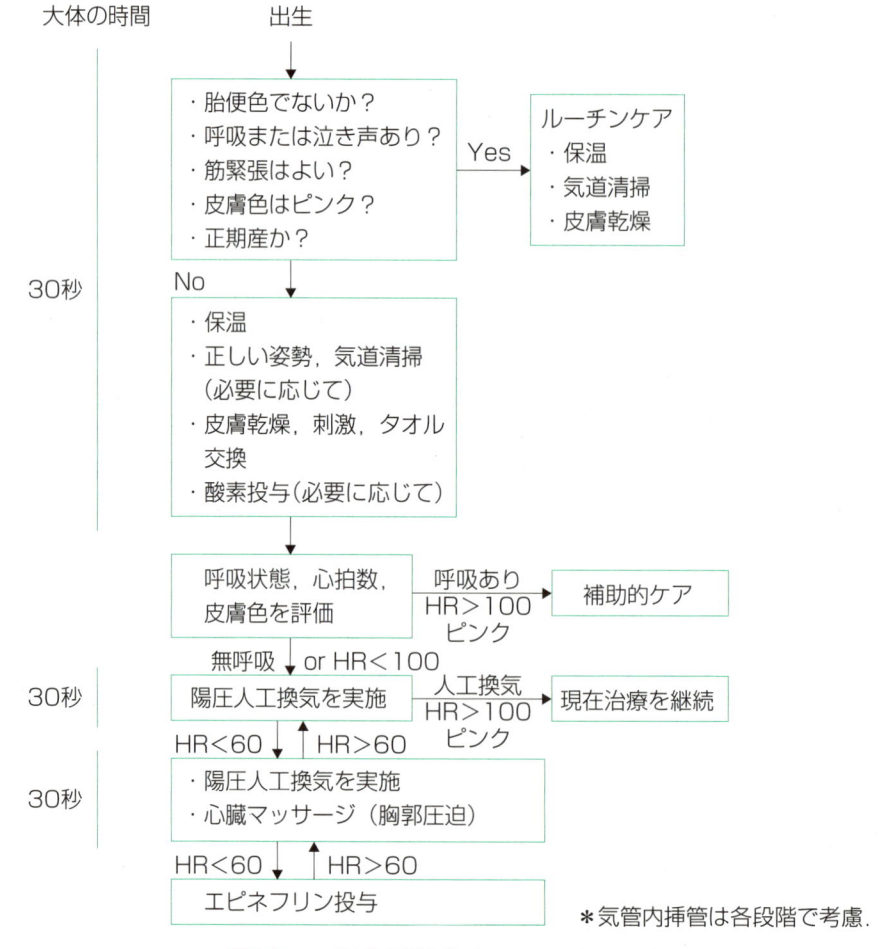

図XIX-1　新生児蘇生のフローチャート

（阿部敏明，飯沼一宇，吉岡　博編（2003）小児科学新生児学テキストp.792，診断と治療社）

（2）合併症

新生児仮死には，表XIX-6 に示すような重篤な合併症があるが，神経学的な予後を左右するという点で特に重要なのは低酸素性虚血性脳症である．低酸素性虚血性脳症では，意識障害やけいれ

表XIX-6　新生児仮死の主な合併症

低酸素性虚血性脳症
新生児遷延性肺高血圧症
胎便吸引症候群
気胸・気縦隔
心筋障害
急性腎不全
頭蓋内出血
DIC（播種性血管内凝固）

表XIX-7　成熟新生児の低酸素性虚血性脳症の経過（Sarnatの病期分類）

	第 1 期	第 2 期	第 3 期
意　識	過敏性	嗜眠性または鈍化	昏迷
神経筋支配			
筋緊張	正常	おだやかに低下	弛緩
姿勢	弱い遠位屈曲	強い遠位屈曲	間欠的除脳硬直
伸展反射	過多	過多	減弱またはなし
分節性ミオクローヌス	あり	あり	なし
複合反射			
吸啜反射	弱い	弱いまたはなし	なし
Moro反射	強い，低閾値	弱い，不可能，高閾値	なし
眼前庭反射	正常	過多	弱いまたはなし
緊張性頸反射	弱い	強い	なし
自律神経機能	全交感神経性	全副交感神経性	両神経系とも低下
瞳　孔	散瞳	縮瞳	不定，しばしば不等，光反射に弱い
心　拍	頻拍	徐脈	不定
気管支および唾液分泌	少ない	豊富	不定
胃腸の運動性	正常または減少	減少，下痢	不定
発　作	なし	しばしば，単または多焦点性	稀（除脳硬直を除く）
脳波所見	正常（覚醒）	初期：低電位でδ，θ波が続く 後期：周期性（覚醒） 発作：焦点性，1〜11.5 Hz棘徐波	初期：平坦波をもつ周期性
持　続	24時間以内	2〜14日	数時間〜数週

（阿部敏明，飯沼一宇，吉岡　博編（2003）小児科学新生児学テキスト p.863，診断と治療社）

ん，筋緊張の低下などがみられ，脳波異常，CTや超音波で脳浮腫の所見がみられる．低酸素性虚血性脳症の重症度を判定するのに表XIX-7に示した，Sarnatの病期分類がよく用いられる．第1期までの場合，予後は良好であるが，第3期に移行した場合，昏睡状態が持続し，生命的にも予後不良である．

(3) 脳性麻痺

脳性麻痺とは，受胎から新生児（生後4週以内）までに生じた脳の非進行性病変に基づく，永続的な，しかし変化しうる運動および姿勢の異常をいう．

またてんかんや知能障害，あるいは言語障害などをともなうことがある．新生児仮死の最も重要な合併症である低酸素性虚血性脳症は，脳性麻痺となる可能性が高い（IX章参照）．

(4) 分娩外傷

1) 頭血腫

頭血腫は骨と骨膜の間の出血で，骨縫合線を超えない．生後数日で波動を触れ，黄疸が遷延することもある．生後数カ月までには吸収され消失する．

2) 頭蓋内出血

早産児の出血は脳室内出血が多いが，正期産児ではクモ膜下出血や硬膜下出血が多い．頭部CTにより容易に診断しうるので，何となく元気がない，けいれんなどの場合は必ず検査を行う．予後は必ずしも悪くない．

3) 骨折

鎖骨骨折は，触診でも発見できる．特別な治療は必要とせず，1, 2カ月で治癒する．

4) 分娩麻痺

分娩時，特に骨盤位で牽引して出生した場合や鉗子分娩に至った場合に末梢神経を損傷し，麻痺を引き起こすことがある．まず，腕神経叢麻痺は上腕を挙上できないが手指の運動は可能な上腕型，手指の麻痺もともなう前腕型に分けられる．また横隔神経麻痺や顔面神経麻痺が起こることもある．前者は麻痺した横隔膜が虚上し，呼吸器症状をともなうこともある．後者は泣いたときに口角が健側に引きつれ，顔が非対称になることで診断できる．

(5) 黄疸

a. 病因・病態

新生児期には，成人の正常値との比較において必ず黄疸がみられるが，それが生理的黄疸か病的黄疸かを鑑別することが重要である．新生児は出生時にやや多血であることや赤血球の寿命が短い，などの理由から生理的に黄疸が出現する（表XIX-8）．病的黄疸は，生後24時間以内に血清ビリルビン値が5～7 mg/dL以上を示す早発黄疸や，5 mg/dL/日以上の急激な上昇を認める場合などである．病的黄疸の診断治療が遅れると重篤な後遺障害を残す可能性があるので注意が必要である．

表XIX-8　生理的黄疸の発症要因

> 生理的な多血症
> 赤血球寿命が短い
> 腸肝循環の亢進
> 肝のグルクロン酸抱合能の未熟性

b. 症状・診断

　黄疸の診断には，まず視診，特に眼球結膜であるが，経皮黄疸計が使用されることが多い．これは，血清ビリルビンとの相関もよく，非侵襲的で簡便なため頻用されている．ただし，黄疸の診断治療には，正確な血清ビリルビン値の測定は必須である．新生児黄疸の原因は，表XIX-9に示したように，ビリルビンの生産過剰，ビリルビンの排泄障害に大きく分けることができる．前者は，血液型不適合による溶血性貧血，帽状腱膜下血腫や頭血腫など閉鎖性出血，多血症などがあげられる．これらの鑑別には，まず母子の血液型やクームス試験が必要である．また，後者では胆道閉鎖症などの胆汁流出路の閉塞やビリルビン抱合能の低下を来たす稀な疾患（クリグラーナジャール症候群など）があげられる．また全身状態が悪化している場合，すなわち先天性感染や重症感染症の場合も黄疸が出現することがある．

表XIX-9　主な病的黄疸の原因

> ビリルビン生産過剰
> 　血液型不適合による溶血性貧血
> 　（ABO，Rh，その他）
> 　帽状腱膜下血腫
> 　頭血腫
> 　多血症
> ビリルビン排泄障害
> 　胆道閉鎖症
> 　甲状腺機能低下症
> ビリルビン抱合障害（クリグラーナジャール症候群）
> 新生児肝炎
> 先天性感染症（TORCH症候群など）

表XIX-10　血清総ビリルビン濃度による光線療法・交換輸血の適応基準（単位：mg/dL）

出生体重	＜24時間 光線／交輸	＜48時間 光線／交輸	＜72時間 光線／交輸	＜96時間 光線／交輸	＜120時間 光線／交輸	＞5日 光線／交輸
＜1,000g	5／ 8	6／10	6／12	8／12	8／15	10／15
＜1,500g	6／10	8／12	8／15	10／15	10／18	12／18
＜2,500g	8／10	10／15	12／18	15／20	15／20	15／20
≧2,500g	10／12	12／18	15／20	18／22	18／25	18／25

（神戸大学医学部小児科編（1993）新版未熟児新生児の管理 p.214，日本小児医事出版）

c. 治療

　黄疸の治療は，神戸大学の光線療法と交換輸血の適応基準（表XIX-10）や光線療法の村田の基準（村田文也，小児外科内科，1973；図XIX-2）が汎用されている．光線療法は，波長が420～460 nmの青色，緑色光が皮下のビリルビンを光異性体に変えて水溶性にし，排泄させる効果をねらったもので，臨床的に頻用されている．核黄疸の危険が迫っている場合は，ためらうことなく交換輸血を実施すべきである．

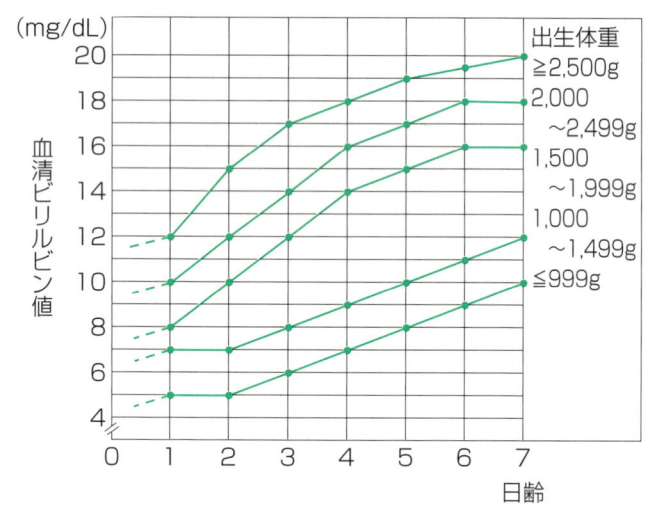

図XIX-2　光線療法の適正基準（村田の基準）

注1：日齢，出産体重から基準線を越えたときに光線療法を開始する．
注2：下記の核黄疸発症の危険因子がある場合には一段低い基準線を越えたときに光線療法を考慮する．①周産期仮死（5分後Apgarスコア<3），②呼吸窮迫（$PaO_2 ≦ 40mmHg$が2時間以上持続），③アシドーシス（pH≦7.15），④低体温（直腸温<35℃が1時間以上持続），⑤低蛋白血症（血清蛋白≦4.0 g/dLまたは血清アルブミン≦2.5 g/dL），⑥低血糖，⑦溶血，⑧敗血症，中枢神経系の異常徴候
注3：中止基準；その日齢における開始基準値よりも2～3 mg/dL低くなった場合に中止する．

（阿部敏明，飯沼一宇，吉岡　博編（2003）小児科学新生児学テキスト p.937，診断と治療社）

〔核黄疸〕

　アルブミンなどのタンパク質に結合していないビリルビン（アンバウンドビリルビン）は，非水溶性で，分子も小さく，膜拡散性をもち，容易に血液脳関門を通過して脳内に移行し，神経毒性を発揮する．黄疸による神経障害の剖検所見では，特に大脳基底核の黄染がみられたことから，黄疸による重篤な神経障害を核黄疸と呼ぶ．核黄疸は主にアテトーゼ型の脳性麻痺や難聴などの後遺障害を残すが，血液型不適合に関する母体の管理や黄疸管理の向上にともなって，成熟児の核黄疸の症例は激減した．

〔母乳黄疸〕

　母乳栄養にともなう黄疸は，生後5日前後の生理的黄疸の増強と，生後1週間を過ぎて6～8週にわたって遷延する黄疸があり，いずれも間接ビリルビンが高値を示す．前者は，主に母乳の

量，回数の不足に関連すると考えられ，早期頻回授乳の励行で予防できる．また遷延する黄疸は，母乳に含まれるプロゲステロンの代謝産物や遊離脂肪酸が，グルクロン酸抱合を抑制し，ビリルビンの代謝を抑制することなどが原因と考えられる．この場合，母乳の中断で治療は可能であるが，健康な正期産児の母乳黄疸は，核黄疸の危険性はきわめて低く，安易な母乳中止は慎むべきである．

（6）感染症
1）胎内の感染症
〔TORCH（トーチ）症候群〕（表XIX-11）

表XIX-11　TORCH（トーチ）症候群

病原体	主な症状
トキソプラズマ	水頭症，脳内石灰化，脈絡網膜炎
風疹ウイルス	先天性心疾患，聴力障害，白内障
サイトメガロウイルス	小頭症，聴力障害，発達遅延
単純ヘルペスウイルス	水疱性皮膚病変，角結膜炎

母体が感染し，経胎盤的に胎児にも感染を起こし，先天性の症状を呈する病原体がある．これらの感染症ではいずれも子宮内発育不全，中枢神経系の障害（水頭症，小頭症，精神発達遅滞など），肝脾腫，眼底，皮膚の変化など，類似した症状を示すことから，これらの病原体の頭文字をとって TORCH（トーチ）症候群と呼ぶ．すなわちトキソプラズマ（T），風疹ウイルス（R），サイトメガロウイルス（C），単純ヘルペスウイルス（H）である．TORCHのうちOはOthersとして，その他の胎内感染症の病原体を示す場合がある．これには，梅毒，結核，HIV，B型・C型肝炎ウイルス，成人T細胞白血病ウイルスなどが含まれる．

〔梅毒〕
先天性梅毒では，皮疹，肝脾腫，骨変化などがみられる．母体が生物学的擬陽性の場合もあるため，診断するためには児のIgM-FTA-ABSの検査が必要である．

〔AIDS〕
後天性免疫不全症候群の母子感染は，胎児，産道，出生後感染がある．決定的な予防法はなく，帝王切開による出産，母乳の禁止等が行われている．薬物としては妊娠中の母体にAZTの投与が有効とされている．胎内感染例では，小頭症，脳実質石灰化，脳症など重篤な中枢神経系の障害をともなう．感染が成立せず出生したのちは，感染予防のための，両親への支援やカウンセリングが必要となってくる．

2）母子感染
B型肝炎ウイルスの胎内感染は約1％と稀であり，産道感染が主であると考えられている．母親がHBe抗原陽性のキャリアでは90％がキャリア化するが，HBe抗体陽性の場合は児のキャリア

化は稀である．現在は垂直感染予防のためのグロブリンとワクチンが広く普及した結果，キャリアとなる児は激減している．

C型肝炎ウイルスは，抗原陽性の母から母子感染するのは約10％といわれている．有効な予防法は現在のところない．

成人T細胞白血病は，human T lymphotropic virus type 1の垂直感染によって主に50歳代に発病する予後不良の疾患である．キャリアからの年間発症は約1,000人に1人といわれている．直接母乳を遮断することで母子感染を予防することができ，母乳の冷凍および過熱でも有効である．

3）生後の感染症
①臍の感染
臍の感染の予防のため，出生直後に消毒が行われる．細菌感染が起こると臍周囲の皮膚が発赤したりするので，抗生物質の全身投与が必要となる．
②新生児眼炎
かつて産道感染で起こるりん菌性新生児眼炎は，盲の原因として知られていたが，現在では出生時に点眼を励行することで予防可能である．
③髄膜炎・敗血症
a. 病因・病態

新生児の重症感染症として髄膜炎と敗血症があげられる．これらの合併症の初期症状は類似しており，また両者を合併することも稀ではない．起炎菌は大腸菌，B群溶連菌，黄色ブドウ球菌（特にMRSA）などがあげられる．新生児の特徴として，母体からの垂直感染がありうることや，新生児室では院内水平感染も発生しやすいことなども考慮して情報を収集しなければならない．

b. 症状・診断

臨床症状としてあげられるのは，まず，何となく元気がない，哺乳不良，活気不良であり，進行すると，呼吸不全，高体温または低体温，嘔吐腹部膨満，けいれんなどを呈する．感染症を疑ったら，血液検査，髄液検査，尿検査，各種培養（血液，髄液，尿，便，咽頭，臍など）を行う．起因菌が判明しなくても抗生物質の投与等，治療を開始する．特に新生児の場合は，CRPなどの炎症反応が早期には上昇しないことがあるので注意を要する．

c. 治療

治療は抗生物質の投与，ガンマグロブリンの投与，各症状に対する補助療法である．

（7）呼吸循環障害
1）胎便吸引症候群
a. 病因・病態

胎児が低酸素状態におかれると，腸管の蠕動運動が亢進し，また肛門括約筋の弛緩が起こって羊水中に胎便が排出される．さらに出生時にあえぎ呼吸が起こると，混濁した羊水を気管内に吸い込み，呼吸障害を引き起こし，これを胎便吸引症候群と呼ぶ（図XIX-3）．患児の皮膚や臍帯は胎便による汚染で緑黄色を呈する．胎便吸引症候群は仮死をともなうことも多く，素早い蘇生，気管内洗浄を行えなかった場合，重症化する．

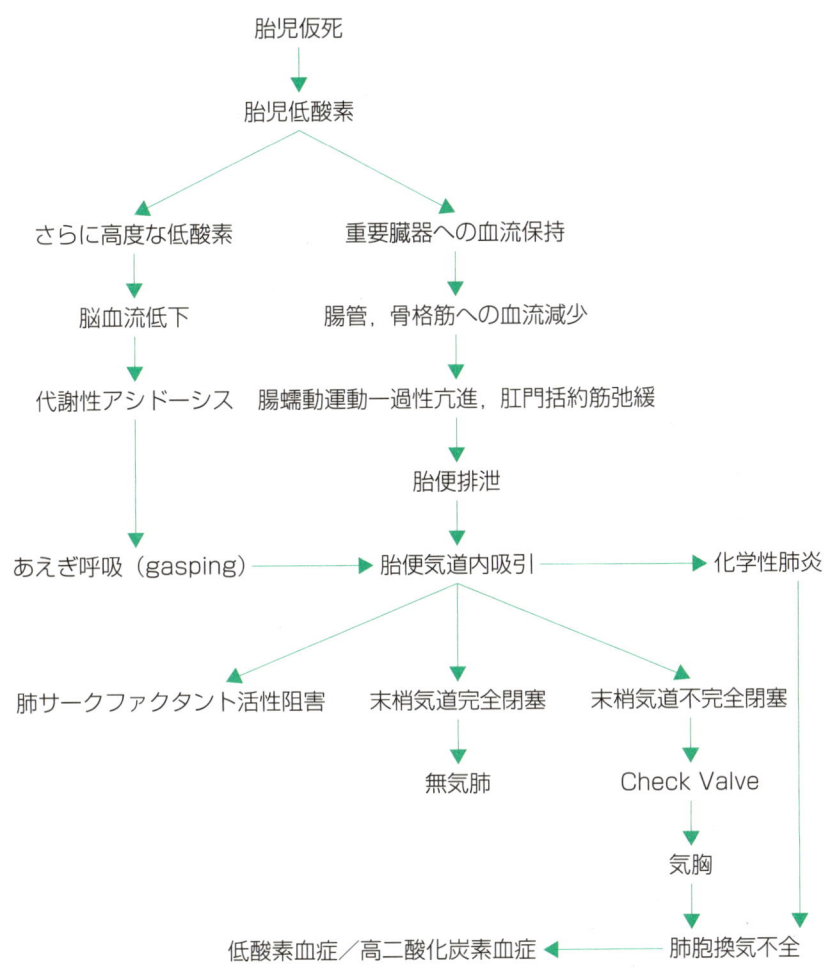

```
                    胎児仮死
                      ↓
                   胎児低酸素
                   ↙        ↘
        さらに高度な低酸素      重要臓器への血流保持
            ↓                    ↓
         脳血流低下         腸管，骨格筋への血流減少
            ↓                    ↓
      代謝性アシドーシス   腸蠕動運動一過性亢進，肛門括約筋弛緩
            ↓                    ↓
                              胎便排泄
                                ↓
     あえぎ呼吸（gasping）→ 胎便気道内吸引 → 化学性肺炎
                      ↙      ↓      ↘
      肺サーファクタント活性阻害  末梢気道完全閉塞  末梢気道不完全閉塞
                              ↓              ↓
                            無気肺        Check Valve
                                            ↓
                                           気胸
                                            ↓
        低酸素血症／高二酸化炭素血症 ← 肺胞換気不全
```

図 XIX-3　胎便吸引症候群の発生機序

b. 症状

症状は出生直後から始まるチアノーゼ，陥没呼吸，多呼吸，さらに気胸や新生児遷延性肺高血圧症を合併することもある．

c. 治療

治療は口腔内，気道内の胎便の除去，人工換気，などである．

2）新生児一過性多呼吸

胎児期の肺には羊水が満たされているが，そのほとんどが出生時に産道を通過する圧迫で押し出されたり，第一啼泣のあと，リンパ系，静脈系に吸収される．しかし，これが何らかの理由でスムーズに行われなかった場合，肺の中に肺水が残って，換気面積の減少のため，一過性に呼吸数を多くして適応しようとし，この状態を新生児一過性多呼吸という．

治療は適切な酸素化が得られるように保育器内で酸素投与を行い，保温など一般的な養護を行うだけで，通常3日程度で軽快する．

3）先天性心疾患

　先天性心疾患は右左シャントのチアノーゼ型の心疾患，左右シャントにより心不全を呈する群，動脈管依存性の心疾患などに分類することができる．出生直後に特に注意しなければならないのは，動脈管開存により肺血流が維持されている場合である．もし100％酸素を漫然と投与すると，動脈管が閉鎖し，状態を悪化させるので，チアノーゼのある児は常に心疾患である可能性も考える必要がある．先天性心疾患の場合，必ずしも心雑音が聴取されるとは限らない．何となく元気がない，冷汗，末梢冷感，浮腫，体重増加不良などの症状も心不全の徴候であるので，胸部レントゲンや心臓超音波などの検査が必要である．

4）遷延性肺高血圧症

a. 病因・病態

　仮死，胎便吸引症候群などにともなう呼吸障害があって，低酸素血症，高二酸化炭素血症やアシドーシス（acidosis）が速やかに改善されないと，肺動脈の血管抵抗が低下せず，肺血流が十分にならない．あるいは，肺低形成があると肺血管の構造異常のために肺血流が増加しない．それらのため低酸素血症や高二酸化炭素血症，アシドーシスがさらに増悪する．このため肺血流が低下し悪循環に陥る．このような病態を遷延性肺高血圧症という．

b. 症状・診断

　主な症状は呼吸窮迫症状，100％酸素投与にても改善しない低酸素血症，高二酸化炭素血症である．しばしば，チアノーゼ型先天性心疾患と誤診されるので注意が必要である．診断には，右上肢と下肢における動脈血酸素飽和度の差をとらえること，心エコーによる卵円孔／動脈管での右→左短絡の証明，肺血管拡張剤投与への反応（治療的診断）が有用である．

c. 治療

　治療で重要な点は，基礎疾患の十分な治療（十分な酸素投与，高二酸化炭素血症があれば人工換気，アシドーシスの補正），わずかな刺激で容易に肺血管収縮亢進するので，鎮静と必要最小限の処置を心がける，などである．薬剤としては肺血管拡張剤（プロスタグランディン，トラゾリン，ミリスロール）や昇圧剤が使用される．近年，強力な血管拡張作用をもつNOガスを吸入させることによって，体血圧を下げることなく，選択的に肺血管のみを拡張させることも試みられている．

（8）その他

1）嘔吐

　新生児の嘔吐は，表XIX-12にあげたように生理的な範囲のもの，器質的な原因によるもの，全身状態の変化にともなう症状であるものに分けられる．新生児の食道や胃は解剖学的および機能的に逆流しやすく，いつ乳はよくみられる生理的な現象である．また出生後1〜2日嘔吐がみられ，自然軽快する初期嘔吐もしばしばみられる．器質的な嘔吐は消化管閉鎖や狭窄が原因としてあげられる．これらは出生前に胎児のエコー所見や羊水過多などの病歴も診断価値が高い．消化管の閉鎖や狭窄を疑ったら腹部レントゲンや造影を行い，専門医にコンサルトする．器質的な原因でない場合は，中枢神経系の障害，重症感染症，代謝性疾患など，さまざまな原因が考えられるので，頭部エコー，血液ガス，アンモニア，炎症反応のチェックなどが必要である．

表XIX-12　嘔吐の原因

生理的なもの
　　初期嘔吐
　　いつ乳
消化管の異常
　　消化管閉鎖または狭窄
　　腸回転異常
　　鎖肛
その他
　　重症感染症
　　代謝性疾患

2）貧血

　新生児の貧血は出生時すでに貧血であるものと，出生後に起こるものとに分けられる．前者は，双胎間輸血症候群の供血児や胎児母体間輸血，臍帯断裂など頻度は低いが重症であることが多い．後者は頭蓋内出血や帽状腱膜下血腫，新生児メレナなどの出血によるもの，ダイアモンドブラックファン症候群など造血能の低下によるもの，血液型不適合による溶血などに分けられる．新生児の貧血は，顔色不良に加えて，循環不全，呼吸不全，心不全，ショックに移行することがあり，また鉄剤の投与による貧血の改善には時間がかかるため，症状のある児には輸血が必要である．

3）多血

　新生児の多血症は，双胎間輸血症候群の受血児や出生時に臍帯結紮が著しく遅れた場合など，輸血された状況であるものと，子宮内発育遅延や糖尿母体児，真性多血症など児の造血が亢進している場合がある．いずれの場合もヘマトクリット値が60～65％を超えると血液粘度が高まり，過粘度症候群（無呼吸，低血糖，心不全，血栓など）を引き起こすので，症状がみられた場合は部分交換輸血が必要である．

4）けいれん

　前述（p.417）のように，新生児のけいれんの発作型には，微細発作，強直性発作，間代性発作，ミオクロニー発作がある．特に吸てつ，舌の出し入れ，ペダル漕ぎなど一見けいれんではないが無目的に繰り返す微細発作は新生児期によくみられる．

　けいれんの原因は，低酸素性虚血性脳症，頭蓋内出血，髄膜炎等の中枢神経系の疾患，先天代謝異常，電解質異常，低血糖などの全身性疾患，などが考えられる．また母体に薬物が投与されていた場合などは，出生後離脱症候群としてけいれんも起こりうるので，病歴の聴取が大切である（表XIX-1）．

　けいれんに対する治療はフェノバール，ジアゼパム，リドカインなどの薬剤で，まず，けいれんを止め，必要に応じて人工呼吸や循環管理を行い，原因に対する治療を同時に行う．

5）低血糖
a. 病因・病態

　低血糖の原因は，表XIX-13に示すように，高インスリン血症によるものと糖の貯蔵不足に分け

表XIX-13 低血糖の原因

> 高インスリン血症
> 　糖尿病母体
> 　膵頭細胞症
> 　ロイシン過敏症
> 糖の貯蔵不足
> 　子宮内発育遅延児
> 　早産児

られる．前者は糖尿病母体児がよく知られている．これは母体由来の高血糖が胎児の高インスリン血症を引き起こし，それが出生後も遷延するために発症する．また稀ではあるが膵頭細胞症やロイシン過敏症も新生児期より重度の低血糖を呈するので注意が必要である．後者は子宮内発育遅延児があげられる．

b. 症状・診断

新生児が低血糖に陥ると，不活発，易刺激性，けいれん，チアノーゼなどがみられる．適切な治療が行われなければ，中枢神経系に重篤な後遺障害を残しうるので，十分な管理が必要である．低血糖の定義を表XIX-14に示したが，臨床的には時期や出生体重にかかわらず，40 mg/dL以下の場合は要注意であると考えた方が無難である．

表XIX-14 低血糖の定義

	生後時間	全血	血しょうまたは血清
低出生体重児	常に	20 mg/dL 未満	25 mg/dL 未満
成熟児	72 時間未満	30 mg/dL 未満	35 mg/dL 未満
	72 時間以上	40 mg/dL 未満	45 mg/dL 未満

c. 治療

低血糖が予想される場合は，予防的に 3～5 mg/kg/min のブドウ糖の持続点滴を開始する．低血糖が持続すれば，2 mg/kg/min ずつ増量し，それでも安定しなければステロイド投与なども考慮する．

6) 低カルシウム血症

a. 病因・病態

低カルシウム血症は，血清カルシウムの価が低い状態（通常 7 mg/dL 以下）をいうが，臨床症状は血清イオン化カルシウム値によって左右される．かつては人工乳に含まれていたカルシウムとリンの比が，母乳と比較してリンが高すぎたため，人工栄養児はリンが高く低カルシウムとなり，けいれんを起こすことさえあった（新生児テタニー）．しかし現在の人工乳のカルシウムとリンの比は母乳に近いため，このようなことはほとんど起こらなくなっている．低カルシウム血症の原因は，早産児を除くと，新生児仮死，糖尿病母体児などがある．

b. 症状

症状は，易刺激性，振戦，けいれん，心電図異常などである．

c. 治療

低カルシウム血症が予測される場合は，2倍に希釈した8.5％グルコン酸カルシウムを予防投与する．この際，血管外漏出は皮下壊死を起こしやすいので，点滴もれがないか確認し，また必ず心電図モニターを行いながら投与する．

XX

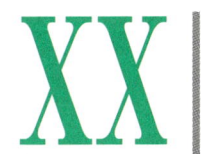

低出生体重児の疾患

1. 基礎知識
2. 主要疾患

基礎知識

1 低出生体重児の出生数と予後

　総出生数の減少にもかかわらず，低出生体重児の出生数は年々増加しており，新生児集中治療室に収容される患者の中心となっている．出生体重2,500g未満の児の年間出生数は2001年に10万人を超え，うち出生体重1,000g未満の超低出生体重児の出生数は遂に3,000人を突破した（図XX-1）．この理由には，近年の周産期医療の発展によってもたらされた低出生体重児の予後の改善が，以前であれば挙児を断念していた内科的，婦人科的合併症をもつ女性たちを，妊娠へと導いたことがあげられている．厚生労働省人口動態統計によれば，2001年の超低出生体重児の新生児死亡率は全国平均で約19％，出生体重1,000～1,499gの極低出生体重児ではわずか4.0％であった．これらの数字は全国平均値であり，設備の整った施設での治療成績はさらに良好であるといわれている．今や，低出生体重であること自体は必ずしも病気とはいえないが，低出生体重であるがゆえに生じやすくなるさまざまな合併症に特別な注意やケアが必要である，と理解すべき時代になった．

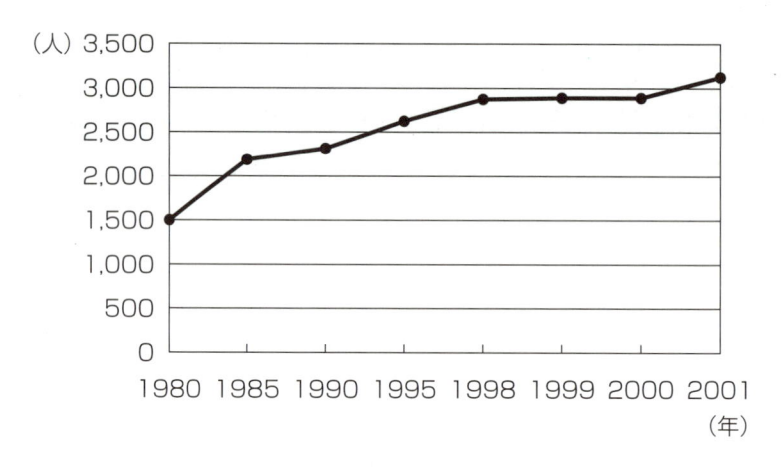

図XX-1　超低出生体重児年間出生数

（厚生労働省人口動態統計より）

2 低出生体重児の分類と定義

　新生児に関していくつかの分類と定義が用いられるが，それぞれ起こりうる合併症の頻度や種類，予後が異なる．患者がどの定義にあてはまるかによって異なった診療ルーチンが決められることも多く，重要である（表XX-1）．ただしlight-for-datesやsmall-for-datesの児がすべて低出生体重児とは限らず，逆に正期産である児が，small-for-datesの極低出生体重児であるといったこともありうる．

表XX-1 新生児の分類

分類		定義
出生体重による分類	超低出生体重児 極低出生体重児 低出生体重児	出生体重1,000g未満 出生体重1,500g未満 出生体重2,500g未満
在胎期間による分類	早産児 正期産児 過期産児	在胎37週未満で出生した児 在胎28週未満で出生した児を特に超早産児という 在胎37週以上42週未満で出生した児 在胎42週以上で出生した児
体格による分類	light-for-dates児 small-for-dates児 appropriate-for-dates児 heavy-for-dates児	出生体重が在胎期間からみて不当に少ない児（平均出生体重の10％タイル以下） 出生体重と身長のいずれもが在胎期間からみて不当に少ない児（平均の10％タイル以下） 出生体重が在胎期間相当の児 出生体重が在胎期間からみて不当に多い児（平均出生体重の90％タイル以上）

3 主要症状と病態生理

（1）呼吸窮迫症状（呼吸障害のある児にみられる症状）

1）多呼吸

60回/分以上の呼吸．一回換気量減少を補うために出現する．例えば，一回の換気量が10mLである児が，1分間に40回の呼吸を行うとすると，1分間の換気量は10×40＝400mLとなる．ところが，この児に呼吸窮迫症候群などの肺胞拡張不全をともなう病気があり，一回の換気量が5mLに減少しているとすると，児は1分間に400mLの換気量を得るためには400÷5＝80回/分の呼吸を行うことになる．

2）陥没呼吸

肺のコンプライアンスが低い（広がりにくい）とき，吸気時には肺をより拡張させようと横隔膜を収縮させて強い胸腔内陰圧を作る．このため胸骨上・下部や肋間などの柔らかい胸郭が陥没する（図XX-2）．胸郭が硬い成人では認められにくい異常呼吸である．陥没が強いと陥没した分だけ腹腔内臓器が押し下げられ，腹壁が挙上する「シーソー呼吸」となる．

3）呻吟

呼気時に聞かれる「うなり声」．コンプライアンスの低い肺では肺胞がいったん虚脱すると再度拡張させるためには強い吸気圧が必要となる．そこで児は呼気時に肺胞が虚脱することを防ぐために，声門を狭めて呼気を行い，肺胞側に陽圧を加えようとする（図XX-3）．狭い声門を気流が通過するため発生する音を呻吟という．児に呻吟がみられるということは，すなわち児の肺胞が虚脱しやすい状況にあることを意味し，呼吸窮迫症候群や新生児一過性多呼吸，あるいはそれに類似した病態が存在する可能性が高い．

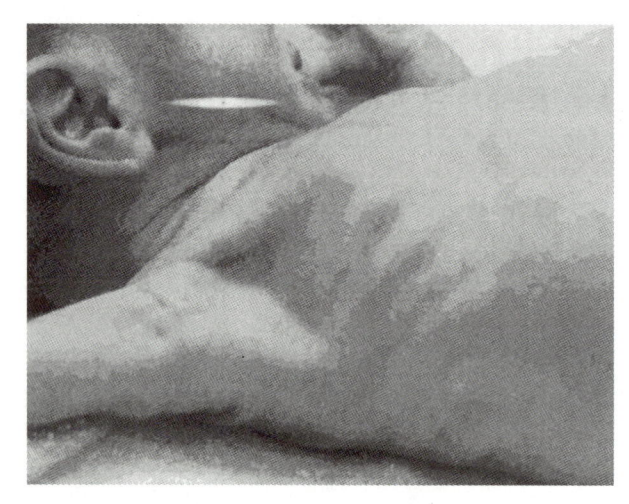

図XX-2　肋間の陥没呼吸

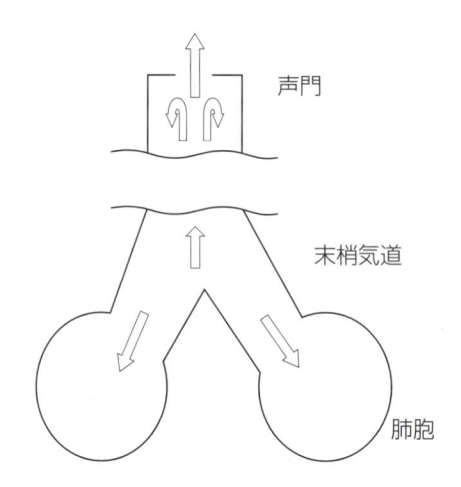

図XX-3　呻吟が起こる機序の模式図

呼気時に声門が狭められているために，肺胞から向かった呼気流の一部は速やかに呼出されず，その停滞が肺胞側に圧として伝わり，肺胞の虚脱を防ぐ．

4）鼻翼呼吸

気道を広げ，少しでも吸気時の抵抗を減らそうとするときにみられる．吸気時に鼻孔を精一杯広げての呼吸様式をいう．

（2）チアノーゼ

低酸素血症にともなう皮膚の青紫色の変化．口唇，爪床で認めやすい．還元ヘモグロビン（酸素と結合していないヘモグロビン）が 5 g/dL 以上のとき認められる．呼吸障害，心疾患にともなう低酸素血症の場合だけでなく，低血糖などの代謝の異常でも呼吸が抑制され，あるいは多血症では還元ヘモグロビンの絶対量が増加するため，チアノーゼがみられることがある．

（3）黄疸

血清ビリルビン値が 5 mg/dL を超えると認められるようになる，皮膚や眼球結膜の黄染を黄疸という．高ビリルビン血症は低出生体重児でなくとも，ほとんどの新生児に認められる．しかし，低出生体重児は肝臓の未熟性が高く，ビリルビンの排泄効率が悪い．さらに，血液－脳関門が未熟でビリルビン脳症（核黄疸）の発症リスクが高いうえに，呼吸障害，アシドーシス，低蛋白血症など，ビリルビン脳症のリスクが高まる合併症も多い．また，子宮内発育遅延があった児ではビリルビンの供給源となる赤血球の数が多い，すなわち多血がより高度であることが多い，などの理由により治療が必要となりやすい．

（4）低血糖

低出生体重児は耐糖能が低く，容易に高血糖に陥る．一方で，肝臓でのグリコーゲンの蓄積量が少なく，糖新生能が低く，さらに糖の需要が高いことから低血糖にも容易に陥りやすい．新生児低血糖の症状は一般に易刺激性，けいれん，振戦，皮膚の蒼白などが知られている．しかし，これらの症状をともなわず，無呼吸発作，活気不良，哺乳不良，あるいは「ただ何となくおかしい」といった非特異的な症状しか認めない，あるいは何ら症状を認めないこともある．そして，無症候性の低血糖であっても不可逆的な中枢神経系への障害を起こしうる．したがって，無症状であっても低出生体重児では，血糖値を測定し，監視することが必要である．新生児の血糖値は出生体重，在胎期間にかかわらず，生後12時間までは常時 27 mg/dL 以上，12時間以降は 36 mg/dL 以上に保たれていなければならないとされ[1]，臨床現場においては「常時保つ」ためには 40 mg/dL 程度を下限と考えて対応を考える．

4 検査

（1）足底採血

前項で述べたように，低出生体重児においては血糖値，血清ビリルビン値などを頻回に測定する必要がある．手技が簡便でわずかな検体量で検査を実施できることから，足底穿刺（ヒールカット）によるガラス毛細管への採血が有用である．多くの施設で医師のみならず，看護師，助

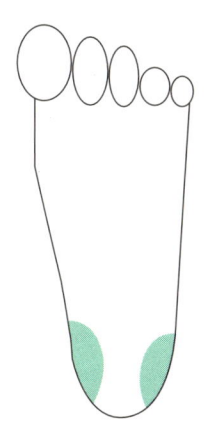

図XX-4 足底採血穿刺部位模式図
踵骨部の両側（色付き部分）を穿刺する．穿刺が深くなりすぎないよう慎重に行う．

産師によっても実施されている．踵骨部の両側を注射針またはランセット針で穿刺（図XX-4）し，毛細血管から流出してきた血液をガラス管に採取する．骨髄炎を起こすことがあるので踵骨部には穿刺しない．また，穿刺部の感染に注意しなければならない．

（2）血糖

血糖測定の意義，検体の採取方法についてはこれまでに述べた．血糖値は新生児，特に低出生体重児の診療において重要であるがゆえに，しばしばベッドサイドで測定がなされる．酵素法による測定が主流であるが，主に高血糖の管理を目的とした機器を用いた場合，低い血糖域での精度が低いことがあり，注意が必要である．また検体採取後，解糖阻止剤が含まれていない容器に測定まで長時間保存されると解糖が進み，値が低めになる．

（3）血液ガス

血液ガス分析装置を備えていることが新生児集中治療室の基準の一つにあげられているほど，血液ガス分析は新生児，特に低出生体重児の診療において頻回に行われる．呼吸障害のある児の場合においてはその程度や治療効果の判断に有用であり，呼吸障害のない児であっても，酸塩基平衡障害（アシドーシス，アルカローシス）の診断に血液ガス分析が行われる．

（4）ステイブルマイクロバブルテスト（Stable micro bubble test）

呼吸窮迫症候群の診断に用いられる迅速診断法である．出生直後の児の胃内容は羊水とほぼ同じと考えられる．そこで，児の胃内容を採取，微量（40 μL）をピペットに吸引して，スライドグラス上で吸引と排出を6秒間行い泡沫を作る．100倍顕微鏡で1 mm^{2}あたりの直径15 μm未満の安定した小泡（ステイブルマイクロバブル）を数える．5視野の平均値が10/mm^{2}未満の場合，呼吸窮迫症候群の可能性が高いと判定する[2]．以上のような簡便，迅速な方法であるがゆえに，出生後早期に呼吸窮迫症候群を診断し，速やかに治療の要否を決定することができる．

（5）超音波診断

新生児集中治療に超音波（エコー）診断装置は今や不可欠である．何よりも非侵襲的で，放射線の被曝などを気にせず時間をかけてリアルタイムに構造，機能を診断することができる．エコー診断装置は移動が容易であるため，例え保育器に収容され人工換気療法を受けている児であっても，ベッドサイドで日に何度も検査を実施することができる．また，新生児では大泉門からエコーを照射できるため，頭蓋内病変の診断（頭部エコー診断）を行うことが可能である．頭蓋内出血を起こすリスクが高く，あるいは，後述する動脈管開存症の病態が刻々と変化していく低出生体重児の診療において特に有用である．

② 主要疾患

(1) 呼吸窮迫症候群 (respiratory distress syndrome：RDS)

a. 病因・病態

　肺胞の虚脱を防ぐために必須の界面活性物質である肺サーファクタントの不足によって生じる呼吸障害．肺サーファクタントは肺胞2型細胞で作られ，子宮外生活が可能となるレベルまで量が増すのは在胎32～34週頃である．したがって，在胎32週以前に出生した児ではしばしば呼吸障害が起こる．これが呼吸窮迫症候群である．

　液体が気体と接する面を界面といい，界面にはその面積をできるだけ少なくしようとする力が働く．胎児の肺胞内は肺水という液体成分で満たされており，呼吸開始直後にはまだ肺胞内に残存している．したがって，出生直後の児の肺胞内には界面が形成されており，その張力は肺胞を虚脱させるべく作用している．これがRDSの病態である（図XX-5）．一方，肺サーファクタントなどの界面活性物質は界面の張力を阻害するので，肺サーファクタントが十分に供給された肺胞では肺胞が開き換気に寄与できる．

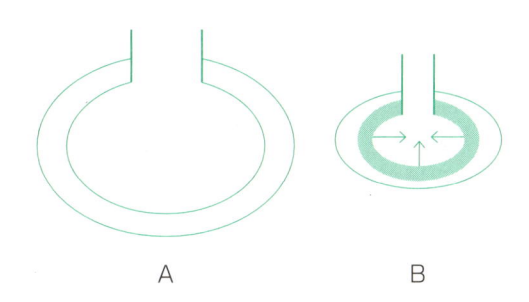

図XX-5　呼吸窮迫症候群の病態
A：肺サーファクタントが存在する正常な肺胞，B：水の界面による張力のために拡張できない肺胞（RDS）

　肺サーファクタントの量は十分にあっても，血液，胎便，蛋白などによって機能が阻害されるために二次性にRDSを来たす例がある．肺出血，血性羊水吸引，胎便吸引，出血性肺浮腫などがこれにあたる．

b. 症状・診断

　強い呼吸窮迫症状が出生後数分から数十分を経て出現する．胃内容ステイブルマイクロバブルテスト，胸部レントゲン写真での網状細顆粒状陰影，気管支透亮像（図XX-6）などで診断される．ただし，近年はステイブルマイクロバブルテストにより診断を行い，胸部レントゲン撮影前に人工肺サーファクタント補充療法が行われる場合が多く，胸部レントゲン写真で診断，あるいは重症度評価を行う機会は少なくなっている．また，出生前に羊水を用いたシェイクテストを行って，RDSの発症を予測することができる．

c. 治療

①人工肺サーファクタント補充療法
　体位を変換しながら人工肺サーファクタントを気管内に投与する．早期投与が推奨されている．

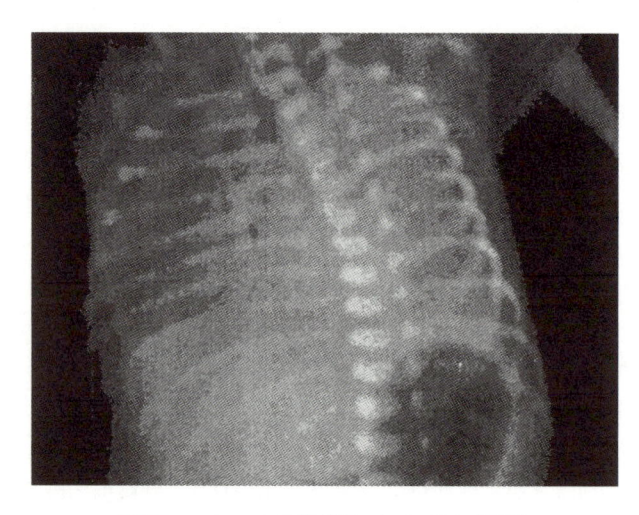

図XX-6　RDSの胸部レントゲン写真
心肺境界不明瞭で網状細顆粒状陰影，気管支透亮像を認める（在胎24週，体重600gにて出生）．

②人工換気

サーファクタント補充後は必ず一定の時間は適切な陽圧をかけた人工換気が必要である．サーファクタント補充療法後に急激に改善する肺機能に合わせて人工換気の条件を変更していく．

③予防

母体にステロイドを投与することにより肺サーファクタントの機能が増し，RDSの発症が減る．また，機序は明らかにされていないが子宮内感染などのストレスはRDSの発症を抑制することが証明されている．

（2）新生児慢性肺疾患（chronic lung disease in the newborn：CLD）
a. 病態・疫学

わが国では新生児慢性肺疾患は「先天奇形を除く肺の異常のために，酸素投与を必要とするような呼吸窮迫症状が新生児期に始まり，生後28日を超えて続くもの」と定義され，胸部レントゲン写真の所見，胎内感染の有無などから7つの型に分類されている（表XX-2）．補助呼吸に用いられた酸素や圧などの単一の事象が原因なのではなく，基礎疾患に未熟性，炎症などさまざまな要因が少しずつ関与しあって完成する病態である．わが国における発生頻度は，気管支肺異形成（bronchopulmonary dysplasia：BPD）[*1]に相当するI，II型が約63％と多数を占め，Wilson-Mikity Syndrome（WMS）[*2]に相当するIII型は約13.4％である[3]．

b. 症状

BPDでは，急性期を過ぎてRDSの重症度は軽減するが，多呼吸や陥没呼吸が遷延し，人工換気，酸素療法からの離脱が進まない．そして胸部レントゲン写真の特徴的所見（図XX-7）が次第に完成していく．WMSではしばしば出生直後の呼吸障害は軽度で，胸部レントゲン写真の所見にも乏しいが，次第に呼吸窮迫症状が重症化していく．その結果，酸素投与量や人工換気療法の条件は厳しいものとなり，胸部レントゲン写真にも特徴的所見が出現するようになる．治療にもかかわ

[*1] BPD：呼吸窮迫症候群（RDS）をもった未熟肺に，治療に用いられた高濃度酸素や高気道内圧，さらに感染などが作用し，炎症反応が引き起こされた結果生じた肺組織障害と，その修復過程の異常による肺障害である．

[*2] WMS：WMSの病因は未だ解明されていないが，胎内感染のために肺が障害されたものとする仮説が広く支持されている．WMS症例には臍帯血IgM高値，胎盤病理所見である絨毛羊膜炎，臍帯炎など，出生の一定期間以前に胎内感染が起こっていたことを示唆する特徴的所見がみられる．

表XX-2 新生児慢性肺疾患の分類と定義

型	RDS*¹の有無	IgM高値絨毛羊膜炎臍帯炎	胸部レントゲン所見	従来の一般的定義あるいは具体例
I	＋	－	びまん性泡沫状陰影または不規則索状気腫状陰影	BPD*²
II	＋	－	びまん性不透亮像	
III	－	＋	びまん性泡沫状陰影または不規則索状気腫状陰影	WMS*³
III'	－	＋	びまん性不透亮像	
IV	－	不詳	びまん性泡沫状陰影または不規則索状気腫状陰影	WMS疑診
V	－	－	びまん性不透亮像	頻発する無呼吸発作のために行われた人工換気療法により肺障害が生じたものなど
VI	不詳	不詳	多様	周産期の情報が不十分であるなどのため，ほかに分類できないもの

＊1 呼吸窮迫症候群，＊2 気管支肺異形成，＊3 Wilson-Mikity Syndrome （文献³⁾より一部改変）

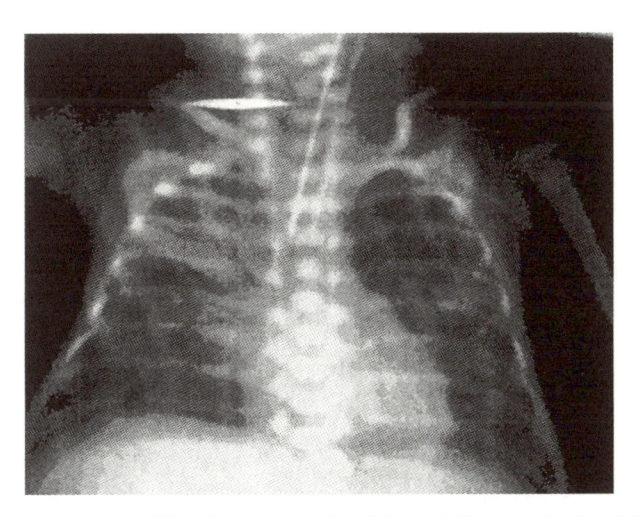

図XX-7 CLD I 型（気管支肺異形成）の胸部レントゲン写真
（図XX-6と同症例の日齢28のもの）

らず入院中死亡はⅠ型で10.1％，Ⅲ型で11.6％にみられ，退院後に在宅酸素療法を要する例がⅠ型で9.6％，Ⅲ型で15.5％にみられる[3]．

c. 診断・治療

　診断は先行する基礎肺疾患の診断とレントゲン所見による．治療は肺浮腫を防ぐために摂取する水分量を制限する，過換気や不要な高濃度酸素の投与をしない，気道感染の予防など，予防と軽減に努め，成長につれての回復を待つことが中心となる．しかし，水分制限のために摂取カロリーが不足しすぎるとCLDの治癒には不利となり，酸素化が不十分であれば肺高血圧が進行するなど，その治療はしばしば困難をともなう．薬物療法としては利尿剤や気管支拡張剤，ステロイド剤の静注や吸入などが行われている．それらが呼吸機能を改善することは報告されているが，CLDの発症抑制効果や罹患率，死亡率への効果は明らかではない．

（3）脳室内出血（Intraventricular Hemorrhage：IVH）

a. 病因・病態

　脳室内出血（IVH）は超低出生体重児の10〜20％に発生するとされ，極および超低出生体重児における死亡および後遺障害の最大の原因である．IVHのほとんどは出生後72時間以内に起こり，側脳室周囲の脳室上衣下胚層出血に始まって，その80％がやがて脳室内に穿破してIVHとなる．

　側脳室周囲の上衣下胚層は胎生40週頃には消退する細胞層である．そこに分布する血管は通常の血管とは異なり，一枚の内皮細胞に覆われただけの脆弱な毛細血管にすぎない．IVHは，脳室上衣下胚層の出血しやすさ，凝固機能の未熟さ，循環動態の自律調節機能の未熟さ，血管走行と分布の特殊さなど，さまざまな児側の要因に，出生後あるいは胎内で生じた大きな血圧の変動や低酸素が誘因となって生じる[4]．

表XX-3　脳室内出血の誘因

出生（血圧の変動）
啼泣（血圧の変動）
仮死（血圧変動と低酸素）
呼吸障害（血圧変動と低酸素）
動脈管開存（血圧の変動）
循環に作用する薬剤の投与（血圧の変動）
重症感染症（血小板減少）
その他

　出血の誘因としては表XX-3に示したようなものが考えられる．出生時の臍帯結紮，出生にともなうストレス，啼泣は血圧を変動させる．仮死は低血圧と低酸素がその本態でもあり，アシドーシスをともなう．それらが改善したときの脳血流増加が大きなリスクとなる．また呼吸障害は低酸素，高二酸化炭素血症を起こし，治療として行われた人工換気が不適切であれば，やはり血圧変動がもたらされる．

b. 検査

　頭部超音波検査（エコー）が最も有用である．CT所見によるPapileの分類[5]に基づいたエコー所見による重症度分類が行われている（図XX-8）．

正常矢状断面図

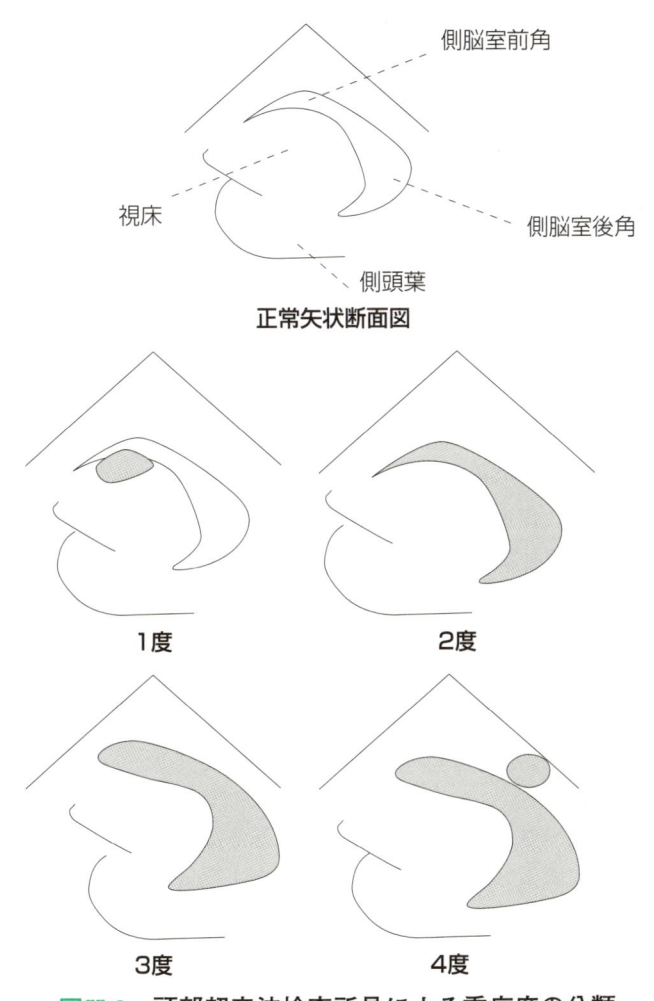

側脳室前角
視床
側脳室後角
側頭葉

1度
2度
3度
4度

図XX-8　頭部超音波検査所見による重症度の分類

1度：脳室上衣下胚層出血に限局
2度：脳室内に出血，脳室拡大なし
3度：脳室内に出血，脳室拡大あり
4度：脳実質内出血をともなう脳室内出血

c. 症状

1度の出血では無症状のことも多いが，何となく元気がない，無呼吸発作などの非特異的症状を呈する場合や，けいれんの出現がみられる．出血量が多ければ大泉門膨隆，代謝性アシドーシス，急な貧血の進行，血圧の低下を呈する．ショックに至ればあまり大切ではない臓器である皮膚の血管を収縮させて血圧を保とうとするため末梢循環不全となり全身の皮膚色悪化を呈する．3度以上の出血では死亡または神経学的後遺障害のリスクが高い．脳室内出血の数日～数週間後に，凝血塊などの血液成分が髄液循環を阻害し水頭症を起こすことがある．これを出血後水頭症といい，この場合は脳室内出血の程度によらず神経学的後遺障害発生のリスクが高い．

d. 治療

脳室内出血はいったん起こってしまっては有効な治療法はなく，それ以上の進展を阻止すべく全身管理に努めることが重要である．

(4) 未熟児網膜症

a. 病因・病態

胎生初期に網膜に血管はない．胎児の発育にともなって，視神経幹の中心部から末梢へ向かう血管の発育が進む．ところが早産児では網膜血管は子宮外のさまざまな環境の中で伸展していかなければならず，その結果生じた血管病変が未熟児網膜症である．その発症に最も影響するものは未熟性であり，在胎期間が短いほど発症率は高い．次に重要と考えられているのは酸素分圧の影響である．早産児がさらされる胎内に比べて相対的に高い酸素分圧は動脈の収縮を起こし末梢の血行を減じる．その結果フリーラジカルによる反応性の血管造成が起こると，その新生血管は正常な形態をとらずに容易に出血を起こす．さらにそのような血管は無血管域には伸びず，硝子体内部への侵入，同部での出血などを起こす．

b. 症状

眼底の所見は網膜血管の新生と境界線の形成から，増殖，網膜剥離に至る活動期を経て，寛解期，瘢痕期に大別される．出生体重1,500〜1,800g未満の児に関してはハイリスクと考えて，生後2週間頃にルーチンに眼科診察を行う．低出生体重児としての急性期を過ぎて体重増加が良好になると，網膜症も増悪してくることがしばしば経験される．

c. 治療

治療は網膜血管血流を増やさないための水分制限が基本であり，全身状態をよりよく保つように努める．特に高い動脈血酸素分圧を予防するため，人工換気療法や酸素療法は適切に行われなければならない．網膜の環境光への曝露を減らすことで網膜症の頻度を減らせるのではないかと期待されたこともあったが，エビデンスは得られなかった[6]．すべてのケースに外科的治療が必要なわけではなく，自然寛解するものは多い．一方で，網膜剥離を起こして視力低下や失明に至る例もあるが，網膜症の進展を診察所見から正確に予測することは困難であり，それを防止すべく行われる光凝固や冷凍凝固術の適応決定は難しい．

(5) 未熟児無呼吸発作

a. 病態

早産児にみられる一次性の無呼吸を未熟児無呼吸発作といい，感染，電解質異常，などにともない，正期産児にも起こりうる二次性無呼吸発作と区別される．呼吸中枢の成熟が起こるとされる在胎34週未満出生の児の約40％，在胎28週未満出生の児ではほとんどに無呼吸発作がみられる[7]．未熟児無呼吸発作はその原因から気道の閉塞の結果である閉塞性無呼吸発作，呼吸中枢の未熟性の結果である中枢性無呼吸発作に大別されるが，両者の混合性のものもみられる．

b. 症状・診断

20秒以上続く呼吸停止，20秒未満の呼吸停止であっても，100/分以下の徐脈やチアノーゼをともなうものは無呼吸発作と呼ぶ．5〜10秒の呼吸停止は周期性呼吸と考えられる．閉塞性の場合は努力呼吸がみられるが，気道への気体の流入はない．呼吸中枢の成熟が起こるとされる在胎34

週未満の児の無呼吸発作は未熟児無呼吸発作と考えられる．成熟児や，今まで無呼吸発作がなかった，あるいは少なかった早産児に頻発してきた場合は二次性無呼吸発作を疑い原因検索を行う．

c. 治療

発作の治療には，まず無呼吸の監視が必要になる．呼吸心拍モニターによる呼吸，心拍の監視，パルスオキシメーターによる脈拍と経皮酸素飽和度監視が有用である．ただし，多くの呼吸モニターは胸郭の動きを感知する胸郭インピーダンス法によっているので，努力呼吸がみられる閉塞性無呼吸発作の監視には不十分である．

無呼吸発作を認めた場合は，まず足底などを刺激する．回復が不十分であれば気道確保のために口腔，鼻孔の吸引を行い，それでも徐脈，チアノーゼの改善が不十分であればマスクとバッグによる用手人工呼吸を行う．無呼吸発作を予防するためには，22〜24％程度の微量酸素投与を行う．薬物療法としては呼吸中枢を刺激するキサンチン誘導体であるアミノフィリン，あるいはドキサプラム[*3]の持続静注が有効である．アミノフィリンは有効血中濃度（10〜13 mg/L）以外のときは効果が得られないので，有効血中濃度以上でも無呼吸が減らないときは無効と判断する．頻脈，嘔吐/便秘などの副作用に注意が必要である．以上の治療にも反応しない場合はnasal CPAPを，それでも軽減しない場合は気管内挿管のうえ間欠的陽圧換気を行う．二次性無呼吸発作の場合，原因疾患の治療が優先されるが，治療効果出現までは上記の治療も併用する．

（6）未熟児動脈管開存症（patent ductus arteriosus：PDA）

a. 病因・病態

①胎児循環と出生後の正常な適応過程

胎児肺ではガス交換が行われていないので，肺を多くの血液が循環する必要がない．このため胎児の肺血管は強く収縮して生理的な肺高血圧の状態にあり，出生後に比較して肺血流は大きく制限されている．したがって，出生後と異なり，左心系（左房，左室，大動脈）と右心系（右房，右室，肺動脈）の圧が同等となっており，右房（RA）に至った後に卵円孔を通じ左房（LA）へ，右室（RV）へ至った後に肺動脈（PA）から動脈管（DA）を経て大動脈（AO）へ，肺を通過することなく短絡する血流が存在している（図XX-9）．出生後は，呼吸開始につれて動脈血酸素分圧が上昇，二酸化炭素分圧が低下すると肺動脈が拡張し，肺血流が劇的に増加する．このため短絡量が減少して，さらに動脈血の酸素化が行われる．肺高血圧はその後数日をかけて次第に軽減していき，右房圧が低下することによって卵円孔を通じた短絡も減少していく．

②動脈管の閉鎖と開存の機序

動脈管は出生と同時にその役目を終えて機能的，解剖学的に閉鎖していく．閉鎖に際しては，動脈血酸素分圧の上昇と，右心系の圧低下にともなう動脈管の右左短絡量の減少が関与している．ところが，早産児においては胎齢が進むにつれて成熟する動脈管壁の動脈血酸素分圧の上昇に対する感受性が発達していないために，出生後もしばしば動脈管が開存する．出生直後は両方向への短絡がみられるが，肺高血圧軽減につれて左右短絡が優位となり，症候化していく．

b. 症状・検査

大動脈から肺動脈への左右短絡血流の増加により肺血流が増加し，右心系に対する圧負荷がうっ血性の心不全を起こす．そして，いったん拍出した動脈血が再度還流してくるために左心系にも負荷がかかり左房，左室の拡大を招く．右心系に対する圧負荷のために胸部聴診上，肺動脈

[*3] ドキサプラム：ドキサプラムは新生児への大量投与により消化管の穿孔，出血などの副作用の報告があるため，効能書きには「新生児への投与は禁忌」となっている．しかし，その有用性ゆえ臨床現場では医師の責任のもとで，ときに使用される．効果は高いが，数日〜1週間しか効果は持続しない．

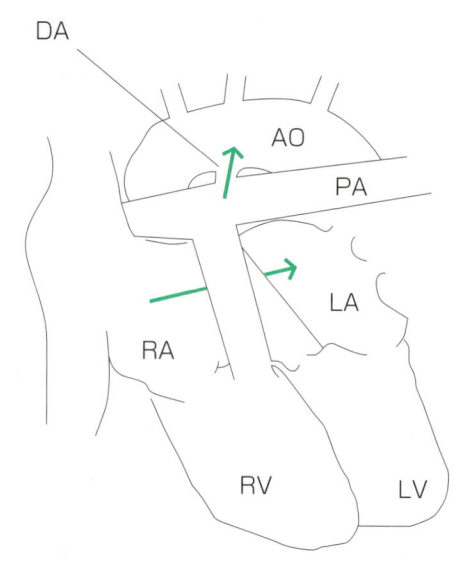

図XX-9　動脈管，卵円孔を介した胎児循環

弁閉鎖音（第2音）の亢進がみられるようになる．また動脈管を通過する血流音は収縮期の心雑音として聴取され，短絡が多くなればそれは連続性になる．短絡のために拡張期の体血圧は低下し，収縮期血圧との差（脈圧）が増加するために四肢末梢での脈拍はより容易に触知される．これをbounding pulseという．また，心不全徴候として頻脈がみられ，心拍動が胸部触診で，あるいは見てわかるようになるprecordial pulsationが出現する．肺血流増加は肺うっ血を起こし，換気スペース減少による多呼吸，肺出血など呼吸障害の増悪をもたらす．心不全および大動脈血流の動脈管へのstealは腎血流を低下させ，腎不全を惹起する．その結果，尿量減少，皮下浮腫が認められるようになる．動脈管の開存は脳血流にも影響し，これが未熟児の頭蓋内出血に関係するともいわれる[8]．

c. 診断

胸部レントゲン写真で心拡大，肺うっ血の所見を認める．心臓超音波（エコー）検査を用いれば動脈管の径を直接知ることが可能で，短絡の程度や，左房，左室の拡大の程度も評価できる．刻々と変化する動脈管開存症の病状を経時的に非侵襲的に観察することが可能であり，最も有用である．その際，動脈管開存症以外の先天性心疾患，特に動脈管依存性の疾患を否定しておくことは重要である．

d. 治療

保存的治療として，まず短絡血流量の減少を目的とした水分制限を実施し，動脈管壁の動脈血酸素分圧の上昇に対する閉鎖反応を期待して酸素投与，人工換気などによる酸素化の改善を行う．薬物治療として，インドメタシンなどのプロスタグランディン合成阻害剤投与が行われる．内因性のプロスタグランディンは動脈管を拡張させる強い作用があり，この働きを阻害するものである．静注用インドメタシンは12～24時間間隔で，通常3回を1クールとして投与が行われる．腎障害，低血糖，血小板減少などの副作用に注意が必要である．また，いったん閉鎖後の再開通もみられる．薬物治療にても閉鎖しない動脈管については動脈管結紮術，動脈管クリッピングなどの動脈管閉鎖手術が行われる．

(7) light-for-dates, small-for-dates

a. 病因・病態

　胎児の発育遅延の原因は，胎児自身に原因がある場合と，胎児以外に原因がある場合とに大別される．前者はTORCH症候群（トキソプラズマ，風疹ウイルス，サイトメガロウイルス，単純ヘルペスウイルスなどによる胎児感染）に代表される慢性子宮内感染症や，染色体異常，奇形症候群，代謝異常などの先天性疾患で，組織の低形成がその本態である．一方，後者は妊娠中毒症や母体喫煙による子宮-胎盤系機能異常，多胎にみられる相対的栄養供給低下，飢餓，高度貧血，低酸素血症などの母体疾患または環境による子宮内栄養不良を本態とするものである．

　子宮内栄養不良による胎児発育遅延の病態をさらに詳しく述べる．母体から供給された酸素，栄養で胎児は生命を維持し，発育し，さらに余った栄養は出生後に備えて貯蔵を行っている．したがって，逆に母体からの酸素，栄養の供給が不足してくると，まず栄養蓄積を中止し，それでも十分でなければ発育を停止する．さらに供給不足が深刻化すると生命維持が困難となってくる．栄養蓄積の中止は出生後の低血糖を招き，発育停止は結果としてやせ，低体重，すなわちlight-for-dates，高度となればsmall-for-datesをもたらす．そして，生命維持の困難は末梢組織への酸素供給改善を目的とした赤血球増多を招き，また胎児仮死，胎児死亡，新生児仮死の大きなリスクとなる．light-for-dates，small-for-datesの定義については低出生体重の分類と定義の項を参照．

b. 症状

① 先天性疾患にともなうもの：胎児死亡，胎児仮死，新生児仮死などのほか，外表奇形，心奇形，消化管奇形などの合併，けいれん，呼吸障害などがみられる．

② 慢性子宮内感染症によるもの：出血傾向（紫斑）や肝障害による黄疸もみられやすい．

　①，②，いずれの場合も体重が軽いのみならず，身長も低いsmall-for-datesとなりやすく，さらに頭囲も小さい均整のとれた（symmetrical type）発育遅延の型をとりやすい．また，発達発育予後の異常をともないやすい．

③ 子宮内栄養不良による発育遅延児：胎児仮死，新生児仮死はみられやすいが，先天性疾患にともなう発育遅延児と比べて内臓，外表奇形は多くない．反面，出生後の低血糖は高率に認められ，多血症と，それに続発する高ビリルビン血症のリスクは高い．胎内で酸素，栄養の供給が不足すると，重要臓器である脳への血流は最後まで優先されるため，体重は少なくても頭囲と身長は在胎期間相当に保たれたasymmetrical typeのlight-for-datesとなりやすい．ただし，酸素，栄養の供給不足が深刻であった場合は頭囲も小さくなる．慢性子宮内感染症や先天性疾患にともなう発育遅延児の場合と比べて，発達発育の予後は悪くない．

④ 超低出生体重light-for-dates児：同じ体重のappropriate-for-dates児と比べた場合，在胎期間が長い分，呼吸障害の発症率は低いが，胎便性イレウスや，壊死性腸炎などの胎便排泄の障害に関連した疾病の頻度はむしろ高い．その結果，開腹手術を要することも多く，生命予後は同体重のappropriate-for-dates児と差はない．

c. 検査・診断

　多くの場合，出生前から子宮内発育遅延は診断されているので，出生に際しては仮死の発生を警戒して小児科医師が立ち会うことが望ましい．出生後は全身状態の速やかな安定を図り，生後30分頃から血糖チェックを頻回に行う．子宮内感染症の可能性を考えて，血液検査を行い炎症反応や免疫グロブリン（IgM）を測定する．symmetrical typeや奇形をともなう場合は染色体検査

も必要となる．母体情報より子宮内栄養不良による胎児発育遅延が疑われる場合やasymmetrical typeの場合には多血症，および続発する高ビリルビン血症につき検査を行う．

d. 治療

　低血糖のリスクが高い場合には出生後速やかにブドウ糖の点滴を開始する．慢性子宮内感染症があった場合に有効な治療は乏しいことが多いが，徴候に合わせてグロブリン製剤，抗ウイルス剤の投与，輸血などが行われる．多血症には水分負荷を行い，程度によって脱血と血漿製剤の投与，すなわち部分交換輸血が有効な治療法として行われる．

参考文献

1) 竹内　徹，沢田　健，関　和男，船戸正久監訳，J.M.Rennie, N.R.C.Roberton（2003）ロバートン新生児集中治療マニュアル改訂2版p.233-242（臼倉幸宏訳），メディカ出版
2) 藤村正哲監修，千田勝一（1995）新生児医療の臨床手技 p.127-133，メディカ出版
3) 藤村正哲，川本　豊（1999）新生児慢性肺疾患の全国調査結果，Systematic Reviewに基づいた新生児慢性肺疾患の診療指針，メディカ出版
4) 仁志田博司（1999）新生児学入門第2版p.330-334, 医学書院
5) Papile L.A., Burstein J., Burstein R. : Koffler H.Incidence and evolution of subependymal and intraventricular hemorrhage:a study of infants with birth weights less than 1,500 gm. J Pediatr.1978 Apr ; 92（4）: 529-34.
6) Phelps D.L., Watts J.L. : Early light reduction for preventing retinopathy of prematurity in very low birth weight infants（Cochrane Review）. In : The *Cochrane Library*, Issue 3, 2003. Oxford : Update Software.
7) 小川雄之亮，多田　裕，中村　肇，仁志田博司編，小川雄之亮（1995）新生児学 p.485-486, メディカ出版
8) Mullaart R.A., Daniels O., Hopman J.C., de Haan A.F., Stoelinga G.B., Rotteveel J.J. : Asymmetry of the cerebral blood flow : an ultrasound Doppler study in preterm newborns. Pediatr Neurol. 1995 Nov ; 13（4）: 319-22.

日本語索引

ア

亜急性硬化性全脳炎（SSPE） 302, 309
悪性新生物
　肝臓 257
　縦隔 256
悪性組織球症 265
悪性リンパ腫 263
あざ 394
アシドーシス 146
アスペルガー症候群 343
アスペルギルス 336
アスペルギローマ 336
あせも 393
アデノイド 387
アデノシンデアミナーゼ欠損症 272
アトピー性皮膚炎 290
アナフィラキシー 294
アニサキス 337
アノマロスコープ 365
アプガールスコア 418
アプトテスト 418
アミノ酸代謝異常症 158
アラジール症候群 99
アルサス反応 285
アルポート症候群 127, 133
アレルギー
　分類と病態生理 284
アレルギー性気管支肺胞アスペルギルス症 336
アレルギー性好酸球性食道炎 292
アレルギー性鼻炎 286, 386
アレルゲン 285
アンドロゲン療法 233
IgA欠損症 274
IgA腎炎 132
IgGサブクラス欠損（欠乏）症 275

イ

胃 81
異型麻疹 303
意識障害 18, 186
胃十二指腸潰瘍 89
移植後リンパ球増殖性疾患 307
異食症 351, 352
胃食道逆流症 108
移植片対宿主病 242
移植片対白血病効果 243
イソプリノシン 309
痛み 210
Ⅰ型・アナフィラキシー（過敏症性）反応 284
Ⅰ型糖尿病 151
苺状血管腫 394
一過性チック障害 351
遺伝 398
遺伝カウンセリング 408
遺伝子診断 406
遺伝性球状赤血球症 234
遺尿症 352
イヌリンクリアランス 128
異物
　呼吸器 38
異物誤嚥 21
遺糞症 352
イレウス 92
咽喉頭 378
咽喉頭炎 387
インスリン依存性糖尿病 151
インスリン非依存性糖尿病 152
咽頭ジフテリア 317
咽頭痛 381
陰嚢水腫 142
インピーダンス聴力検査 382
インフォームド・アセント 6
インフォームド・コンセント 6
インフルエンザ 308
インフルエンザ関連脳症 308
陰門膣炎 142
EBウイルス感染症 307

ウ

ウィスコット・アルドリッチ症候群 229
ウィリアムス症候群 413
ウイルス 296
ウイルス肝炎 100
ウイルス関連血球貪食症候群 265, 279
ウイルス性胃腸炎 90
ウイルス性脳炎 194
ウイルス性肺炎 34
ウィルソン病 162
ウェンケバッハ型不整脈 64
牛海綿状脳症 309
運動性チック 351
運動負荷心電図 47
運動麻痺 186
Waterhouse-Friderichsen症候群 326
Wilms腫瘍 258
Wiscott-Aldrich症候群 277

エ

栄養障害 155
液性免疫不全 273
エヒノコッカス症 337
エリクソンの説 340
エリスロポエチン 229
遠位尿細管 125
嚥下障害 382
嚥下性肺炎 37
遠視 365, 366
A群溶血連鎖球菌 321, 322
FAB分類 237
MPO遺伝子 279
NK細胞 268

日本語索引

X連鎖型重症複合免疫不全症　273
X連鎖性遺伝　401, 402
X連鎖無ガンマグロブリン血症　273
X連鎖リンパ増殖症候群　276

オ

横隔膜ヘルニア　107
黄色ブドウ球菌　318
黄体ホルモン　170
黄疸　87, 418, 422, 437
嘔吐　85, 429
横紋筋肉腫　262
オキシメーター　29
おたふく風邪　306
オペラント条件づけ療法　353
おむつかぶれ　392
おむつ皮膚炎　392
音声チック障害　351
O脚　209
Omenn症候群　273

カ

外眼筋　360
外耳　376
外耳炎　384
外傷　203
咳嗽　26
回虫症　337
回腸　82
外鼻　377
外表計測　212
潰瘍性大腸炎　96
化学受容体トリガー領域　85
化学療法　253
過換気症候群　39
核黄疸　424
覚屈折検査　363
学習障害　343
喀痰検査　30
拡張型心筋症　63

拡張期血圧
　小児　126
角膜　358
鵞口瘡　88
下垂体巨人症　171
下垂体疾患　170
下垂体性小人症　171
下垂体性尿崩症　171
家族性腎炎　133
家族性赤血球貪食性リンパ組織球症　265
学校保健　14
カテーテル敗血症　329
可動域障害　211
化膿性関節炎　222
化膿性骨髄炎　222
痂皮　392
過敏症性反応　284
過敏性肺臓炎　39
歌舞伎症候群　413
かゆみ　391
ガラクトース血症　161
カリニ肺炎　333
顆粒球コロニー刺激因子（G-CSF）　244
顆粒球増殖因子　229
ガレン大静脈瘤　205
川崎病　73
がん　250
眼圧検査　364
眼位検査　365
がん関連遺伝子　252
眼球　358
眼球運動異常　367
眼球運動検査　365
間歇性外斜視　368
眼瞼　360
肝硬変　103
看護過程　4
眼脂　362
カンジダ症　335
乾性咳嗽　26
関節可動域測定　213
感染性心内膜炎　60
完全大血管転位　58

汗腺膿瘍　319
肝臓
　形態としくみ　83
眼底検査　363
眼電図　364
広東住血線虫症　337
感冒　31
陥没呼吸　45, 435
緘黙症　353

キ

期外収縮　65
気管支拡張症　38
気管支鏡　30
気管支喘息　286
気管支肺異形成　440
気胸　38
奇形　208
寄生虫　336
偽性副甲状腺機能低下症　181
気道　25
亀頭包皮炎　142
偽内斜視　368
虐待　13
嗅覚検査　383
嗅覚障害　381
牛頸　317
吸収不全症候群　94
丘疹　391
急性胃腸炎　90
急性咽頭炎　32
急性灰白髄炎　306
急性肝不全　101
急性気管支炎　33
急性喉頭蓋炎　33
急性呼吸窮迫症候群　329
急性骨髄性白血病　237, 240
急性細気管支炎　33
急性糸球体腎炎　131
急性膵炎　105
急性中耳炎　384
急性乳児下痢症　94
急性脳症　195
急性鼻咽頭炎　31

急性鼻炎　385
急性副鼻腔炎　385
急性腹膜炎　97
急性扁桃炎　32
急性リンパ性白血病　237, 239
蟯虫症　337
強直間代発作　191
強迫観念　350
強迫性障害　349
強膜　359
ギラン・バレー症候群　201
起立性調節障害　72
近位尿細管　125
近視　365
筋生検　188
筋性斜頸　218
Q熱　331
QT延長症候群　68

ク

空腸　82
くさ　393
くしゃみ　381
クッシング症候群　176
屈折異常　365
屈折検査　363
クラインフェルター症候群　411
クラミジア　37
クリプトコッカス　336
クリプトコッカス髄膜炎　336
くる病　157
クループ　32
クレアチニンクリアランス　128
クレチン症　177
グレーブス病　178
クロイツフェルト・ヤコブ病
　（CJD）　309
クローン病　97
Good Pasture症候群　284

ケ

けいれん　186, 417
けいれん重積　18

けいれん性疾患　191
劇症肝炎　101
下血　417
血液透析　138
結核　327
血管性紫斑病　237
血球貪食症候群　307
血球貪食性リンパ組織球症
　265
血色素　229
血小板　228
血小板増殖因子　229
欠神発作　191
結節　392
結節性硬化症　189
血栓性微小血管障害　242
結腸　82
血尿　127
血便　85
結膜　360
血友病　235
ケトーシス　147, 148
ケラチノサイト　390
下痢　85
下痢原性大腸菌　323
言語障害　196
言語発達遅滞　197
原虫感染症　333
ケント束　67
原発性甲状腺機能低下症　172
原発性肺高血圧症　75
原発性副甲状腺機能亢進症
　181

コ

高悪性度神経膠腫　255
高アンモニア血症　148
行為障害　348
高インスリン血症　153
構音障害　197
口蓋裂　386
抗がん剤　254
高機能広汎性発達障害　344
抗菌薬　314

口腔　378
高血圧　125
　小児　126
　判定基準　126
高血圧症　76
抗原提示細胞　285
虹彩　359
好酸球　285
好酸球値　286
甲状腺機能亢進症　178
甲状腺機能低下症　172, 177
甲状腺刺激ホルモン　170
紅色汗疹　393
口唇裂　386
光線療法　424
拘束型心筋症　63
酵素免疫法　302
抗体産生不全　273
好中球　270
好中球減少症　280
高チロジン血症　159
後天色覚異常　369
後天性甲状腺機能低下症　177
後天性梅毒　331
後天性免疫不全症候群　310
後天性溶血性貧血　234
喉頭　380
喉頭ジフテリア　317
口内炎　88
高乳酸血症　148
紅斑　391
広汎性発達障害　343, 344
後腹膜奇形腫　259
高IgE症候群　278
高IgM症候群　273
誤嚥　21
股関節開排制限　214
呼吸器
　異物　38
呼吸機能検査　27
呼吸窮迫症候群　439
呼吸窮迫症状　435
呼吸困難　27
呼吸障害　382
子育て支援　13

骨・関節炎　321
骨幹端軟骨異形成症　278
骨形成不全症　225
骨端損傷　221
骨肉腫　261
骨密度測定　213
5p⁻症候群　411
固有鼻腔　377
コロボーマ　371
Kostmann症候群　281

サ

細菌性胃腸炎　91
細菌性赤痢　322
細菌性尿路感染症　141
細菌性肺炎　34
細隙灯顕微鏡検査　363
再生不良性貧血　232
臍帯血　244
在宅腹膜透析　138
サイトカイン　285
サイトメガロウイルス感染症　307
細胞毒性反応　284
嗄声　45, 381
サーモンパッチ　395
Ⅲ型・免疫複合体反応　285
酸素飽和度　29
Salter-Harris 分類　221
Sarnatの病期分類　421

シ

耳下腺炎　387
自家造血幹細胞移植　253
色覚異常　368
色覚検査表　365
糸球体　124
糸球体腎炎　131
糸球体ろ過率（GFR）　128
シクロスポリンA　243
自己免疫性溶血性貧血　234, 284
思春期早発症　142, 172

歯状核赤核淡蒼球ルイ体萎縮症　191
視神経　359
シスチン症　140
視性誘発電位　364
持続携行式腹膜透析　138
耳痛　380
湿疹　392
湿性咳嗽　26
児童期統合失調症　354
児童憲章　11
児童福祉法　11
シトルリン血症　159
紫斑　391
紫斑病性腎炎　133
ジフテリア　317
自閉症　197, 343, 344
弱視　367
若年型糖尿病　151
斜頸　211
斜頸位　218
斜視　363, 368
斜視検査　365
斜頭変形　219
周期性嘔吐症　154
周期性好中球減少症　281
充血　362
集合管　125
収縮期血圧
　小児　126
重症急性呼吸器症候群　296
重症筋無力症　200
重症心身障害児　196
重症複合免疫不全症　271
修飾麻疹　302
十二指腸　81
十二指腸閉鎖症　111, 112
絨毛診断　405
出生前診断　404
ジュネーブ宣言　11
腫瘍マーカー　253
循環不全　68
消化性潰瘍　89
小眼球　369
少子化社会　10

硝子体　359
上室性期外収縮　65
常染色体性優性遺伝　400
常染色体性劣性遺伝　401, 402
常染色体優性低Ca血症　181
条虫症　337
小腸　82
情緒障害　354
小児
　疾病と病態生理　2
　疾病の種類　2
　病態生理　4
小児看護　4
小児気管支喘息　287
小児期崩壊性障害　343
小児虐待　204
小児急性熱性皮膚粘膜リンパ節症候群　73
小児肺炎　36
静脈閉塞症　242
食中毒　321
食道　80
食道閉鎖症　109
食物アレルギー　292
ショック　70
視力検査　364
視力障害　361
耳漏　380
腎移植　139
心エコー　47
腎横紋筋肉腫様肉腫　258
腎芽腫　258
呻吟　435
真菌感染症　335
心筋症　62
針筋電図　188
神経芽腫　257
　国際病期分類　258
神経症性障害　349
神経性食欲不振症　351
神経線維腫症1型　189
神経線維腫症2型　189
神経伝導速度　188, 213
神経皮膚症候群　189

進行性多巣性白質脳症（PML） 309
人工肺サーファクタント補充療法 439
心室性期外収縮 65
心室中隔欠損 51
心室頻拍 67
侵襲性アスペルギルス症 336
滲出性中耳炎 384
腎生検 129
新生児
　分類 435
新生児一過性多呼吸 427
新生児仮死 418
新生児肝炎 99
新生児眼炎 426
新生児肝内胆汁うっ滞症 99, 159
新生児けいれん 417
新生児甲状腺機能亢進症 178
新生児上顎骨髄炎 386
新生児蘇生 420
新生児バセドウ病 178
新生児マススクリーニング 164, 406
新生児慢性肺疾患 440
腎性糖尿 139
心臓
　形態と機能 42
腎臓
　形態と機能 122
心臓カテーテル検査 48
心臓超音波検査 47
心電図 46
心内膜炎 321
心内膜床欠損 53
腎尿細管性アシドーシス 139
心房性頻拍 67
心房中隔欠損 52
心膜炎 61
唇裂 386
C型肝炎ウイルス
　母子感染 426
Chediak-Higashi症候群 279

Shwachman-Diamond症候群 282

ス

髄液検査 187
膵炎 105
髄芽腫 255
水晶体 359
水腎症 130
膵臓 84
水痘 305
水頭症 201, 202
水疱 392
髄膜炎 194, 426
髄膜炎菌感染症 326
スクラッチテスト 286
スタージ-ウェーバー症候群 189
スタッカート様咳嗽 26
頭痛 186
ステイブルマイクロバブルテスト 438
ステロイド
　副作用対策 134
ステロイド依存性ネフローゼ症候群 134
ステロイド抵抗性ネフローゼ症候群 134
ステロイドホルモン 168
スピロヘータ感染症 331

セ

生活習慣病 13
成人型シトルリン血症Ⅱ型 159
成人T細胞白血病
　母子感染 426
精神遅滞 197, 342
精神分裂病 354
成長ホルモン 170
成長ホルモン分泌不全性低身長 171
性分化異常 173

生理的内反膝 209
脊髄性筋萎縮症 199
脊柱側弯症 223, 224
脊柱変形 211
赤痢アメーバ 333
セツ 319
赤血球 228
赤血球凝集抑制試験 302
摂食障害 351
接触性皮膚炎 286
遷延性肺高血圧症 428
浅在性蜂窩織炎 319
染色体異常 403
全身性エリテマトーデス 285
全身性炎症反応症候群（SIRS） 328, 329
喘息 287
喘息様気管支炎 33
選択的免疫グロブリン欠損症 274
先天異常 399
先天異常症候群 411
先天奇形 205
先天色覚異常 369
先天性横隔膜ヘルニア 107
先天性筋ジストロフィー 199
先天性甲状腺機能低下症 164, 177
先天性股関節脱臼 214
先天性食道閉鎖症 109
先天性耳瘻孔 383
先天性心疾患 49
先天性胆道閉鎖症 112
先天性トキソプラズマ感染症 334
先天性内反足 216
先天性梅毒 332
先天性鼻涙管閉塞症 369
先天性風疹症候群 304
先天性副腎過形成 164, 174
先天性副腎性器症候群 174
先天性ミオパチー 199
先天性溶血性貧血 234
先天代謝異常症 158
先天白内障 370

先天ぶどう膜欠損　371
先天無虹彩　371
先天緑内障　370
セント・ジュードの病期分類
　　263
潜伏性梅毒　331
喘鳴　27
腺様増殖症　387

ソ

臓器移植　118
造血幹細胞移植　241
造血幹細胞ソース　244
巣状分節状糸球体硬化症　135
早発恥毛　172
早発乳房　172
足底採血　437
続発性副甲状腺機能亢進症
　　182
鼠径ヘルニア　106
組織球増殖性疾患　264
組織適合性抗原　242
蘇生　420
ソトス症候群　413
蹲踞　57

タ

第一次硝子体過形成遺残　371
胎児循環　49
体質性黄疸　99
代謝性アシドーシス　147
帯状疱疹　305
耐性菌　314
大腸　82
大動脈縮窄　56
大脳　185
タイプ2ヘルパーT細胞　285
胎便吸引症候群　426
多因子遺伝病　403
ダウン症　53
ダウン症候群　408
タクロリムス　243
多形心室頻拍　68

多呼吸　45，435
多剤耐性菌　318
多剤耐性緑膿菌　314
多臓器不全　329
多動性障害　345
ターナー症候群　410
多嚢腎　130
多発性関節拘縮症　225
多発性軟骨性外骨腫　225
単一遺伝子病　400
胆管炎　105
単球　270
胆汁うっ滞症　99
単純性（特発性）言語遅滞
　　197
単純性股関節炎　222
単純部分発作　191
単心室　59
胆道閉鎖症　112
丹毒　319
胆嚢　82
胆嚢炎　105
蛋白尿　126
蛋白漏出性胃腸症　95
WPW症候群　67

チ

チアノーゼ　45，417，436
チック症　350
窒息　20
知的障害　342
知能検査　188
遅発性ウイルス感染症　309
注意欠陥　345
中耳　377
中耳奇形　384
虫刺症　393
虫垂炎　118
中枢神経系　184
中枢神経白血病　240
中膜　359
中和反応試験　302
腸炎　292

超音波診断
　　新生児　438
　　胎児　404
聴覚　376
聴覚障害　197
腸管出血性大腸菌感染症
　　（EHEC）　323
腸管毒素原性大腸菌（ETEC）
　　324
腸管の壁構造　81
腸重積症　113
聴性脳幹反応　188，383
調節性内斜視　368
腸チフス　323
超低出生体重児　434
貼付試験　392
腸閉塞症　92
直腸肛門奇形　116

ツ

恙虫病　330
ツベルクリン反応　29，286

テ

手足口病　305
低悪性度神経膠腫　255
低カルシウム血症　430
低形成腎　130
低血糖　429，437
低血糖症　153
低酸素性虚血性脳症　421
低酸素発作　45
低出生体重児　434
停留精巣　142
溺水　20
鉄欠乏性貧血　230
デニス-ブラウン型スプリント
　　217
デュシェンヌ型筋ジストロフィー
　　199
てんかん　191
　　国際分類　193
伝染性単核球症　307

伝染性軟属腫　394
伝染性膿痂疹　319
点頭発作　191
デント病　140
DiGeorge症候群　276
T細胞　268
T⁻B⁺重症複合免疫不全症　273
T⁻B⁻重症複合免疫不全症　271
T⁺B⁺SCID重症複合免疫不全症　273

ト

頭囲異常　186
糖原病　160
同種骨髄移植　233
同種造血幹細胞移植　253
動静脈奇形　205
透析　138
糖尿病　151
糖尿病性神経症　152
糖尿病性腎症　152
糖尿病性網膜症　152
動脈管依存性心疾患　49
動脈管開存　54
トゥレット症候群　351
トキソプラズマ感染症　334
毒素性ショック症候群　320
特発性血小板減少性紫斑病　235
　　診断基準　236
特発性脊柱側弯症　223
特発性尿細管性蛋白尿　140
吐血　85，417
徒手筋力テスト　211，213
兎唇　386
トーチ症候群　425
突発性発疹　304
とびひ　319
13トリソミー　410
18トリソミー　410
21トリソミー　408
努力性呼出曲線　28
貪食細胞　278
TORCH症候群　425

ナ

内耳　377
泣き入りひきつけ　192
ナットクラッカー現象　127
軟骨無形成症　225
難治性下痢症　94
難聴　380，384

ニ

Ⅱ型・細胞毒性反応　284
Ⅱ型糖尿病　152
肉腫　250
二次性全般化部分発作　191
日本紅斑熱　330
乳児一過性低ガンマグロブリン血症　275
乳児死亡率　12
乳児脂漏性皮膚炎　393
乳児内斜視　368
尿細管　124
尿道下裂　142
尿路感染症　141
尿路結石　141
22q11.2欠失症候群　412

ネ

寝癖　218
熱性けいれん　192
ネフローゼ症候群　134
ネフロン　123

ノ

脳血管疾患　205
脳室上衣腫　255
脳室内出血　442
脳腫瘍　254
脳性麻痺　195，422
脳波　187
膿皮症
　分類　320

囊胞腎　130

ハ

肺炎　34，321
敗血症　321，328，426
　定義　329
肺高血圧クリーゼ　60
肺高血圧症　75
胚細胞性腫瘍　256，260
肺生検　30
排泄障害　352
肺動脈（弁）狭窄　55
梅毒　331
梅毒血清反応　332
白色瞳孔　362
跛行　210
播種性血管内凝固症候群　245
破傷風　325
バセドウ病　178
白血球　228
白血球接着不全症　279
白血病　237
発達検査　188
発達障害　342
発達性言語障害　197
パッチテスト　392
鼻　377
鼻ジフテリア　317
パネルD-15テスト　365
パブリック・ハーネス　215
斑　391
半陰陽　173
反抗挑戦性障害　347
バンコマイシン耐性腸球菌　314
伴性劣性遺伝　401
ハンド・シュラー・クリスチャン病　264
反復性腹痛　98

ヒ

ピアジェの分類　340
ピエールロバン症候群　414

鼻腔異物　386
肥厚性幽門狭窄症　89
鼻出血　381, 386
微少血尿　131
肥大型心筋症　63
ビタミン欠乏症　156
ヒト絨毛性ゴナドトロピン
　　251
ヒト免疫不全ウイルス　310
皮内テスト　286
皮膚
　　構造　390
皮膚炎　392
皮膚テスト　286
鼻閉　381
非ホジキンリンパ腫　263
肥満　155
肥満細胞　285
百日咳　316
標準純音聴力検査　382
表皮ブドウ球菌　318
鼻翼呼吸　436
日和見感染　37
びらん　392
ヒルシュスプルング　278
ヒルシュスプルング病　114
鼻漏　381
貧血　230, 429
B型肝炎ウイルス
　　母子感染　425
B群溶血連鎖球菌　321, 322
B細胞　268

フ

ファロー四徴症　57
ファンコニー症候群　140
ファンコニー貧血　232
フィッシャー症候群　201
風疹　303, 304
フェニルケトン尿症　159
不可逆性ショック　71
副甲状腺機能亢進症　181
副甲状腺機能低下症　180
複合免疫不全　271, 272

複雑部分発作　191
複視　362
副腎皮質刺激ホルモン　170
腹痛　86
副鼻腔　377, 378
副鼻腔炎　385
腹膜透析　138
浮腫　125
不随意運動　186
不整脈　64
普通感冒　31
ブドウ球菌感染症　318
ブドウ球菌性毒素性ショック症
　　候群（TSS）　320
ブドウ球菌性熱傷様皮膚症候群
　　319
ブドウ球菌性肺炎　37
不登校　15
不同視　367
ぶどう膜　359
ぶどう膜疾患　371
プラダー・ウィリ症候群　412
プリオン　309
プリックテスト　286
フローボリューム曲線　28
プロラクチン　170
憤怒けいれん　192
分娩　419
分類不能型免疫不全症　275
VPシャント　203

ヘ

平均血色素濃度　229
平均赤血球容積　229
平衡機能検査　383
ペニシリンアレルギー　284
ペニシリン耐性肺炎球菌　314
ペプチドホルモン　168
ヘモグロビン濃度　229
ペリゼウス-メルツバファ病
　　190
ペルテス病　222, 223
ベロックタンポン　386
ベロ毒素　92

変形　208
ベンス・ジョーンズ蛋白　127
扁桃炎　387
扁桃ジフテリア　317
便秘　86
ヘンレ係蹄　125
βラクタマーゼ陰性アンピシリン
　　耐性インフルエンザ菌　314

ホ

蜂窩織炎　319
膀胱尿管逆流　130
房室回帰性頻拍　66
房室結節回帰性頻拍　67
房室ブロック　64
膨疹　392
乏尿　125
歩行障害　210
母子感染
　　B型肝炎ウイルス　425
ホジキン病　264
母子保健　12
補体結合試験　302
母体血清マーカーテスト　405
補体欠損症　282
発作性心房性頻拍　66
発疹　391
母乳黄疸　424
哺乳障害　45
母斑　394
ホモシスチン尿症　159
歩容異常　210
ポリオ　306
ホルター心電図　47
ホルモン　168

マ

マイコプラズマ肺炎　35
膜性腎炎　133
膜性増殖性糸球体腎炎　132
マクロファージ　270
麻疹　302
末梢神経　184

日本語索引　*457*

麻痺　210
マラリア　334
マルファン症候群　64
慢性活動性EBウイルス感染症　307
慢性肝不全　103
慢性骨髄性白血病　237
慢性糸球体腎炎　132
慢性心不全　68
慢性腎不全　138
慢性膵炎　105
慢性中耳炎　384
慢性肉芽腫症　280
慢性副鼻腔炎　385
慢性リンパ性白血病　237
McCune-Alright症候群　172

ミ

ミオクロニー発作　191
味覚検査　383
未熟児動脈管開存症　445
未熟児無呼吸発作　444
未熟児網膜症　371, 444
みずいぼ　394
未分化神経外胚葉腫瘍　255
耳　376
脈絡膜　359
Myeloperoxidase（MPO）欠損症　279

ム

無眼球　369
無形成　130
無形成性発作　234
無酸素発作　57
虫さされ　393
無症候性蛋白尿　131
夢中遊行　353
ムンプス　306

メ

メソトレキセート　243

メチシリン耐性黄色ブドウ球菌（MRSA）　314, 318
メチルフェニデート　345
メッケル憩室　98
メープルシロップ尿症　159
めまい　385
免疫蛍光反応　302
免疫複合体　285
免疫複合体反応　285
免疫抑制療法　233
面疔　319

モ

蒙古斑　394
毛細血管拡張性失調症　277
網膜　359
網膜芽細胞腫　256, 372
網膜電位図　364
毛様体　359
モビッツ型不整脈　65
モヤモヤ病　186, 205

ヤ

夜驚症　353
薬剤性肝障害　103
薬物アレルギー　293

ユ

ユーイング肉腫　261

ヨ

癰　319
溶血性尿毒症症候群（HUS）　86, 324
溶血性貧血　233
溶血連鎖球菌　321
幼児聴力検査　382
羊水診断　405
予防接種　14
Ⅳ型・細胞性免疫反応　286
4p⁻症候群　411

ラ

ライム病　332
卵黄嚢腫　260
ランゲルハンス細胞組織球症　264
乱視　365, 366
卵胞刺激ホルモン　170
RAG 1 / RAG 2 不全症　271

リ

リウマチ　213
リウマチ性弁膜症　64
リウマチ熱　64
リケッチア感染症　330
リソソーム病　163
流行性耳下腺炎　306
流涙　362
両眼視機能　365
緑内障　370
鱗屑　392
リンパ球　268

ル・レ・ロ

涙器　360
涙腺　360
涙道　360
ルービンスタイン・テイビ症候群　413
レット症候群　191, 343
レテラー・シーベ病　264
レニン-アンジオテンシン-アルドステロン系　125
レプトスピラ病　333
ロウ症候群　140

ワ

ワイル病　333

外国語索引

A

abdominal pain 86
ABR 188, 383
acquired immunodeficiency
   syndrome 310
ACTH 170
acute bronchiolitis 33
acute bronchitis 33
acute enterocolitis 90
acute epiglottitis 34
acute glomerulonephritis 131
acute hepatic failure 101
acute lymphocytic leukemia
   237, 239
acute middle otitis 384
acute myelocytic leukemia
   237, 240
acute nasopharyngitis 31
acute pancreatitis 105
acute peritonitis 97
acute pharyngitis 32
acute rhinitis 385
acute tonsilitis 32
adenoid vegetation 387
Adenosine deaminase
   deficiency 272
ADHD 345
adrenocortico-tropic hormone
   170
AIDS 310, 311, 425
ALL 237, 239
Allagile syndrome 99
allergic rhinitis 386
allogeneic stem cell
   transplantation 253
allo SCT 253
Alport syndrome 133
amblyopia 367
AML 237, 240
anaphylaxy 294
anaplastic Wilms' tumor 258

anemia 230
anisometropia 367
anophthalmos 369
anorectal malformation 116
anorexia nervosa 351
anoxic spell 45, 57
APGAR 419
aplastic anemia 232
aplastic crisis 234
aplastic kidney 130
appendicitis 118
Apt test 418
ARDS 329
arteriovenous malformation
   205
ASD 52
astigmatismus 365
asymptomatic proteinuria 131
Ataxia-Telengiectasia 277
atopic dermatitis 290
atrial septal defect 52
atrial tachycardia 67
Atrioventricular block 64
atrioventricular nodal
   tachycardia 67
atrioventricular septal defect
   53
atrioventricular tachycardia
   66
attention deficit / hyperactivity
   disorder 345
auditory brainstem response
   188, 383
autoimmune hemolytic anemia
   234
autologous stem cell
   transplantation 253
auto SCT 253
AVM 205
AVSD 53

B

bacterial enterocolitis 91
bacterial pneumonia 34
balanoposthitis 142
Bence Jones protein 127
biliary atresia 112
BLNAR 314
bovine spongiform
   encephalopathy 309
BPD 440
brain tumor 254
breath-holding spell 192
bronchial asthma 286
bronchiectasis 38
bronchopulmonary dysplasia
   440
BSE 309
bulla 392
bull neck 317

C

CAEBV 307
cancer 250
CAPD 138
cardiomyopathy 62
Cartilage hair hypoplasia 278
CD 348
central nervous system 184
cerebral palsy 195
cerebrovascular diseases in
   children 205
CF 302
Chediak-Higashi syndrome
   279
cheiloschisis 386
chemoreceptor trigger zone
   85
chemotherapy 253
CHF 68
cholangitis 105

cholecystitis 105
cholestasis 99
choroid 359
Chronic active Epstein-Barr virus 307
chronic glomerulonephritis 132
chronic granulomatous disease 280
chronic heart failure 68
chronic hepatic failure 103
chronic lung disease in the newborn 440
chronic middle otitis 384
chronic myelocytic leukemia 237
chronic pancreatitis 105
chronic renal failure 138
CHS 279
ciliary body 359
citrin 159
CJD 309
CLD 440
cleft lip 386
cleft palate 386
CLL 237
CML 237
CoA 56
coarctation of aorta 56
colon 82
Combined B and T cell Immunodeficiencies 271
common cold 31
common variable immunodeficiency 275
complement fixation reaction 302
conduct disorder 348
congenital cataract 370
congenital diaphragmatic hernia 107
congenital muscular dystrophy 199
congenital myopathy 199
conjunctiva 360

constipation 86
constitutional jaundice 99
continuous ambulatory peritoneal dialysis 138
cornea 358
cough 26
Creutzfeldt-Jakob disease 309
Crohn's disease 97
croup 32
crust 392
cryptorchism 142
CTZ 85
Cushing syndrome 176
cyanosis 45, 417
cyclic neutropenia 281
cyclic vomiting 154
cytomegalovirus infection 307

D

DCM 63
DDH 214
deafness 380, 384
Dent disease 140
dermatitis 392
developmental dislocation of the hip 214
diabetes mellitus 151
diabetic nephropathy 152
diabetic neuropathy 152
diabetic retinopathy 152
diaper dermatitis 392
diarrhea 85
DIC 245
DiGeorge syndrome 276
DIHS 293
dilated cardiomyopathy 63
diplopia 362
discharge 362
Disorders of amino acids metabolism 158
disseminated intravascular coagulation 245
dizziness 385
DRPLA 191

drug allergy 293
drug induced hepatitis 103
Drug induced hypersensitivity syndrome (DIHS) 293
duodenal atresia 111
duodenum 81
dysarthria 197
dysosmia 381
dysphagia 382
dyspnea 27, 382

E

ear discharge 380
ear pain 380
EB virus infection 307
ECD 53
eczema 392
edema 125
EIA 302
electroculogram 364
electroretinogram 364
endocardial cushion defect 53
endodermal sinus tumor 260
enzyme immunoassay 302
EOG 364
ependymoma 255
epilepsy 191
epiphora 362
epistaxis 381, 386
EPO 229
equilibrium test 383
ERG 364
erosion 392
eruption 391
erythema 391
erythropoietin 229
ES 261
esophageal atresia 109
esophagus 80
ETEC 324
Ewing's sarcoma 261
exanthem subitum 304
external ear 376
external nose 377

external otitis   384
extraocular muscle   360
eye ball   358
eye lid   360

F

familial erythrophagocytic lymphohistiocytosis   265
Fanconi anemia   232
FDP   230
febrile convulsion   192
FEL   265
fibrin degradation product   230
follicle stimulating hormone   170
food allergy   292
foreign body in nasal cavity   386
FSH   170
fulminant hepatitis   101

G

galactosemia   161
gallbladder   82
GAS   322
gastroesophageal reflux   108
GBS   322
G-CSF   229, 244
germ cell tumor   256, 260
GFR   128
GH   170
glaucoma   370
glycogen storage disease   160
graft versus host disease   242
graft versus leukemia   243
granurocyte-colony stimulating factor   229
Graves disease   178
growth hormone   170
GSD   160
gustometry   383
GVHD   242

GVL   243

H

HAART   310
hand-foot-and-mouth-disease   305
Hand-Schüler-Christian disease   264
HCM   63
headache   186
head injuries   203
hearing impairment   380
hearing loss   380, 384
hemagglutination inhibition test   302
hematemesis   85
hematochezia   85
hematuria   127
hemolytic anemia   233
hemophagocytic lympho-histiocytosis   265, 307
hemophilia   235
hermaphrodite   173
HI   302
high-grade glioma   255
highly active antiretroviral therapy (HAART)   310
Hirschsprung disease   114
histiocytosis   264
histocompatibility antigen   242
HIV   310
HLA   242
HLH   265, 307
hoarse voice   381
hoarseness   381
human leukocyte antigen   242
humann immunodeficiency virus   310
HUS   86, 324
hydrocephalus   201
hydronephrosis   130
Hyper IgE syndrome   278
hypermetropia   365

hypersensitivity pneumonitis   39
hypertension   76, 125
hypertrophic cardiomyopathy   63
hypertrophic pyloric stenosis   89
hyperventilation syndrome   39
hypoglycemia   153
hypoplastic   130
hypospadias   142

I

IDDM   151
idiopathic thrombocytopenic purpura   235
IE   60
IFA   302
IgA nephritis   132
IgE   285, 286
IgG subclass deficiencies   275
ileum   82
ileus   92
immune complex   285
Immunoglobulin A deficiency   274
impedance audiometry   382
Inborn metabolic disease   158
indirect immunofluorescent assay   302
infant audiometry   382
infantile seborrheic dermatitis   393
infective endocarditis   60
Influenza   308
informed assent   6
informed consent   6
inguinal hernia   106
injection   362
insect bite   393
INSS   258
insulin-dependent diabetes mellitas   151
internal ear   377

intractable diarrhea of infancy 94
Intraventricular Hemorrhage 442
intussusception 113
involuntary movement 186
iris 359
itch 391
ITP 235
IVH 442

J

Japan coma scale 19
jaundice 87
jejumum 82

K

Kostmann syndrome 281

L

lacrimal apparatus 360
lacrimal gland 360
lacrimal passeage 360
LAD 279
Langerhans' cell histiocytosis 264
large intestine 82
larynx 380
LCH 264
LD 343
learning disabilities 343
lens 359
Letterer-Siwe disease 264
leukemia 237
leukocoria 362
leukocyte adhesion defficiens 279
LH 170
light-for-dates 447
liver 82
liver cirrhosis 103
long QT syndrome 68

low-grade glioma 255
lutenising hormone 170
lysosomal storage disease 163

M

macula 391
magnetic resonance spectroscopy 188
malabsorption syndrome 94
malformations in children 205
malignant histiocytosis 265
malignant lymphoma 263
malnutrition 155
Manual Muscle Test 213
MCHC 229
MCLS 73
MCV 229
Measles 302
Meckel's diverticulum 98
membranoproliferative glomerulonephritis 132
membranous nephropathy 133
meningitis 194
mental retardation 342
microhematuria 131
microphthalmos 369
middle coat 359
middle ear 377
miliaria rubra 393
MMT 213
MODS 329
molluscum contagiosum 394
mongolian spot 394
MR 342
MRS 188
MRSA 314, 318, 321
MSUD 159
mucocutaneous lymphnode syndrome 73
multicystic kidney 130
mumps 306
myasthenia gravis 200
mycoplasmal pneumonia 35
myopia 365

N

nasal allergy 386
nasal bleeding 381, 386
nasal blockage 381
nasal chamber 377
nasal discharge 381
nasal obstruction 381
neonatal hepatitis 99
neonatal intrahepatic cholestasis caused by citrin deficiency 99
nephrotic syndrome 134
neuroblastoma 257
neurofibromatosis type I 189
neurofibromatosis type II 189
neutralization test 302
nevus 394
NICCD 99, 159
NIDDM 152
night terror 353
nodule 392
non-insulin-dependent diabetes mellitus 152
nose 377
NT 302
nutritional disorder 155

O

obesity 155
obsessive-compulsive disorder 349
OCD 349
OD 72
ODD 347
olfactometry 383
olfactory disturbance 381
oligouria 125
oppositional defiant disorder 347
optic nerve 359
oral cavity 378
organ transplantation 118

orthostatic dysregulation 72
osteosarcoma 261
otalgia 380
otitis media with effusion 384
otorrhea 380

P

pancreas 84
pancreatitis 105
papule 391
paranasal sinus 377
parotitis 387
paroxysmal atrial tachycardia 66
patch test 392
patent ductus arteriosus 54, 445
Pavlik harness 215
PCP 333
PCR 30
PDA 54, 445
PDD 343
peptic ulcer 89
peptide hormone 168
pericarditis 61
peripheral nervous system 184
persistent hyperinsulinemic hypoglycemia of infancy 153
pervasive developmental disorders 343
pharyngeal pain 381
pharyngolaryngitis 387
pharynx 378
PHHI 153
PHP 181
pituitary diabetes insipidus 171
pituitary gigantism 171
PKU 159
PML 309
PNET 255
pneumonia 34

pneumothorax 38
polio 306
polycystic kidney 130
polymerase chain reaction 30
post-transplant lymphoproliferative disease 307
PPH 75
Prader-Willi Syndrome 412
precocious puberty 142, 172
premature beat 65
primary pulmonary hypertension 75
primitive neuroectodermal tumor 255
progressive multifocal leukoencephalopathy 309
prolactin 170
protein loosing enteropathy 95
proteinuria 126
PRSP 314
PS 55
pseudohypoparathyroidism 181
PTLD 307
pulmonary(valve)stenosis 55
pure tone audiometry 382
purpura 391
purupura nephritis 133
PWS 412

R

radioallergosorbent test 286
Range of Motion 213
RAST 286
RCM 63
RDS 439
recurrent abdominal pain 98
renal biopsy 129
renal glucosuria 139
renal tubular acidosis 139
respiratory distress syndrome 439

respiratory disturbance 382
restrictive cardiomyopathy 63
retina 359
retinoblastoma 256, 372
rhabdoid tumor of the kidney 259
rhabdomyosarcoma 262
rheumatic fever 64
rheumatic valvular disease 64
rhinorrhea 381
rickets 157
ROM 213
RTK 259
Rubella 303

S

salmon patch 395
sarcoma 250
scale 392
SCID 271
sclera 359
scrotal edema 142
SCT 241
Severe Acute Respiratory Syndrome 296
severe combined immunodeficiency 271
shock 70
Shwachman-Diamond syndrome 282
single photon emission computed tomography 188
single ventricle 59
sinusitis 385
SIRS 328, 329
SJS 293
small-for-dates 447
small intestine 82
sneezing 381
spasms 191
SPECT 188
speech delay 197
spinal muscular atrophy 199
squatting 57

SSPE 302, 309
SSSS 319
stable micro bubble test 438
staphylococcal scalded skin syndrome 319
stem cell transplantation 241
steroid hormone 168
Steven-Johnson syndrome (SJS) 293
stomach 81
stomatitis 88
strabismus 363, 368
strawberry mark 394
subacute sclerosing panencephalitis 302, 309
supraventricular premature beat 65
SV 59
systemic inflammatory response syndrome 328

T

TEN 293
tetralogy of Fallot 57
TF 57
TGA 58
thrombopoietin 229
thrombotic microangiopathy 242
thrush 88
thyroid stimulating hormone 170
tic 350
TMA 242
tonsillitis 387
torsade de pointes 68
Toxic epidermal necrosis (TEN) 293

toxic shock syndrome 320
TPO 229
transient hypogammaglobulinemia of infancy 275
transplantation 118
transposition of the great arteries 58
TSH 170
TSS 320
tuberous sclerosis 189

U

ulcerative colitis 96
urinary calculus 141
uvea 359

V

VAHS 265, 279
varicella 305
vascular purpura 237
veno-occulusive disease 242
ventricular premature beat 65
ventricular septal defect 51
ventricular tachycardia 67
VEP 364
verotoxin 92
vertigo 385
vesicoureteral reflex 130
viral enterocolitis 90
viral hepatitis 100
viral pneumonia 34
virus associated hemophagocytic syndrome 265, 279
visual disturbance 361
visual evoked potential 364

vitamin deficiency 156
vitreous 359
VOD 242
vomiting 85
VRE 314
VSD 51
vulvovaginitis 142

W

WASP 277
wheal 392
wheezing 27
Wilms' tumor 258
Wilson disease 162
Wilson-Mikity Syndrome (WMS) 440
Wiscott-Aldrich syndrome protein 229, 277
WMS 440
WPW syndrome 67

X

X-linked agammaglobulinemia 273
X-linked lymphoproliferative disease 276
X-linked severe combined immunodeficiency 273
XLP 276
X-SCID 273

Y

yolk sac tumor 260

◆小児看護学◆
病態生理・疾病論

定価（本体 3,600円＋税）

監修	氏家　幸子	平成18年2月20日　初版発行Ⓒ
		平成20年3月20日　2刷発行
編集	永井　利三郎	
	藤原　千恵子	
発行者	廣川　節男	

東京都文京区本郷3丁目27番14号

発行所　株式会社　廣川書店

〒113-0033　東京都文京区本郷3丁目27番14号
〔編集〕電話 03(3815)3656　FAX 03(5684)7030
〔販売〕　　 03(3815)3652　　　03(3815)3650

Hirokawa Publishing Co.
27-14, Hongō-3, Bunkyo-ku, Tokyo

母子看護学 全6巻

大阪大学名誉教授 氏家 幸子 監修

B5判
2色刷

札幌医科大学保健医療学部看護学科教授　蝦名美智子
東京慈恵会医科大学医学部看護学科教授　茅島　江子
茨城県立医療大学副学長　小松美穂子 編集
大阪大学大学院医学系研究科保健学専攻教授　永井利三郎
大阪大学大学院医学系研究科保健学専攻教授　藤原千恵子
大阪府立大学看護学部教授　山中久美子
（50音順）

★母子看護学シリーズは，母性看護学と小児看護学には多くの面で，共通性や関連性があるので，これらを生かした看護学の志向と，少産少子社会であり，母性と出生という"生命を生み育てる看護と看護学"の必要性から編纂しました．

全巻目次

母子看護学原論 [第2版]
230頁　予価1,995円

母性看護学 [第2版]
260頁　予価2,100円

母性看護技術 [第2版]
240頁　予価1,785円

小児看護学
350頁　2,415円

小児看護技術
250頁　1,995円

小児看護学　病態生理・疾病論
500頁　3,780円

廣川書店
Hirokawa Publishing Company

113-0033　東京都文京区本郷3丁目27番14号
電話 03(3815)3652　FAX 03(3815)3650